AF557059

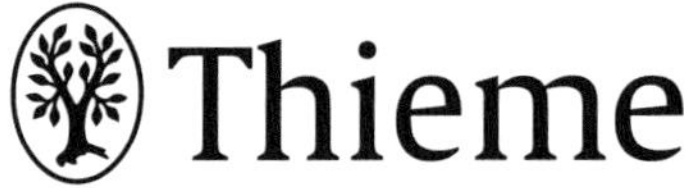
Thieme

Autorenvorstellung

Herausgeber

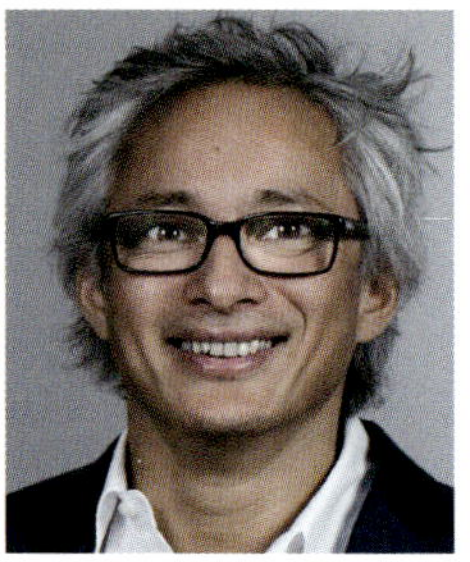

Torsten Liem, D.O., MSc. in Osteopathie, M.Sc. in Kinderosteopathie, Osteopath GOsC (GB). Gründung der Osteopathie Schule Deutschland (OSD), Leitung einer osteopathischen Lehrklinik und Entwicklung verschiedener osteopathischer M.Sc.-Programme, u. a. die ersten akademischen Lehrprogramme in Deutschland für Osteopathie und Kinderosteopathie. Registriert im General Osteopathic Council (England) und Mitglied der American Academy of Osteopathy (AAO). Darüber hinaus ist er ausgebildet in Psychotherapie, NLP und Hypnose sowie in Akupunktur, u. a. im Hospital für Traditionelle Chinesische Medizin, Beijing. Verfasser der Praxis der Kraniosakralen Osteopathie, Herausgeber der *Morphodynamik in der Osteopathie* und Autor der DVD-Lehrreihe *Rhythmic Balanced Interchange I–V*, Koautor der Werke *Checkliste Kraniosakrale Osteopathie, Osteopathie – Die sanfte Lösung von Blockaden*, Koherausgeber der Werke *Osteopathische Behandlung von Kindern, Leitfaden Osteopathie und Leitfaden viszerale Osteopathie* sowie von vielen weiteren Werken. Mitbegründer und Redakteur der Zeitschrift Osteopathische Medizin, Mitglied im Advisory Board des International Journal of Osteopathic Medicine. Vorstand der Europäischen und Deutschen Gesellschaft für Kinderosteopathie. Mit Hingabe widmet er sich der Verwirklichung osteopathischer Prinzipien in der Praxis und ihrer Verknüpfung mit Prinzipien klassischer chinesischer Medizin, des Yoga sowie psychologischen und energetischen Gesichtspunkten, sowie Entwicklung der bifokalen Integration©

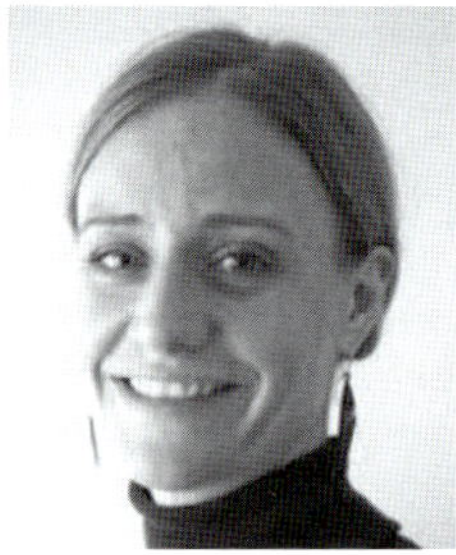

Christina Lenz, MSc Paediatric Osteopathy, BSc (hons) Osteopathy, FHEA absolvierte mit einem Bachelor of Science (hons) in Osteopathy an der British School of Osteopathy, London (heute: University College of Osteopathy), gefolgt von einem Masters of Science in Paediatric Osteopathy der Foundation of Paediatric Osteopathy in London. Registrierte Osteopathin und Fellow of the Higher Education Academy in England, ehemalige Leitung des MSc in Kinderosteopathie der Osteopathie Schule Deutschland. Co-Autorin und Herausgeberin des *Osteopathielexikons* und der *Prüfungsfragen Osteopathie.* Sie ist heute als internationale Dozentin vor allem im Bereich der Kinderosteopathie tätig, arbeitet in privater Osteopathiepraxis und als Teil des Klinik und Lehrteams des Osteopathic Centre for Children in London.

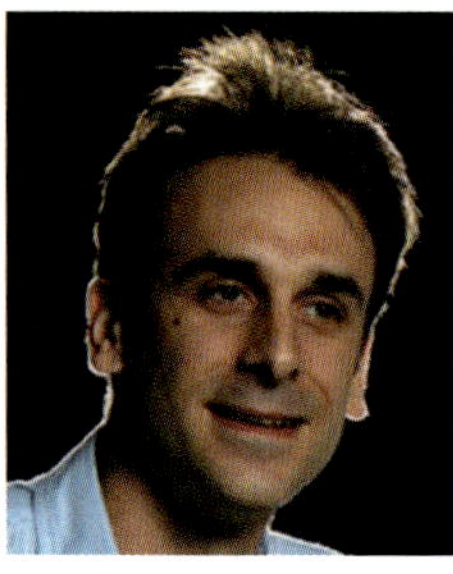

Cristian Ciranna-Raab, MSc, BSc(Hons)Ost, DO, DPO, DiplGDK/CDS Graduierte an der University of Wales, Studium an der renommierten European School of Osteopathy in Maidstone (UK) und an der Dresden International University. Er spezialisierte sich in der Behandlung funktioneller gynäkologischer Störungen und Unfruchtbarkeit bei Frauen, sowie in Pädiatrischer Osteopathie und Geburtshilfe. Zwischen 2006 und 2017 Leitung der Osteopathie Schule Deutschland, Vize-Präsident des Osteopathic European Academic Network (OsEAN) und stellvertretender Vorsitzender der Bundesarbeitsgemeinschaft Osteopathie (BAO). Internationaler Dozent klinischer Prüfer und Co-Autor und Herausgeber mehrerer Fachbücher, er praktiziert in privater Praxis in Mailand, Italien und in Mendrisio, Schweiz.

Differenzialdiagnosen in der Kinderosteopathie

Herausgegeben von
Torsten Liem, Christina Lenz, Cristian Ciranna-Raab

Unter Mitarbeit von

Cristian Ciranna-Raab
Tajinder K. Deoora
Kerstin Herre
Harald Kohlmann
Marion Kohlmann
Karolin Krell
Christina Lenz
Torsten Liem
Kok Weng Lim
Nancy Nunn
Oliver Prätorius
Stefan Refle
Burkhard Schulz-Gebhard
Aidan Spencer
Peter Striebel
Sontka Tamm
Gudrun Wagner

124 Abbildungen

Georg Thieme Verlag
Stuttgart • New York

Bibliografische Information der Deutschen Nationalbibliothek
Die Deutsche Nationalbibliothek verzeichnet diese Publikation in der Deutschen Nationalbibliografie; detaillierte bibliografische Daten sind im Internet über http://dnb.d-nb.de abrufbar.

Ihre Meinung ist uns wichtig! Bitte schreiben Sie uns unter:
www.thieme.de/service/feedback.html

Rüdigerstr. 14
70469 Stuttgart
Deutschland
www.thieme.de

Printed in Germany

Umschlaggestaltung: Thieme Gruppe
Umschlagfoto: AdobeStock (Liddy-Hansdottir/lil_22)
Zeichnungen: Heike Hübner, Berlin; Andrea Schnitzler, Innsbruck
Anatomische Aquarelle aus: Schünke M, Schulte E, Schumacher U. Prometheus. LernAtlas der Anatomie. Illustrationen von M. Voll und K. Wesker. Stuttgart: Thieme
Übersetzerin der Kap. 4, 10–12, 14, 23, 26, 27, 29, 34, 38, 63, 74, 77, 79, 80, 82–86 : Renate Schilling, Oestrich-Winkel
Satz: Druckhaus Götz GmbH, Ludwigsburg, gesetzt in 3B2, Version 9.1 Unicode
Druck: Aprinta Druck GmbH, Wemding

DOI 10.1055/b-003-128220

ISBN 978-3-13-220711-0 1 2 3 4 5 6

Auch erhältlich als E-Book:
eISBN (PDF) 978-3-13-220721-9

Wichtiger Hinweis: Wie jede Wissenschaft ist die Medizin ständigen Entwicklungen unterworfen. Forschung und klinische Erfahrung erweitern unsere Erkenntnisse, insbesondere was Behandlung und medikamentöse Therapie anbelangt. Soweit in diesem Werk eine Dosierung oder eine Applikation erwähnt wird, darf der Leser zwar darauf vertrauen, dass Autoren, Herausgeber und Verlag große Sorgfalt darauf verwandt haben, dass diese Angabe **dem Wissensstand bei Fertigstellung des Werkes** entspricht.
Für Angaben über Dosierungsanweisungen und Applikationsformen kann vom Verlag jedoch keine Gewähr übernommen werden. **Jeder Benutzer ist angehalten**, durch sorgfältige Prüfung der Beipackzettel der verwendeten Präparate und gegebenenfalls nach Konsultation eines Spezialisten festzustellen, ob die dort gegebene Empfehlung für Dosierungen oder die Beachtung von Kontraindikationen gegenüber der Angabe in diesem Buch abweicht. Eine solche Prüfung ist besonders wichtig bei selten verwendeten Präparaten oder solchen, die neu auf den Markt gebracht worden sind. **Jede Dosierung oder Applikation erfolgt auf eigene Gefahr des Benutzers.** Autoren und Verlag appellieren an jeden Benutzer, ihm etwa auffallende Ungenauigkeiten dem Verlag mitzuteilen.

Vorwort

In der Gründerzeit der Osteopathie stand v. a. die Behandlung von kindlichen Infektionskrankheiten im Fokus des osteopathischen Handelns. Es wurden Krankheiten wie Masern, Scharlach, Windpocken, Mumps, Meningitis, Lungenentzündungen oder Bronchitis und manchmal auch Rückenschmerzen behandelt. Dies ist ein wichtiger Unterschied zur Physiotherapie und zur Orthopädie sowie zu anderen manuellen Therapiemethoden. Osteopathie hat sich von Anfang an als ganzheitlicher Ansatz zur Behandlung einer Vielzahl von funktionellen Störungen verstanden, bei dem über die Hände der gesamte Körper beeinflusst und behandelt wird.

Das vorliegende praxisorientierte Handbuch knüpft ein Stück weit an die frühe Phase der Osteopathie an, indem eine Auswahl von Beschwerdebildern und Symptomen aufgenommen und diskutiert wird, die deutlich über muskuloskelettale Beschwerden hinausgeht. Bei der Auswahl der Symptome haben wir uns an unserer eigenen Erfahrung in der osteopathischen Begegnung mit Kindern orientiert.

Zu den beschriebenen Symptomen wird einerseits die klinisch-diagnostische Vorgehensweise erläutert, die Pathophysiologie und zugrunde liegende Ursachen der Symptome aufgeschlüsselt und ein diagnostischer Weg zur Erstellung eines Behandlungsplans für Kinder in der Klinik aufgezeigt. Dieses Buch soll damit dem praktizierenden Kinderosteopathen helfen, sich in der klinischen Praxis zu orientieren. Aus diesem Grund sind die osteopathischen und klinischen diagnostischen Vorgehensweisen anhand der betreffenden Symptome alphabetisch sortiert.

Andererseits wird dem Leser ein klinisches osteopathisches Reasoning an die Hand gegeben, wie ein osteopathischer Entscheidungsweg zur Behandlung aufgebaut sein könnte. Durch die große Erfahrung des internationalen Autorenteams gewinnt dieser reflektorische Prozess besondere Bedeutung für den Praktiker. Erweitert wird das für die Osteopathie ganzheitliche Vorgehen bei der Untersuchung und der Behandlung, indem für die osteopathische Vorgehensweise wesentliche Beziehungsgefüge, Strukturen, Systeme und osteopathische Modelle herausgearbeitet werden.

Durch die Verknüpfung der medizinischen und osteopathischen Perspektive wird es für den Osteopathen leichter ersichtlich, welche medizinischen Untersuchungen der osteopathischen Behandlung vorangestellt werden oder welche diese begleiten sollten.

Die Osteopathie entwickelt sich international ständig weiter und ist in einigen Ländern sehr gut klinisch und medizinisch integriert. Mittlerweile arbeiten Osteopathen sogar in Krankenhäusern, z. B. teilweise in den USA oder in Italien, in den Abteilungen für Kindermedizin oder sogar auf pädiatrischen Intensivstationen. Eine interdisziplinäre Zusammenarbeit erfordert seitens der Osteopathen grundlegende fachmedizinische Kompetenzen, um sich mit anderen medizinischen Fachdisziplinen austauschen und klar die Kontraindikationen und Grenzen des eigenen Handelns erkennen zu können. An diesem Buch haben ärztliche und nicht ärztliche Osteopathen mitgewirkt, um genau diese Schnittstellen zu füllen. Entstanden ist dabei ein praktischer klinischer Leitfaden, in dem die wesentlichen Differenzialdiagnosen und Pathologien aus dem Bereich der Kinderheilkunde sowie die osteopathischen Behandlungsschritte, die sich möglicherweise für das jeweilige Krankheitsbild ergeben, übersichtlich dargestellt und klassifiziert werden.

Wir danken allen beteiligten Autorinnen und Autoren für ihre große Unterstützung bei der Erstellung dieses Werkes.

Hamburg, London und Mailand, im April 2019
Torsten Liem, Christina Lenz, Cristian Ciranna-Raab

Einleitung: Das gesunde Kind

Tajinder Deoora

Gesundheit zu finden, sollte das Ziel des Arztes sein. Krankheit kann jeder finden.

Dr. Andrew Taylor Still, Philosophy of Osteopathy, 1899

Wenn ein Kind zum ersten Mal in die Praxis kommt, lohnt es sich, nach der Anamnese zunächst einmal die Frage zu stellen: „Wie gesund ist dieses Kind?"

Auch wenn man denken könnte, dass es in erster Linie darum geht, aus den erkennbaren Anzeichen und Symptomen auf die Krankheit zu schließen und eine angemessene Behandlung zu finden, handelt es sich bei der Osteopathie doch um ein Paradebeispiel salutogenese-orientierter Medizin. Die Anzeichen und Symptome weisen darauf hin, wie das Kind mit dem Krankheitsprozess umgeht und fertigwird. Wenn wir darin nach der Gesundheit des Kindes Ausschau halten, stärken wir seine Vitalität und seine Fähigkeit, sich vollständig von der Erkrankung zu erholen.

Bei der osteopathischen Diagnose und Behandlung geht es nicht unbedingt um klar definierte Parameter. Um die Frage nach der Gesundheit umfassender beantworten zu können und eine weitere Einschätzung zu ermöglichen, ist manchmal eine diagnostische Behandlung angezeigt. Das gilt insbesondere bei Kindern, die ihrem Erscheinungsbild nach nicht unmittelbar gefährdet wirken, sowie in allen nicht akuten Fällen. Dadurch können wir besser beurteilen, wie wir den natürlichen Selbstheilungsmechanismen helfen können, die Homöostase aufrechtzuerhalten, damit eine Gesundung eintreten kann.

Osteopathie ist für mich eine heilige Wissenschaft. Sie ist heilig, weil es dabei um die Heilkraft der Natur geht.

Andrew Taylor Still

Diese natürlichen Selbstheilungskräfte können durch eine medizinische Versorgung, eine rein osteopathische Behandlung oder eine Kombination aus beidem unterstützt werden. Die Heilkraft der Natur, auf die sich Still bezieht, ist das Streben nach Homöostase, das durch die Potency angetrieben wird. Beim Erstellen einer osteopathischen Diagnose beurteilen wir die Gesundheit des Kindes und untersuchen, auf welche Weise die Potency wirksam ist. Die Diagnose informiert uns darüber, wie die „physiologische Funktion die unfehlbare Potency manifestiert" (William Garner Sutherland). Sie zeigt die Reaktionsfähigkeit der Gewebe an und verweist auf den erforderlichen Prozess.

Die Beobachtung ist ein wichtiges Werkzeug bei der Erstellung einer Diagnose. Vor allem bei Frühgeburten und sehr kranken Kinder, die so wenig wie möglich bewegt werden sollten, vermittelt die Beobachtung ein Gefühl dafür, wie das Kind sich innerhalb seiner Umgebung verhält. Bevor jegliche Abweichung von Wohlbefinden festgestellt werden kann, müssen die inneren Gesundheitsparameter des Kindes bekannt sein. Das Immunsystem beginnt sich z. B. in den ersten 6 Lebensmonaten zu entwickeln, und diese Entwicklung dauert bis zum Alter von 12–14 Jahren an. Daher ist es normal, wenn ein Kind in den ersten 2 Lebensjahren unter 8–10 Infektionen der oberen Atemwege leidet, denn diese helfen ihm, sein Immunsystem zu entwickeln. Beim Erstellen einer Diagnose müssen wir uns immer die Frage stellen, wie und warum dieser normale Prozess einer osteopathischen Unterstützung bedarf. Wenn also z. B. ein Kind mit Symptomen einer Atemwegsinfektion zur Behandlung gebracht wird, dann sollte die osteopathische Untersuchung auf eine Prognose abzielen, d. h., ob sich das Kind aus eigener Kraft vollständig erholen kann oder ob eine Verschlimmerung in Richtung einer ernsthafteren Störung wie Bronchialasthma oder Otitis media zu befürchten ist. Die Anzeichen dafür lassen sich der Fallgeschichte und der osteopathischen Untersuchung entnehmen, insbesondere der palpatorischen Qualität der Gewebe.

Bei der Untersuchung sollte auch geprüft werden, wie das Kind die Anstrengungen der normalen Entwicklungsprozesse bewältigt und ob es die nötigen Reserven besitzt, um Krankheitsprozesse im Zusammenhang mit Wachstumsschüben zu überwinden. Ein Wissen um die normalen Vitalparameter und Entwicklungsschritte sowie die üblichen Krankheiten der jeweiligen Altersgruppe ist bei der Diagnosestellung unentbehrlich.

Bei einem gesunden Kind lässt sich ein funktionales Muster palpieren, das die Geschichte dieses Kindes in einzigartiger Weise widerspiegelt. Es enthält die Geschichte seines Ankommens in dieser Welt und seine Fähigkeit, während seines Wachstums mit seiner Umwelt zu interagieren. Eine Abweichung von diesem Muster infolge eines Umwelteinflusses kann sich in Anzeichen und Symptomen äußern. Diese können wiederum zu weiteren funktionalen Anpassungsmustern in seiner Physiologie führen. Die Herausforderung bei jeder Diagnosestellung besteht darin, die Auswirkungen einer Abweichung im jeweiligen Moment zu erkennen, sodass wirksame Hilfestellungen gegeben werden können.

Inhaltsverzeichnis

Teil 1

Symptome von A–Z

Anschriften

Herausgeber

Cristian **Ciranna-Raab**
International Osteopathic Centre
Via Domenico Cimarosa 10
20144 Mailand
Italien

Christina **Lenz**
Deoora Clinic Osteopathy
101 Harley Street
W1G 6AH London
Großbritannien

Torsten **Liem**
Osteopathie-Schule Deutschland GmbH
Mexikoring 19
22297 Hamburg

Mitarbeiter

Cristian **Ciranna-Raab**
International Osteopathic Centre
Via Domenico Cimarosa 10
20144 Mailand
Italien

Tajinder K. **Deoora**
fSCCO MSc DO(Hons), Dip Phyt
Deoora Clinic Osteopathy
101 Harley Street
W1G 6AH London
Großbritannien

Kerstin **Herre**
Vöchtingstr. 14
72076 Tübingen

Dr. med. Harald **Kohlmann**
Schillerstr. 29
74889 Sinsheim

Dr. Marion **Kohlmann**
Heilbronner Str. 29
74889 Sinsheim

Karolin **Krell**
British College of Osteopathic Medicine (BCOM)
6 Netherhall Gardens
NW3 5RR London
Großbritannien

Christina **Lenz**
Deoora Clinic Osteopathy
101 Harley Street
W1G 6AH London
Großbritannien

Torsten **Liem**
Osteopathie-Schule Deutschland GmbH
Mexikoring 19
22297 Hamburg

Kok Weng **Lim**
55 Saffron Hill
EC1N 8QX London
Großbritannien

Nancy **Nunn**
55 Hichisson Road
SE15 3AN London
Großbritannien

Oliver **Prätorius**
Graf-Bernadotte-Str. 69
45133 Essen

Dr. Stefan **Refle**
Marktler Str. 33a
84489 Burghausen

Dr. Burkhard **Schulz-Gebhard**
Selckstr. 2
24937 Flensburg

Aidan **Spencer**
55 Hichisson Road
SE15 3AN London
Großbritannien

Peter **Striebel**
Steinstr. 36
72336 Balingen

Sontka **Tamm**
Klausdorfer Landstr. 1
24161 Altenholz

Dr. med. Gudrun **Wagner**
Piaristengasse 13/3, 10
1080 Wien
Österreich

Renate **Schilling (Übersetzerin)**
Kirchstr. 19
65375 Oestrich-Winkel

1 Aszites

Cristian Ciranna-Raab

1.1 Wichtiges im Überblick

Abdominelle Ödeme kommen in der osteopathischen Praxis selten vor und sind in der Regel als medizinischer Notfall zu verstehen.

1.2 Definition

Nach Lang und Rodeck [1] ist ein **Aszites** definiert als eine intraperitoneale Ansammlung seröser Flüssigkeit, unabhängig vom zugrunde liegenden Pathomechanismus.

1.3 Anatomie – Physiologie – Pathophysiologie

Die Flüssigkeitsansammlung entsteht beim **serösen Aszites** als Folge von Organerkrankungen. Insbesondere bei Kindern sind Erkrankungen des hepatischen, nephrologischen und kardiovaskulären Systems zu erwähnen, wobei die Zirkulation gestört wird und deshalb über Blutdruckkomplikationen Serum intraperitoneal gelagert wird. Es handelt sich um eine systemische arterielle Beeinträchtigung.

Beim **chylösen Aszites** (selten) entsteht eine Ansammlung von chylöser Flüssigkeit im Peritonealraum infolge von Obstruktionen, Verletzungen oder Fehlanlage des Ductus thoracicus.

1.4 Ursachen

In sog. unterentwickelten Ländern (wo man das Phänomen am häufigsten beobachten kann) ist ein seröser Aszites bei Kindern eine Folge von Unterernährung oder eines schweren Infekts wie Malaria. In entwickelten Ländern entsteht dieses wichtige klinische Zeichen aufgrund von Leber-, Herz- und Nierenerkrankungen, seltener handelt es sich um Infekte oder onkologische Erkrankungen, die z. B. bei Erwachsenen vorliegen können. Allerdings kann ein plötzliches Auftreten von Aszites, kombiniert mit hohem Fieber, auch bei Kindern auf eine bakterielle Peritonitis hinweisen. Die Ansammlung von Flüssigkeiten im Abdomen kann u. a. auch zu respiratorischen Probleme führen (durch die Verschiebung des Zwerchfells).

1.5 Diagnostisches Vorgehen

Im Falle des seltener auftretenden chylösen Aszites erfolgt die Diagnose über eine Parazentese und Punktion. Bei serösem Aszites ist normalerweise eine Sonografie die erste diagnostische Wahl.

Die in der Medizin und Osteopathie übliche abdominelle Untersuchung würde eine dumpfe Perkussion des Abdomens ergeben und bei Verlagerung des Patienten in die Seitenlage auf eine offensichtliche Verschiebung des „Wasserbauchs“ in Richtung Liege hinweisen. ▶ **Abb. 1.1**.

Cave

In beiden Fällen ist und bleibt ein Aszites bei Kindern ein medizinischer Notfall!

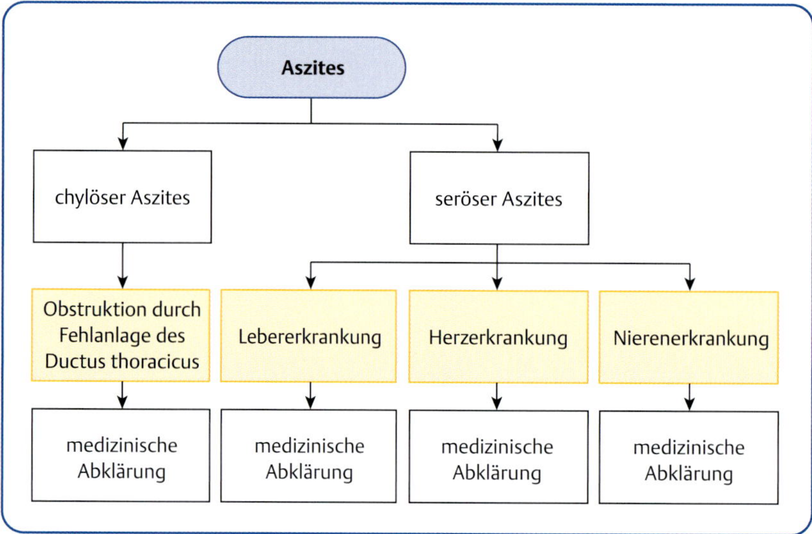

▶ **Abb. 1.1** Algorithmus Aszites.

Literatur

[1] Lang T, Rodeck B. Leitsymptome und Differenzialdiagnostik. In: Rodeck B, Zimmer K-P, Hrsg. Pädiatrische Gastroenterologie, Hepatologie und Ernährung. 2. Aufl. Berlin, Heidelberg: Springer; 2013: 405–422

2 Atemprobleme – Atemnot/Dyspnoe

Gudrun Wagner

2.1 Wichtiges im Überblick

Eine plötzlich entstehende Dyspnoe stellt eine Notfallsituation dar, bei der eine schnelle Intervention unbedingt vonnöten ist. Tachypnoe ist eine Form der Dyspnoe, die mit einer erhöhten Atemfrequenz einhergeht.

Eine Dyspnoe kann pulmonal oder extrapulmonal bedingt sein. Bei Neu- und Frühgeborenen sind die Ursachen einer akuten Dyspnoe meist RDS (Respiratory Distress Syndrome), Sepsis, Zwerchfellhernie, Pneumonie, Mekoniumaspiration oder ein Herzklappenfehler (Vitium cordis). Bei Kleinkindern liegt einer akuten Dyspnoe meist Fremdkörperaspiration, Krupp oder eine obstruktive Bronchitis zugrunde.

2.2 Definition

Dyspnoe ist das subjektive Empfinden von Atemnot, also ein gesteigerter Bedarf an Atemarbeit. Diese gestörte bzw. erschwerte Atmung kann eine Störung der Frequenz (Tachypnoe/Bradypnoe), der Atemtiefe oder des Atemrhythmus sein. Man unterscheidet die Ruhe- und Belastungsdyspnoe.

2.3 Anatomie – Physiologie – Pathophysiologie

Ein wichtiges Unterscheidungsmerkmal ist der zeitliche Verlauf:

- **Akute Dyspnoe** beruht oft auf Fremdkörperaspiration (v. a. bei Kleinkindern), Spontanpneumothorax, Vergiftungen, Trauma, anaphylaktischen Reaktionen, Asthmaanfällen oder Pseudokrupp/Krupp.
- **Chronische Atemnot** bzw. rezidivierende Dyspnoe sind meist durch die Begleitbefunde gut differenzierbar.

Auch anhand der **Schweregrade I–IV** kann man eine Dyspnoe charakterisieren: Im Stadium I tritt die Atemnot nur bei größter körperlicher Belastung auf, im Stadium II bei mäßiger Anstrengung (Treppensteigen), im Stadium III bei geringer körperlicher Belastung (Gehen), und im Stadium IV besteht die Atemnot in Ruhe (Ruhedyspnoe).

Ist ein Problem der Atemwege der Auslöser für die Dyspnoe, wird diese begleitet von einem auskultatorisch verifizierbaren Geräusch wie Giemen, Stridor oder Rasselgeräuschen.

Die Symptome einer Dyspnoe bestehen in Lufthunger, Beklemmungsgefühlen und der Angst, zu ersticken. Bei Neugeborenen liegen interkostale Einziehungen, Nasenflügeln (Beben der Nasenflügel bei der Atmung) und Schaukelatmung vor.

2.4 Ursachen

Die Ursachen einer Dyspnoe sind vielfältig und können schon in den oberen Luftwegen liegen oder pulmonal bzw. extrapulmonal bedingt sein. Nicht jede Dyspnoe ist lebensbedrohlich, manche sind relativ harmlos.

Ätiologisch kommen Probleme der Atemwege, der Lunge, der Atemmechanik, des Herzens, des Stoffwechsels, des Zentralnervensystems (ZNS) oder der Psyche infrage:

- **Atemwege:** Eine Stenose der Atemwege führt zur Erhöhung des Widerstands und dadurch zu vermehrter Atemarbeit, also Dyspnoe. Diagnostisch ist der **Stridor**, ein raues, pfeifendes, hochfrequentes Geräusch, das auch mit bloßem Ohr hörbar ist und durch die Turbulenzen im Strom der Atemluft entsteht, sowie **Giemen**. Die Unterscheidung in inspiratorischen und exspiratorischen Stridor hilft, die Lokalisation einzugrenzen: Inspiratorischer Stridor entsteht durch eine extrathorakale Stenose, exspiratorischer Stridor durch ein intrathorakales Hindernis. Ein akut auftretender Stridor ist ein Notfall, der oft durch eine Fremdkörperaspiration oder ein Trauma des Kehlkopfes (Schlag dagegen) entsteht. Ist der Stridor begleitet von einer Infektion, muss man an Krupp (leichtes Fieber, bellender Husten) oder eine Epiglottitis denken. Weitere Ursachen können stark vergrößerte Adenoide, allergische Rhinitis oder eine Septumdeviation sein.
- **Lunge:** Lungenerkrankungen führen oft zu einer reduzierten arteriellen Sauerstoffsättigung, die wiederum eine Dyspnoe auslöst. Am häufigsten sind Pneumonien. Andere Ursachen wären Lungenödem, RDS, ARDS (Acute Respiratory Distress Syndrome), zystische Fibrose oder Asthma bronchiale.
- **Atemmechanik:** Eine muskuläre Hypotonie (v. a. der Atemmuskulatur) kann eine Dyspnoe verursachen, auch Pneumothorax oder Aszites kann die Lungenausdehnung erschweren oder teilweise verhindern. Zwerchfellhernien, Phrenikusparesen, Kyphoskoliosen, Tumoren der Lunge, Lymphome oder retrosternale Strumen sind andere mögliche Ursachen für eine Stö-

rung der Atembewegungen. Nicht zu vergessen ist bei jugendlichen Mädchen eine erkannte, übersehene oder versteckte fortgeschrittene Schwangerschaft, die durch eine veränderte atemmechanische Ausgangssituation ebenfalls Auswirkungen auf die Atemexkursionen haben kann.

- **Herz:** Kardiale Erkrankungen wie Myokarditis, Perikarditis, angeborene Herzfehler oder persistierender Ductus (arteriosus) Botalli können ebenso wie eine körperliche Schockreaktion (z. B. hypovolämischer Schock) Auslöser von Atemnot sein.
- **Stoffwechsel:** Dyspnoe, oft Tachypnoe, tritt auch in Begleitung von Anämie, Hypoxie, diabetischer Ketoazidose, Vergiftungen, Fieber oder Anaphylaxie auf.
- **ZNS:** Meningitis, Enzephalitis, Tumoren oder Poliomyelitis können zur Dyspnoe führen. Dabei dominiert allerdings das primäre Krankheitsbild.
- **Psyche:** Angst und Stressreaktionen oder Panikattacken können eine Hyperventilation auslösen, wobei man darunter eine frequente und vertiefte Atmung versteht, die mit einem normalen Sauerstoff- und erniedrigten Kohlendioxidpartialdruck einhergeht.

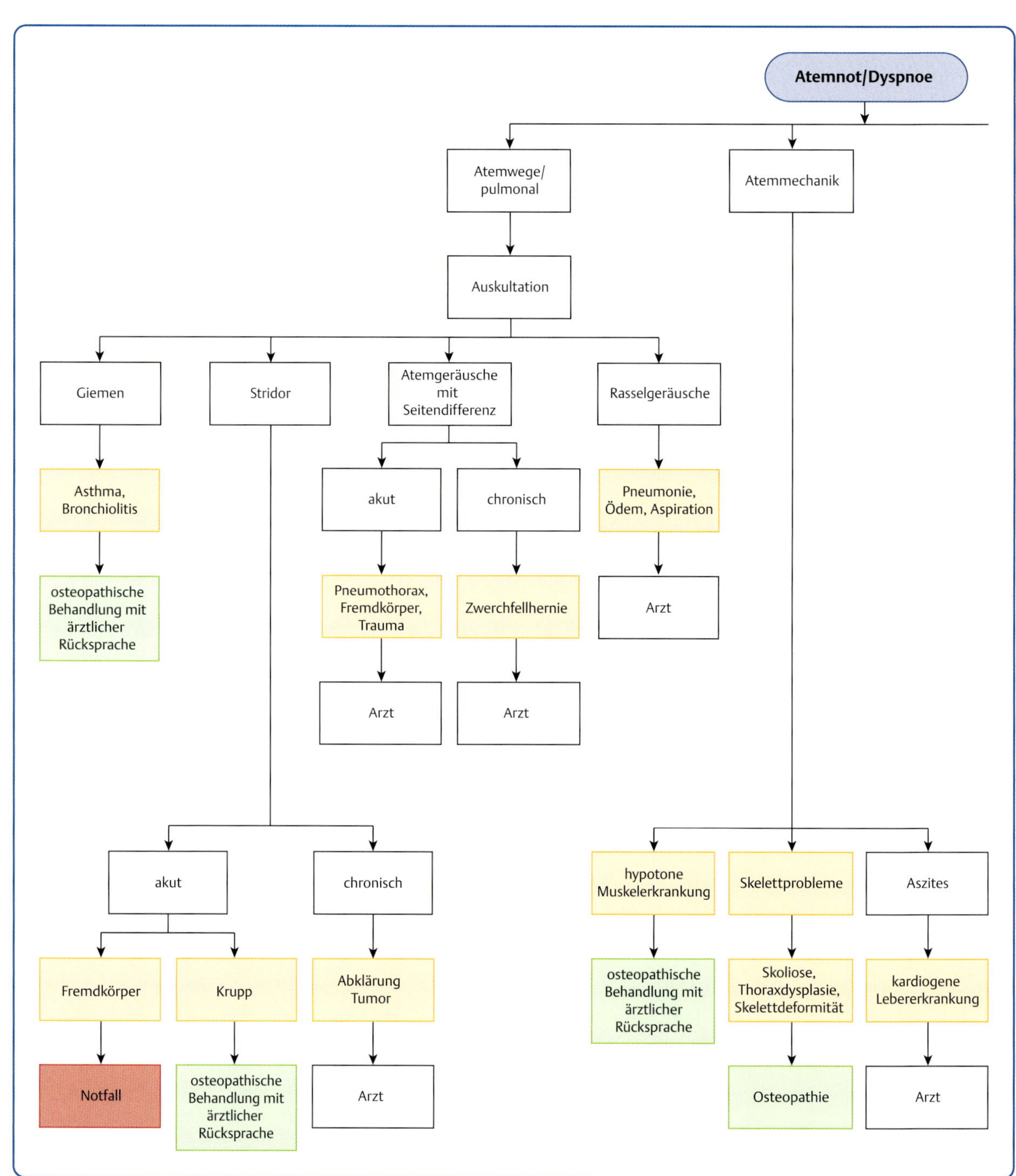

▶ **Abb. 2.1** Atemprobleme, Teil 1. – Atemnot/Dyspnoe

2.5 Diagnostisches Vorgehen

Es ist wichtig, den **akuten Notfall** klar zu erkennen, der eine Bronchoskopie (bei Aspiration), Tracheotomie (bei Anaphylaxie), medikamentöse Behandlung und intensivmedizinische Betreuung erfordert.

Besteht kein augenblicklicher Handlungsbedarf, ist als erster Schritt, nach einer ausführlichen Anamnese, die Festlegung in akute oder chronische Dyspnoe erforderlich. Nach Untersuchung der Atemwege inklusive Nasen-Rachen-Raum erfolgt die Untersuchung der Lungen. Anderen Untersuchungen (wie Röntgen-Thorax, Pulsoxymetrie, Labor) vorangestellt ist der perkutorische und auskultatorische Befund. Man unterscheidet Giemen, Stridor (Kap. 2.4) und Rasselgeräusche (hörbar z. B. bei Pneumonien, Lungenödem, Surfactant-Mangel) sowie die Einseitigkeit bzw. Seitendifferenz (bei Pneumothorax, Trauma, Pneumonie, Pleuraerguss, Zwerchfellhernien).

Dem Osteopathen steht noch eine Vielzahl **osteopathischer Befunde** zur Verfügung:

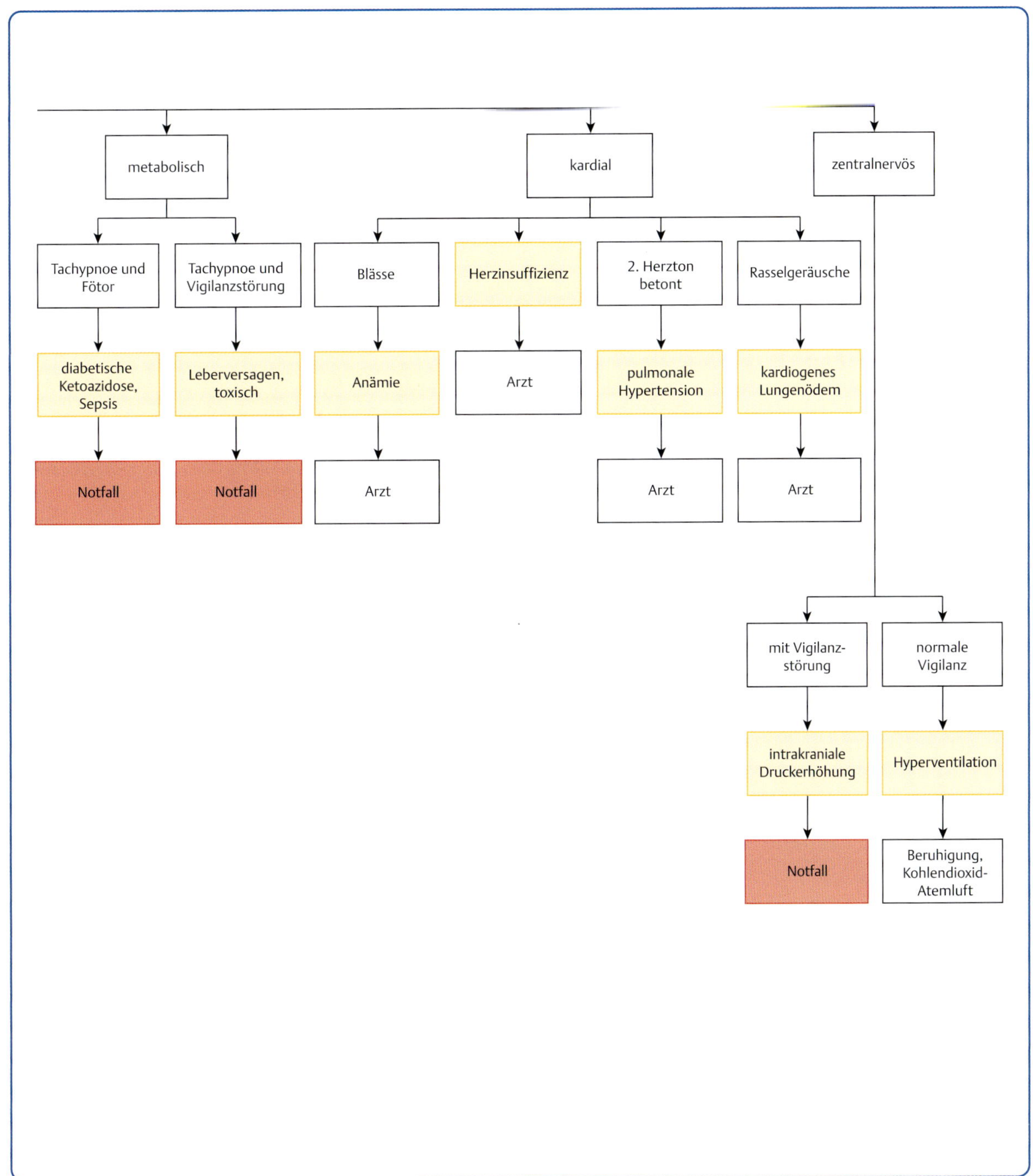

Teil 2.

- Zum einen gibt die Mobilität der Lungen Aufschluss über ein einseitiges Ereignis, über eine beidseitige Restriktion, und ein erster Eindruck des Gewebes macht deutlich, ob es sich um ein akutes oder chronisches pulmonales Geschehen handelt.
- Osteopathisch palpierbare Entzündungszeichen im Bronchial- und Lungengewebe wie Schwellungen (Tumor), Schmerzhaftigkeit (Dolor), Wärme (Calor) und Funktionseinschränkung (Functio laesa) bestätigen eine Infektion, die man mittels Labor verifizieren muss.
- Eine chronische Erkrankung wie Asthma bestätigt sich osteopathisch u. a. durch die pastöse Gewebequalität, die Trägheit des Gasaustausches, die Einschränkung der Motilität, die asynchrone Bewegung der einzelnen Abschnitte.
- Über Fixationen im Pleuraspalt kann die Diagnose in Hinblick auf die Lokalisation, Beteiligung der Pleura und Entzündungszeichen eingeengt werden.
- Pleuraadhäsionen, Wirbelsäulenfehlstellungen, die osteopathische Untersuchung des gesamten Mediastinums und die Beurteilung des Zwerchfells grenzen die Diagnose einer extrapulmonal bedingten Atemnot ein.
- Die kardiale Untersuchung und die osteopathische Befundung der Zusammenarbeit von Herz und Lunge gibt Hinweis auf die Belastung des kleinen Kreislaufs oder eine kardiale Ursache der Dyspnoe.
- Die Symmetrie des Nervensystems, dessen freie Mobilität, die Bewegungsfreiheit der Dura mater sowie die Synchronizität des Ventrikelsystems lassen Rückschlüsse auf neurologische Erkrankungen zu.

Immer sind das Allgemeinbild und eine Zusammenschau aller klinisch und osteopathisch erhobenen Befunde die Grundlage für eine differenzialdiagnostische Annäherung:

- Bei Fieber und Husten ist an eine Pneumonie zu denken, bei Husten ohne Infektzeichen an eine Fremdkörperaspiration, Asthma oder eine Herzproblematik.
- Bei Verschlucken und Husten Fisteln und neurologische Probleme ausschließen.
- bei Foetor ex ore Verifizierung von Stoffwechselproblemen
- Trommelschlägelfinger lassen ein chronisches Geschehen wie zystische Fibrose oder Herzerkrankungen vermuten.

Je nach Schwere des klinischen Bildes und der Grunderkrankungen ist ein osteopathisches Prozedere in Abstimmung mit Ärzten bzw. nach klinischer Diagnostik gegeben. ► **Abb. 2.1**.

Literatur

[1] Emmanouilides GC, Allen HD, Riemenschneider TA et al. Clinical synopsis of Ross and Adams; Heart diseases in Infants, Children and Adolescents. Baltimore: Williams & Wilkins; 1998

[2] Haas NA, Kleideider U. Kinderkardiologie. 2. Aufl. Stuttgart: Thieme; 2018

[3] Michalk D, Schönau E, Hrsg. Differenzialdiagnose Pädiatrie. 3. Aufl. München: Elsevier; 2011

[4] Ploier R. Differenzialdiagnose in der Kinder- und Jugendmedizin. Stuttgart: Thieme; 2012

[5] Rosenecker J, Hrsg. Pädiatrische Differentialdiagnostik. Berlin, Heidelberg: Springer; 2014

3 Atemprobleme – Atemstillstand/Apnoe

Gudrun Wagner

3.1 Wichtiges im Überblick

Apnoen und Hypopnoen treten im Wach- und Schlafzustand auf. Der Schlaf, besonders während der REM-Phasen, ist eine besonders vulnerable Phase für Atemstillstände. Bei der Beurteilung ist es wichtig, die normale Atemfrequenz der jeweiligen Altersgruppe zu kennen, da längere Atempausen auch physiologisch sein können. Tagesmüdigkeit nach dem 1. Lebensjahr weist oft auf ein schlafbezogenes Atemproblem hin.

Im Prinzip macht jeder Atemstillstand, also auch der vergangene, von dem Eltern berichten, eine dringende ärztliche Abklärung nötig.

Cave

Eine Atempause mit Vigilanzminderung, Störung der Bewusstseinslage oder Zyanose ist ein Notfall und erfordert sofortige stationäre Maßnahmen.

3.2 Definition

Apnoen, kurzzeitige Ausfälle der Atmung, treten plötzlich als einzelnes Ereignis auf und sind in der Regel reversibel. Davon abzugrenzen sind Hypopnoen, also eine Atmung mit deutlich verminderter Frequenz und Tiefe. Von einer vollständigen Atemlähmung spricht man bei einem länger andauernden Atemausfall.

3.3 Anatomie – Physiologie – Pathophysiologie

Das Atemzentrum, eine funktionelle Einheit von morphologisch nicht exakt abgrenzbaren Nervenzellen, befindet sich in der Medulla oblongata im Hirnstamm. Die Neurone des Atemzentrums selbst sind Teil des autonomen Nervensystems. Die zentralen Chemorezeptoren, chemosensible Nervenzellen, reagieren über die Wasserstoffionenkonzentration auf Änderungen des Kohlendioxidpartialdrucks, d. h., sie registrieren den pH-Abfall des Liquors, der wiederum hervorgerufen wird durch einen Anstieg der Kohlendioxidkonzentration im Blut. Zusätzlich befinden sich im Glomus caroticum und im Aortenbogen peripher gelegene Chemorezeptoren, die die Neurone des Atemzentrums stimulieren können.

3.4 Ursachen

Störungen der Atemregulation können in jedem Lebensalter auftreten, besonders häufig aber sind Frühgeborene während ihrer ersten Lebenswochen betroffen, wobei aufgrund einer Hirnreifungsverzögerung eine periodische Atmung mit Apnoen bis zu 20 s vorliegen kann.

Chronische Störungen der Atemregulation sind zumeist bedingt durch seltene genetische Erkrankungen wie das Arnold-Chiari-, Dandy-Walker- oder Rett-Syndrom.

Prinzipiell können Atemstillstände zentral oder peripher bedingt sein:

- **Zentrale Ursachen** sind oft spontane Apnoen bei Frühgeborenen, Stoffwechselentgleisungen, Hypoglykämie, Hypokalzämie oder Hypomagnesiämie, Infektionen (mit Infektionszeichen wie Fieber, Kopfschmerz, Bewusstseinstrübung, Anfälle, Zyanose, Tetanie), zerebrale Anfälle und Apoplexie. Man muss leider auch an Apnoen infolge von Schütteltrauma, Vergiftungen und bei älteren Kindern/Jugendlichen nach Suizidversuchen denken. Weitere zentrale Ursachen sind Schädel-Hirn-Trauma oder Operationsfolgen.
- **Periphere Ursache** für Atemstillstände ist relativ häufig das obstruktive Schlafapnoe-Syndrom, also eine Verengung der pharyngealen Atemwege, die sich auch durch Schnarchen, Mundatmung, Tagesmüdigkeit, Schwitzen im Schlaf und Konzentrationsschwäche äußern kann. Als weitere periphere Ursachen kommen Störungen der Motorneurone (z. B. bei Tetanus, Phrenikusparese, Poliomyelitis, Guillain-Barré-Syndrom), Dyspnoe (Kap. 2) oder kardiale Erkrankungen (Vitien, Kardiomyopathien, Aortendissektion) infrage.

3.5 Diagnostisches Vorgehen

Jede akute Apnoe ist ein Notfall und bedarf neben Erste-Hilfe-Maßnahmen einer sofortigen stationären Einweisung. Jede berichtete Apnoe ist bei Erstdiagnose als Notfall zu werten und bedarf raschester klinischer Abklärung zum Ausschluss lebensbedrohlicher Grundstörungen.

Bei der Einschätzung des Krankheitswerts von Apnoen sollte man immer auf die Gleichzeitigkeit von Bradykardien oder Hypoxämien achten und die physiologische Atemfrequenz und Atempausen altersmäßig einordnen.

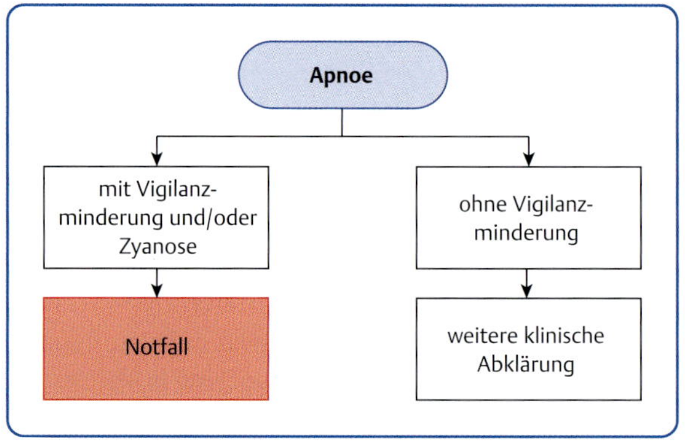

▶ **Abb. 3.1** Algorithmus Atemprobleme – Atemstillstand/Apnoe.

Literatur

[1] Emmanouilides GC, Allen HD, Riemenschneider TA et al. Clinical synopsis of Ross and Adams; Heart diseases in Infants, Children and Adolescents. Baltimore: Williams & Wilkins; 1998

[2] Haas NA, Kleideider U. Kinderkardiologie. 2. Aufl. Stuttgart: Thieme; 2018

[3] Michalk D, Schönau E, Hrsg. Differenzialdiagnose Pädiatrie. 3. Aufl. München: Elsevier; 2011

[4] Ploier R. Differenzialdiagnose in der Kinder- und Jugendmedizin. Stuttgart: Thieme; 2012

[5] Rosenecker J, Hrsg. Pädiatrische Differentialdiagnostik. Berlin, Heidelberg: Springer; 2014

4 Atemprobleme – Husten

Aidan Spencer

4.1 Wichtiges im Überblick

Husten ist ein häufiges Symptom in der Pädiatrie und bedarf einer gründlichen differenzialdiagnostischen Abklärung, um mögliche schwerwiegende Ursachen auszuschließen und die beste Vorgehensweise sowie die effektivste osteopathische Behandlung zu bestimmen. Art, Häufigkeit und Auslöser des Hustens sind wichtige Aspekte, die es bei der Bestimmung der Ursachen zu beachten gilt.

4.2 Definition

Bei **Husten** handelt es sich um eine Schutzfunktion, die dazu dient, die Atemwege von Substanzen zu befreien, die obstruktiv oder irritierend wirken. Husten tritt normalerweise als Reflex auf, kann aber auch willkürlich produziert oder unterdrückt werden.

4.3 Anatomie – Physiologie – Pathophysiologie

Der **Hustenreflex** wird durch eine mechanische oder chemische Reizung von Rezeptoren in der Epithelauskleidung der größeren Atemwege ausgelöst. Das afferente Signal wird über den N. vagus an die Medulla weitergeleitet. Die efferente Bahn verläuft über den N. vagus zu Epiglottis und Stimmbändern sowie zu den Atemmuskeln über deren eigene somatische Nervenbahnen. Höhere Hirnzentren im Kortex verfügen über ein gewisses Maß an modulierendem Einfluss.

Beim Husten erfolgt nach einem unwillkürlichen Einatmen ein starkes Ausatmen gegen den verschlossenen Kehlkopf; sobald dieser sich öffnet, wird die Luft explosionsartig durch den Mund ausgestoßen, um die Obstruktion zu lösen. Bei persistierendem Husten kann es zu einer Sensibilisierung der afferenten Bahnen kommen, sodass bereits geringe Reize zu Triggern werden können. Dadurch kann ein Teufelskreis entstehen, bei dem die durch wiederholtes Husten bewirkte Reizung zu weiterem Husten führen kann.

4.4 Ursachen

Der betroffene Bereich des Atemapparats produziert typische Hustensymptome. Husten kann feucht (mit schleimigem Auswurf) oder trocken sein; dabei ist zu beachten, dass Säuglinge und Kleinkinder nicht expektorieren, sondern den größten Teil des Schleims schlucken, was bei einem Erbrechen deutlich wird. Atemwegsinfektionen sind in der Regel viral, doch besteht die Möglichkeit einer bakteriellen Sekundärinfektion, wobei die Krankheitssymptome verstärkt sind, mit hohem Fieber und fleckiger Haut.

Die häufigste Ursache eines **trockenen Hustens** bei Kleinkindern sind Virusinfektionen der oberen Atemwege. Halsschmerzen, leichtes Fieber, Schnupfen und Ohrenschmerzen können Begleitsymptome sein. Bei Säuglingen kann es zu einer Beeinträchtigung der Nahrungsaufnahme kommen.

Das **sinubronchiale Syndrom** führt zu einem trockenen Husten, der nachts im Liegen schlimmer ist und einen bellenden Klang haben kann, wenn Schleim aus den entzündeten Atemwegen den Kehlkopfbereich reizt. Die exzessive Speichelproduktion beim Zahnen kann ebenfalls den Kehlkopf reizen und Husten hervorrufen.

Krupphusten (trockener, bellender Husten mit inspiratorischem Stridor) mit Heiserkeit deutet auf eine Beteiligung der mittleren Atemwege hin, meist aufgrund einer viral bedingten Laryngotracheitis. Hat das Kind hohes Fieber und wirkt es schwer krank (lethargisch oder reizbar, blass oder zyanotisch, mit Tachypnoe und Tachykardie), ist das Schlucken extrem schmerzhaft und sitzt es aufrecht mit offenem Mund beim Atmen, während ihm Speichel aus dem Mund läuft, so deuten diese Anzeichen auf eine potenziell lebensbedrohliche Epiglottitis hin und sollten zu einer sofortigen Noteinweisung ins Krankenhaus führen. Auch wenn die Stimme heiser ist, tritt der bellende Husten hier weniger in Erscheinung.

Bronchiolitis ist eine bei kleinen Kindern relativ häufige virale Infektion der unteren Atemwege mit einem scharfen, trockenen Husten und beschleunigtem Atmen, was die Nahrungsaufnahme beeinträchtigen kann. Weitere Symptome sind Keuchatmung, Hyperinflation des Thorax, eventuell mit subkostaler und interkostaler Retraktion. Das Kind muss dabei nicht extrem krank wirken.

Stakkatoartige Hustenanfälle mit japsender oder „juchzender" Einatmung deuten auf **Keuchhusten** hin. Anfangssymptom ist häufig nur ein leichter Schnupfen. Der Husten ist oft in der Nacht schlimmer, kann zu Würgereiz und Erbrechen, eventuell auch zu Nasenbluten und Bindehautblutungen führen. Die Symptome können mehrere Monate anhalten. Bei Säuglingen ist der Husten oft weniger stark ausgeprägt; stattdessen besteht die Gefahr von Apnoen.

Feuchter Husten ist potenziell kritischer, da er Anzeichen einer **Lungenentzündung** mit massiver Schleimproduktion in den distalen Atemwegen sein kann. Mögliche Begleitsymptome sind Fieber, rasches, oberflächliches Atmen, ächzendes Ausatmen, Lethargie und Appetitlosigkeit. Persistierender feuchter Husten erfordert eine medizinische Abklärung auf Tuberkulose, Bronchiektasie, primäre ziliäre Dyskinesie und Immundefekte.

Umweltbedingte Reizstoffe können ebenfalls ein wichtiger Faktor sein. Luftverschmutzung durch Dieselabgase und Tabakrauch kann zu einem akuten, reaktiven trockenen Husten führen. Die Umstände, unter denen der Husten schlimmer ist, können Hinweise auf die Ursache geben. Ein chronischer und anfallsartiger asthmatischer Husten kann sich als Symptom einer bronchialen Hyperreaktivität entwickeln, die in der Regel mit einem Engegefühl in der Brust und möglicherweise mit Atemnot und Keuchatmung verbunden ist. Weitere Anzeichen für Atopie können vorliegen. Emotionale Belastungen und sogar Lachen können einen asthmatischen Husten verschlimmern. Auch kalte Luft kann ein möglicher Auslöser sein.

Gastroösophagealer Reflux kann bei Säuglingen zu einem persistierenden trockenen Husten führen, der nach dem Füttern schlimmer ist, außer in aufrechter Position, oft begleitet von starken Anzeichen von Schmerz, u. a. Überstrecken des Oberbauchs nach hinten.

Eindringen eines Fremdkörpers in die Atemwege durch Inhalieren oder Verschlucken kann zu akut einsetzendem, unablässigem Husten führen, mit Keuchen, inspiratorischem Stridor sowie möglicherweise Atemnot und raschem, flachem Atmen. Ein Fremdkörper im Ohr kann über eine reflexhafte Vagusstimulation ebenfalls zu Husten führen.

Klingt ein wiederholtes trockenes Husten gekünstelt und hört auf, sobald das Kind abgelenkt ist, sollte eine **psychogene Ursache** in Betracht gezogen werden. Husten kann zu einer Gewohnheit werden, sodass er isoliert von anderen Symptomen auftritt und beim Schlafen verschwindet. Ein ungewöhnlich klingender Husten in Verbindung mit Tics und Manierismen kann auf ein Tourette-Syndrom hindeuten.

Ein anhaltender leiser Husten bei einem Säugling ohne auffindbare Ursache kann auf eine **angeborene Anomalie** hinweisen, z. B. Tracheomalazie; diese ist aufgrund des Kollabierens der Atemwege beim Ausatmen wahrscheinlich begleitet von exspiratorischem Stridor, aber häufig ohne weitere Komplikationen. Ernsthafter ist eine tracheoösophageale Fistel, die aber normalerweise aufgrund der Probleme bei der Nahrungsaufnahme und möglicherweise einer Zyanose bereits beim Neugeborenen diagnostiziert wird.

Eine systemische Gedeihstörung mit losen Fettstühlen und feuchtem Husten könnte auf **Mukoviszidose** hinweisen, wobei diese Erkrankung normalerweise bei den üblichen Routineuntersuchungen nach der Geburt festgestellt wird.

Bei einem Kind mit **Herzversagen** kann ein feuchter Husten in Verbindung mit ernsthaften Krankheitssymptomen wie Lethargie, Ödemen und zentraler Zyanose auftreten.

Ein anhaltender trockener Husten kann eines der vielen Anzeichen für **Leukämie** sein, da die vergrößerte Thymusdrüse und die geschwollenen Lymphknoten im Brustbereich Druck auf die Trachea ausüben.

Angiotensin-Converting-Enzym-Hemmer (**ACE-Hemmer**), die bei primärer (in Verbindung mit starker Adipositas) oder sekundärer Hypertonie verschrieben werden, können zu einem trockenen Husten führen, was aber bei Kindern selten anzutreffen sein dürfte.

4.5 Diagnostisches Vorgehen

Bei der **Anamnese** sollte eine Prüfung der Art des Hustens vor dem Hintergrund der oben aufgeführten Möglichkeiten erfolgen:

- Wie klingt der Husten?
- Ist er produktiv, und welcher Art ist der Schleim? Klarer Schleim ist mit höherer Wahrscheinlichkeit viral bedingt, während eitriger Auswurf auf eine bakterielle Infektion hinweist.
- Fragen Sie nach dem Einsetzen des Hustens und dem täglichen oder wöchentlichen Muster, v. a. auch danach, ob er nachts schlimmer ist.
- Gibt es bekannte Auslöser oder eine Verbindung mit möglichen Umweltfaktoren?
- Welche Begleitsymptome sind vorhanden, z. B. Fieber, Lethargie, Appetitlosigkeit, Unruhe, emotionale Labilität?
- Wie sind die Ernährungs- und Schlafmuster?
- Fragen Sie auch nach der häuslichen Umgebung, einschließlich emotionaler Faktoren, und der Familiengeschichte, insbesondere in Bezug auf Atopie und Lungenerkrankungen.

Aus der **klinischen Beobachtung und Untersuchung** des Kindes lässt sich viel erschließen:

- Wirkt es wach und gesund, ohne Anzeichen von Angst? Hat es Interesse an seiner Umgebung und spielt es mit verfügbarem Spielzeug? Daraus lässt sich unmittelbar schließen, dass es sich nicht um eine Notfallsituation handelt.
- Falls Husten aktuell beobachtbar ist, wie klingt er: feucht, trocken, bellend, gekünstelt?
- Wie ist die Atmung des Kindes? Untersuchen Sie diese immer an der unbekleideten Brust, um die Bewegung

des Brustkorbs beobachten zu können. Ringt das Kind nach Luft? Liegt eine Retraktion vor? Wie rasch und tief oder wie flach sind die Atemzüge?
- Gibt es Anzeichen von Atopie im Gesicht und auf der Haut?
- Prüfen Sie auf Fieber und Lymphadenopathie.
- Untersuchen Sie die Mundhöhle, um die Rachenmandeln zu begutachten.
- Liegt eine periphere oder zentrale Zyanose vor?
- Prüfen Sie mithilfe einer Auskultation auf Anzeichen von Klopfschalldämpfung, die auf eine Konsolidierung schließen lassen.
- Durch eine Otoskopie lassen sich Informationen über die oberen Atemwege gewinnen, die mit dem Mittelohr verbunden sind.

Eine strukturelle **osteopathische Untersuchung** durch Palpieren mit besonderer Berücksichtigung des autonomen Systems liefert zusätzliche Informationen für die individuelle Behandlung des jeweiligen Symptomkomplexes.

Ob eine Weiterleitung notwendig ist, hängt von den Umständen ab, u. a. der Akutheit der Erkrankung, den Kenntnissen des Behandelnden und seiner Fähigkeit, den kindlichen Organismus optimal zu unterstützen, sowie der Fähigkeit der Familie, im Fall einer Verschlechterung der Atemfunktion die angemessenen Schritte zu unternehmen.

Bei folgenden Symptomen sollte an den **Kinderarzt** verwiesen werden:
- Begleitsymptome wie Fieber, Lethargie und Appetitlosigkeit; eine einfache Virusinfektion der oberen Atemwege sollte jedoch am besten zu Hause behandelt werden.
- feuchter Husten
- krampfartige Hustenanfälle mit anschließender japsender Einatmung
- Keuchatmung oder Stridor bei Säuglingen
- Verdacht auf Asthma: Asthma lässt sich durch ein schlüssiges Behandlungskonzept in der Regel unter Kontrolle bringen.
- Hämoptyse: Zwar können auch bei Infektionen der oberen Atemwege kleine Mengen an Blut im Sputum auftauchen, doch muss in solchen Fällen eine ernsthaftere Ursache ausgeschlossen werden.
- Gewichtsverlust oder Gedeihstörung
- persistierender Husten ohne erklärbare Ursache
- Husten in Verbindung mit gastroösophagealem Reflux

In folgenden Situationen ist eventuell eine **Noteinweisung ins Krankenhaus** angezeigt:
- Husten aufgrund eines Fremdkörpers in den Atemwegen, der sich mit den üblichen Erste-Hilfe-Maßnahmen nicht sofort entfernen lässt
- Husten bei Neugeborenen
- Lungenentzündung oder Anzeichen für Konsolidierung
- Epiglottitis
- starkes Asthma (Todesfälle aufgrund von Asthma sind in der Kindheit jedoch selten)
- zentrale Zyanose
- starke Atemnot
- Husten als Begleitsymptom einer Erkrankung mit progredienter Verschlechterung

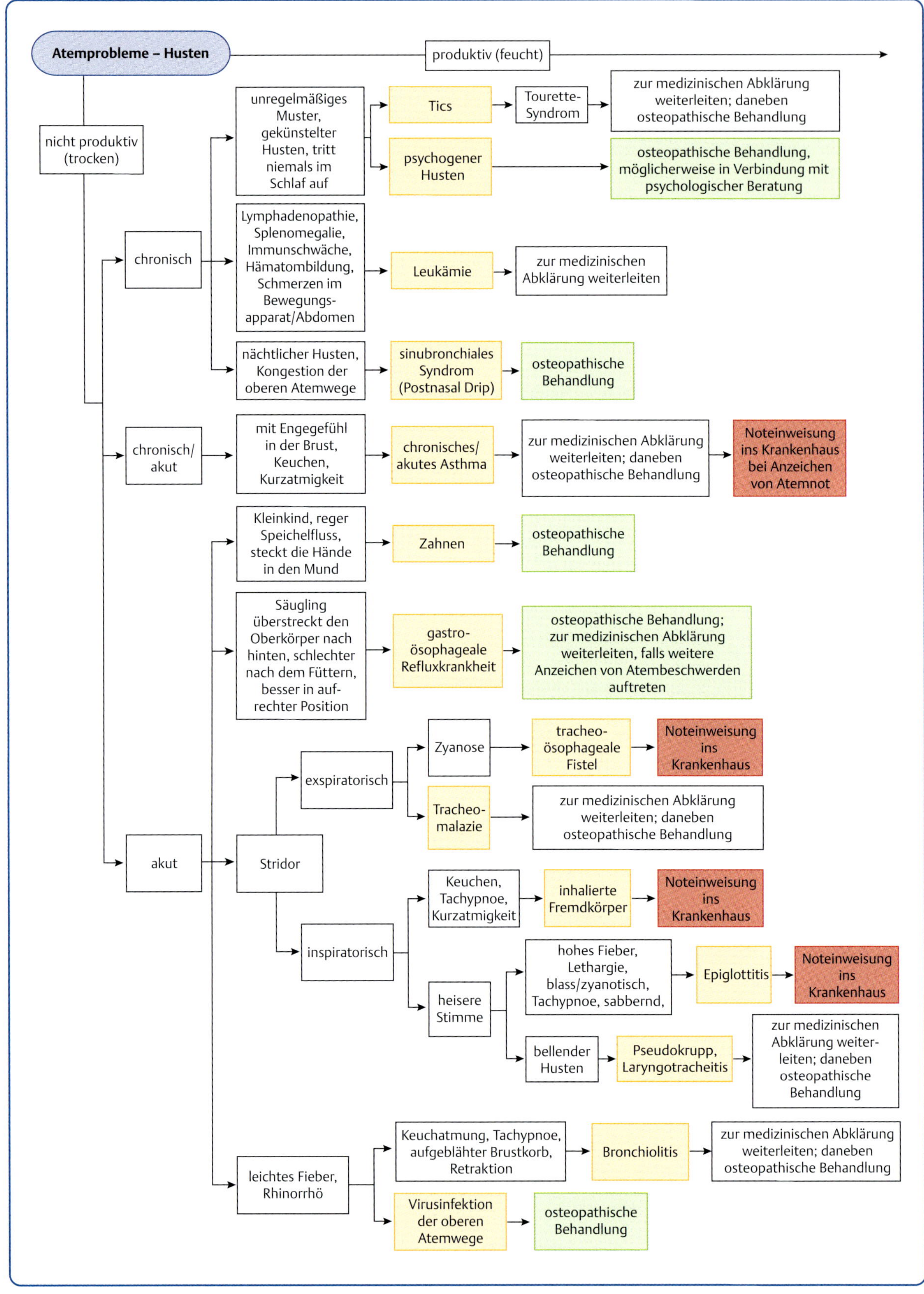

▸ **Abb. 4.1** Algorithmus Atemprobleme, Teil 1. – Husten

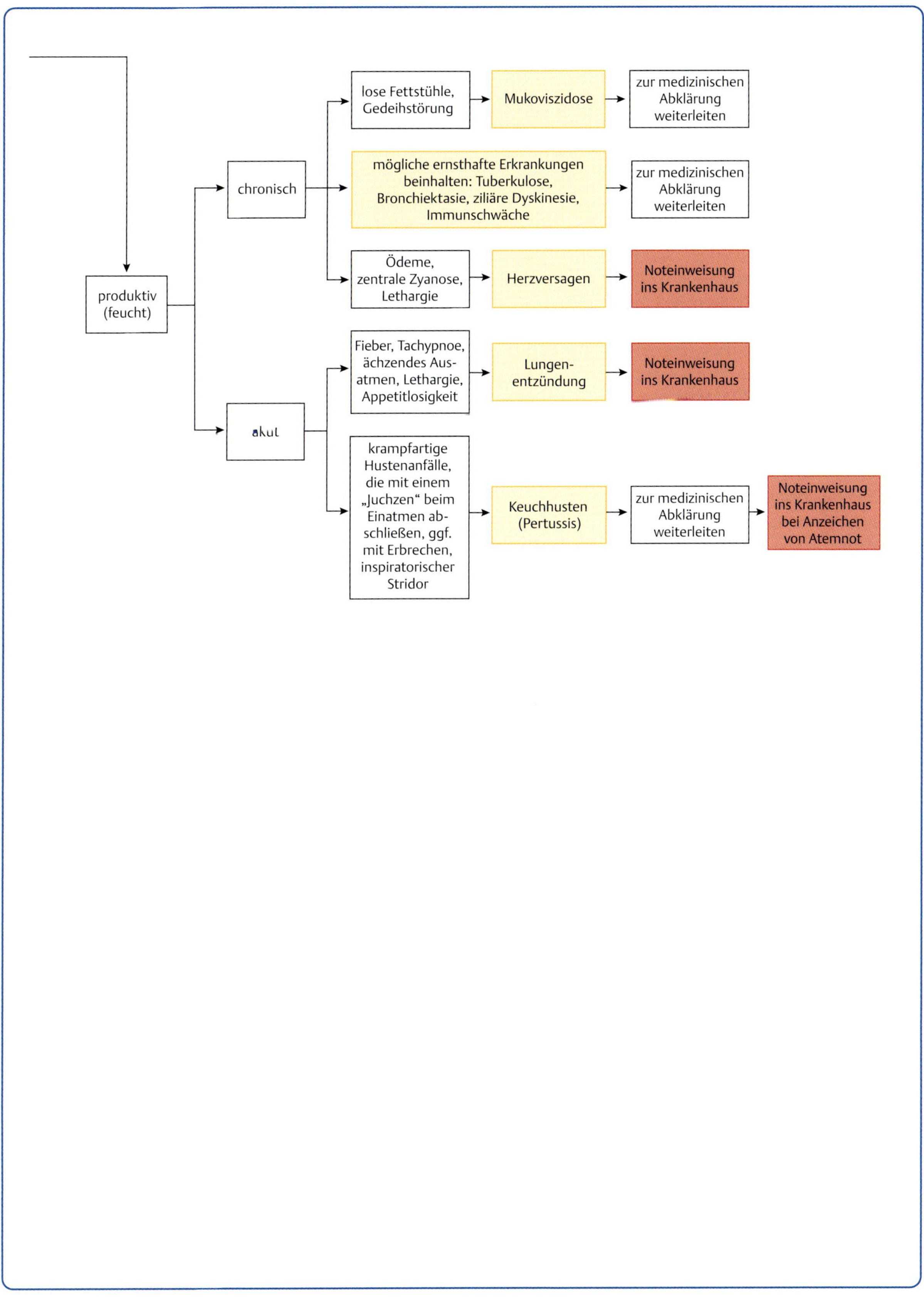
produktiv
(feucht)
chronisch
lose Fettstühle,
Gedeihstörung
Mukoviszidose
zur medizinischen
Abklärung
weiterleiten
mögliche ernsthafte Erkrankungen
beinhalten: Tuberkulose,
Bronchiektasie, ziliäre Dyskinesie,
Immunschwäche
zur medizinischen
Abklärung
weiterleiten
Ödeme,
zentrale Zyanose,
Lethargie
Herzversagen
Noteinweisung
ins Krankenhaus
akut
Fieber, Tachypnoe,
ächzendes Aus-
atmen, Lethargie,
Appetitlosigkeit
Lungen-
entzündung
Noteinweisung
ins Krankenhaus
krampfartige
Hustenanfälle,
die mit einem
„Juchzen“ beim
Einatmen ab-
schließen, ggf.
mit Erbrechen,
inspiratorischer
Stridor
Keuchhusten
(Pertussis)
zur medizinischen
Abklärung
weiterleiten
Noteinweisung
ins Krankenhaus
bei Anzeichen
von Atemnot

Teil 2.

5 Auge, trockenes

Burkhard Schulz-Gebhard

5.1 Wichtiges im Überblick

Das Trockenes-Auge-Syndrom ist eine chronische entzündliche Erkrankung des Auges mit einer Verminderung der Tränenflüssigkeit, die neben vielfältigen Beschwerden zu trophischen Störungen der Hornhaut und damit zu behindernden Sehstörungen führen kann. Es kann Ausdruck von systemischen Erkrankungen wie Lupus erythematodes, Polyarthritis, Rosazea, Neurodermitis, Allergien sowie Schilddrüsenleiden und Diabetes mellitus sein. Das Sjögren-Syndrom mit dem typischen Zeichen des „trockenen Auges“ ist weniger bei Kindern, sondern eher bei Frauen jenseits des Klimakteriums zu erwarten.

Die ophthalmologische Therapie erfolgt in der Regel nur lokal, symptomatisch medikamentös und dauerhaft! Der osteopathische Ansatz sollte bei der Diagnose und Therapie die Innervation der Tränendrüsen und die möglichen kranialen Dysfunktionen, die diese Innervationen stören können, in den Mittelpunkt stellen.

5.2 Definition

Synonyme sind das Trockenes-Auge-Syndrom, Dry-Eye-Syndrom, Sicca-Syndrom, Keratoconjunctivitis sicca.

Mit **Trockenes-Auge-Syndrom** werden alle Symptome bezeichnet, die durch eine verminderte Befeuchtung der Augenoberfläche verursacht werden. Dabei ist die Menge oder auch die Zusammensetzung der Tränenflüssigkeit verändert, sodass es zu Störungen bei der Benetzung der Augenoberfläche kommt. Dies führt zu einer Minderung der Sauerstoffversorgung der avaskulären Kornea (Hornhaut), damit zu einer Beeinträchtigung der optischen Eigenschaften der Kornea und zu Entzündungen, da der Tränenfilm neben der spülenden auch eine antimikrobielle Funktion hat.

Das Trockenes-Auge-Syndrom wird eingeteilt in eine **hyposekretorische** Form mit mangelnder Tränenproduktion und in eine **evaporative** Form mit verstärkter Verdunstung der Tränenflüssigkeit. Beide Formen führen zu Entzündungsreaktionen [1].

Die Beschwerden reichen von einem Fremdkörper- und Trockenheitsgefühl bis zu Rötungen der Bindehaut, Brennen, Schmerzen oder Druckgefühl und verklebten Augen am Morgen. Das Trockenes-Auge-Syndrom ist eine der häufigsten Augenerkrankungen, ca. 20 % der Patienten, die zum Augenarzt gehen, sind davon betroffen.

5.3 Anatomie – Physiologie – Pathophysiologie

Die Beschreibung der Anatomie beschränkt sich auf die osteopathisch relevanten, d. h. untersuchbaren und behandelbaren Bereiche.

Die Tränendrüse liegt in der vorderen Augenhöhle seitlich oben und wird mechanisch beeinflusst durch die Sehne des M. levator palpebrae superioris. Ihre 10–14 Ausführungsgänge münden in den Bindehautfornix hinter dem Augenlid. Dort liegen auch 20–30 akzessorische Tränendrüsen (Krause- oder Wolfring-Drüsen), die für die Sekretion der Tränenflüssigkeit in Ruhe sorgen.

Die parasympathische Innervation der Tränendrüsen erfolgt über den N. lacrimalis aus dem 1. Trigeminusast (N. ophthalmicus). Dieser nimmt auch Fasern auf aus dem 2. Trigeminusast (N. maxillaris), die ihn über den Ramus communicans des N. zygomaticus aus dem Ganglion pterygopalatinum erreichen, das in der Fossa pterygopalatina (Flügelgaumengrube) liegt. Über dieses Ganglion nimmt auch der N. facialis über den N. petrosus major (Felsenbein!) an der Innervation der Tränendrüse teil. Die sympathische Innervation erhält die Tränendrüse aus dem Plexus caroticus externus, die ihr ebenfalls über den Ramus communicans des N. zygomaticus und anschließend den N. lacrimalis zugeführt werden. Für die Verteilung der Tränenflüssigkeit sind der N. oculomotorius für den M. levator palpebrae superioris und der N. facialis für den M. orbicularis oculi (Lidschluss!) von Bedeutung ([7], [8], [9]).

Der Tränenfilm besteht aus 3 Schichten (Lang, zitiert in [8]):

- Für das Trockenes-Auge-Syndrom wichtig ist die **äußere Lipidschicht**, da sie die Oberflächenspannung des Tränenfilms erhöht und so ein rasches Verdunsten verhindert. Sie wird in den Meibom'schen Lidranddrüsen sezerniert.
- Die **mittlere wässrige Schicht** stammt aus den Tränendrüsen, führt der avaskulären Hornhaut Sauerstoff zu, spült und reinigt das Auge durch ihre antimikrobiellen Inhaltsstoffe und verbessert die optischen Eigenschaften.
- Die **innere schleimartige Muzinschicht** aus den Becherzellen der Bindehaut stabilisiert den Tränenfilm und verbessert ebenfalls die optischen Eigenschaften.

Bei einem Mangel an Tränenflüssigkeit erhöht sich deren Viskosität. Es kommt zu Verzerrungen des Sehens, der

Tränenfilm reißt auf und die Kornea wird an diesen Stellen „trockengelegt“. Bei leichten Formen des Trockenes-Auge-Syndroms ist diese Sehverschlechterung intermittierend und durch Lidschlag zu beheben [2]. Diese Trockenheit stimuliert den Reflexbogen des N. trigeminus und des N. facialis, die für die Innervation der Tränendrüsen sorgen [6].

Ein Kind, das nach der Geburt nicht genug Tränenflüssigkeit zu produzieren scheint, wird mit 3–6 Monaten eine normale Menge (1 ml/Tag) sezernieren. Wichtig ist nur, dass auf der Hornhaut und v. a. an ihrem Rand ein ausreichender Tränenfilm erkennbar ist [4].

Fällt beim Trockenes-Auge-Syndrom die Sauerstoffversorgung der Kornea über den Tränenfilm aus oder ist vermindert, muss die Kornea in einer Art „Notprogramm“ über die Blutgefäße der Bindehaut mit Sauerstoff versorgt werden [1].

5.4 Ursachen

Die primäre Ursache für das Trockenes-Auge-Syndrom lässt sich ophthalmologisch nicht immer sicher bestimmen. Man muss lokal an entzündliche Erkrankungen denken. Eine chronische Lidrandentzündung (Blepharitis marginalis) kann die Ausführungsgänge der Meibom'schen Drüsen – für die äußere Lipidschicht, die der Verdunstung entgegenwirkt (Kap. 5.3) – im Bereich der Lidränder verstopfen. Infrage kommen auch eine allergische Konjunktivitis und eine Entzündung der Tränendrüsen (Dakryoadenitis). Äußere Faktoren wie trockene Umgebungsluft, Klimaanlagen, Stäube, Lösungsmittel, aber auch Kontaktlinsen können begünstigend wirken ([2], [5]).

Bei Kindern kann das Trockenes-Auge-Syndrom ein Hinweis sein auf

- Neurodermitis,
- allergische Bindehauterkrankungen,
- immunologische Erkrankungen,
- Diabetes mellitus.

Systemische Erkrankungen wie das Sjögren-Syndrom (das aber eher Frauen jenseits des Klimakteriums betrifft), Lupus erythematodes, Polyarthritis, Rosazea und Schilddrüsenleiden können zu einem Trockenes-Auge-Syndrom führen.

Eine Lähmung des N. facialis, die eine Ursache in der Lyme-Borreliose haben kann [3], und des N. lacrimalis (aus dem ersten Trigeminusast, N. ophthalmicus) kann die Tränenproduktion ebenfalls vermindern.

Die **Leitsymptome** sind in erster Linie Missempfindungen am Auge:

- Fremdkörpergefühl
- Druck, Brennen, Kratzen, Reiben
- Schmerzen
- das Bedürfnis, die Augen ständig auswischen zu müssen
- Blendung, Lichtscheu, verzerrte Bilder
- müde Augen: „möchte sie am liebsten geschlossen halten“

Äußerlich ist Folgendes zu erkennen:

- Bindehautrötung
- Lidschwellung
- Schleimabsonderungen, morgendlich verklebte Lider

5.5 Diagnostisches Vorgehen

Die **Anamnese** sollte nicht nur das Abfragen der Leitsymptome und der Umweltfaktoren beinhalten, sondern es sollte gezielt nach rezidivierenden Entzündungen an den Augen, nach Allergien und nach den genannten systemischen Erkrankungen gefahndet werden (Kap. 5.4). Ergeben sich dabei Hinweise auf Allergien und systemische Erkrankungen, sollte die weitere Behandlung primär vom Augenarzt, Kinderarzt oder sogar Rheumatologen durchgeführt werden.

Da der Patient mit einem Trockenes-Auge-Syndrom in der Regel zuerst den Augenarzt konsultiert haben wird, kann der Osteopath sich allein auf die **Inspektion** beschränkend zur Diagnose kommen. Er erkennt neben der Trockenheit des Auges die Rötung der Bindehaut, die Lidschwellung und ggf. die Schleimabsonderungen. Dennoch sollte er auf die Haut (Neurodermitis, Lupus erythematodes, Rosazea) und die Gelenke (Polyarthritis) besonders achten.

Die **osteopathische Diagnostik** umfasst folgende Bereiche:

- Untersuchung der Augen:
  - Eine Palpation der Augäpfel sollte unterlassen werden, wenn sie sofort zu einer Schmerzreaktion führt.
  - Es erfolgt eine Palpation des Augenlides und – wenn möglich – der Tränendrüse.
- Kraniale Untersuchung: Gibt es Läsionen, die die Innervation der Tränendrüsen (Kap. 5.3) beeinträchtigen? Im Fokus stehen dabei folgende Strukturen:
  - Os temporale
  - Os sphenoidale
  - Os maxillare
  - Palpation der Fossa pterygopalatina mit dem Ganglion pterygopalatinum
- Testung der Hirnnervenfunktionen:
  - N. trigeminus (V):
    - 1. Trigeminusast – N. ophthalmicus (V_1): Sensibilität an der Augenhöhle mit Auge inklusive der Hornhaut, Sensibilität von Stirn und Nase
    - 2. Trigeminusast – N. maxillaris (V_2): Sensibilität der Gesichtshaut zwischen Augen und Oberlippen, der Schläfen seitlich der Augen, des Oberkiefers inklusive der Zähne

- N. facialis (VII):
  - Mimik, v. a. Lidschlag (M. orbicularis oculi)
  - Geschmack an den vorderen ⅔ der Zunge (Chorda tympani)
  - Speicheldrüsen
  - Gehör: z. B. Hyperakusis (M. stapedius)
- Palpation des Halses:
  - mögliche Irritation des Plexus caroticus externus (sympathische Versorgung der Tränendrüsen)

Trotz der Häufigkeit dieses Beschwerdebildes gibt es **ophthalmologisch**, neben der Behandlung eventueller genannter systemischer Erkrankungen, lokal nur 3 Therapiewege:

- medikamentös entzündungshemmend
- operativer Verschluss eines Tränenpunktes
- Tränenersatzmittel vielfältiger Art

Da die Ursache in einer chronischen Lidrandentzündung gesehen wird, wird eine tägliche „Lidrandhygiene“ empfohlen, bei der für 5 min ein mit heißem Wasser getränkter Lappen auf die Augen gelegt werden soll.

Der **osteopathische Ansatz** richtet den Blick auf die möglichen neurogenen Ursachen der gestörten Tränensekretion, die durch kraniale Dysfunktionen bedingt sein können. Ein besonderer Augenmerk sollte auf diejenigen Läsionen gerichtet werden, die zu Stauungen des Sinus cavernosus führen können: z. B. geburtsbedingte Schädelläsionen – wobei im Prinzip jeder betroffene Schädelknochen als Ursache infrage kommt. Bei älteren Kindern ist auch auf eine kraniomandibuläre Dysfunktion (CMD) zu achten (in einem solchen Fall dann auch inklusive der Posterulogie): Kiefergelenke → Ossa temporalia mit der Pars petrosa (N. facialis!) → Tentorium cerebelli → Cavitas trigeminalis und Maxilla → Vomer → Os ethmoidale → Augenhöhle.

Ziel ist es, durch die osteopathische Behandlung der kranialen Dysfunktionen die Trophik des Auges und v. a. die Innervation der Tränendrüsen zu verbessern, sodass wieder eine ausreichende Tränenproduktion möglich wird.

Da aber die entzündlichen Prozesse bei Chronizität durchaus eine „Eigendynamik“ entwickelt haben können, sollte in jedem Fall eine begleitende augenärztliche Behandlung – zur Kontrolle und Rückmeldung – angestrebt werden. ▶ **Abb. 5.1**.

Literatur

[1] Bundesverband der Augenärzte Deutschlands (BVA) e. V., Deutsche Ophthalmologische Gesellschaft (DOG), Hrsg. Das Trockene Auge. Eine ernstzunehmende Krankheit. Berlin: Bausch & Lomb; 2007

[2] Burde R, Savino P, Trobe J. Neuroophthalmologie. Symptome – Diagnose – Therapie. Stuttgart: Kohlhammer; 1989

[3] Carreiro JE. Pädiatrie aus osteopathischer Sicht. Anatomie, Physiologie und Krankheitsbilder. München: Elsevier; 2004

[4] Forrest E. Lacrimal system. In: Wright K, Spiegel P, Eds. Pediatric ophthalmology and strabism. 2nd ed. New York: Springer; 2003: 313–320

[5] Jaksche A. Das Trockene Auge. Im Internet: https://www.augenklinik.uni-bonn.de/patienten/sprechstunden/das-trockene-auge; Stand: 13.02.2018

[6] Price K, Richard M. The tearing patient: Diagnosis and management. EyeNet 2009: 33–35

[7] Rauber A, Kopsch F, Tillmann B, Zilles A. Anatomie des Menschen, in 4 Bdn., Bd.4: Topographie der Organsysteme, Systematik der peripheren Leitungsbahnen. Stuttgart: Thieme; 1988

[8] Schünke M, Schulte E, Schumacher U. Prometheus. LernAtlas der Anatomie. Kopf, Hals und Neuroanatomie. Illustrationen von M. Voll und K. Wesker. 4. Aufl. Stuttgart: Thieme; 2015

[9] Trepel M. Neuroanatomie. Struktur und Funktion. 5. Aufl. München: Elsevier; 2012

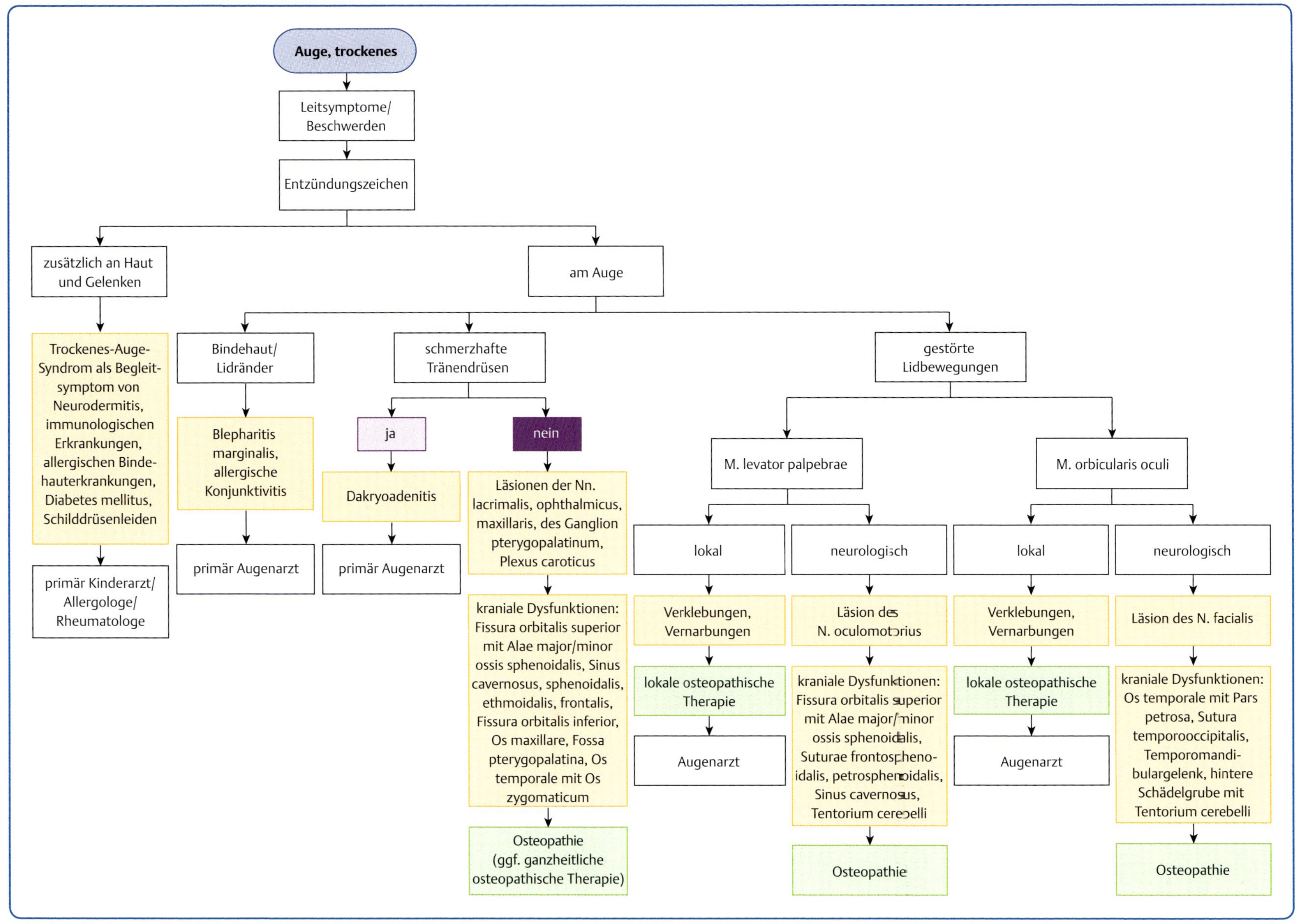

▶ **Abb. 5.1** Algorithmus Auge, trockenes.

6 Auge, wässeriges, Epiphora

Burkhard Schulz-Gebhard

6.1 Wichtiges im Überblick

Das Tränenträufeln (Epiphora) ist nicht nur lästig, sondern stört zudem durch verschwommenes Sehen. Es ist ein Symptom für eine vermehrte Tränenproduktion oder eine Störung in den ableitenden Tränenwegen aus vielfältigen Ursachen. Die Tränenflüssigkeit erfüllt am Auge und speziell für die Kornea trophische und antimikrobielle Aufgaben und trägt zur Verbesserung der optischen Eigenschaften des Auges bei.

Dem Tränenträufeln können aus osteopathischer Sicht durchaus kraniale Dysfunktionen zugrunde liegen, die zu Störungen in den ableitenden Tränenwegen führen, aber auch Irritationen der Hirnnerven (V_1, V_2, VII), die an der Tränenproduktion und dem Abtransport beteiligt sind. Auch wenn die Therapiestrategien primär ophthalmologisch – medikamentös bis chirurgisch – sind, kann die Osteopathie einen wertvollen Beitrag für Erklärungen und zur Diagnostik und Therapie leisten.

6.2 Definition

Synonyme sind Tränenträufeln, Nasses Auge, Dakryorrhö.

Das „Tränenträufeln“ entsteht durch ein Missverhältnis zwischen der Tränenproduktion in den Tränendrüsen einerseits und des Tränenabflusses über die ableitenden Tränenwege andererseits. Es stört durch verschwommenes Sehen, häufiges Wegwischen der Tränen und Hautirritationen ([18] zitiert nach [3]).

6.3 Anatomie – Physiologie – Pathophysiologie

Zum Tränenapparat gehören die Tränendrüsen (Glandulae lacrimales), die 2 Tränenpunkte (Puncta lacrimalia) an den medialen Augenwinkeln, die Tränenröhrchen (Canaliculi lacrimales), der Tränensack (Saccus lacrimalis) und der Tränennasengang (Ductus nasolacrimalis), der unterhalb der oberen Nasenmuschel (Concha nasalis inferior) in den Nasenraum mündet.

Die Tränendrüse liegt in der vorderen Augenhöhle seitlich oben. Die Sehne des M. levator palpebrae superior teilt sie in einen größeren Anteil (Pars orbitalis) und in einen kleineren Anteil (Pars palpebralis). Die 10–14 Ausführungsgänge der Tränendrüse münden in den Bindehautfornix hinter dem Augenlid ([6], zitiert nach [3]). Ergänzt wird die Tränendrüse durch 20–30 sog. „akzessorische“ Tränendrüsen (Krause- oder Wolfring-Drüsen) im Bereich des Bindehautfornix. Diese sorgen für den größten Teil der Tränensekretion in Ruhe. Die große Tränendrüse tritt erst bei reflektorisch verstärkter Sekretion (mechanische Reize, Emotionen) hinzu [17].

Der Tränensack liegt in der Fossa sacci lacrimalis, die vom Os lacrimale und vom Proc. frontalis der Maxilla gebildet wird. Osteopathisch bedeutsam ist, dass seine mediale Wand fest mit dem Periost der Fossa verbunden und die laterale Wand von Bindegewebe (Fascia lacrimalis) bedeckt ist, wodurch sein Lumen offengehalten werden kann [3]. Der Tränensack und der Tränennasengang sind von einem Schwellkörpergewebe umgeben, das den Tränenfluss steuern kann. Löst ein Fremdkörper im Auge den Kornealreflex aus, so schwillt dieses Gewebe an. Die Tränenflüssigkeit fließt nicht mehr ab, sondern spült das Auge aus ([11], zitiert nach [3]).

Auf das Os lacrimale treffen das Os maxillare mit dem Proc. frontalis und dem Margo lacrimalis, das Os ethmoidale mit der Lamina orbitalis sowie das Os frontale. Es wird also posterior und superior durch die Schädelbasis und anterior durch das Gesicht beeinflusst. Somit können am Os lacrimale durch Dysfunktionen der genannten Knochen gegensätzliche Spannungen auftreten und eine Stenose des Tränengangs (Dakryostenose) begründen. Bei Kindern, die in Gesichtslage geboren wurden, ist häufiger eine Dakryostenose zu beobachten. Diese zeigt sich bald nach der Geburt durch ein verdicktes Sekret an den Tränenpunkten. Bei den betroffenen Kindern war die Geburt häufig verzögert oder erschwert, sodass starke Verformungen des Kopfes die Folge waren. Kräfte, die auf das Schädeldach einwirken, können über das Os frontale und das Os ethmoidale weitergeleitet und an der oben genannten Verbindung von Os lacrimale und Os maxillare und Os ethmoidale absorbiert werden. Dieser Bereich reagiert bei Neugeborenen besonders empfindlich auf membranöse Spannungen, da er noch unvollständig ausgebildet und extrem dünn ist [2]. Gleichzeitig sollen Kinder mit einer Dakryostenose häufiger durch Kaiserschnitt zur Welt gekommen sein, wenngleich sich keine statistisch signifikante Beziehung zwischen solch einem Befund und der Kaiserschnittgeburt darstellen ließ [16].

Die **Innervation** der Tränendrüsen erfolgt parasympathisch-sekretorisch einmal über den N. lacrimalis aus dem 1. Trigeminusast (N. ophthalmicus). Dazu nimmt er auch Fasern über den Ramus communicans des N. zygomaticus (2. Trigeminusast, N. maxillaris) aus dem Ganglion pterygopalatinum auf. Über dieses Ganglion nimmt auch der N. petrosus major (Ast des N. facialis) an der Innervation der Tränendrüse teil, der in diesem Ganglion auf das 2. parasympathische Neuron umgeschaltet wird. Diese anatomischen Verhältnisse offenbaren die mechanische Bedeutung der Pars petrosa des Os temporale. Die sympathische Innervation erhält die Tränendrüse aus dem Plexus caroticus externus, die ihr über den Ramus communicans des N. zygomaticus und den N. lacrimalis zugeführt werden ([9], [13], [15], [17]). Da die Tränenflüssigkeit durch den Lidschlag verteilt wird, sind der N. oculomotorius für die Lidhebung (M. levator palpebrae) und der N. facialis für den Lidschluss (M. orbicularis oculi) von Bedeutung.

Teile des M. orbicularis oculi werden **Horner-Muskel** genannt; dieser ist ein wichtiger Bestandteil der Tränenpumpe, die für den Tränentransport vom Tränensee bis zum Nasenraum sorgt ([10], zitiert nach [3]).

Die **arterielle Versorgung** erfolgt über die A. lacrimalis aus der A. ophthalmica, der venöse Abfluss aus der V. lacrimalis in die V. ophthalmica superior.

Die **Verteilung der Tränenflüssigkeit** über den gesamten vorderen Augenabschnitt erfolgt über den Lidschlag, wobei dieser nach medial gerichtet ist. Dann sammelt sie sich im Tränensee. Der **Tränentransport** wird als ein aktiver Vorgang im Sinne einer Tränenpumpe gesehen ([11], zitiert nach [3]). Die Funktionstüchtigkeit dieser Pumpe ist abhängig von der Lidstellung und der Lidfunktion (M. orbicularis oculi mit Horner-Muskeln) [12]. Die 2 Tränenpunkte nehmen die Flüssigkeit auf, die dann zunächst in den Tränensack (Os lacrimale) gelangt und schließlich über den Nasentränengang mit Ausgang unterhalb der unteren Nasenmuschel in den Nasenraum geführt wird. Am Übergang vom Tränennasengang in den Nasenraum befindet sich eine membranöse Öffnung, die Hasner-Klappe, die zunächst verschlossen ist, sich aber am Ende der Schwangerschaft oder in den ersten Monaten danach durch Atrophie spontan öffnen sollte ([4], [10], zitiert nach [3]).

Unter normalen Umständen verdunsten 40 % der sezernierten Tränenmenge [5]. Von der verbleibenden Menge werden 90 % durch die Schleimhaut des Tränennasengangs reabsorbiert, 10 % drainieren in den Nasenraum [12].

Der **Tränenfilm** besteht aus 3 Schichten (Lang, zitiert in [15]):

- Die **innere schleimhaltige Muzinschicht** ist dem Hornhautepithel angelagert und wird in den Becherzellen der Bindehaut gebildet. Sie stabilisiert den Tränenfilm und ist bei gleichmäßiger Verteilung Grundlage für die guten optischen Eigenschaften der Hornhaut.
- Die **mittlere wässrige Schicht** stammt aus den Tränendrüsen und hat vielfältige Aufgaben: Sie sorgt für die Sauerstoffzufuhr zur avaskulären Hornhaut, spült und reinigt sie durch ihre antimikrobiellen Inhaltsstoffe und gleicht Oberflächenunebenheiten aus zur weiteren Verbesserung der optischen Eigenschaften.
- Die **äußere Lipidschicht** wird von den Meibom'schen Lidranddrüsen sezerniert. Sie erhöht die Oberflächenspannung und verhindert so ein Überlaufen der Flüssigkeit sowie ein rasches Verdunsten.

Die Tränendrüsen sind bei der Geburt noch unreif [2]. Von der Geburt an wird von den akzessorischen Drüsen Tränenflüssigkeit gebildet (passive Lakrimation). Die aktive Lakrimation über die große Tränendrüse erfolgt erst im Alter von 2–4 Monaten. Bei Frühgeburten kann die basale Sekretion vermindert sein ([4], [9]).

6.4 Ursachen

Das **Leitsymptom** der Epiphora ist das Überlaufen von Tränenflüssigkeit über die Lidränder für eine längere Zeit. Grundsätzlich muss unterschieden werden zwischen einer Hypersekretion der Tränendrüsen und einer nicht adäquaten Tränendrainage.

Hypersekretion:

- durch Reizungen:
  - grelles Licht
  - Wind, Kälte
  - Fremdkörper
  - Irritation des 1. und 2. Trigeminusastes
  - psychisch
- durch Entzündungen:
  - Entzündungen an Lidrand (Hagelkorn), Bindehaut und Hornhaut, bakterielle Konjunktivitis
  - Keratitis dendritica durch Herpes-simplex-Virus 1
  - Keratitis disciformis, ebenfalls durch Herpes-simplex-Virus 1
- neurogen:
  - Lähmungen im Verlaufe des N. facialis
- durch systemische Erkrankungen:
  - Rhinitis
  - Influenza
  - Pertussis
  - Allergien
  - Sjögren-Syndrom
  - Granulomatose
  - Sarkoidose
  - rheumatoide Arthritis
  - Schilddrüsenerkrankungen (kongenitale Hyperthyreose)

Cave

Es können außerdem ein angeborenes frühkindliches Glaukom, Hirnhautreizungen sowie ZNS-Tumoren [4] vorliegen.

Störungen der Tränendrainage:

- funktionell:
  - nicht adäquat funktionierende Tränenpumpe (M. orbicularis oculi mit Insertion am Os lacrimale; [10], zitiert nach [3])
  - Fehlstellung der Augenlider (Entropium, Ektropium)
- strukturell: durch Stenosen im Tränengangsystem: Hier unterscheidet man hohe und tiefe Stenosen:
  - hohe Stenosen: auf Höhe der Tränenpunkte, der Tränenkanäle bis zum Eingang des Tränensacks:
    - angeborene Missbildungen, z. B. nicht vorhandene oder nur rudimentär angelegte Tränenpunkte, von Epithel verdeckte Tränenpunkte, Anomalie in Lage und Zahl der Tränenpunkte
    - Entzündungen: Herpes-simplex-Virus, Conjunctivitis epidemica
    - Traumata, Augen- und Nasenoperationen
  - tiefe Stenosen: auf Höhe des Tränensacks und des Tränennasengangs:
    - am häufigsten: Verschluss der Hasner-Klappe
  - Sowohl einen hohe wie auch eine tiefe Stenose kann ihre Ursache – wie beschrieben – in kranialen Verformungen und Dysfunktionen haben.

6.5
Diagnostisches Vorgehen

In der **Anamnese** sind folgende Punkte zu klären:

- Geburt:
  - Welche Geburtslage? (Vor allem die Gesichtslage beeinflusst die Bestandteile des Tränennasengangs.)
  - Zangen- oder Saugglockengeburt
  - War ein Dammschnitt (Episiotomie) wegen einer erschwerten Geburt notwendig?
  - War der Kopf bei der Geburt verformt?
- Zeigte sich gleich ab der Geburt ein Sekret an den Augenpunkten? (Hinweis auf Dakryostenose!)
- Ist das Tränenträufeln ein- oder beidseitig? Ist das betreffende Auge oft gerötet oder entzündet?
- Wann hat das Tränenträufeln begonnen? War das Kind zu dieser Zeit krank? Welche Erkrankung lag vor?
- Wie häufig und zu welcher Tageszeit tritt das Tränenträufeln auf?
- Tritt das Tränenträufeln bei hellem Licht, bei Wind oder Kälte auf?
- Kam es zu Verletzungen an Kopf und Augen? War ein Fremdkörper im Auge? Fanden Operationen der Augen und der Nase statt?
- Sind Erkrankungen wie Allergien, Heuschnupfen, des Immunsystems bekannt?
- Liegen psychische Belastungen vor?

Die Untersuchung beschränkt sich für den Osteopathen auf eine **Inspektion**:

- Liegen Entzündungen und Schwellungen an der Augenhöhle, den Augenlidern, der Bindehaut, der Hornhaut, den Tränenpunkten, den Nasenschleimhäuten vor?
- Stellung und Form der Augenlider, spontaner Lidschlag
- Gesichts- und Schädelform

Die **osteopathische Diagnostik** beinhaltet folgende Bereiche:

- Augen:
  - Palpation der Augäpfel und der Augenlider (Elastizität und Mobilität)
  - Palpation der Tränendrüse und des Tränensacks
- kraniale Untersuchung:
  - Os temporale
  - Os sphenoidale
  - Os occipitale
  - Os maxillare
  - Os ethmoidale
  - Os frontale
  - Os nasale
  - Os lacrimale
- Testung der Hirnnervenfunktionen:
  - N. trigeminus (V):
    - 1. Trigeminusast – N. ophthalmicus (V_1): Sensibilität an der Augenhöhle mit Auge inklusive der Hornhaut, Sensibilität von Stirn und Nase
    - 2. Trigeminusast – N. maxillaris (V_2): Sensibilität der Gesichtshaut zwischen Augen und Oberlippen, der Schläfen seitlich der Augen, des Oberkiefers inklusive der Zähne
  - N. facialis (VII):
    - Mimik, v. a. Lidschlag (M. orbicularis oculi)
    - Geschmack an den vorderen ⅔ der Zunge (Chorda tympani)
    - Speicheldrüsen
    - Gehör: Hyperakusis? (M. stapedius)
- Palpation des Halses:
  - mögliche Irritation des Plexus caroticus externus (sympathische Versorgung der Tränendrüsen)

Die Kinder mit Tränenträufeln werden wohl primär erst dem Augenarzt vorgestellt und von diesem ausgiebig untersucht und behandelt. Dennoch kann es folgende Gründe geben, aus denen ein Osteopath aufgesucht wird:

1. Die ophthalmologische Behandlung ist noch nicht so erfolgreich, wie es vom Patienten und dessen Eltern erwartet wird.
2. Die Behandlung war zwar erfolgreich, aber es wird noch eine Untersuchung und Beurteilung aus anderer, nämlich osteopathischer Sicht gewünscht.
3. Das Kind wird primär dem Osteopathen wegen anderer Symptome oder Beschwerden vorgestellt, und das Tränenträufeln fällt als Nebenbefund auf.

zu 1.) Der Osteopath erhebt die Anamnese und führt die osteopathische Untersuchung wie beschrieben durch, um schließlich die gefundenen Läsionen zu beheben. Bei nunmehr erfolgreicher Heilung sollte der behandelnde Augenarzt über den osteopathischen Befund und die Therapie informiert werden, um möglicherweise für die Zukunft eine fruchtbare Zusammenarbeit anzubahnen. Sollte eine Heilung dennoch ausbleiben, wäre die Vorstellung bei einem Homöopathen denkbar.

zu 2.) Der Osteopath erhebt die Anamnese und führt die osteopathische Untersuchung wie beschrieben durch, um schließlich die gefundenen Läsionen zu beheben.

zu 3.) Ergeben sich bei der Anamnese keine Hinweise auf eine Stenose des Tränennasengangs, auf lokale Entzündungen, auf Allergien, Tumoren oder v. a. auf systemische Erkrankungen, kann der Osteopath sofort mit der Untersuchung beginnen. Dabei sollte ein Zusammenhang zwischen dem Tränenträufeln auf der einen Seite und den osteopathischen Befunden auf der anderen Seite geprüft werden, die in der Untersuchung des im Vordergrund stehenden Beschwerdebildes erhoben werden. Stellt sich kurzfristig keine Besserung ein, erfolgt die Vorstellung beim Augenarzt. Bei Störungen der Nn. ophthalmicus, maxillaris und facialis, selbst wenn sie durch die osteopathischen Befunde erklärbar wären, bei Entzündungen und v. a. bei Verdacht auf Stenosen sollte das Kind erst dem Augenarzt zur ophthalmologischen Diagnostik vorgestellt werden, wobei die osteopathischen Befunde dem Augenarzt übermittelt werden sollten. In Absprache mit dem Augenarzt kann dann die osteopathische Therapie unter „begleitender" ophthalmologischer Diagnostik begonnen werden. Liegen schließlich Hinweise für eine systemische und immunologische Erkrankung vor, erfolgt die Weiterbehandlung durch den Augen- und den Kinderarzt. Besteht der Verdacht auf ein frühkindliches Glaukom, muss das Kind umgehend dem Augenarzt vorgestellt werden! ▶ **Abb. 6.1**.

Literatur

[1] Busse H, Hollwich F, Hrsg. Erkrankungen der ableitenden Tränenwege und ihre Behandlung. Stuttgart: Enke; 1978

[2] Carreiro JE. Pädiatrie aus osteopathischer Sicht. Anatomie, Physiologie und Krankheitsbilder. München: Elsevier; 2004

[3] Eisenbeis C. Chirurgisches Management der chronischen Epiphora nach dem Lübecker Konzept [Dissertation]. Lübeck: Universität Lübeck; 2011

[4] Forrest E. Lacrimal system. In: Wright K, Spiegel P, Eds. Pediatric ophthalmology and strabism. 2nd ed. New York: Springer; 2003: 313–320

[5] Herold W. Die Verdunstungsrate der Tränenflüssigkeit beim Menschen verglichen mit einem physikalischen Modell. Klin Monatsbl Augenheilkd 1987; 190(3): 176–179

[6] Hofmann H, Hanselmayer H. Chirurgie der Tränenorgane. In: Mackensen G, Neubauer H, Hrsg. Kirschnersche allgemeine und spezielle Operationslehre. Augenärztliche Operationen 1. Berlin, Heidelberg: Springer; 1988: 272–331

[7] Jünemann G, Schulte D. Ursachen und Therapie der Stenosen der abführenden Tränenwege des Erwachsenen. Stuttgart: Enke; 1978

[8] Klauß V. Tränenorgane. In: Sachsenweger M, Hrsg. Duale Reihe Augenheilkunde. 2. Aufl. Stuttgart: Thieme; 2003: 38–48

[9] Liem T, Schleupen A, Altmeyer P, Zweedijk R, Hrsg. Osteopathische Behandlung von Kindern. Stuttgart: Hippokrates; 2010

[10] Olver J, Ed. Colour Atlas of lacrimal surgery. Oxford: Butterworth-Heinemann; 2002

[11] Paulsen F. Anatomie und Physiologie der ableitenden Tränenwege. Ophthalmologe 2008; 105: 339–345

[12] Price K, Richard M. The tearing patient: Diagnosis and management. EyeNet 2009: 33–35

[13] Rauber A, Kopsch F, Tillmann B, Zilles A. Anatomie des Menschen, in 4 Bdn., Bd.4: Topographie der Organsysteme, Systematik der peripheren Leitungsbahnen. Stuttgart: Thieme; 1988

[14] Sachsenweger M. Lider. In: Sachsenweger M, Hrsg. Duale Reihe Augenheilkunde. 2. Aufl. Stuttgart: Thieme; 2003: 12–35

[15] Schünke M, Schulte E, Schumacher U. Prometheus. LernAtlas der Anatomie. Kopf, Hals und Neuroanatomie. Illustrationen von M. Voll und K. Wesker. 4. Aufl. Stuttgart: Thieme; 2015

[16] Spaniol K, Stupp T, Melcher C et al. Association between congenital nasolacrimal duct obstruction and delivery by cesarean section. Am J Perinatol 2015; 32(3): 271–276

[17] Trepel M. Neuroanatomie. Struktur und Funktion. 5. Aufl. München: Elsevier; 2012

[18] Victor WH. The watery eye. West J Med 1986; 144(6): 759–762

7 Diarrhö (Durchfall)

Cristian Ciranna-Raab

7.1 Wichtiges im Überblick

Diarrhö (oder Durchfall) ist ein häufig auftretendes Symptom und kann auf unterschiedliche Erkrankungen oder funktionelle Störungen hinweisen. In unterentwickelten Ländern gehört dieses Symptom nach wie vor zu einer der wichtigsten Todesursachen, gerade bei Kindern. Die Abgabe von flüssigem Stuhl kann unbehandelt ernste Konsequenzen nach sich ziehen, da der Wasser- und Elektrolythaushalt gestört werden können, deshalb bleibt die ausreichende Hydration gerade bei Kindern das wichtigste therapeutische Ziel [1]. Auch die Reintegration wichtiger Enzyme und Bakterien ist ein wesentlicher Bestandteil der Therapie [4].

Historisch betrachtet wurde Diarrhö oder sogar Dysenterie osteopathisch behandelt. Heutzutage sieht man akute Fälle kaum in der Praxis, chronische Zustände sollten ausschließlich nach Absprache mit dem Kinderarzt behandelt werden.

7.2 Definition

Unter **Diarrhö** versteht man den Durchgang von flüssigem, nicht geformtem Stuhl. Nach der Weltgesundheitsorganisation (WHO) soll dieser Zustand seit mindestens 3 Tage bestehen [2]. Man unterscheidet klinisch den akuten und den chronischen Durchfall (der länger als 2 Wochen bestehen soll).

7.3 Anatomie – Physiologie – Pathophysiologie

Stuhl (auch Kot oder Fäzes genannt) ist der unverdaute Rest des Nahrungsbreis. Die Nahrung gelangt in den Verdauungstrakt und wird schon ab dem Mund von unterschiedlichen Enzymen zersetzt. Die weitere Zersetzung erfolgt im Magen und bei der Darmpassage und ermöglicht die bessere Resorbierbarkeit der Inhaltsstoffe der Nahrung. Verschiedene Fermente und Bakterien unterstützen diesen Vorgang. Bakterien sind dabei für den typischen Geruch verantwortlich, Bilirubin gibt dem Stuhl seine Farbe. Wenn der Nahrungsbrei in den Dickdarm gelangt, wird das Wasser resorbiert und die Konsistenz des Kots wird härter. Je länger der Stuhl im Dickdarm bleibt, desto härter wird er.

Physiologischer („normaler") Stuhlgang variiert zwischen 50 und 250 g/Tag und kann 1–3 × täglich erfolgen. Täglich muss der Darmtrakt ca. 9 l Flüssigkeiten filtrieren, aus Speichel, Pankreas- und Gallensekret sowie der Nahrung. Die Flüssigkeiten sind reich an Natrium, Chlor, Kalium und Eiweiß. Darmstrukturen sind in der Lage, die meisten Mineralien, Salze und Flüssigkeiten zu absorbieren, deshalb werden mit dem Kot nur ca. 100 ml/Tag an Flüssigkeiten ausgeschieden.

Folgende Mechanismen können im Darm zuständig sein für einen Diarrhöanfall:

- **Osmotische Prozesse:** Im intestinalen Lumen entsteht eine Anhäufung unverdauter Nahrung, somit wird über osmotische Prozesse mehr Wasser aus dem Blutkreislauf absorbiert. Als typisches Beispiel gilt die Laktoseintoleranz.
- **Entzündungen:** In diesem Falle gibt es einen Reiz, der zu einer Hypersekretion der Mukosa von Wasser und Elektrolyten führt. Dies passiert v. a. beim Vorliegen eines Infekts.
- **Störung der Darmmotorik:** Diese liegt bei einer Hypermotilität des Darms vor. Dadurch verkürzt sich die Verdauungszeit, und die Flüssigkeiten werden schlecht oder kaum absorbiert. Das Reizdarmsyndrom gilt als Beispiel für diesen Mechanismus (untypisch bei Kindern).
- **Reduktion der Darmoberfläche:** In diesem Falle kann eine reduzierte Oberfläche der Darmwand entweder durch Erkrankungen, z. B. Zöliakie, oder auch postoperativ vorliegen, sodass die Mukosa des Darmtrakts nicht in der Lage ist, die unterschiedlichen Nahrungselemente zu absorbieren.
- **Schlechte aktive Absorption:** Aktive Bestandteile der Absorptionsmechanismen der Elektrolyte und v. a. der Chlorid-Bikarbonat-Pumpe können gestört sein. Gerade bei Kindern mit metabolischer Alkalose ist dies ein häufig vorliegender Mechanismus.

7.4 Ursachen

Infektionen (am häufigsten eine virale Gastroenteritis) oder Nahrungsmittelvergiftungen gelten bei Kindern als Hauptursachen für eine **akute Diarrhö**. Auch Medikamente (z. B. Antibiotika) sowie Stress oder emotionale (psychosomatische Ursache) können eine akute Diarrhö auslösen.

Chronische Diarrhö kann als Folge einer rezidivierenden Darmerkrankung entstehen. Häufig kommt dieses

▶ **Tab. 7.1** Ursachen der Diarrhö.

Ursache	Kleinkinder	ältere Kinder
gastrointestinale Infekte	Viren und Bakterien	Viren und Bakterien
Infekte außerhalb des Gastrointestinaltrakts	Otitis media, Urogenitalinfekte	systemische Infekte
Ernährungsstörungen	Allergien und möglicherweise Intoleranzen	Allergien und möglicherweise Intoleranzen
anatomisch	–	Blinddarmentzündungen
entzündlich	–	Colitis ulcerosa, Morbus Crohn, Reizdarmsyndrom
schlechte Resorbierbarkeit	Zöliakie	Zöliakie
immunologisch	Humanes Immundefizienz-Virus (HIV)	HIV
pharmakologisch	Antibiotika, Toxine, Drogen	Antibiotika, Toxine, Drogen

Phänomen in unterentwickelten Ländern vor, kombiniert mit einer schlechten Hygiene. Es entsteht eine Art Teufelskreis, der zu einer langsamen Umstrukturierung der physiologischen Darmfunktion führen kann.

Die ▶ **Tab. 7.1** fasst die typischen Ursachen zusammen.

7.5 Diagnostisches Vorgehen

Liegt eine Diarrhö vor, ist zunächst festzustellen, ob eine gute oder schlechte Resorbierbarkeit vorhanden ist. Bei Kindern ist dies v. a. an einer Gewichtszunahme oder -abnahme festzustellen.

Weiterhin soll immer erkundet werden, ob Blut im Stuhl vorhanden ist, um einen phlogistischen Prozess des Darms auszuschließen. Bei funktionellen Störungen, die auch bei Kindern zu einem chronischen Zustand führen können, ist ein Stuhl-Tagebuch empfehlenswert. Die Bristol Stool Scale [3] klassifiziert 7 unterschiedliche Stuhlformen bzw. -typen:

1. einzelne feste Kügelchen, schwer auszuscheiden
2. wurstartig, klumpig
3. wurstartig mit rissiger Oberfläche
4. wurstartig mit glatter Oberfläche
5. einzelne weiche, glattrandige Klümpchen, leicht auszuscheiden
6. einzelne weiche Klümpchen mit unregelmäßigem Rand
7. flüssig, ohne feste Bestandteile

Die letzte Variante entspricht einer Diarrhö.

Die Diagnose beruht auf der Konsistenz der Fäzes, der Anzahl der Stuhlgänge und der Dauer der Symptomatik. Anhand gezielter Laboruntersuchungen kann die Natur des Infekts untersucht werden, weitere Untersuchungen (Blut oder Biopsie des Darms) geben Aufschluss über potenzielle Darmerkrankungen wie Zöliakie.

Obwohl historische Quellen auf erfolgreiche osteopathische Behandlungen von Kindern mit Darmerkrankungen (Dysenterie) verweisen, sollten Kinder mit Diarrhö in der Regel an den Kinderarzt oder sogar in die Notfallaufnahme überwiesen werden. Nur chronische Erkrankungen können, wenn vom Spezialisten genehmigt, osteopathisch begleitet werden. Typischerweise würde man osteopathisch versuchen, gerade bei chronischen Erkrankungen des Darms, nicht nur die betroffene Organe zu behandeln, sondern auch die autonomischen nervalen Beziehungen und die Druckverhältnisse des Abdomens (Atmung).

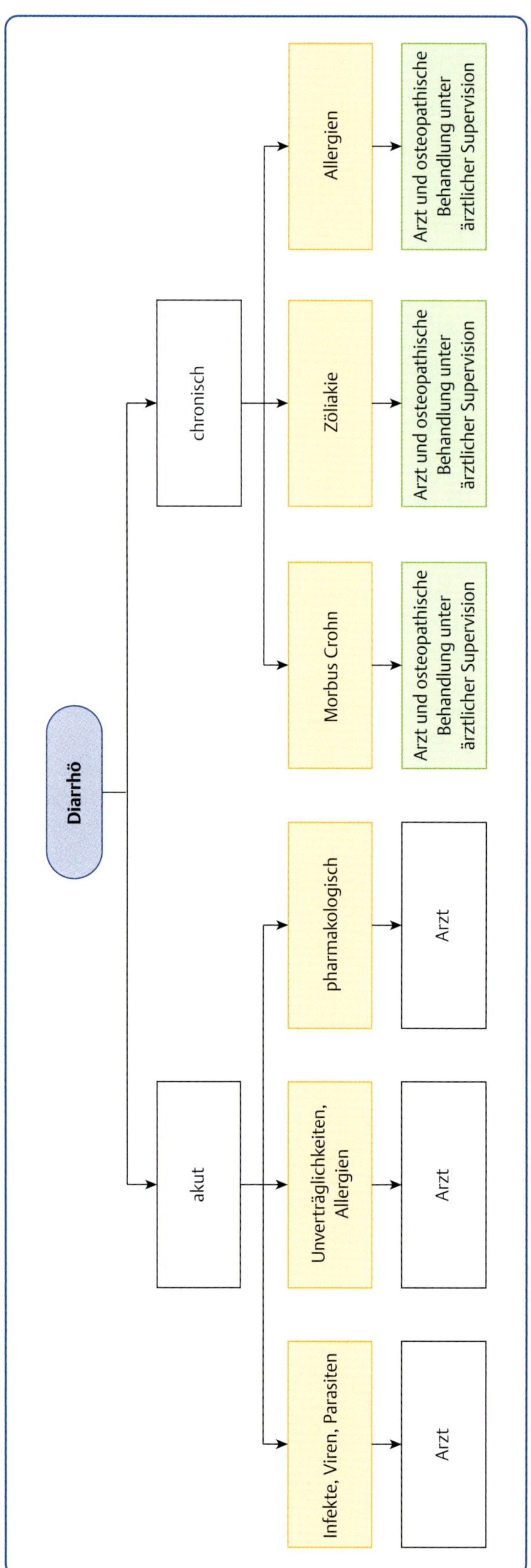

▸ **Abb. 7.1** Algorithmus Diarrhö.

Literatur

[1] Fonseca BK, Holdgate A, Craig JC. Enteral vs intravenous rehydration therapy for children with gastroenteritis: a meta-analysis of randomized controlled trials. Arch Pediatr Adolesc Med 2004; 158(5): 483–490

[2] King CK, Glass R, Bresee JS et al. Managing acute gastroenteritis among children: oral rehydration, maintenance, and nutritional therapy. MMWR Recomm Rep 2003; 52(RR-16): 1–16

[3] Lewis SJ, Heaton KW. Stool form scale as a useful guide to intestinal transit time. Scand J Gastroenterol 1997; 32(9): 920–924

[4] Van Niel CW, Feudtner C, Garrison MM et al. Lactobacillus therapy for acute infectious diarrhea in children: a meta-analysis. 2002; 109(4): 678–684

8 Dysmenorrhö

Cristian Ciranna-Raab

8.1 Wichtiges im Überblick

Menstruationsschmerzen (oder Regelschmerzen) bei jugendlichen Frauen gelten als einer der Hauptgründe für einen Arztbesuch. In der Literatur findet man sogar Angaben, die zeigen, dass 14–26% der Adoleszenten aufgrund dieser Störung zeitweise die Schule nicht besuchen können [5].

Dysmenorrhö sowie allgemeine Regelprobleme gelten seit Beginn der Osteopathie als therapierelevante Symptome [4].

8.2 Definition

Unter dem Begriff **„Dysmenorrhö"** versteht man krampfartige Unterleibsschmerzen, intermittierende Spasmen, die in Abhängigkeit vom Menstruationszyklus seit mehr als 3 Monaten anhalten [2]. Dysmenorrhö ist oft mit weiteren Symptomen, z. B. Rückenschmerzen, Übelkeit, Erbrechen, Durchfall und Kopfschmerzen, assoziiert.

Man unterscheidet folgende Formen:

- primäre Dysmenorrhö (ohne Organpathologie, meistens in der Adoleszenz auftretend)
- sekundäre Dysmenorrhö (mit oder als Folge einer Pathologie der Beckenorgane, meistens erst ab dem 20. Lebensjahr)

Die primäre Dysmenorrhö betrifft v. a. heranwachsende Mädchen. Abhängig von geografischen und ethnischen Faktoren zeigen Studien, dass bis zu 90% aller Mädchen und Frauen unter dieser Form leiden [3]. Die Schmerzen treten meistens einen Tag vor der Regelblutung auf und können bis zu 3 Tage nach Einsetzen der Blutung anhalten, wobei die höchste Schmerzintensität gerade zu Beginn der Regelblutung erreicht wird [8].

Pathologien, die zu einer sekundären Dysmenorrhö führen, kommen in den meisten Fällen im erwachsenen Alter vor, mit einigen Ausnahmen wie Tumoren oder Infekten.

8.3 Anatomie – Physiologie – Pathophysiologie

Die Beckenorgane (Uterus und Ovarien) sind besonders wichtig, denn die Schmerzen resultieren aus uterinen myometrischen Kontraktionen. Die regionale Drainage bleibt im pathophysiologischen Sinne wichtig.

Die ▶ **Tab. 8.1** fasst die schmerzrelevanten Segmente zusammen, die entweder direkt, indirekt oder durch ischämieinduzierte Mechanismen gereizt werden können. Diese sind auch im osteopathischen Kontext interessant, da bei der Behandlung über diese neurologischen Bezüge mögliche Reflexmechanismen beeinflusst werden können.

Um mögliche somatische Dysfunktionen ausfindig zu machen, spielt die akkurate Diagnostik der Wirbelsäule eine fundamentale Rolle in der osteopathischen Betrachtung. Alle Drainagemechanismen über den Ductus thoracicus, das Zwerchfell und die V. cava sind ebenfalls fundamental, da die vaskulären Bestandteile pathophysiologische Auslöser darstellen (Kap. 8.4).

8.4 Ursachen

Ein wichtiger Faktor, der als allgemeine Ursache für die primäre Dysmenorrhö gilt, ist ein Vasokonstriktionsphänomen der endometrischen Gefäße, das zusammen mit einer spastischen Kontraktion des Uterus zu einem ischämischen Prozess führt [9]. Weshalb dieses Phänomen

▶ **Tab. 8.1** Segmentale Zuordnung der Nerven und Organe.

Segment	Nerv	Organ
Th 9–Th 10	sympathisch über Nieren, Aortenplexus, Ganglion mesentericum und Ganglion coeliacum	Ovarien
Th 9–Th 10	sympathisch über Aortenplexus und Plexus mesentericus superior	äußere ⅔ der Eierstöcke
Th 11–Th 12, L 1	sympathisch über Plexus hypogastricus	proximale Eierstöcke, Lig. latum, Zäkum, Blinddarm, Sigma
S 2–S 4	parasympathische Versorgung der Beckenorgane	obere Vagina, unterer Uterus, uterosakrale Lamina

auftritt, ist bislang ungeklärt. Prostaglandine scheinen eine wichtige Rolle zu spielen und zuständig für die Hyperaktivität des Myometriums zu sein [7]. Auf deren Ausschüttung scheinen außerdem psychologische Faktoren Einfluss zu nehmen, ebenso wie auf die Ausschüttung weiterer Hormone.

Schmerzen, die zu einer Dysmenorrhö führen, werden meistens durch lokale, endometrische und uterine Entzündungsschmerzen verursacht. Auch äußern sie sich durch die anatomische Nähe umliegender Organe (z. B. Colon descendens oder Rektum), durch lokale Ödembildung oder dadurch, dass diese durch dieselben Schmerzbahnen beeinflusst werden (▶ **Tab. 8.1**). Die Schmerzen können deshalb auch andere Regionen betreffen wie den Rücken-, Brust- und Kopfbereich und sogar zu allgemeinem Ödem im abdominellen und Beinbereich sowie Diarrhö oder typischen krampfartigen gastrointestinalen Schmerzen führen [6].

8.5 Diagnostisches Vorgehen

Dadurch dass in den meisten Fällen keine gravierende Erkrankung vorliegt und es sich seltener um eine sekundäre Dysmenorrhö handelt, erscheint die Diagnose bei Jugendlichen relativ einfach. Allerdings sollten psychosoziale Aspekte unbedingt einbezogen werden, da psychologische Faktoren offensichtlich eine wichtige Rolle in der Pathogenese der Erkrankung spielen können [1], z. B. in der Mutter-Tochter-Beziehung oder auch in der persönlichen hygienischen Sphäre der jungen Frauen, die möglicherweise die körperliche Veränderung als peinlich empfinden können.

Mögliche Ursachen einer sekundären Dysmenorrhö sind auf jeden Fall immer von ärztlicher Seite abzuklären, v. a. wenn die Schmerzen bei älteren Patientinnen von unregelmäßigen, nicht menstruellen Blutungen begleitet werden. Bei jüngeren Patientinnen sollte immer auch ein vorliegender Harnwegsinfekt ausgeschlossen werden.

Die **osteopathische Diagnostik** sollte die Wirbelsäule (insbesondere die unteren thorakalen Segmente) und das Becken (Sakrum; ▶ **Tab. 8.1**) sowie den viszeralen Bereich, über den man lokal die Verhältnisse zu anderen Strukturen palpieren und mögliche Störungen in der Mobilität der Organe auffinden kann, umfassen. Nicht zu vergessen sind mögliche Druckunterschiede im abdominellen sowie thorakalen Bereich, da eine Drainage der Beckenorgane bei der Behandlung primär relevant sein wird. Starke Entzündungsprozesse im unteren Bauchraum führen häufiger zu stärkeren Druckgefühlen, die man palpatorisch erkennen kann. Eine kraniale Untersuchung ist zudem wichtig, um mögliche Dysfunktionen zu entdecken, die einen Einfluss auf das autonome (sakrale und subokzipitale Beziehungen) und hormonelle System haben könnten (fluidale Ansätze). ▶ **Abb. 8.1**.

Literatur

[1] Akerlund M. Pathophysiology of Dysmenorrhea. Acta Obstet Gynecol Scand Suppl. 1979; 87:27–32

[2] Banikarim C, Chacko MR, Kelder SH. Prevalence and impact of dysmenorrhea on Hispanic female adolescents. Arch Pediatr Adolesc Med 2000;154(12): 1226–1229

[3] Brinkert W, Dimcevski G, Arendt-Nielsen L et al. Dysmenorrhea is associated with hypersensitivity in the sigmoid colon and rectum. Pain 2007; 132 (Suppl 1): S 46–S 51

[4] Ciranna-Raab C. The osteopathic approach in gynaecology and obstetrics in the 19th and early 20th century [MSc-Thesis]. Dresden: Osteopathie Schule Deutschland (OSD), Dresden International University (DIU); 2012

[5] DeCherney AH, Nathan L. Current obstetric and gynaecologic diagnosis and treatment. New York: Lange Medical Books/ McGraw-Hill; 2003: 625–626

[6] Harel Z. Dysmenorrhea in adolescents and young adults: etiology and management. J Pediatr Adolesc Gynecol 2006; 19(6): 363–371

[7] Kannan P, Claydon LS, Miller D et al. Vigorous exercises in the management of primary dysmenorrhea: a feasibility study. Disabil Rehabil 2015; 37(15): 1334–1339

[8] Lefebvre G, Pinsonneault O, Antao V et al. Primary dysmenorrhea consensus guideline. J Obstet Gynaecol Can 2005; 27 (12): 1117–1146

[9] Yu A. Complementary and alternative treatments for primary dysmenorrhea in adolescents. Nurse Pract 2014; 39(11): 1–12

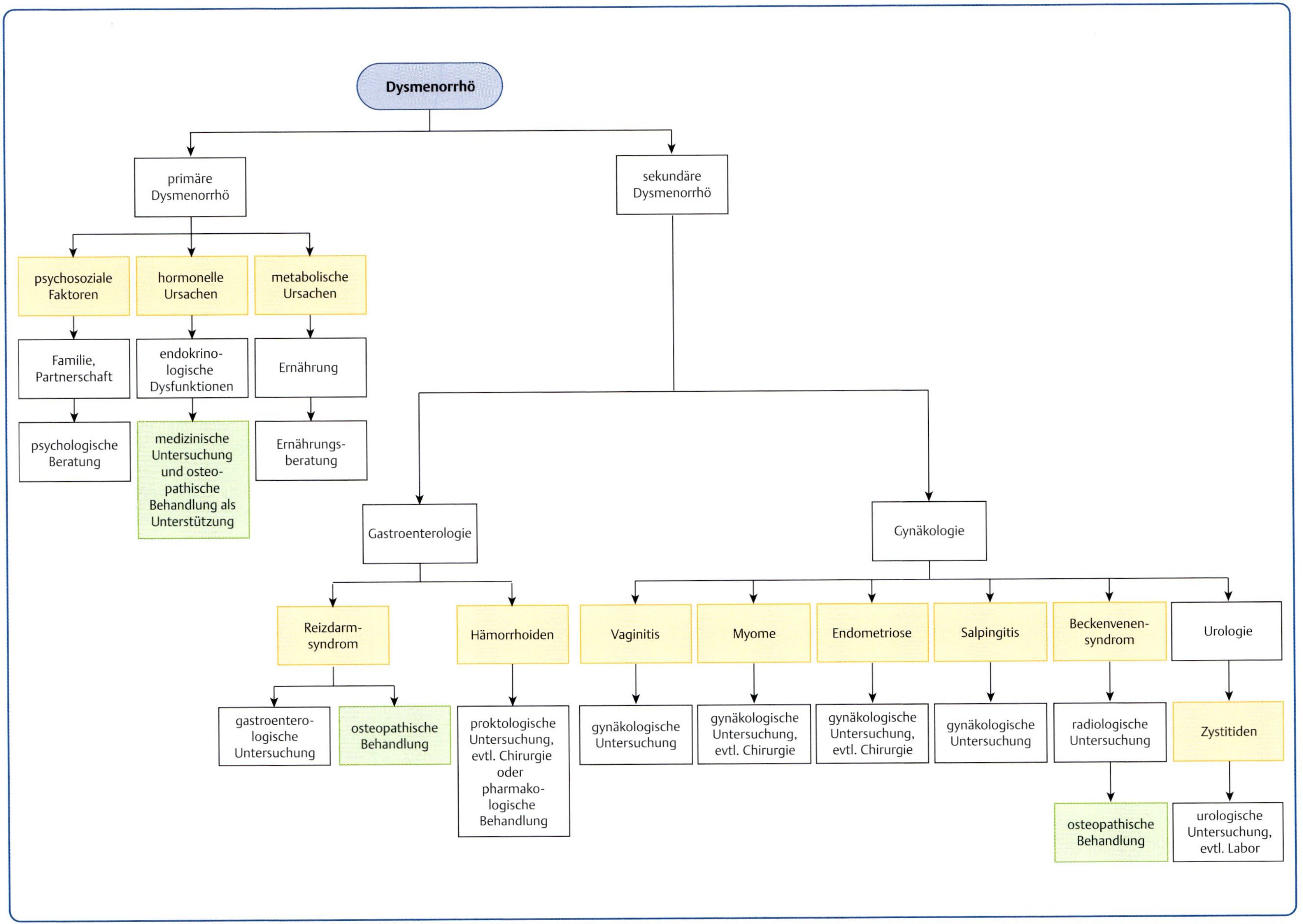

▶ **Abb. 8.1** Algorithmus Dysmenorrhö.

9 Energielosigkeit

Gudrun Wagner

9.1 Wichtiges im Überblick

Müdigkeit ist ein Symptom zahlreicher Erkrankungen. Oft liegen keine organischen Ursachen vor. Die chronische, über mehrere Wochen bestehende Müdigkeit ist die bedeutendste. Bei Kleinkindern äußert sich die Energielosigkeit oft in Übellaunigkeit und Spielunlust.

9.2 Definition

Energielosigkeit, Müdigkeit und Erschöpfung sind häufige Symptome und treten zudem oft begleitend zu zahlreichen Erkrankungen auf. Man versteht unter Müdigkeit und Energielosigkeit die Unfähigkeit, Dinge körperlich wie geistig so auszuführen wie gewohnt.

9.3 Anatomie – Physiologie – Pathophysiologie

Wichtig ist die Unterscheidung, ob die Müdigkeit chronisch (länger als 6 Monate), prolongiert (über 4 Wochen) oder neu aufgetreten ist. Von Bedeutung ist v.a. eine chronisch prolongierte Müdigkeit, die über mehrere Wochen andauert und das Kind daran hindert, körperliche oder geistige Tätigkeiten in vollem Umfang auszuführen. Das heißt, es spielt nicht mehr so oft mit, ist oft schlecht gelaunt, macht keine anstrengenden Bewegungsabläufe mit (Rennen, Klettern etc.) und hat in der Schule Probleme mit der Konzentration und der Leistung.

9.4 Ursachen

Es gibt eine Vielzahl von Ursachen für Müdigkeit/Energielosigkeit.

Häufig steckt hinter der Energielosigkeit ein chronisches Schlafdefizit mit daraus folgender Tagesmüdigkeit. Das Schlafbedürfnis variiert in den verschiedenen Lebensaltern sehr, wobei auch Unterbrechungen des Schlafes eine Rolle spielen. Die Schlafdauer sollte in den ersten 4 Jahren ca. 12 h und im jugendlichen Alter immer noch 9 h betragen.

Sehr oft sind psychische Ursachen Auslöser der Energielosigkeit. Dabei sind viele Gründe denkbar, nicht übersehen sollte man Gewaltsendungen, Computerspiele, Albträume, Ängste, Burn-out (bei Jugendlichen) und psychiatrische Erkrankungen.

Müdigkeit hat oft auch organische Ursachen wie obstruktive Schlafapnoe, nächtliche allergisch bedingte Atemnot, nächtlichen Juckreiz (Wurmbefall), Eisenmangelanämie, Leukämie, Malignome, Elektrolytmangel, kardiale Erkrankungen (Myokarditis), Autoimmunerkrankungen (Thyreopathien, Sjögren-Syndrom, systemischen Lupus erythematodes) oder Multiple Sklerose (MS) und Schädel-Hirn-Traumata. Daneben kann postinfektiös und bei Epilepsie frühmorgens nach nächtlichen Episoden Müdigkeit bestehen. Auch bei chronischen Erkrankungen ist Energielosigkeit ein Symptom, z.B. bei Tuberkulose, juveniler idiopathischer Arthritis, Hepatitis, Zöliakie und Kolitis. Nicht zu vergessenen ist die durch endokrine Erkrankungen wie Morbus Addison, Hypothyreose, Cushing-Syndrom und Diabetes mellitus ausgelöste Müdigkeit.

Auch Medikamente können Energielosigkeit auslösen. Zu diesen gehören u.a. Antikonvulsiva, β-Blocker, Antihistaminika oder Dexamethason.

Bei Jugendlichen sollte auch an den Missbrauch zentralwirksamer Substanzen wie Alkohol, Koffein, Amphetaminen und anderer Suchtgifte gedacht werden.

Chronische Intoxikationen, z.B. mit Blei, Quecksilber, Kohlendioxid oder Schwefelwasserstoff, könnten ebenfalls eine Ursache für eine chronische Müdigkeit darstellen.

9.5 Diagnostisches Vorgehen

Entscheidend ist zunächst die **Anamnese**.

Bei akutem Verlauf sollten auf jeden Fall Intoxikationen und Substanzabusus, v.a. wenn die Kinder/Jugendlichen eine Zeit lang unbeobachtet waren, ausgeschlossen werden.

Bei chronischem Verlauf ist immer eine Zusammenschau von Erzähltem und Beobachtetem Grundvoraussetzung für die darauffolgende Untersuchung und kann den Fokus schon in eine bestimmte Richtung lenken, wobei man aber nie voreilige Schlüsse ziehen sollte (z.B. könnten folgende Zusammenhänge bestehen: Mundatmung → obstruktive Schlafapnoe; Durchfälle → Nahrungsmittelintoleranz; Hautverfärbungen → Morbus Addison, Hepatitis).

Es gilt herauszufinden, seit wann die Müdigkeit besteht, ob sie abrupt oder schleichend begonnen hat, wie sich der tägliche Rhythmus gestaltet (Bezug zu Organsystemen), wann die Energielosigkeit am stärksten ausgeprägt ist, welche Faktoren die Leistungsfähigkeit und die Möglichkeit, an Interaktionen teilzunehmen, verschlechtern oder verbessern.

Zusätzlich muss abgeklärt werden, welche anderen Symptome (z. B. Nachtschweiß, Gewichtsverlust und Schlafmuster) vorliegen, um so eventuell Hinweise auf andere Erkrankungen zu erhalten.

Beim Kleinkind äußert sich diese Energielosigkeit oft in Spielunlust und Misslaunigkeit, beim größeren Kind in Schulproblemen und dem Nachlassen der körperlichen Leistung.

Bei der **manuellen Untersuchung** ist ein besonderes Augenmerk auf die Lungen, das Herz-Kreislauf-System und das Nervensystem zu legen. Wie gut sind der Tonus, die Stärke der Muskulatur, die Reflexantworten ausgeprägt? Gibt es Auffälligkeiten bei der Auskultation und Palpation der Lungen und bei der Untersuchung des Herzens (z. B. Herzgeräusche)? Gibt die Palpation der Schilddrüse Hinweise auf eine Dysfunktion? Wie ist die Qualität der Lymphgefäße, der Lymphe?

All das erlaubt eine erste Eingrenzung, ob der Energielosigkeit eine körperliche oder psychische Ursache zugrunde liegt.

Es ist sehr wichtig, den Patienten in seiner Gesamtheit wahrzunehmen, also in seinen körperlichen Grenzen, aber auch in seinem psychosozialen Umfeld, um ein klares Bild zu bekommen und auch die emotionale Seite gut mit dem Kind oder den Eltern besprechen zu können.

Wenn man keine körperlichen Ursachen findet (Untersuchung, Labor), ist oft ein emotionales Problem der Grund für die Energielosigkeit.

Die Gesamtschau der Befunde und die Anamnese, gemeinsam mit der Abklärung des psychosozialen und familiären Umfelds, gibt die beste Grundlage für eine osteopathische Behandlung.

Das **chronische Müdigkeitssyndrom** („chronic fatigue syndrome“) ist davon abzugrenzen und stellt ein eigenes Krankheitsbild dar.

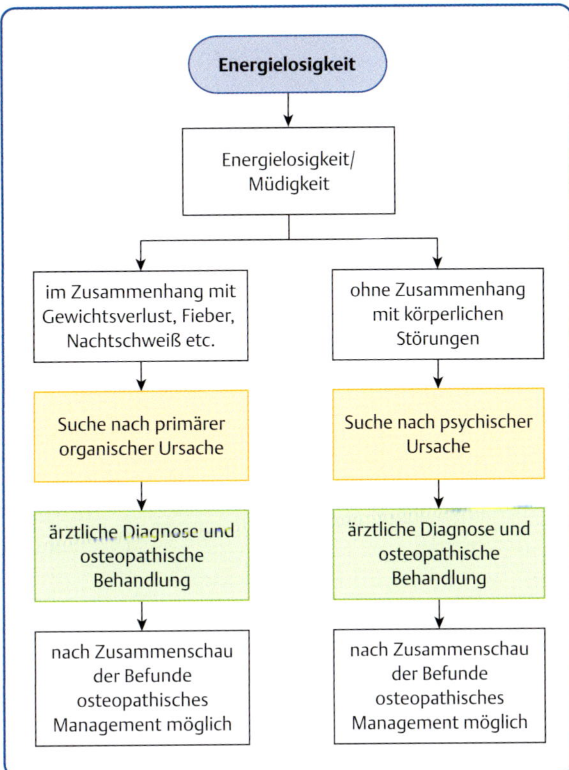

► **Abb. 9.1** Algorithmus Energielosigkeit.

Literatur

[1] Emmanouilides GC, Allen HD, Riemenschneider TA et al. Clinical synopsis of Ross and Adams; Heart diseases in Infants, Children and Adolescents. Baltimore: Williams & Wilkins; 1998

[2] Haas NA, Kleideider U. Kinderkardiologie. 2. Aufl. Stuttgart: Thieme; 2018

[3] Michalk D, Schönau E, Hrsg. Differenzialdiagnose Pädiatrie. 3. Aufl. München: Elsevier; 2011

[4] Ploier R. Differenzialdiagnose in der Kinder- und Jugendmedizin. Stuttgart: Thieme; 2012

[5] Rosenecker J, Hrsg. Pädiatrische Differentialdiagnostik. Berlin, Heidelberg: Springer; 2014

10 Entwicklungsverzögerung – emotional/sozial

Nancy Nunn

10.1 Wichtiges im Überblick

Vertrautheit mit dem normalen Entwicklungsverlauf, insbesondere mit den sog. Meilensteinen der Entwicklung, ist erforderlich, um Verzögerungen einschätzen zu können. Bei Verzögerungen der sozialen und emotionalen Entwicklung besteht der Verdacht auf signifikante Pathologien im Nervensystem, wodurch in der Regel auch kognitive Verzögerungen auftreten (Kap. 11), sowie auf Vernachlässigung oder Misshandlung. Manche neurologischen Ursachen von Entwicklungsverzögerung können progressiv und lebensverkürzend sein.

Selbst wenn soziale Defizite von einer korrigierbaren Pathologie verursacht sind und die Ursachen beseitigt werden, können sie persistieren und ein Leben lang anhalten, wenn dabei kritische Zeitfenster der Entwicklung verpasst werden. Insbesondere Entwicklungsverzögerungen mit funktionaler Regression müssen auf eine schwerwiegende progressive Neuropathologie untersucht und abgeklärt werden. Daneben existieren auch nicht neurologische Ursachen, die ebenfalls ausgeschlossen werden müssen.

Die soziale und emotionale Entwicklung beeinflusst alle anderen Aspekte der Entwicklung, und ab dem Schulalter kann ein entsprechendes Defizit auch zu einer zunehmenden kognitiven Verzögerung führen.

10.2 Definition

Der Begriff der sozialen und emotionalen Entwicklung bezieht sich auf die Fähigkeit, Gefühle zu verstehen und auszudrücken, mit anderen Menschen zu interagieren, die Gefühle anderer zu verstehen (Empathie) und Beziehungen aufzubauen. Das hat einen bedeutsamen Einfluss auf die Sprachentwicklung (vgl. Kap. 77), und ein Defizit in der Sprachentwicklung (aufgrund welcher Ursachen auch immer) führt wiederum zu einer weiteren Verzögerung der sozialen Entwicklung. Der Begriff umfasst meist auch die Fähigkeit des Kindes, seine Reaktion auf Gefühle selbst zu organisieren, und ist eng mit dem Verhalten verknüpft.

Durch die **soziale Entwicklung** erarbeitet sich das Kind Werkzeuge, um die komplexe Welt um sich herum sowie sich selbst zu verstehen. Die Entwicklung in diesem Bereich trägt zum Selbstvertrauen des Kindes bei sowie zur Fähigkeit, als Erwachsener langfristige und erfüllende Beziehungen aufzubauen.

Von Entwicklungsverzögerung spricht man, wenn ein Kind einen Meilenstein nicht im vorgesehenen Alter erreicht. Ist eine soziale und emotionale Verzögerung von Störungen der kognitiven und motorischen Entwicklung begleitet, spricht man von genereller Entwicklungsverzögerung.

10.3 Anatomie – Physiologie – Pathophysiologie

Die neurologische Kontrolle von Gefühlen und Sozialverhalten ist komplex und umfasst die Integration verschiedener Gehirnbereiche, die allgemein als limbisches System bezeichnet werden (insbesondere Amygdala und Hippocampus), mit Teilen des Kortex. Die vorderen Bereiche der Frontallappen, als präfrontaler Kortex bezeichnet, sind für die Überwachung und Modulation von Gefühlen besonders in Bezug auf soziale Normen und gesellschaftliche Akzeptanz verantwortlich.

Entwicklung ist ein fortlaufender Prozess von der Konzeption bis zu Reife [3]. Die soziale und emotionale Entwicklung ist dabei durch die Reifung des Nervensystems bedingt. Das bedeutet, dass die beobachtbaren Entwicklungsschritte jeweils auf anatomisch-physiologische Veränderungen im ZNS und peripheren Nervensystem zurückgehen, meist aufgrund zunehmender Organisation und Myelinisierung [7].

Die pränatale Entwicklung des Nervensystems beeinflusst die postnatale Funktion, und verschiedene Störungen lassen sich auf eine abnorme pränatale Entwicklung zurückführen. Von der Entwicklung des Neuralrohrs bis zu der des neonatalen Nervensystems sind signifikante makroskopische und mikroskopische Veränderungen erforderlich. Dabei können die mikroskopischen Veränderungen in 4 sich zeitlich überlappende Phasen unterteilt werden: Entwicklung der Nervenzellen, neurale Proliferation und Migration, Organisation, Myelinisierung. Während die ersten beiden Phasen bei der Geburt in der Regel abgeschlossen sind, dauern die letzten beiden noch an, wobei der größte Teil erst nach der Geburt stattfindet.

Säuglinge werden mit einem unreifen ZNS geboren, das größtenteils noch unmyelinisiert ist. Erst mit der Myelinisierung entwickelt sich die beobachtbare Funktion. Bei der Geburt ist die Myelinisierung im peripheren Nervensystem, im Vestibularapparat, in Teilen des Zerebellums sowie im extrapyramidalen System am weitesten fortgeschritten. Die mit der Entwicklung des Sozialverhaltens verbundenen Gehirnareale wie der präfrontale

Kortex sind zunächst unmyelinisiert. Erst ab dem Schulalter baut ein Kind aktiv Beziehungen zu anderen Kindern oder Erwachsenen auf. Die Entwicklung sozialer Beziehungen entsteht aus einem zunehmenden Verständnis des Kindes seiner selbst als Individuum. Während der Pubertät kommt es zu signifikanten Veränderungen im limbischen System, im präfrontalen Kortex sowie in den Verbindungen dazwischen.

Die Myelinisierung und die neurologische Organisation der an der sozialen Entwicklung beteiligten Strukturen sind abhängig von der Reifung des Nervensystems sowie von den Erfahrungen und Interaktionen des Kindes. Dabei fördern als positiv empfundene Interaktionen (über Opioidrezeptoren) die Entwicklung des präfrontalen Kortex [1]. Aber auch viele weitere Faktoren beeinflussen erwiesenermaßen die Entwicklung, und es gibt deutliche Hinweise darauf, dass Stress wichtige Auswirkungen auf die soziale und emotionale Entwicklung hat ([5], [4]).

10.4 Ursachen

Eine Störung der sozialen und emotionalen Entwicklung kann auf eine oder mehrere der folgenden Ursachen zurückzuführen sein. Die Bindungstheorie sowie verwandte Theorien liefern außerdem Informationen zum Einfluss der ersten Lebensjahre auf die soziale und emotionale Entwicklung. Alle Pathologien, Traumata oder Syndrome mit Einfluss auf die Kognition führen in der Regel auch zu einer Verzögerung der sozialen und emotionalen Entwicklung (vgl. Kap. 11).

Fehlende Interaktion/Mangel an Stimulation/Vernachlässigung: Die neuronalen Bahnen der sozialen und emotionalen Entwicklung benötigen Stimulation, um sich auszubilden. Der Einfluss von Eltern, Betreuungspersonen und Schule ist in diesem Zusammenhang zu beachten. Auch Störungen wie Epilepsie, die den Bewusstseinszustand des Kindes verändern, können die für eine positive Entwicklung notwendige Interaktion unterbinden. Abhängig vom Zeitpunkt der Deprivation führt eine spätere vermehrte Interaktion und Stimulation nicht immer zu einer signifikanten Verbesserung der Entwicklung.

Beeinträchtigung des Hör- und Sehvermögens: Entsprechende Defizite können dazu führen, dass das Kind in der Familie und in seinem sozialen Umfeld nicht gut eingebunden ist und dadurch nicht die nötige Stimulation durch Interaktion erhält (s. o.).

Frühere oder aktuelle Angstzustände und emotionale Traumata wie Trennung von Bezugspersonen, Schuldzuweisungen, Verspottung oder Mobbing in der Schule: Frühkindlicher Stress und eine hohe Kortisolkonzentration beeinflussen erwiesenermaßen die Entwicklung des präfrontalen Kortex und der Amygdala ([1], [6]). Eine Trennung von den Bezugspersonen sowie elterliche Konflikte führen zu hohen Kortisolkonzentrationen bei Kindern [1]. Die Misshandlung von Kindern kann zu erlernten Verhaltensmustern führen, die für das jeweilige Alter nicht angemessen erscheinen.

Ernährung: Die postnatale Entwicklung des Nervensystems ist mit einem hohen Energiebedarf verbunden. Das bedeutet, dass jede längere Unterbrechung der Gewichtszunahme (Gedeihstörung) signifikante Auswirkungen auf das Kind hat. Bei Entwicklungsverzögerungen muss also gründlich abgeklärt werden, ob das Kind gut gedeiht, und alle Ursachen für entsprechende Störungen müssen untersucht werden (Kap. 22). Die pränatale wie auch die postnatale Ernährung können einen Einfluss auf die Entwicklung des Nervensystems haben, wobei pränataler Mangel sich auch postnatal auswirken kann, selbst wenn sich der Ernährungszustand nach der Geburt verbessert.

Allgemeiner Gesundheitszustand: Wachstum und Entwicklung erfordern Energie, und chronische Erkrankungen, die für einen signifikant erhöhten Energiebedarf sorgen (z. B. Entzündungen) oder das Energieniveau absenken (z. B. Erkrankungen des Herzens und der Atemwege), können die neurologische Entwicklung verlangsamen. Daher müssen Begleitsymptome wie Zyanose oder chronische Atemnot differenzialdiagnostisch abgeklärt werden (Kap. 2, Kap. 30). Ein schlechter allgemeiner Gesundheitszustand mit häufigen Krankenhausaufenthalten und medizinischen Interventionen bedingt außerdem weniger Kontakt mit den Bezugspersonen und ein höheres Angstniveau beim Kind.

Frühgeburt: Bei Frühgeborenen ist das Nervensystem weniger entwickelt als bei vollständig ausgetragenen Kindern. Das bedeutet, dass die erwarteten Entwicklungsschritte erst mit entsprechender zeitlicher Verzögerung erreicht werden. Außerdem ist das unreife Nervensystem anfällig für spontane Blutungen, Hypoxie und Temperaturveränderungen, die jeweils zu spezifischen Schädigungen führen können. Diese beeinträchtigen in der Regel sowohl die Organisation wie auch die Myelinisierung des kindlichen Nervensystems. Ein höheres Stressniveau vor und nach der Geburt kann ebenfalls zu einer Verzögerung der sozialen und emotionalen Entwicklung führen.

Körperliche Traumata: Perinatale hypoxische Episoden, Schädelfraktur, Infektionen der Mutter und fiebrige Erkrankungen sind einige Beispiele für Traumata, die das sich entwickelnde Nervensystem des Neugeborenen schädigen können. Das Ausmaß von Folgeschäden lässt sich nicht leicht vorhersagen, da die weitere Entwicklung von vielen postnatalen Faktoren beeinflusst wird. Auch im Laufe des Heranwachsens kann das Nervensystem durch Unfälle und Verletzungen (inklusive nicht akzidenteller Verletzungen und Misshandlung), Hypoxie (z. B. durch Beinahe-Ertrinken, Beinahe-Ersticken), schwere Atemwegserkrankungen (Kap. 2–Kap. 4) und Infektionen wie Meningitis oder Enzephalitis beeinträchtigt werden.

Pränatale Schädigung: Die späteren Auswirkungen einer pränatalen Schädigung hängen vom Zeitpunkt des ersten Auftretens sowie von der jeweiligen Dauer ab. Hier sind Ätiologien wie pränatale Infektionen (Toxoplasmose, Röteln, Zytomegalievirus, Herpes simplex), teratogene Substanzen (Medikamente oder Drogen) und Anomalien des Schädelwachstums zu berücksichtigen. Das fetale Alkoholsyndrom umfasst ebenfalls häufig soziale und emotionale Entwicklungsverzögerungen sowie daraus resultierende Verhaltensauffälligkeiten.

Metabolische und endokrine Störungen: Es gibt zahlreiche seltene Metabolismusstörungen, die bei der Geburt vorliegen und die Entwicklung des Nervensystems beeinträchtigen können. Meist entsteht dabei eine zunehmende toxische Belastung, die zu einer Schädigung von Glia- oder Nervenzellen führt und die Organisation des Nervensystems unterbricht. Diese Störungen verlaufen oft progressiv und weisen nur dann eine günstige Prognose auf, wenn eine korrigierbare Störung frühzeitig erkannt wird. Solche Störungen betreffen in der Regel das motorische und kognitive System, führen aber auch zu Verzögerungen der sozialen und emotionalen Entwicklung.

Genetik: Entwicklungsverzögerungen können auch genetische Ursachen haben. In manchen Familien zeigen sich bei vielen Mitgliedern ähnliche harmlose Verzögerungen mit unbekannter Ursache. Genetische Syndrome, die auf chromosomale Veränderungen zurückzuführen sind, wie das Down-Syndrom, Williams-Syndrom und die tuberöse Sklerose können aufgrund von Veränderungen im Nervensystem auch zu Verzögerungen der sozialen und emotionalen Entwicklung führen. Dabei kann es sich um strukturelle Defekte handeln (z. B. Fehlen des Corpus callosum oder Migrationsstörungen wie Heterotopien) oder um eine chemische Veränderung von Neurotransmittern.

Neurologische Entwicklung und neuropsychiatrische Störungen: Störungen des autistischen Spektrums sowie generelle Entwicklungsverzögerungen beinhalten auch Defizite der sozialen und emotionalen Entwicklung. In manchen Fällen findet sich eine genetische oder traumatische Ursache, doch meist ist die Ätiologie unklar.

10.5 Diagnostisches Vorgehen

Um Entwicklungsverzögerungen bei Kindern diagnostizieren zu können, muss man mit ihrer normalen Entwicklung vertraut sein. Das vorausgesetzt, muss der Osteopath die möglichen Ursachen in Betracht ziehen, um dann entscheiden zu können, ob eine osteopathische Behandlung ausreichend ist oder ob das Kind zur weiteren Abklärung an einen Spezialisten verwiesen werden sollte.

In der Regel ist es schwierig, die soziale und emotionale Entwicklung im Rahmen einer ersten Konsultation zu beurteilen, besonders bei schüchternen oder ängstlichen Kindern. Dabei ist zu berücksichtigen, dass das Kind in eine fremde Umgebung kommt und mit einem Fremden interagieren soll; Versuche, seine soziale Entwicklung zu beurteilen, können dadurch beeinträchtigt sein. Eingehende Fragen zum Sozialverhalten und zur emotionalen Befindlichkeit des Kindes in unterschiedlichen Situationen und Zusammenhängen können ein vollständigeres Bild ergeben, doch lässt sich die soziale Entwicklung möglicherweise auch im Verlauf mehrerer Behandlungen besser einschätzen. Bei Kleinkindern und Schulkindern kann die Beurteilung in Handlungs- und Spielsituationen (wenn das Kind abgelenkt ist) unter Umständen mehr Informationen liefern.

Bei einigen der oben aufgeführten Ursachen ist die Entwicklungsverzögerung auf neurologische Schäden oder genetische Defekte zurückzuführen. Das diagnostische Vorgehen muss daher eine vollständige **Anamnese** beinhalten, um mögliche Faktoren und Anzeichen identifizieren zu können. Dazu zählen:

- pränatale Insulte: Gesundheit der Mutter, Funktion der Plazenta, Infektionen, Frühgeburt, geringes Geburtsgewicht, Stress während der Schwangerschaft
- Blutsverwandtschaft der Eltern, genetische Defekte in der Familiengeschichte
- signifikantes Geburtstrauma
- Infektionen innerhalb der Vorgeschichte des Kindes, die das Nervensystem geschädigt haben könnten
- signifikante Stressfaktoren, einschließlich der Familiensituation
- aktueller Gesundheitszustand: Gewichtszunahme, Ernährungszustand, Infektionen, Erkrankungen
- Entwicklungsverzögerungen in anderen Bereichen: motorisch, kognitiv, Sprachentwicklung

Die Beurteilung richtet sich nach dem Alter des Kindes. Eine normale Entwicklung lässt sich in der Regel bei Kindern leicht beobachten. Die vollständige **Untersuchung** umfasst auch die Abklärung des aktuellen neurologischen Status:

- Bewusstseinsstand und Interaktion
- Seh- und Hörvermögen
- Untersuchung der Haut auf Ausschläge, die mit neurokutanen Syndromen in Verbindung stehen
- Prüfung der motorischen Funktion inklusive der Palpation und Untersuchung des Muskeltonus von Rumpf und Gliedmaßen, um das Überwiegen von Flexor- oder Extensortonus sowie die Präsenz oder abnorme Persistenz frühkindlicher Reflexe auszuschließen; bei Babys: Lagereaktionen in Rücken- und Bauchlage, sitzend und axillar hängend, um Anzeichen von Hyper- oder Hypotonie zu erfassen
- Prüfung des Sprechverhaltens, der Kommunikation und Kognition (in Abhängigkeit vom Alter des Kindes, Kap. 77)

- Prüfung auf Anzeichen genetischer Syndrome wie Skelettanomalien, ungewöhnliche Form der Gesichtszüge (Augenabstand, relative Position von Augen und Ohren, Schädelform)
- Beurteilung der kognitiven Funktionen durch Interaktion und Befragung, Testen der Fähigkeit, Anweisungen zu befolgen

Darüber hinaus ist eine Untersuchung des allgemeinen Gesundheitszustands erforderlich:
- Gesichtsfarbe, Körpertemperatur
- Anzeichen von Fieber, Infektionen, Hautausschlägen
- Anzeichen für unzureichende Gewichtszunahme (Kap. 22) oder Kleinwuchs (Kap. 88)
- Anzeichen von Vernachlässigung, nicht akzidentelle Verletzungen oder emotionale Misshandlung
- Hämatome, Narben oder andere Anzeichen von Verletzungen

Die **palpatorische Qualität** der Gewebe ergänzt diese Informationen, insbesondere bei Anzeichen einer Schädigung des Nervengewebes. Kann die Ursache einer Schädigung nicht ermittelt werden, so kann die Qualität des ZNS Hinweise auf eine mögliche Ätiologie geben. Trägheit, Stase und mangelnde Bewegung sind mit einer schlechteren Prognose verbunden.

Eine **ärztliche Abklärung** sollte bei folgenden Anzeichen erfolgen:
- Regression der neurologischen Funktion
- sich verschlechternder allgemeiner Gesundheitszustand
- nicht abgeklärte Gedeihstörungen
- Anzeichen von Vernachlässigung oder Misshandlung
- signifikante Traumata innerhalb der jüngsten Vergangenheit

Bei Kindern mit nicht abgeklärten Entwicklungsverzögerungen (in einzelnen Bereichen oder generell) sollte die Ätiologie medizinisch abgeklärt werden. Kommt es zu keiner weiteren Regression oder Verschlechterung, können sie auch osteopathisch behandelt werden.

Eine Überweisung an den Arzt sollte nicht nur aus Gründen der medizinischen Sicherheit erfolgen, sondern auch, um dem Kind Zugang zu weiteren therapeutischen Interventionen zu ermöglichen wie Ergotherapie, Logopädie, Physiotherapie, Ernährungsberatung, pädagogische Beratung oder Betreuung. ▶ **Abb. 10.1**.

Literatur

[1] Gerhardt S. Why love matters: how affection shapes a baby's brain. Hove: Brunner-Routledge; 2004

[2] Gilfoyle EM, Grady AP, Moore JC. Children adapt: a theory of sensorimotor-sensory development. 2nd ed. New York: McGraw-Hill; 1990

[3] Illingworth RS. The normal child: some problems of the early years and their treatment. Edinburgh, UK: Churchill Livingstone; 1991

[4] Markham JA, Mullins SE, Koenig JI. Periadolescent maturation of the prefrontal cortex is sex-specific and is disrupted by prenatal stress. J Comp Neurol 2013; 521: 1828–1843

[5] McEwen BS, Morrison JH. The brain on stress: vulnerability and plasticity of the prefrontal cortex over the life course. Neuron 2013; 79(1): 16–29

[6] Pechtel P, Pizzagalli DA. Effects of early life stress on cognitive and affective function: an integrated review of human literature. Psychopharmacology (Berl) 2011; 214: 55–70

[7] Volpe JJ. Neurology of the newborn. 5th ed. Philadelphia, USA: Elsevier Saunders; 2008

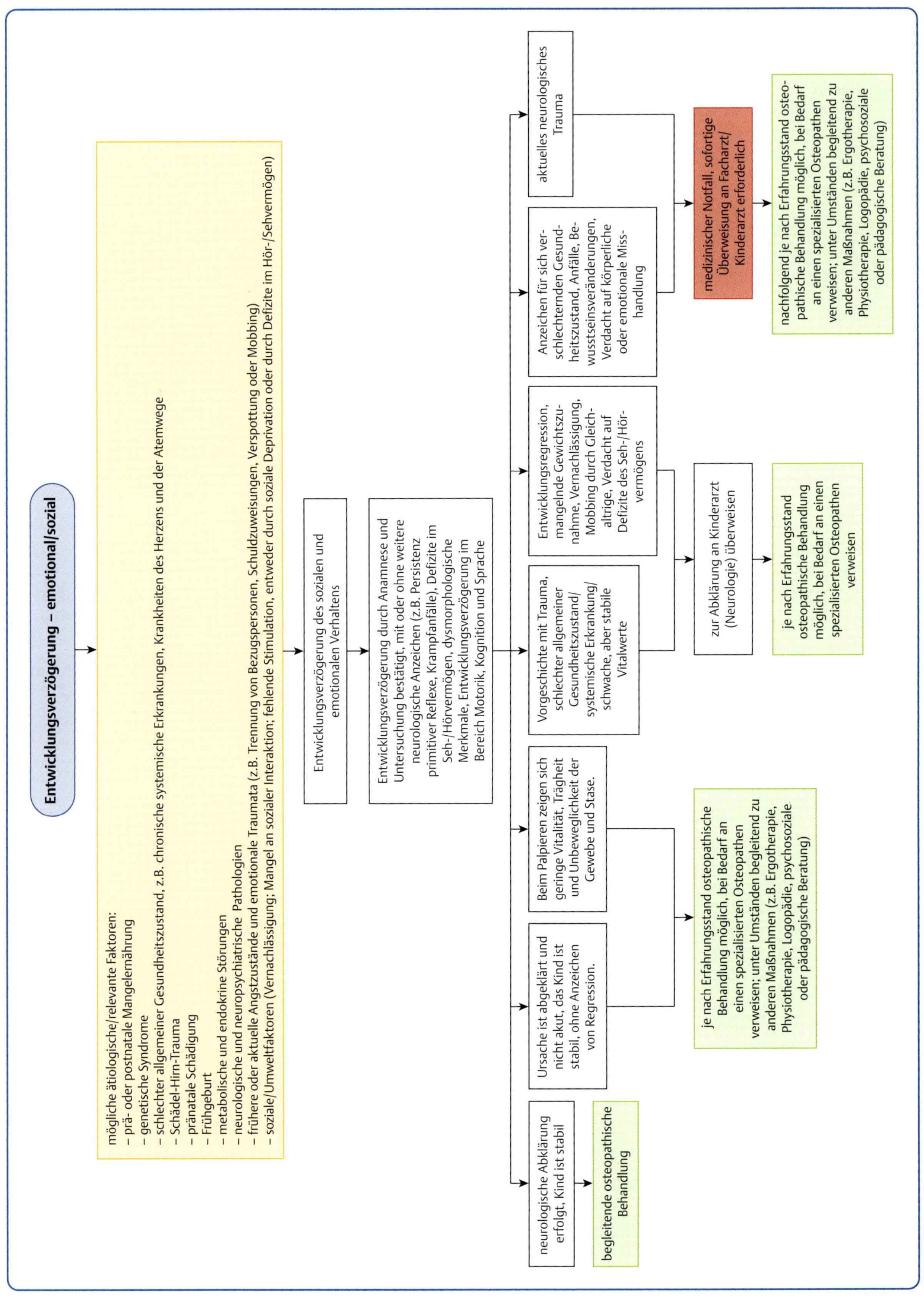

▸ **Abb. 10.1** Algorithmus Entwicklungsverzögerung – emotional/sozial.

11 Entwicklungsverzögerung – kognitiv

Nancy Nunn

11.1 Wichtiges im Überblick

Vertrautheit mit dem normalen Entwicklungsverlauf, insbesondere mit den sog. Meilensteinen der Entwicklung, ist erforderlich, um Verzögerungen einschätzen zu können. Bei kognitiver Entwicklungsverzögerung besteht der Verdacht auf Pathologien im Nervensystem, wodurch in der Regel auch andere Verzögerungen auftreten (Kap. 10, Kap. 77), sowie auf Vernachlässigung oder Misshandlung. Die kognitive Entwicklung ist außerdem abhängig von der Fähigkeit, die Umwelt wahrzunehmen, insbesondere durch den Gesichts-, Hör- und Tastsinn.

Manche neurologischen Ursachen von Entwicklungsverzögerungen können progressiv und lebensverkürzend sein. Bei vorübergehenden Veränderungen im Bereich der Kognition sollte das Auftreten von Anfallsstörungen abgeklärt werden. Bei Regressionen muss abgeklärt werden, ob ernste progressive Neuropathologien vorliegen.

Eine dauerhafte kognitive Entwicklungsverzögerung in der Kindheit wirkt sich stark einschränkend auf die späteren Möglichkeiten des betroffenen Kindes aus.

11.2 Definition

Der Begriff **kognitive Entwicklung** bezieht sich auf die Fähigkeit, die Welt um uns herum zu verstehen und zu lernen. Kognition ist der Prozess, durch den wir uns auf der Basis unserer Sinneswahrnehmungen, Erfahrungen und Gedanken Wissen aneignen. Die kognitiven Fähigkeiten eines Kindes haben einen signifikanten Einfluss auf seine soziale und emotionale Entwicklung Kap. 10) sowie auf seine Sprach- und Sprechentwicklung (Kap. 77). Kognition liefert die Werkzeuge, mit denen ein Kind sich selbst sowie die komplexe Welt um es herum verstehen und mit ihr interagieren kann.

Eine **kognitive Entwicklungsverzögerung** wird in Relation zu den normalen Meilensteinen der kindlichen Entwicklung diagnostiziert. Begriffe wie „mentale Retardierung" und „geistige Behinderung" werden oft synonym mit „kognitiver Entwicklungsverzögerung" verwendet. Manche Autoren betrachten „Lernstörungen" (z. B. Dyslexie) als gesonderte Kategorie, da sie keine intellektuelle Behinderung beinhalten, andere fassen „Lernschwächen" oder „Lernstörungen" ebenfalls unter dem Oberbegriff der kognitiven Entwicklungsverzögerung zusammen.

Von Entwicklungsverzögerung spricht man, wenn ein Kind einen Meilenstein nicht im vorgesehenen Alter erreicht. Ist eine kognitive Entwicklungsverzögerung von Störungen in der motorischen, sozialen, emotionalen und Sprachentwicklung begleitet, spricht man von genereller Entwicklungsverzögerung.

11.3 Anatomie – Physiologie – Pathophysiologie

Die an der kognitiven Entwicklung beteiligten neurologischen Bahnen sind komplex und umfassen die Integration zahlreicher Gehirnbereiche in die Großhirnrinde. Autoren wie Casey et al. [5] räumen ein, dass immer noch „überraschend wenig" über die neuronale Basis der kognitiven Entwicklung bekannt ist. Die Fähigkeit des Gehirns, Erinnerungen und ein Gedächtnis zu formen, ist im Prozess der Kognition von besonderer Bedeutung, ebenso Funktionen wie Konzentration, Aufmerksamkeit und die Verarbeitung von Sinneswahrnehmungen (Kap. 10, Kap. 12, Kap. 77 und Kap. 83).

Entwicklung ist ein fortlaufender Prozess von der Empfängnis bis zu Reife [12]. Kognition ist eine Funktion, die sich bis ins Erwachsenenalter hinein weiterentwickelt und dabei von der Organisation und Myelinisierung des Nervensystems bedingt ist. Das bedeutet, dass die beobachtbaren Entwicklungsschritte jeweils auf anatomisch-physiologische Veränderungen im ZNS und peripheren Nervensystem zurückgehen, meist aufgrund zunehmender Organisation und Myelinisierung [20].

Die pränatale Entwicklung des Nervensystems beeinflusst die postnatale Funktion, und verschiedene Störungen lassen sich auf eine abnorme pränatale Entwicklung zurückführen. Von der Entwicklung des Neuralrohrs bis zu der des neonatalen Nervensystems sind signifikante makroskopische und mikroskopische Veränderungen erforderlich. Dabei können die mikroskopischen Veränderungen in 4 sich zeitlich überlappende Phasen unterteilt werden: Entwicklung der Nervenzellen, neurale Proliferation und Migration, Organisation, Myelinisierung. Während die ersten beiden Phasen bei der Geburt in der Regel abgeschlossen sind, dauern die letzten beiden noch an, wobei der größte Teil erst nach der Geburt stattfindet.

Säuglinge werden mit einem unreifen ZNS geboren, das größtenteils noch unmyelinisiert ist. Erst mit der Myelinisierung entwickelt sich die Funktion. Bei der Geburt ist die Myelinisierung im peripheren Nervensystem, im Vestibularapparat, in Teilen des Zerebellums sowie im extrapyramidalen System am weitesten fortgeschritten. Die an der Kognition am stärksten beteiligten Gehirnareale wie die Großhirnrinde sind dagegen noch weitgehend unmyelinisiert. Diese entwickeln sich jedoch rasch, und in der Adoleszenz lassen sich bereits komplexe Gedanken und Verarbeitungsprozesse nachweisen. Der Prozess der Myelinisierung in Kombination mit der generellen Organisation des Nervensystems scheint die kognitive Entwicklung signifikant zu beeinflussen.

Myelinisierung und neurologische Organisation der an der Kognition beteiligten Strukturen sind abhängig von der Reifung des Nervensystems sowie von den Erfahrungen und Interaktionen des Kindes. Viele Einflussfaktoren sind in der Literatur gut dokumentiert wie die Interaktion mit Gleichaltrigen [19], sozioökonomische Faktoren ([6], [11]), die Art der Kinderbetreuung ([13], [15]), die Erziehung [17] sowie sportliche Betätigung und Bewegung [18].

11.4 Ursachen

Eine Störung der kognitiven Entwicklung kann auf eine oder mehrere der folgenden häufigen Ursachen zurückzuführen sein.

Fehlende Interaktion/Mangel an Stimulation/Vernachlässigung: Die neuronalen Bahnen der sozialen und emotionalen Entwicklung sind eng mit der kognitiven Entwicklung verbunden und benötigen für ihre Ausformung Stimulation. Der Einfluss von Eltern, Betreuungspersonen und Schule ist in diesem Zusammenhang zu beachten. Abhängig vom Zeitpunkt der Deprivation führt eine spätere vermehrte Interaktion und Stimulation nicht immer zu einer signifikanten Verbesserung in der Entwicklung.

Frühere oder aktuelle Angstzustände und emotionale Traumata wie Trennung von Bezugspersonen, Schuldzuweisungen, Verspottung oder Mobbing an der Schule: Frühkindlicher Stress und eine hohe Kortisolkonzentration beeinflussen erwiesenermaßen die Entwicklung von präfrontalem Kortex und Amygdala ([8], [14]). Eine Trennung von den Bezugspersonen sowie elterliche Konflikte führen zu hohen Kortisolkonzentrationen bei Kindern [8]. Die Misshandlung von Kindern wird mit späteren kognitiven Defiziten in Verbindung gebracht ([10], [14]).

Sonstige Umweltfaktoren: Es gibt deutliche Belege dafür, dass verschiedene Umweltfaktoren die kognitive Entwicklung eines Kindes beeinflussen. Die Umgebung, in der es aufwächst, inklusive der Geschwister und Altersgenossen [19], sowie der sozioökonomische Status ([6], [11]) spielen eine wichtige Rolle. Zahlreiche Studien haben den Einfluss von Erziehungsstil [17], Stress (s. o.) und frühen Interventionsmaßnahmen wie Kinderbetreuungsangeboten ([13], [15]) untersucht. Untersuchungen bei Kindern im Schulalter belegen den Einfluss von sportlicher Betätigung und Bewegung [18], von Lehrmethoden sowie der Schulumgebung allgemein.

Ernährung: Die postnatale Entwicklung des Nervensystems ist mit einem hohen Energiebedarf verbunden. Das bedeutet, dass jede längere Unterbrechung in der Gewichtszunahme (Gedeihstörung) signifikante Auswirkungen auf das Kind hat. Bei Entwicklungsverzögerungen muss also gründlich abgeklärt werden, ob das Kind gut gedeiht, und alle Ursachen für entsprechende Störungen müssen untersucht werden (Kap. 22). Die pränatale wie auch die postnatale Ernährung können einen Einfluss auf die Entwicklung des Nervensystems haben, wobei pränataler Mangel sich auch postnatal auswirken kann, selbst wenn sich der Ernährungszustand nach der Geburt verbessert. Viele Studien haben außerdem einen positiven Einfluss des Stillens auf die kognitive Entwicklung nachgewiesen, was inzwischen Eingang in die Gesundheitspolitik und die Richtlinien der WHO für die Säuglingsernährung gefunden hat [1]. Natürlich sind auch die weiteren Vorteile des Stillens in diesem Zusammenhang von Bedeutung, denn eine intensivere Mutter-Kind-Bindung trägt zu einem niedrigeren Angst- und Stresslevel bei.

Allgemeiner Gesundheitszustand: Wachstum und Entwicklung erfordern Energie, und chronische Erkrankungen, die für einen signifikant erhöhten Energiebedarf sorgen (z. B. Entzündungen) oder das Energieniveau absenken (z. B. Erkrankungen des Herzens und der Atemwege), können die neurologische Entwicklung verlangsamen. Daher müssen Begleitsymptome wie Zyanose oder chronische Atemnot differenzialdiagnostisch abgeklärt werden (Kap. 2, Kap. 30). Ein schlechter allgemeiner Gesundheitszustand mit häufigen Krankenhausaufenthalten und medizinischen Interventionen bedingt außerdem weniger Kontakt mit den Bezugspersonen und ein höheres Stressniveau beim betroffenen Kind.

Frühgeburt: Bei Frühgeborenen ist das Nervensystem weniger entwickelt als bei vollständig ausgetragenen Kindern. Das bedeutet, dass die erwarteten Entwicklungsschritte erst mit entsprechender zeitlicher Verzögerung erreicht werden. Außerdem ist das unreife Nervensystem anfällig für spontane Blutungen, Hypoxie und Temperaturveränderungen, die jeweils zu spezifischen Schädigungen führen können. Diese beeinträchtigen in der Regel sowohl die Organisation als auch die Myelinisierung des kindlichen Nervensystems. Ein höheres Stressniveau vor und nach der Geburt kann ebenfalls zu einer Verzögerung der kognitiven Entwicklung führen (s. o.). Die Verbindung von Frühgeburt und verzögerter kognitiver Entwicklung ist in der Literatur gut dokumentiert [4].

Körperliche Traumata: Perinatale hypoxische Episoden, Schädelfrakturen, Infektionen der Mutter und fiebrige Erkrankungen können das sich entwickelnde Nervensystem des Neugeborenen schädigen. Das Ausmaß von Folgeschäden lässt sich nicht leicht vorhersagen, da die weitere Entwicklung von vielen postnatalen Faktoren beeinflusst wird. Auch im Laufe des Heranwachsens kann das Nervensystem durch Unfälle und Verletzungen (inklusive nicht akzidenteller Verletzungen und Misshandlung), Hypoxie (z. B. durch Beinahe-Ertrinken, Beinahe-Ersticken), schwere Atemwegserkrankungen (Kap. 2–Kap. 4) und Infektionen wie Meningitis oder Enzephalitis beeinträchtigt werden.

Pränatale Schädigung: Die späteren Auswirkungen einer pränatalen Schädigung hängen vom Zeitpunkt des ersten Auftretens sowie der jeweiligen Dauer ab. Hier sind Ätiologien wie pränatale Infektionen (Toxoplasmose, Röteln, Zytomegalievirus, Herpes simplex), teratogene Substanzen (Medikamente oder Drogen) und Abnormitäten des Schädelwachstums zu berücksichtigen. Das fetale Alkoholsyndrom umfasst ebenfalls häufig kognitive Entwicklungsverzögerungen sowie daraus resultierende soziale, emotionale und Verhaltensveränderungen.

Metabolische und endokrine Störungen: Es gibt zahlreiche seltene Metabolismusstörungen, die bei der Geburt vorliegen und die Entwicklung des Nervensystems beeinträchtigen können. Meist entsteht dabei eine zunehmende toxische Belastung, die zu einer Schädigung von Glia- oder Nervenzellen führt und die Organisation des Nervensystems unterbricht. Diese Störungen verlaufen oft progressiv und weisen nur dann eine günstige Prognose auf, wenn eine korrigierbare Störung frühzeitig erkannt wird. Solche Störungen betreffen in der Regel das motorische und kognitive System und führen zu Entwicklungsverzögerungen.

Genetik: Entwicklungsverzögerungen können auch genetische Ursachen haben. In manchen Familien zeigen sich bei vielen Mitgliedern ähnliche harmlose Verzögerungen mit unbekannter Ursache. Zwillingsstudien zeigen eine stärkere Korrelation in der Entwicklung eineiiger Zwillinge gegenüber zweieiigen, was auf einen genetischen Einfluss schließen lässt [3]. In manchen Familien treten auch gehäuft neurologische und neuropsychiatrische Störungen auf, was ebenfalls auf einen genetischen Einfluss hindeutet. Genetische Syndrome, die auf chromosomale Veränderungen zurückzuführen sind, wie das Down-Syndrom, Williams-Syndrom und die tuberöse Sklerose, können zu kognitiven Entwicklungsverzögerungen aufgrund von Veränderungen im Nervensystem führen. Dabei kann es sich um strukturelle Defekte handeln (z. B. Fehlen des Corpus callosum oder Migrationsstörungen wie Heterotopien) oder um eine chemische Veränderung von Neurotransmittern.

Neurologische Entwicklung und neuropsychiatrische Störungen: Störungen des autistischen Spektrums sowie generelle Entwicklungsverzögerungen beinhalten auch Defizite in der sozialen und emotionalen Entwicklung. In manchen Fällen findet sich eine genetische oder traumatische Ursache, doch meist ist die Ätiologie unklar. Spezifische Lernstörungen wie Dyslexie, Dyskalkulie oder Hörstörungen sind hierbei ebenfalls von Bedeutung. Sie sind nicht immer mit kognitiven Entwicklungsstörungen verbunden, können aufgrund erschwerter Lernprozesse jedoch einen entsprechenden Eindruck vermitteln.

Störungen mit Neigung zu Krampfanfällen oder Bewusstseinsveränderungen: Es gibt einen statistischen Zusammenhang zwischen Krampfanfällen und kognitiver Entwicklungsverzögerung bei Kindern. Häufige Anfälle mit Absenzen beeinträchtigen die Konzentrationsfähigkeit, was wiederum die Lernfähigkeit vermindert. In dem zerebralen Störfeld, das einen Anfall auslöst, kann auch lokal die Funktion gestört sein; in manchen Fällen geht auch eine kognitive Beeinträchtigung einem Anfall voraus ([7], [9], [16]). Außerdem wird vermutet, dass ein Krampfgeschehen sich entwickelnde Strukturen im Gehirn schädigen und zu „epileptischen Enzephalopathien" führen kann [16]. Dies ist jedoch von Fieberkrämpfen zu unterscheiden, denn es gibt Hinweise darauf, dass Kinder mit einer Prädisposition für Fieberkrämpfe bei kognitiven Test besser abschneiden als entsprechende Kontrollgruppen [2].

Iatrogene Ursachen: Manche Medikamente, z. B. einige Antiepileptika, beeinflussen erwiesenermaßen die neurologische Entwicklung [9].

11.5 Diagnostisches Vorgehen

Um Entwicklungsverzögerungen bei Kindern diagnostizieren zu können, muss man mit ihrer normalen Entwicklung und den üblichen Untersuchungsmethoden vertraut sein. Das vorausgesetzt, muss der Osteopath die möglichen Ursachen in Betracht ziehen, um dann entscheiden zu können, ob eine osteopathische Behandlung ausreichend ist oder ob das Kind zur weiteren Abklärung an einen Spezialisten verwiesen werden sollte.

In der Regel ist es für Osteopathen jedoch schwierig, die kognitive Entwicklung umfassend zu beurteilen. Spezialisierten Teams der pädiatrischen Neuropsychiatrie steht ein viel größeres diagnostisches Methodenspektrum zur Verfügung. Daher geht es bei der osteopathischen Untersuchung eher darum, zu beurteilen, ob ein Defizit vorliegt. Die Quantifizierung des Defizits dürfte jedoch die Expertise der meisten Osteopathen überschreiten. Außerdem ist es wie bei der Beurteilung der sozialen und emotionalen Entwicklung äußerst schwierig, sich im Rahmen einer ersten Konsultation ein umfassendes Bild zu machen, besonders bei schüchternen oder ängstlichen Kindern. Dabei ist zu berücksichtigen, dass das Kind in eine fremde Umgebung kommt und mit einem Fremden interagieren soll; Versuche, seine kognitive Entwicklung zu beurteilen, können dadurch beeinträchtigt werden. Eingehende Fragen zu den Fähigkeiten des Kindes in unterschiedlichen Situationen und Zusammenhängen sowie zur bisherigen kognitiven Entwicklung sind hilfreich, um sich ein vollständigeres Bild zu verschaffen.

Bei einem Verdacht auf kognitive Entwicklungsverzögerung sollte der Osteopath versuchen, alle Funktionen des Nervensystems zu überprüfen. Denn eine motorische Verzögerung erhöht die Wahrscheinlichkeit kognitiver Defizite, während soziale, emotionale und sprachliche Verzögerungen wiederum durch kognitive Defizite verursacht werden können. Das diagnostische Vorgehen muss daher eine vollständige **Anamnese** beinhalten, um mögliche Faktoren und Anzeichen identifizieren zu können. Dazu zählen:

- pränatale Insulte: Gesundheit der Mutter, Funktion der Plazenta, Infektionen, Frühgeburt, geringes Geburtsgewicht, Stress während der Schwangerschaft
- Blutsverwandtschaft der Eltern, genetische Defekte in der Familiengeschichte
- signifikantes Geburtstrauma
- Infektionen innerhalb der Vorgeschichte des Kindes, die das Nervensystem geschädigt haben könnten
- signifikante Stressfaktoren (Ereignisse in der Vorgeschichte, aktuelle Situation), einschließlich der Familiensituation
- aktueller Gesundheitszustand: Gewichtszunahme, Ernährungszustand, Infektionen, Erkrankungen
- Entwicklungsverzögerungen in anderen Bereichen: motorisch, sozial, emotional, Sprachentwicklung

Die Beurteilung richtet sich nach dem Alter des Kindes. Eine normale Entwicklung lässt sich bei Kindern in der Regel leicht beobachten. Die vollständige **Untersuchung** umfasst auch die Abklärung des aktuellen neurologischen Status:

- Bewusstseinsstand und Interaktion
- Seh- und Hörvermögen
- Untersuchung der Haut auf Ausschläge, die mit neurokutanen Syndromen in Verbindung stehen
- Prüfung der motorischen Funktion der Palpation und Untersuchung des Muskeltonus von Rumpf und Gliedmaßen, um das Überwiegen von Flexor- oder Extensortonus sowie die Präsenz oder abnorme Persistenz frühkindlicher Reflexe auszuschließen; bei Babys: Lagereaktionen in Rücken- und Bauchlage, sitzend und axillar hängend, um Anzeichen von Hyper- oder Hypotonie zu erfassen
- Prüfung des Sprachverhaltens, der Kommunikation und Kognition (in Abhängigkeit vom Alter des Kindes; Kap. 77)
- Prüfung auf Anzeichen genetischer Syndrome wie Skelettanomalien, ungewöhnliche Form der Gesichtszüge (Augenabstand, relative Position von Augen und Ohren, Schädelform)
- Beurteilung der kognitiven Funktionen durch Interaktion und Befragung, Testen der Fähigkeit, Anweisungen zu befolgen
- je nach Alter Prüfung der Fähigkeit, gesprochene oder geschriebene Wörter nachzusprechen/zu schreiben

Darüber hinaus ist eine Untersuchung des allgemeinen Gesundheitszustands erforderlich:

- Gesichtsfarbe, Körpertemperatur
- Anzeichen von Fieber, Infektionen, Hautausschlägen
- Anzeichen für unzureichende Gewichtszunahme oder kleine Statur
- Anzeichen von Vernachlässigung oder Misshandlung
- Hämatome, Narben oder andere Anzeichen von Verletzungen

Die **palpatorische Qualität** der Gewebe ergänzt diese Informationen, insbesondere bei Anzeichen einer Schädigung des Nervengewebes. Kann die Ursache einer Schädigung nicht ermittelt werden, so kann die Qualität des ZNS Hinweise auf eine mögliche Ätiologie geben. Trägheit, Stase und mangelnde Bewegung sind mit einer schlechteren Prognose verbunden. Auch das Vorliegen von Krampfanfällen ist oft mit einer ungünstigeren Prognose verbunden.

Eine **ärztliche Abklärung** sollte bei folgenden Anzeichen erfolgen:

- Regression der neurologischen Funktion
- sich verschlechternder allgemeiner Gesundheitszustand
- nicht abgeklärte Gedeihstörungen
- Anzeichen von Vernachlässigung oder Misshandlung
- signifikante Traumata innerhalb der jüngsten Vergangenheit
- bisher nicht abgeklärte Krampfanfälle

Bei Kindern mit nicht abgeklärten Entwicklungsverzögerungen (kognitiv oder generell) sollte die Ätiologie medizinisch untersucht werden. Kommt es zu keiner weiteren Regression oder Verschlechterung, können sie auch osteopathisch behandelt werden.

Eine Überweisung an den Arzt sollte nicht nur aus Gründen der medizinischen Sicherheit erfolgen, sondern auch, um dem Kind Zugang zu weiteren therapeutischen Interventionen zu ermöglichen wie Ergotherapie, Logopädie, Physiotherapie, Ernährungsberatung, pädagogische Beratung oder Betreuung und Familientherapie. Kognitive Entwicklungsstörungen verlangen Expertenwissen, weshalb betroffene Kinder an erfahrene Kollegen mit spezieller Ausbildung oder Erfahrung mit ähnlichen Fällen verwiesen werden sollten.

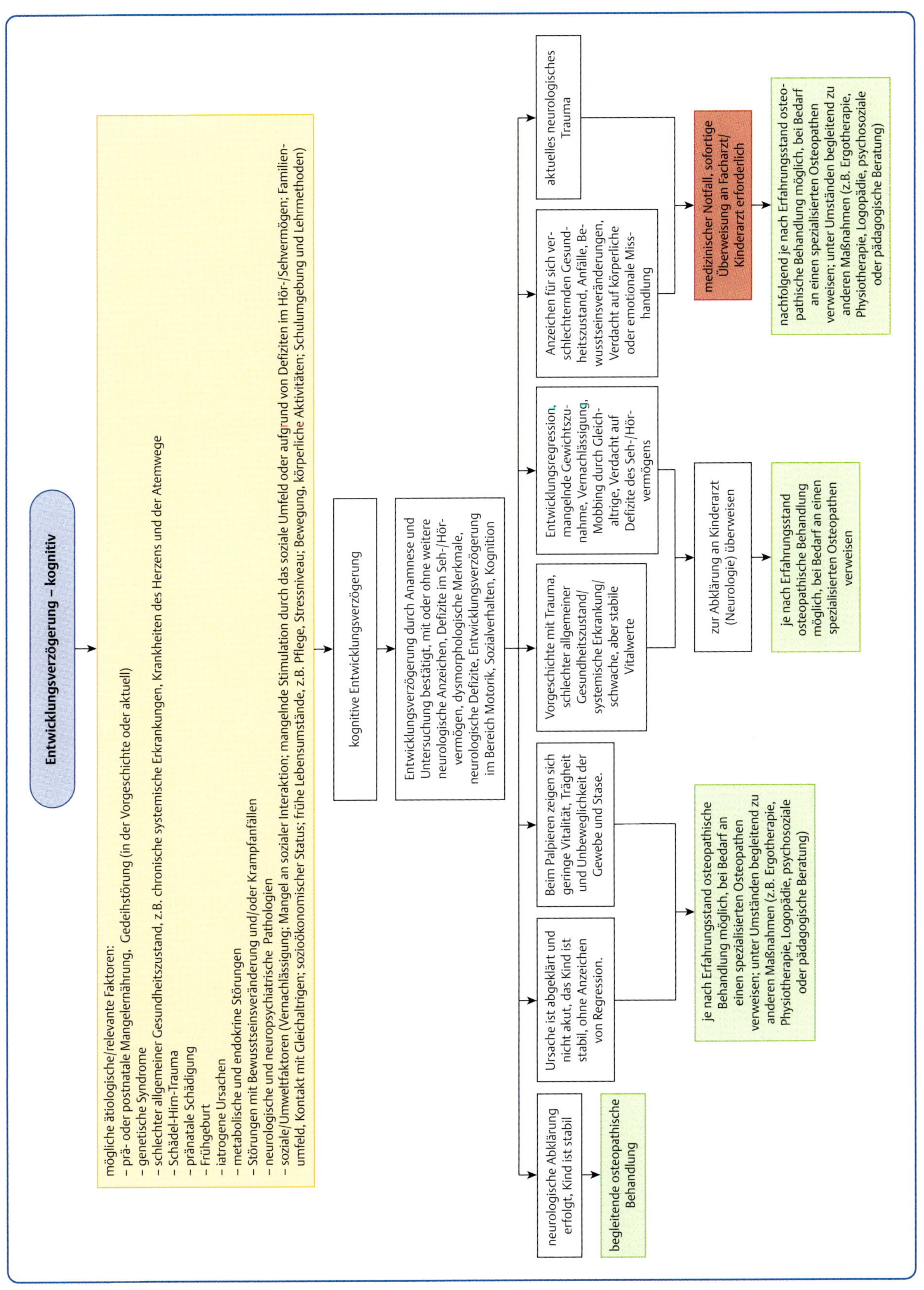

▶ **Abb. 11.1** Algorithmus Entwicklungsverzögerung – kognitiv.

Literatur

[1] Anderson JW, Johnstone BM, Remley DT. Breast-feeding and cognitive development: a meta-analysis. Am J Clin Nutr 1999; 70(4): 525–535

[2] Baram TZ, Shinnar S. Do febrile seizures improve memory? Neurology 2001; 57(1): 7–8

[3] Bee H, Boyd D. The developing child. 10th ed. Boston: Pearson Education; 2004

[4] Caravale B, Tozzi C, Albino G et al. Cognitive development in low risk preterm infants at 3–4 years of life. Arch Dis Child Fetal Neonatal Ed 2005; 90: 474–479

[5] Casey BJ, Giedd JN, Thomas KM. Structural and functional brain development and its relation to cognitive development. Biol Psychol 2000; 54: 241–257

[6] Davis-Kean PE. The influence of parent education and family income on child achievement: the indirect role of parental expectations and the home environment. J Fam Psychol 2005; 19(2): 294–304

[7] Fastenau PS, Johnson CS, Perkins SM et al. Neuropsychological status at seizure onset in children: risk factors for early cognitive deficits. Neurology 2009; 73(7): 526–534

[8] Gerhardt S. Why love matters: how affection shapes a baby's brain. Hove: Brunner-Routledge; 2004

[9] Greener M. Beyond seizures: understanding cognitive deficits in epilepsy. Prog Neurol Psychiatry 2013: 31–32

[10] Gould F, Clarke J, Heim C et al. The effects of child abuse and neglect on cognitive functioning in adulthood. J Psychiatr Res 2012; 46(4): 500–506

[11] Hackman DA, Farah MJ. Socioeconomic status and the developing brain. Trends Cogn Sci 2009; 13(2): 64–73

[12] Illingworth RS. The normal child: some problems of the early years and their treatment. Edinburgh, UK: Churchill Livingstone; 1991

[13] Loeb S, Bridges M, Bassok D et al. How much is too much? The influence of preschool centers on children's social and cognitive development. Econ Educ Rev 2007; 26(1): 52–66

[14] Pechtel P, Pizzagalli DA. Effects of early life stress on cognitive and affective function: an integrated review of human literature. Psychopharmacology (Berl) 2011; 214: 55–70

[15] Peisner-Feinberg ES, Burchinal MR, Clifford RM et al. The relation of preschool child-care quality to children's cognitive and social developmental trajectories through second grade. Child Dev 2001; 72: 1534–1553

[16] van Rijckevorsel K. Cognitive problems related to epilepsy syndromes, especially malignant epilepsies. Seizure 2006; 15(4): 227–234

[17] Tamis-LeMonda CS, Shannon JD, Cabrera NJ et al. Fathers and mothers at play with their 2- and 3-year-olds: contributions to language and cognitive development. Child Dev 2004; 75: 1806–1820

[18] Tomporowski PD, Davis, CL, Miller PH et al. Exercise and children's intelligence, cognition, and academic achievement. Educ Psychol Rev 2008; 20: 111–131

[19] Tudge J, Rogoff B. Peer influences on cognitive development: Piagetian and Vygotskian perspectives. In: Lloyd P, Fernyhough C, Eds. Lev Vygotsky: Critical Assessments. Vol. 3. London, UK: Routledge; 1999

[20] Volpe JJ. Neurology of the newborn. 5th ed. Philadelphia, USA: Elsevier Saunders; 2008

12 Entwicklungsverzögerung – motorisch

Nancy Nunn

12.1 Wichtiges im Überblick

Vertrautheit mit dem normalen Entwicklungsverlauf, insbesondere mit den sog. motorischen Meilensteinen der Entwicklung, ist erforderlich, um das Auftreten von Verzögerungen beurteilen zu können. Bei motorischer Entwicklungsverzögerung besteht ein Verdacht auf signifikante Pathologien im Nervensystem, obwohl es auch andere Ursachen geben kann. Manche der neurologischen Ursachen können progressiv und lebensverkürzend sein.

Selbst wenn motorische Defizite von einer korrigierbaren Pathologie verursacht sind und die Ursachen beseitigt werden, können sie persistieren und ein Leben lang anhalten, wenn dabei kritische Zeitfenster der Entwicklung verpasst werden. Insbesondere Entwicklungsverzögerungen mit funktionaler Regression müssen auf eine schwerwiegende progressive Neuropathologie untersucht und abgeklärt werden.

12.2 Definition

Der Begriff **motorische Entwicklung** bezieht sich auf die Fähigkeit, Körperbewegungen kontrolliert auszuführen [1]. Unter „Grobmotorik" versteht man dabei in der Regel die Entwicklung der Fortbewegung, die eng mit der Entwicklung der Körperhaltung verbunden ist. Dies umfasst Fähigkeiten wie Robben, Krabbeln, Sitzen und Gehen. Der Begriff „Feinmotorik" wird dagegen speziell in Verbindung mit dem Gebrauch der Hände und deren Geschicklichkeit verwendet. Dazu zählen Fähigkeiten wie Greifen, die Verwendung von Essbesteck, Schreiben sowie komplexe Tätigkeiten wie Handarbeiten oder das Spielen eines Musikinstruments. Die motorische Entwicklung folgt normalerweise einem vorhersehbaren Ablauf mit vorgegebenen Entwicklungsschritten, sog. Meilensteinen. Ein differenzierteres Verständnis der Entwicklung ergibt sich, wenn man nicht nur die Grundfunktionen beobachtet, sondern auch, wie das Kind die entsprechenden Bewegungen ausführt und koordiniert.

Von Entwicklungsverzögerung spricht man, wenn ein Kind einen Meilenstein nicht im vorgesehenen Alter erreicht. Ist eine **motorische Verzögerung** von Störungen der kognitiven und sozialen Entwicklung begleitet, spricht man von genereller Entwicklungsverzögerung.

12.3 Anatomie – Physiologie – Pathophysiologie

Entwicklung ist ein fortlaufender Prozess von der Empfängnis bis zu Reife [3]. Die motorische Entwicklung ergibt sich aus der Reifung des Nervensystems. Das bedeutet, dass die beobachtbaren Fähigkeiten und Entwicklungsschritte auf anatomisch-physiologische Veränderungen im ZNS und peripheren Nervensystem zurückgehen, meist aufgrund zunehmender Organisation und Myelinisierung [4].

Die pränatale Entwicklung des Nervensystems beeinflusst die postnatale Funktion, und verschiedene Störungen lassen sich auf eine abnorme pränatale Entwicklung zurückführen. Von der Entwicklung des Neuralrohrs bis zu der des neonatalen Nervensystems sind signifikante makroskopische und mikroskopische Veränderungen erforderlich. Dabei können die mikroskopischen Veränderungen in 4 sich zeitlich überlappende Phasen unterteilt werden: Bildung der Nervenzellen, neurale Proliferation und Migration, Organisation, Myelinisierung. Während die ersten beiden Phasen bei der Geburt in der Regel abgeschlossen sind, dauern die letzten beiden noch an, wobei der größte Teil erst nach der Geburt stattfindet.

Säuglinge werden mit einem unreifen ZNS geboren, das größtenteils noch unmyelinisiert ist. Erst mit der Myelinisierung entwickelt sich die Funktion. Bei der Geburt ist die Myelinisierung im peripheren Nervensystem, im Vestibularapparat, in Teilen des Zerebellums sowie im extrapyramidalen System am weitesten fortgeschritten. Die spontanen Bewegungen des Neugeborenen gehen auf die Myelinisierung des peripheren Nervensystems zurück, sind aber noch unwillkürlich, solange die Kontrolle durch den Kortex fehlt. Der Muskeltonus in Rumpf und Gliedmaßen ist ebenfalls auf die periphere Myelinisierung mit extrapyramidaler Kontrolle zurückzuführen. Die sonstigen Bewegungen von Neugeborenen vor der Myelinisierung des Kortex gehen jeweils auf primitive Reflexe zurück [2].

Im Nervensystem eines gesunden Säuglings folgt die Myelinisierung einem vorgegebenen Muster. Sobald die Myelinisierung den motorischen Kortex erreicht, lernt der Säugling, willkürliche Bewegungen auszuführen, zu kontrollieren und immer mehr zu verfeinern. Beobachtet man den Erwerb willkürlicher Bewegungen beim Säugling, kann man Aussagen darüber machen, welche Teile des Kortex gerade myelinisiert werden. Nach Abschluss der Myelinisierung ermöglicht die laufende Wiederholung der neu erworbenen Fähigkeiten dem Säugling, die nötige muskuläre Kraft für die jeweiligen Bewegungsfunktionen aufzubauen. Bevor nicht der entsprechende Bereich des ZNS myelinisiert ist, kann das Kind die jeweiligen Bewegungen auch mit noch so viel Zeigen oder Üben nicht erlernen.

12.4 Ursachen

Eine Verzögerung der motorischen Entwicklung kann auf eine oder mehrere der folgenden Ursachen zurückzuführen sein. Dabei können spezifische Pathologien die Entwicklung des Nervensystems auf mehr als eine Art beeinflussen.

Ernährung: Die postnatale Entwicklung des Nervensystems ist mit einem hohen Energiebedarf verbunden. Das bedeutet, dass jede längere Unterbrechung in der Gewichtszunahme (Gedeihstörung) signifikante Auswirkungen auf das Kind hat. Bei Entwicklungsverzögerungen muss also gründlich abgeklärt werden, ob das Kind gut gedeiht, und alle Ursachen für entsprechende Störungen müssen untersucht werden (Kap. 22). Auch die pränatale Ernährung kann einen Einfluss auf die Entwicklung des Nervensystems haben, wobei pränataler Mangel sich auch postnatal auswirken kann, selbst wenn sich der Ernährungszustand nach der Geburt verbessert.

Allgemeiner Gesundheitszustand: Wachstum und Entwicklung erfordern Energie, und chronische Erkrankungen, die für einen signifikant erhöhten Energiebedarf sorgen (z. B. Entzündungen) oder das Energieniveau absenken (z. B. Erkrankungen des Herzens und der Atemwege), können die neurologische Entwicklung verlangsamen. Daher müssen Begleitsymptome wie Zyanose oder chronische Atemnot differenzialdiagnostisch abgeklärt werden (Kap. 2, Kap. 30)

Frühgeburt: Bei Frühgeborenen ist das Nervensystem weniger entwickelt als bei vollständig ausgetragenen Kindern. Das bedeutet, dass die erwarteten Entwicklungsschritte erst mit entsprechender zeitlicher Verzögerung erreicht werden. Außerdem ist das unreife Nervensystem anfällig für spontane Blutungen, hypoxische Episoden und Temperaturveränderungen, die jeweils zu spezifischen Schädigungen führen können. Diese beeinträchtigen in der Regel sowohl die Organisation als auch die Myelinisierung des kindlichen Nervensystems.

Körperliche Traumata: Hypoxische Episoden, Schädelbruch, Infektionen der Mutter und Fieberzustände sind einige der vielen verschiedenen perinatalen Traumata, die das sich entwickelnde Nervensystem des Neugeborenen schädigen können. Das Ausmaß von Folgeschäden lässt sich nicht leicht vorhersagen, da die weitere Entwicklung von vielen postnatalen Faktoren beeinflusst wird. Auch im Laufe des Heranwachsens kann das Nervensystem durch Unfälle und Verletzungen (inklusive nicht akzidenteller Verletzungen und Misshandlung), Hypoxie (z. B. durch Beinahe-Ertrinken, Beinahe-Ersticken), schwere Atemwegserkrankungen (Kap. 2–Kap. 4) und Infektionen wie Meningitis oder Enzephalitis beeinträchtigt werden.

Genetik: Entwicklungsverzögerungen können auch genetische Ursachen haben. In manchen Familien zeigen sich bei vielen Mitgliedern ähnliche harmlose Verzögerungen mit unbekannter Ursache. Genetische Syndrome, die auf chromosomale Veränderungen zurückzuführen sind, wie das Down-Syndrom, können zu Entwicklungsverzögerungen aufgrund von Veränderungen im Nervensystem führen. Dabei kann es sich um strukturelle Defekte handeln (z. B. Fehlen des Corpus callosum oder Migrationsstörungen wie z. B. Heterotopien) oder um eine chemische Veränderung von Neurotransmittern. Eine genetische Störung, die zu einer signifikanten mentalen Retardierung oder zu Lernstörungen führt, kann den Erwerb grob- oder feinmotorischer Fähigkeiten verhindern oder beeinträchtigen, selbst wenn der motorische Kortex ausreichend myelinisiert ist.

Pränatale Schädigung: Die späteren Auswirkungen einer pränatalen Schädigung hängen vom Zeitpunkt des ersten Auftretens sowie der jeweiligen Dauer ab. Hier sind Ätiologien wie pränatale Infektionen (Toxoplasmose, Röteln, Zytomegalievirus, Herpes simplex), teratogene Substanzen (Medikamente oder Drogen) und Anomalien des Schädelwachstums zu berücksichtigen.

Metabolische und endokrine Störungen: Es gibt zahlreiche seltene Metabolismusstörungen, die bei der Geburt vorliegen und die Entwicklung des Nervensystems beeinträchtigen können. Meist entsteht dabei eine zunehmende toxische Belastung, die zu einer Schädigung von Glia- oder Nervenzellen führt und die Organisation des Nervensystems unterbricht. Diese Störungen verlaufen oft progressiv und weisen nur dann eine günstige Prognose auf, wenn eine korrigierbare Störung frühzeitig erkannt wird. Dazu zählen Phenylketonurie sowie Gelbsucht jeglicher Genese.

Abnorme Motorik bei normaler ZNS-Entwicklung: Eine abnorme motorische Entwicklung trotz normaler Entwicklung des ZNS kann bei einem Mangel an Bewegung und praktischer Übung sowie bei einer Schädigung des Bewegungsapparats oder einzelner peripherer Nerven auftreten. Dazu zählen die folgenden Störungen:

- **Hypermobilitätssyndrom:** Bei Kindern mit starker Hypermobilität treten häufig Verzögerungen in der grob- und feinmotorischen Entwicklung auf, ohne dass neurologische Defizite vorliegen. Dabei lassen sich oft Anpassungs- und Kompensationshaltungen beobachten, z. B. breitbeiniger Gang oder dreifingriger Griff beim Halten von Stiften.
- **Vernachlässigung:** Bei fehlenden Bewegungsmöglichkeiten können Kinder die entsprechenden motorischen Fähigkeiten nicht erwerben.

- **neuromuskuläre Pathologien:** verschiedene Formen von Muskeldystrophie, Myasthenia gravis
- **Nervenläsionen:** Läsion peripherer Nerven aufgrund von Zervikalextension oder anderen Traumata kann zu Beeinträchtigungen im Bereich der Extremitäten führen. Ist z. B. die dominante Hand des Kindes von einer Erb-Lähmung betroffen, erschwert dies den Erwerb feinmotorischer Fähigkeiten.

12.5 Diagnostisches Vorgehen

Um Entwicklungsverzögerungen bei Kindern diagnostizieren zu können, muss man mit ihrer normalen Entwicklung vertraut sein. Das vorausgesetzt, muss der Osteopath die möglichen Ursachen in Betracht ziehen, um dann entscheiden zu können, ob eine osteopathische Behandlung ausreichend ist oder ob das Kind zur weiteren Abklärung an einen Spezialisten verwiesen werden sollte.

Bei vielen der oben aufgeführten Ursachen ist die Entwicklungsverzögerung ein Anzeichen für neurologische Defekte. Das diagnostische Vorgehen muss daher eine vollständige **Anamnese** beinhalten, um mögliche Faktoren und Anzeichen identifizieren zu können. Dazu zählen:

- pränatale Insulte: Gesundheit der Mutter, Funktion der Plazenta, Infektionen, Frühgeburt, geringes Geburtsgewicht
- Blutsverwandtschaft der Eltern, genetische Defekte in der Familiengeschichte
- signifikantes Geburtstrauma
- Infektionen innerhalb der Vorgeschichte des Kindes, die das Nervensystem geschädigt haben könnten
- aktueller Gesundheitszustand: Gewichtszunahme, Ernährungszustand, Infektionen, Erkrankungen
- Entwicklungsverzögerungen in anderen Bereichen: kognitiv, sozial, emotional, Sprachentwicklung

Die Beurteilung richtet sich nach dem Alter des Kindes. Eine normale Entwicklung lässt sich in der Regel bei Kindern leicht beobachten. Eine vollständige **Untersuchung** umfasst folgende Faktoren:

- Bewusstseinsstand und Interaktion
- Seh- und Hörvermögen
- Untersuchung der Haut auf Ausschläge, die mit neurokutanen Syndromen in Verbindung stehen
- Prüfung des Muskeltonus in Rumpf und Gliedmaßen, um ein Überwiegen von Flexor- oder Extensortonus auszuschließen
- Vorhandensein oder abnorme Persistenz primitiver Reflexe
- Untersuchung in Rücken- und Bauchlage, im Sitzen und in angehobener Position (nur bei Säuglingen), um auf Hyper- oder Hypotonie im Rumpfbereich zu prüfen
- Prüfung des Sprachverhaltens, der Kommunikation und Kognition (in Abhängigkeit vom Alter des Kindes; Kap. 77)

Das Muskel-Skelett-System sollte auf lokale Restriktionen und Traumata untersucht werden, die die motorische Funktion beeinträchtigen könnten, ebenso auf Anomalien der Muskelqualität.

Darüber hinaus ist eine Untersuchung des allgemeinen Gesundheitszustands erforderlich:

- Gesichtsfarbe, Körpertemperatur
- Anzeichen von Fieber, Infektionen, Hautausschlägen
- Anzeichen für unzureichende Gewichtszunahme oder kleine Statur
- Anzeichen von Vernachlässigung oder Misshandlung
- Hämatome, Narben oder andere Anzeichen von Verletzungen

Die **palpatorische Qualität** der Gewebe ergänzt diese Informationen, insbesondere bei Anzeichen einer Schädigung des Nervengewebes. Kann die Ursache einer Schädigung nicht ermittelt werden, so kann die Qualität des ZNS Hinweise auf eine mögliche Ätiologie geben. Trägheit, Stase und mangelnde Bewegung sind mit einer ungünstigen Prognose verbunden.

Eine **ärztliche Abklärung** sollte bei folgenden Anzeichen erfolgen:

- Regression der motorischen Funktion
- sich verschlechternder allgemeiner Gesundheitszustand
- nicht abgeklärte Gedeihstörungen
- Anzeichen von Vernachlässigung oder Misshandlung
- signifikante Traumata innerhalb der jüngsten Vergangenheit

Bei Kindern mit nicht abgeklärten Entwicklungsverzögerungen (motorisch oder generell) sollte die Ätiologie medizinisch abgeklärt werden. Kommt es zu keiner weiteren Regression oder Verschlechterung, können sie auch osteopathisch behandelt werden.

Eine Verweisung an den Arzt sollte nicht nur aus Gründen der medizinischen Sicherheit erfolgen, sondern auch, um dem Kind Zugang zu weiteren therapeutischen Interventionen zu ermöglichen wie Ergotherapie, Logopädie, Physiotherapie, Ernährungsberatung sowie pädagogischer Beratung oder Betreuung. ▶ **Abb. 12.1.**

Literatur

[1] Adolph KE, Weise I, Marin L. Motor development. In: Encyclopedia of Cognitive Science. London: Macmillan; 2003

[2] Gilfoyle EM, Grady AP, Moore JC. Children adapt: a theory of sensorimotor-sensory development. 2nd ed. New York: McGraw-Hill; 1990

[3] Illingworth RS. The normal child: some problems of the early years and their treatment. Edinburgh, UK: Churchill Livingstone; 1991

[4] Volpe JJ. Neurology of the newborn. 5th ed. Philadelphia, USA: Elsevier Saunders; 2008

13.5
Diagnostisches Vorgehen

Aufgrund der vielfältigen Ursachen des Erbrechens bei Kindern bleibt die **Anamnese** der wichtigste diagnostische Bestandteil. Es sollte abgeklärt werden, ob folgende Faktoren eine Rolle spielen können:

- Einnahme von Medikamenten?
- Trauma, Unfälle (z. B. Schlag auf Schädel)?
- Einnahme von verdorbenen Lebensmittel?
- Bekannte Lebensmittelallergien?

Daneben sollten mögliche assoziierte Symptome abgeklärt werden:

- Fieber?
- Bauchschmerzen?
- Hals- und Ohrenschmerzen?
- Kopfschmerzen?
- Verstopfung oder Durchfall?

Darüber hinaus ist in Erfahrung zu bringen, wie das Erbrechen aussieht:

- Handelt es sich um Nahrungsreste?
- Flüssig?
- Schleimig, gelblich?
- Blutige Beimengungen?

Daneben ist die allgemeine Beobachtung des Kindes wichtig, denn ein besonders apathisch oder dehydriert (bei anhaltendem Erbrechen gehen dem Körper Flüssigkeit und Elektrolyte verloren – wenig Urin, starker Durst oder Schwindel sind häufige Begleitsymptome) aussehendes Kind muss umgehend medizinisch versorgt werden.

Cave

Blutiges Erbrechen, auch wenn es „nur" aufgrund von Einrissen der Magen- oder Ösophagusschleimhaut durch starkes Würgen bedingt sein sollte, ist ein medizinischer Notfall!

Dadurch, dass es unterschiedliche physiologische Prozesse gibt, die zum Erbrechen führen, sollten Osteopathen nach ärztlicher Abklärung genauer folgende Regionen untersuchen, um eventuell den Brechreiz beeinflussen zu können, ggf. unter Berücksichtigung somatischer Dysfunktionen in den folgenden Bereichen:

- Diaphragma
- Halswirbelsäule (HWS), insbesondere C 3/C 4
- Halsfaszien
- Okziput und Tentorium

Wenn das Erbrechen weder ein medizinischer Notfall ist noch eine medizinische Abklärung benötigt bzw. nach ärztlicher Abklärung würde es sinnvoll sein, außerdem weitere Regionen zu untersuchen, bei Kindern insbesondere die Hals-Nasen-Ohren-Region (HNO-Region) und das thorakale respiratorische System. ► Abb. 13.1.

Literatur

[1] Piper W. Innere Medizin. 2. Aufl. Berlin, Heidelberg: Springer; 2013

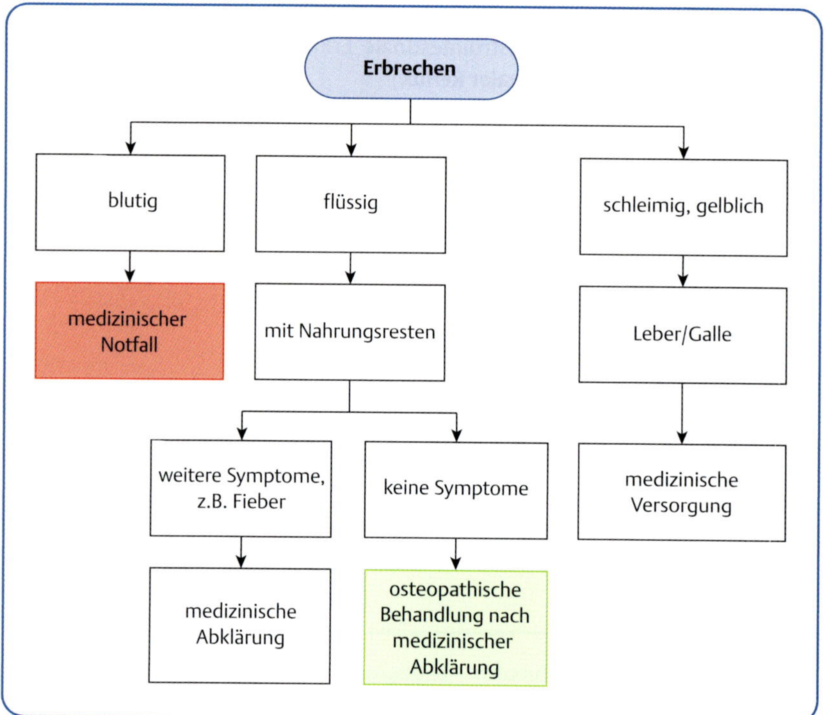

► **Abb. 13.1** Algorithmus Erbrechen.

14 Fieber

Tajinder Deoora

14.1 Wichtiges im Überblick

Grundsatzgedanken für den Osteopathen in Zusammenhang mit Fieber:

- Warnzeichen für schwere bakterielle Infektionen in der Fallgeschichte oder bei der Untersuchung erkennen.
- Die unterschiedlichen Ursachen für akutes, chronisches oder rezidivierendes Fieber erkennen.
- Vertrautheit mit der Behandlung häufiger Fieberursachen bei Kindern, um entscheiden zu können, wann eine Überweisung an einen Arzt oder eine Einweisung ins Krankenhaus zur weiteren Untersuchung oder Behandlung notwendig ist.
- Kenntnis der osteopathischen Behandlungsoptionen bei fiebrigen Kindern, allein oder in Verbindung mit medizinischer Betreuung.

Fieber (Körpertemperatur > 38 °C) tritt bei Kindern häufig auf und ist oft Anlass zu elterlicher Sorge [6]. Bei Fieber handelt es sich nicht um eine Krankheit, sondern um ein Symptom. Es kann akut, chronisch oder rezidivierend sein, und Osteopathen müssen in der Lage sein, zwischen einem gesunden Kind mit einer leichten Virusinfektion und einem akut kranken Kind mit einer potenziell ernsthaften bakteriellen Infektion zu unterscheiden.

Dauert das Fieber nicht länger als 48 h, handelt es sich meist um eine leichte Infektion, bei der das Fieber ein wichtiger Teil der Immunreaktion ist. Bei chronischem Fieber ist es häufig so, dass sich das Kind sehr heiß anfühlt und die Temperatur nach der Gabe von Antipyretika bereits innerhalb einer Stunde wieder ansteigt. Ergibt die Untersuchung keine offensichtliche Ursache, müssen fiebrige Patienten immer auf Anzeichen von Meningitis oder Sepsis überprüft werden.

Fieber kann bei Kindern verschiedener Altersklassen ganz unterschiedlich verlaufen. Bei Frühgeburten ist die Fieberreaktion meist schwach ausgeprägt; bei ihnen kann Hypothermie ein Anzeichen für eine schwere Infektion sein. Viele etwas ältere Säugling können schon bei den geringsten Erkrankungen hohes Fieber entwickeln. Aber auch zu warme Kleidung kann bei einem Kind für eine erhöhte Temperatur verantwortlich sein. Manche Kinder entwickeln Fieberkrämpfe, die für die Eltern sehr beunruhigend sein können, doch meist rasch vorübergehen. In vielen Fällen ist die Höhe des Fiebers nicht mit der Schwere der Erkrankung korreliert. Eine Ausnahme sind Säuglinge: Fieber über 38 °C (rektal gemessen) bei Babys bis zum Alter von 3 Monaten und über 39 °C bei Kindern zwischen 3 und 6 Monaten muss als Warnzeichen gesehen und das Kind an einen Arzt überwiesen werden (Richtlinien des National Institute for Health and Care Excellence [5]).

Das Risiko schwerer bakterieller Erkrankungen ist bei Säuglingen unter 2 Monaten deutlich erhöht (bis zum Alter von 2 Wochen um 25 %, bis 4 Wochen um 13 %, bis 8 Wochen um 8 %). In diesem Alter ist Fieber möglicherweise das einzige Anzeichen einer ernsthaften Erkrankung. Da das Immunsystem noch unreif und das Risiko einer Infektion während der Geburt erhöht ist, sind Neugeborene bis zum Alter von 28 Tagen einer erhöhten Infektionsgefahr ausgesetzt. Ein erhöhtes Risiko besteht außerdem bei Kindern nach einer Transplantation, bei Immunsuppression und bei Asplenie.

14.2 Definition

Unter **Fieber** versteht man eine Erhöhung der Körpertemperatur über den normalen Bereich hinaus, üblicherweise ab einer Rektaltemperatur > 38 °C. Mit einer manuellen Prüfung der Stirntemperatur lassen sich nur ca. 50–75 % der Fälle identifizieren. Ohrthermometer sind die praktischste und verlässlichste Methode der Temperaturmessung. Bei einer oralen Messung muss das Thermometer exakt unter der Zunge platziert werden.

Als akute fiebrige Erkrankung bezeichnet man alle Fälle, bei denen die Fieberursache auch nach der Untersuchung unklar ist. Bei einem Fünftel aller akut fiebrigen, aber nicht kritisch erkrankten Kinder ist die Ursache unbekannt [6].

Rezidivierendes Fieber mit unbekannter Ursache ist definiert als 3 oder mehr Fieberschübe mit mindestens 7 Tagen Abstand über einen Zeitraum von 6 Monaten. Das Einsetzen kann einem Muster folgen oder irregulär sein, und es muss zwischen Infektionen, Entzündungen oder neoplastischen Störungen unterschieden werden.

14.3 Anatomie – Physiologie – Pathophysiologie

Fieber ist eine normale, jedoch komplexe physiologische Antwort auf eine Infektion, Entzündung oder Verletzung. Es unterstützt die Immunreaktion, indem es die Bedingungen für temperaturempfindliche Pathogene verschlechtert [1].

An der Reaktion auf Pyrogene ist das zirkumventrikuläre Organsystem beteiligt. Diese Strukturen befinden sich an der Mittellinie des Gehirns und grenzen an den 3. und 4. Ventrikel, außerhalb der Blut-Hirn-Schranke. Dazu zählen u. a. das Subfornikalorgan (Organum subfornicale), das Organum vasculosum laminae terminalis, die Epiphyse und die Area postrema. Diese kleinen Ansammlungen von Neuronen besitzen Nerven- und Gefäßverbindungen zum Hypothalamus. Sobald pyrogene Substanzen vom zirkumventrikulären Organsystem registriert werden, wird der Hypothalamus angeregt, die Körpertemperatur zu verändern [1]. Das triggert eine Reihe von endokrinen, autonomen und Verhaltensprozesse, durch die Wärme produziert und Wärmeverlust verhindert wird. Dazu zählen folgende Prozesse:

- Aktivierung der vasomotorischen Neurone und damit eine Vasokonstriktion, sodass das Blut von der Peripherie in die zentralen Bereiche zurückgezogen wird [3].
- Stimulation des sympathischen Nervensystems, die zu zitterfreier Thermogenese und Vasokonstriktion in der Haut führt, wodurch der Wärmeverlust an der Körperoberfläche reduziert wird. Bei Säuglingen wird dies durch Aktivierung des braunen Fettgewebes erreicht.
- Eine erhöhte Herzfrequenz sowie die Vasokonstriktion tragen zu einem erhöhten Blutdruck bei.

Fieber unterstützt den Heilungsprozess in mehrerlei Hinsicht [2], nämlich durch die

- erhöhte Mobilität der Leukozyten,
- vermehrte Phagozytose durch Leukozyten,
- verringerte Wirkung von Endotoxinen,
- stärkere Vermehrung von T-Zellen [4].

14.4 Ursachen

Die häufigste Ursache für Fieber ist eine Infektion. Bei schwerwiegenden bakteriellen Infektionen muss das Kind an einen Arzt verwiesen werden. Dazu zählen bakterielle Meningitis, Sepsis, Bakteriämie, Pneumonie, Harnwegsinfekte, bakterielle Gastroenteritis, Osteomyelitis und Ethmoiditis, septische Arthritis, Zellulitis und Enteritis.

Die Liste der möglichen Ursachen von Fieber ist lang; daher sind nachfolgend nur die häufiger in der osteopathischen Praxis auftauchenden Ätiologien aufgeführt:

- häufig (► **Tab. 14.1**):
  - Virusinfektionen, z. B. Infektionen der oberen Atemwege mit Erkältungssymptomen, grippeähnliche Infekte, Pharyngitis, Tracheitis
  - Gastroenteritis
  - Otitis media
  - Tonsillitis
  - Lungenentzündung
- gelegentlich (► **Tab. 14.2**):
  - Harnwegsinfekt
  - Bronchiolitis
  - Krupp/Pseudokrupp
  - häufige virale Exanthemerkrankungen, z. B. Windpocken, Dreitagefieber (Roseola infantum), Hand-Fuß-Mund-Krankheit, Erythema infectiosum
  - Appendizitis
  - Zellgewebsentzündungen (insbesondere der Augenhöhle) und andere Hautinfektionen, z. B. Abszesse, Verbrennungen/Verbrühungen
  - Pfeiffer'sches Drüsenfieber
  - Impfreaktionen
  - Giardiasis
- selten (► **Tab. 14.3**):
  - Meningitis/Meningokokkeninfektion mit Sepsis
  - Enzephalitis
  - Hepatitis
  - Acquired Immune Deficiency Syndrome (AIDS)
  - seltene Exanthemerkrankungen, z. B. Masern, Röteln, Scharlach
  - Mumps
  - akute Epiglottitis
  - atypische Infektionen, z. B. Brucellose, Borreliose, Katzenkratzfieber (Bartonella henselae), Listeriose
  - Tuberkulose
  - Protozoeninfektionen, z. B. Toxoplasmose, Malaria, Leishmaniose, Kryptosporidiose
  - Kawasaki-Syndrom
  - entzündliche Erkrankungen
  - neoplastische Erkrankungen
  - Gewebetrauma

► **Tab. 14.1** Differenzialdiagnose häufiger Ursachen von Fieber in Verbindung mit Infektionen der oberen Atemwege.

Erkrankung/Ursache	Krankheitsbild/ Begleitsymptome	Untersuchung	osteopathische Befunde	weiteres Vorgehen
Pharyngitis	allmähliches Einsetzen, Fieber; begleitend Erkältungssymptome	zervikale Lymphadenopathie, Rötung im Rachenbereich	Druckempfindlichkeit von Subokzipitalbereich, Nebenhöhlen, HWS und oberer BWS	osteopathische Behandlung, für ausreichend Flüssigkeitszufuhr sorgen
viral	Husten, Schnupfen; begleitend Diarrhö	Rötung des Trommelfells	Verengung und Verdickung der Gewebe von der Schädelbasis bis zum Thoraxeingang inklusive Sternum und Bänder sowie Th 1–Th 4 mit den damit verbundenen Weichteilgeweben	–
nicht-toxisch	Halsschmerzen, Nahrungsverweigerung; begleitend unspezifischer allgemeiner Hautausschlag	–		–
akute Pharyngitis	rasches Einsetzen	–	generelle Kongestion im Subokzipitalbereich	–
Tonsillitis	keine Erkältungssymptome; begleitend Kopfschmerzen	–	schlechte Lymphdrainage im Bereich von Schädel und Hals mit geringer Faszienmobilität vom Foramen magnum bis zum Diaphragma, Restriktion der Hyoidfunktion	osteopathische Behandlung in Zusammenarbeit mit dem behandelnden Arzt
Gruppe-A-Streptokokkeninfektion, 15–30 % der Fälle	Fieber; begleitend Abdominalschmerzen	tonsilläre Exsudation, erythematöse, geschwollene Uvula, Petechien am harten Gaumen		
A) eitrige Komplikationen				
Otitis media	eventuell mit Exsudat, Reizbarkeit, Anorexie	reduzierter Lichtreflex	eingeschränkte Motilität des Sakrums, eingeschränkte Drainage v. a. des Mittelgesichts und der Eustachischen Röhre, Kompression von Manubrium und Sternum	osteopathische Behandlung in Zusammenarbeit mit dem behandelnden Arzt/Krankenhaus
	Ohrenschmerzen, zieht mit den Händen am Ohr; begleitend Reizbarkeit	vorgewölbtes, diffus gerötetes Trommelfell	Restriktion der Schläfenbeinfunktion	osteopathische Behandlung
Sinusitis	Erkältungssymptome	–	eingeschränkte Drainage v. a. des Mittelgesichts und der Eustachischen Röhre, Kompression von Manubrium und Sternum	osteopathische Behandlung in Zusammenarbeit mit dem behandelnden Arzt/Krankenhaus
Peritonsillar- und Retropharyngealabszesse	begleitend Diarrhö oder Erbrechen	–		
eitrige zervikale Lymphadenitis	–	–		
B) nicht-eitrige Komplikationen				
akutes rheumatisches Fieber	5–15 Jahre alt; begleitend schmerzende Gelenke, fleckig gerötete Haut	Entzündung im Bereich der Gelenke	Hitze und Reizbarkeit in Gelenken und Geweben	sofort an Arzt/Krankenhaus verweisen
	1–5 Wochen nach Infektion der oberen Atemwege; sehr krank wirkendes Kind	–	reduzierte Vitalität im ganzen Körper	keine osteopathische Behandlung
akute Glomerulonephritis	ödematöse Schwellungen im Gesicht und an den Knöcheln; begleitend reduzierte Urinausscheidung	Abdominalschmerzen	Druckempfindlichkeit und Trägheit über den Nieren, angespannte Faszien und Gewebe im Bereich von Peritoneum und Bauchdecke	–

► **Tab. 14.1** Fortsetzung.

Erkrankung/Ursache	Krankheitsbild/ Begleitsymptome	Untersuchung	osteopathische Befunde	weiteres Vorgehen
Pneumonie	leichtes bis mäßiges Fieber; begleitend angestrengtes Atmen	Temperatur < 38,5 °C, Atemfrequenz < 50 Atemzüge/min	–	osteopathische Behandlung in Zusammenarbeit mit dem behandelnden Arzt
viral – häufig bei Kindern < 2 Jahren	plötzlich einsetzender Husten; begleitend Schmerzen im Brustbereich (falls pleural)	guter Appetit	–	–
	anfangs nicht produktiv; begleitend Schmerzen im Abdominalbereich (falls Unterlappen betroffen), Lethargie, Kopfschmerzen	leichte Retraktion des Brustkorbs, Atmung mit Atemhilfsmuskulatur, Verdichtung: reduzierte Expansion	interkostale Retraktion mit mediastinaler Anspannung; fasziale Zugspannung im Bereich von Trachea und Pharynx; Bereiche mit Trägheit/Konsolidierung in der Lunge; eingeschränkte Rippenfunktion über Bereichen mit Konsolidierung	
	hohes Fieber; begleitend Appetitlosigkeit, Apnoephasen, mäßige bis starke Retraktion, Rekapillierungszeit > 2 s; Zyanose, Atemnot, Keuchatmung, Tachykardie	verstärkter Stimmfremitus, lokales Rasselgeräusch; reduzierter Luftzustrom, Bronchialatmen; Pleurareiben beim Abhören, Tachypnoe; Temperatur > 38,5 °C, Atemfrequenz < 70 Atemzüge/min	verbunden mit Restriktionen an den Rippenköpfen und Anspannung der Interkostalmuskeln; Kompression des Sternums	
ältere Kinder	hohes Fieber; begleitend leichte Kurzatmigkeit, kein Erbrechen	Temperatur > 38,5 °C, Atemfrequenz < 50 Atemzüge/min	–	osteopathische Behandlung in Zusammenarbeit mit dem behandelnden Arzt/Krankenhaus
Gastroenteritis	Erbrechen, wässrige Diarrhö; begleitend Reizbarkeit, Anhänglichkeit	–	Trockenheit von Membranen und Geweben, reduzierte Vitalität	an den behandelnden Arzt überweisen
viral	Dehydrierung	–	Dysfunktion des Zwerchfells; Druckempfindlichkeit des Abdomens; Restriktionen im Bereich der unteren BWS mit Assoziation viszerosomatischer Reflexe; Faszienspannung im Bereich der Abdominal- und Peritonealhöhle mit Lymphstauung	osteopathische Behandlung in Zusammenarbeit mit dem behandelnden Arzt/Krankenhaus

▶ **Tab. 14.2** Differenzialdiagnose gelegentlicher Ursachen von Fieber.

Erkrankung/Ursache	Krankheitsbild	Vorgeschichte	Untersuchung/ osteopathische Befunde	weiteres Vorgehen
Harnwegsinfekt (Escherichia coli)	unspezifische Symptome	unvollständige Blasenentleerung	Lymphadenopathie in der Leistengegend, Druckempfindlichkeit im Kostovertebralwinkel sowie abdominal/suprapubisch	zur weiteren Untersuchung an behandelnden Arzt verweisen, osteopathische Behandlung in Zusammenarbeit mit dem behandelnden Arzt
Säuglinge	leichtes Fieber; Reizbarkeit, Lethargie; Appetitlosigkeit; in schweren Fällen Fieberkrämpfe	seltene Entleerung, Konstipation, Breitbandantibiotika, kongenitale Anomalien	Blase palpierbar, Spannung im Bereich von Nierenkapseln und peritonealen Faszien, somatische Dysfunktionen Th 8–L 5, untere Rippen	
Kinder	Symptome einer Zystitis mit Dysurie, häufiger Harndrang oder Vermeiden der Blasenentleerung	–	Strains in Sakrum, Steißbein, Beckensymphyse, Spannung in den Faszien zwischen Diaphragma und Beckenboden	osteopathische Behandlung in Zusammenarbeit mit dem behandelnden Arzt
Atemwegsinfektionen viral	Erkältungssymptome	Alter < 2 Monate	erhöhte Atemfrequenz	osteopathische Behandlung
Bronchiolitis 1. Lebensjahr (0–2 Jahre), 2-wöchiger Zyklus; saisonal von November bis März	hartnäckiger trockener Husten; rasches, lautes Atmen; Trinkschwäche; Müdigkeit, Reizbarkeit; Atembeschwerden	kongenitale Herzerkrankungen, Frühgeburt, bronchopulmonale Dysplasie (bei Frühgeborenen)	Retraktion im Brustbereich	osteopathische Behandlung in Zusammenarbeit mit dem behandelnden Arzt in der 1. Woche und bei akuten Atembeschwerden, Dehydrierung
Pharyngitis viral	Halsschmerzen	Erschöpfung	generalisierte Lymphadenopathie	osteopathische Behandlung in Zusammenarbeit mit dem behandelnden Arzt
Epstein-Barr-Virus	Appetitlosigkeit	kann in Verbindung mit einer Infektion der oberen Atemwege einsetzen	Petechien am harten Gaumen, Splenomegalie, Muskelschwäche und -schmerzen	osteopathische Behandlung in Zusammenarbeit mit dem behandelnden Arzt Bei starker Erschöpfung ist eventuell längere Rekonvaleszenz nötig.
häufige Exantheme, z. B. Windpocken, Dreitagefieber, Ringelröteln, Hand-Fuß-Mund-Krankheit viral	eruptive Hautausschläge; Reizbarkeit, Appetitlosigkeit; Kopfschmerzen, Bauchschmerzen	–	generalisierte Lymphadenopathie, generalisierte Stauung im Bereich von lymphatischen Geweben und Haut, Spannung in allen Faszien vom Foramen magnum bis zum Zwerchfell	osteopathische Behandlung in Zusammenarbeit mit dem behandelnden Arzt

▶ **Tab. 14.3** Differenzialdiagnose seltener Ursachen von Fieber.

Erkrankung/Ursache	Krankheitsbild	Begleitsymptome	Untersuchung/ osteopathische Befunde	weiteres Vorgehen
Meningokokken* bakteriell oder viral	chronisches Fieber	Appetitlosigkeit, Reizbarkeit, Lethargie	Vorwölbung im Bereich der Fontanellen	Notfallaufnahme Krankenhaus
Meningitis* bakteriell oder viral	im Anfangsstadium unspezifisch; starke Kopfschmerzen; Nackensteifigkeit, Erbrechen; Fotophobie; eingeschränktes Bewusstsein; Krampfanfälle	schrilles oder wimmerndes Weinen; beschleunigte, keuchende Atmung	abnormer Muskeltonus; schläfrig, schlapp; trockene, reizbare Meningen	
Sepsis	wie oben, Hautausschlag, Tachykardie; kalte Hände und Füße; Abdominalschmerzen	Hautausschlag tritt 8 h nach Beginn der Erkrankung auf.	verlängerte Rekapillierungszeit, Schmerzen in Gliedmaßen/Gelenken, Purpura	Notfallaufnahme Krankenhaus
seltene Exantheme, z. B. Masern, Röteln; Scharlach viral	akutes Fieber, charakteristische Hautausschläge	–	–	allgemeinärztliche Betreuung und Osteopathie
entzündliche Erkrankungen	rezidivierendes Fieber	Müdigkeit, schlechte Gelenkmobilität; Vorgeschichte mit Infektionen	genereller Stau mit Hitze in den Geweben, Irritabilität	ärztliche Überweisung
neoplastische Störungen	chronisches Fieber	Müdigkeit, rascher Gewichtsverlust, Husten	Schmerzen im Mediastinum bei Neoplasmen in der Brusthöhle; abgegrenzter Bereich, der sich beim Palpieren anders anfühlt als die umgebenden Gewebe	ärztliche Überweisung
Gewebetrauma	chronisches Fieber	Vorgeschichte mit Trauma	Schmerzen beim Palpieren, sichtbare Ödeme; Schwellung, Bluterguss; Unterbrechung der inhärenten Motilität/Funktion der Gewebe	ärztliche Überweisung

* Diese beiden Krankheitsbilder können gemeinsam auftreten.

14.5 Diagnostisches Vorgehen

Fieber tritt recht häufig auf, doch muss dabei immer im Auge behalten werden, dass es das erste Anzeichen für eine ernsthafte und möglicherweise auch für eine ungewöhnliche Erkrankung sein kann.

Zunächst sollte geprüft werden, ob das Kind insgesamt gesund oder krank wirkt:

- Vitalparameter und eventuell Abweichungen von den Standardwerten prüfen.
- Erscheinungsbild insgesamt
- mögliche Infektionsorte

Im Anschluss erfolgt eine detaillierte Prüfung der folgenden Parameter:

- Hautfarbe und Hautbild: blasse oder gräuliche Hautfarbe, Ausschläge, Ekzeme oder Prellungen
- Anzeichen akuter Störungen im Verhalten des Kindes: Verweigern der Nahrungsaufnahme, extremes Ruhebedürfnis, Alternieren zwischen Reizbarkeit und Schläfrigkeit. Ein schwaches oder schläfriges Kind mit Fieber sollte sofort in die Klinik eingewiesen werden.
- Ist die Atmung angestrengt oder schnell? Treten Begleitgeräusche wie Rasseln oder Keuchen auf, die auf Atembeschwerden hindeuten?
- Hydratationszustand und Durchblutung: Hautmarmorierung, kalte Hände und Füße?
- Farbe und Menge der Urinausscheidungen, Häufigkeit des Windelwechselns

▸ **Tab. 14.4** Normale Befunde der Vitalparameter bei Kindern (O'Neill et al., 2015).

Alter (Jahre)	Herzfrequenz (Schläge/min)	Atemfrequenz (Atemzüge/min)	systolischer Blutdruck (mmHg)
<1	110–160	30–40	70–90
1–2	100–150	25–35	80–95
2–5	95–140	25–30	80–100
5–12	80–120	20–25	90–110
>12	60–100	15–20	100–120

Bei älteren Kindern sollte die Vorgeschichte in Bezug auf physische Verletzungen, Entzündungen und Prellungen abgefragt werden. Traten im Anschluss an den Ausbruch des Fiebers Lethargie, Depression oder Konzentrationsunfähigkeit auf?

Bei der ersten Untersuchung eines fiebrigen Kindes müssen Körpertemperatur, Herzfrequenz, Atemfrequenz und Blutdruck sowie der Bewusstseinszustand anhand der Pupillengröße und -reaktion untersucht und aufgezeichnet werden. In der ▸ Tab. 14.4 sind die Normalwerte der Vitalparameter für die verschiedenen kindlichen Altersgruppen aufgelistet.

Häufige osteopathische Befunde:

- Das Fieber betrifft möglicherweise nicht den gesamten Körper, sondern nur einen bestimmten Körperbereich, z. B. den Kopf.
- willkürliche Bewegung: Prüfung der Verhaltensreaktionen und der allgemeinen Mobilität des Kindes
- unwillkürliche Bewegung: Prüfung von Atmung, Puls und primärer Respirationsbewegung
- Symmetrie: Lokalisierung des Fiebers – im gesamten Körper oder auf bestimmte Körperbereiche beschränkt
- Qualität des Fiebers: Es erfolgt eine osteopathische palpatorische Prüfung der Gewebe, der qualitative Gewebebefund sollte dabei genau betrachtet werden: Kann eine „metabolische" oder „elektrische" Qualität der Gewebe palpiert werden? Ist nur eine elektrische Qualität vorhanden, kann beobachtet und abgewartet sowie osteopathisch behandelt werden, da es sich dabei um die elektrische Hitze des Fiebers im Rahmen der Immunreaktion handelt. Zeigt sich eine metabolische Qualität, so ist Vorsicht geboten, da dies auf eine Toxizität im Gewebezustand hinweisen kann.
- Restriktionen im Umfeld von Gelenkverbindungen, insbesondere an der Schädelbasis und am Thoraxeingang, ebenso Asynchronizität oder Ungleichzeitigkeit von Zwerchfell und Beckenboden
- geringe Motilität der Synchondrosis sphenobasilaris (SSB)
- Die palpierbare Gewebequalität spiegelt eine verstärkte Stressreaktion über die Hypothalamus-Hypophysen-Nebennierenrinden-Achse (HHN-Achse) wider.
- schwache Thoraxexkursion, besonders auf der Höhe von Manubrium sterni und 1. Rippe
- dorsolumbale Restriktionen, besonders im Bereich der rechten 12. Rippe und der Zwerchfellschenkel auf Höhe der Nebennieren und der Cisterna chyli

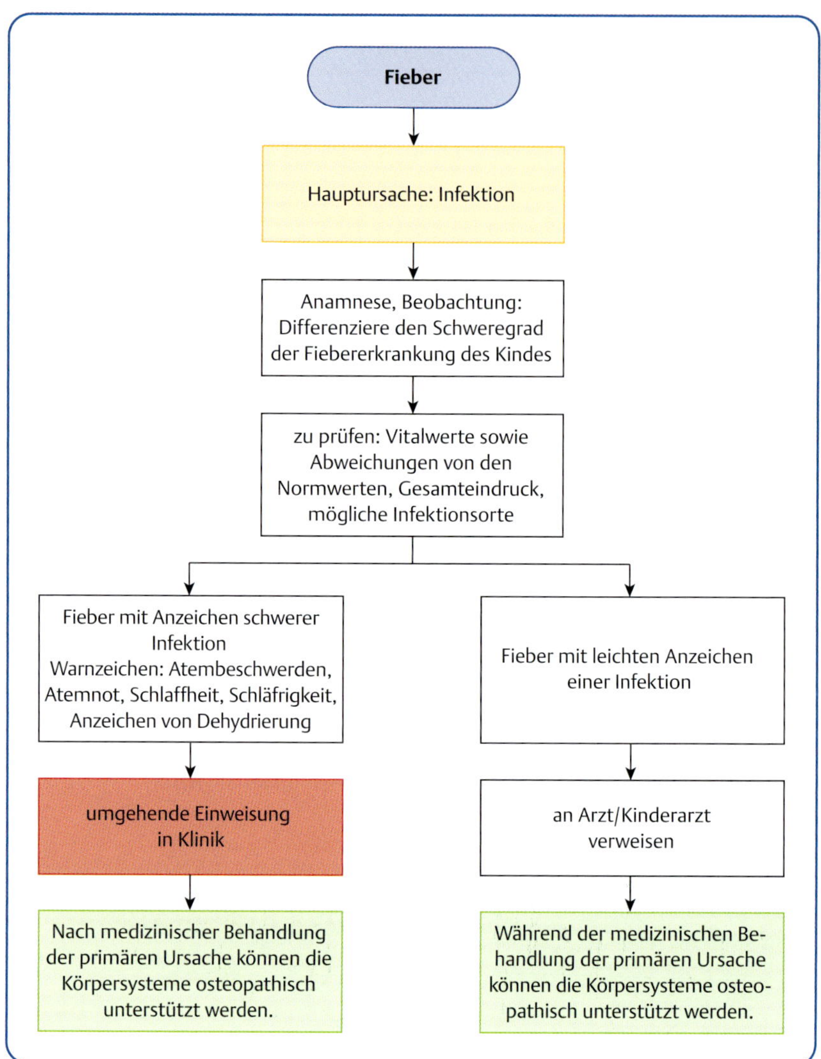

▸ **Abb. 14.1** Algorithmus Fieber.

Literatur

[1] Biddle C. The neurobiology of the human febrile response. AANA J 2006; 74(2): 145–150

[2] Craven R, Hirnle C. Fundamentals of nursing: Human health and function. 4th ed. Philadelphia: Lippincott Williams & Wilkins; 2006: 1044

[3] Dinarello C, Gatti S, Bartfai T. Fever: Links with an ancient receptor. Curr Biol 1999; 9(4): R147–150

[4] Lewis SM, Heitkemper MM, Dirksen SR. Medical-surgical nursing: Assessment and management of clinical problems. 7th ed. St Louis: Mosby; 2007: 212

[5] National Institute for Health and Care Excellence (NICE). Fever in under 5s: assessment and initial management. Clinical guideline [CG160]. Published date: May 2013, last updated: August 2017. Im Internet: https://www.nice.org.uk/guidance/cg160; Stand: 14.02.2018

[6] O'Neill MB, McEvoy MM, Nicholson AJ. Diagnosing and treating common problems in paediatrics. The essential evidence based study guide. London, UK: Radcliffe Publishing; 2015

15 Gangbild, Auffälligkeiten des – Einwärtsgang

Sontka Tamm

15.1 Wichtiges im Überblick

Der Einwärtsgang ist im Kleinkindalter bis zu einem gewissen Grad physiologisch. Er ist bedingt durch eine Antetorsion im Schenkelhals, die schon beim Fetus zu finden ist und in der Regel bis zum Grundschulalter verschwindet. Er verursacht **keine Schmerzen**. Häufig finden sich neben dem Einwärtsgang zusätzliche Auffälligkeiten, z.B. eine Haltungsschwäche, Skoliosen, Knick-Senkfüße oder eine Valgusfehlstellung der Beine, die davon abzugrenzen sind (Kap. 16). Auch darf eine Pathologie im Hüftgelenk wie der Morbus Perthes oder eine Epiphysenlösung des Femurkopfes (Epiphyseolysis capitis femoris, ECF) auf keinen Fall übersehen werden (Kap. 68). Insbesondere in Wachstumsschüben finden sich häufig osteopathische Läsionen, die zusätzlichen Stress auf die Strukturen ausüben, auch wenn aus schulmedizinischer Sicht kein Handlungsbedarf besteht.

Um festzustellen, ob das Einwärtsgehen des Kindes noch physiologisch oder schon pathologisch ist, ist die Kenntnis der normalen Entwicklung der Achsen- und Torsionsverhältnisse von Bedeutung. Achsen und Torsionen durchlaufen vom Säugling über das Kleinkind bis zum ausgewachsenen Jugendlichen charakteristische Veränderungen, wobei sich diese am Ober- und Unterschenkel sowie am Fuß gegenseitig beeinflussen. Über das Wissen der Anatomie, der Embryologie und der normalen Entwicklung des Kindes kann der Osteopath entscheiden, ob und wie er behandeln sollte.

15.2 Definition

Der **Einwärtsgang** beschreibt eine Gangstörung, bei der die Füße beim Gehen nach innen gerichtet sind. Dabei liegen per se **keine Fußfehlstellungen** zugrunde. Häufig finden sich begleitend andere Fehlstellungen, die davon abzugrenzen sind. Der Einwärtsgang kann dazu führen, dass die Kinder über ihre eigenen Füße stolpern.

Die Ursachen liegen zum einen an altersbedingten physiologischen Torsionen und Achsen im Bereich der Beine und der Füße beim Kleinkind, zum anderen können aber auch Achs- und Rotationsfehlstellungen vorliegen. Diese können entweder primärer oder sekundärer Genese (neurogen, traumatisch, genetisch, metabolisch, kompensatorisch) sein.

15.3 Anatomie – Physiologie – Pathophysiologie

Während der fetalen Entwicklung macht die vollständige untere Extremität aus einer markanten Außenrotationsstellung heraus eine Innenrotation durch. Bei der Geburt beträgt die durchschnittliche Antetorsion ca. 30°. Sie verringert sich bis zum Erwachsenenalter auf 15°. Der CCD-Winkel (Centrum-Collum-Diaphysen-Winkel) beträgt bei der Geburt 150° und verringert sich bis zum Erwachsenenalter auf ca. 120°. Die Unterschenkeltorsion (Verdrehung der Malleolenachse zur Rückfläche der proximalen Tibia) beträgt bei der Geburt 0°, bei Jugendlichen ca. 20° Außentorsion im Fuß. Die Knieachse ist bei der Geburt varisch mit ca. 15°, wobei es sich eher um ein Crus varum als um ein Genu varum handelt. Bei Gehbeginn sollte sich das Kniegelenk in Neutralstellung befinden, anschließend entwickelt sich eine Valgusstellung von ca. 10°. Diese korrigiert sich bis zum 10. Lebensjahr in Streckstellung auf eine physiologische Valgusstellung von 5–7°, die wir als „gerade" Beinachse empfinden, wobei sich die Femurkondylen und die Malleolengabel berühren und die Patella zentral steht.

Alle anatomischen Strukturen, die sich an den unteren Extremitäten befinden, sowie alle weiteren Strukturen, die im Zusammenhang mit dem Gang und der Aufrichtung gegen die Schwerkraft stehen (knöchernes Skelett, Muskeln, Faszien, innere Organe, Nervensystem, Psyche) beeinflussen diese als „normal" bezeichnete Entwicklung.

Die Winkel der Rotationen und Torsionen, die als pathologisch angesehen werden, liegen deutlich über den Normalwerten. Eine Antetorsion im Hüftgelenk von über 50° bei der Geburt oder eine Außentorsion im Unterschenkel von mehr als 40° beim Schulkind sind als pathologisch anzusehen. Fehlstellungen sind nur in Extremfällen korrekturbedürftig, wobei dies aus kinderorthopädischer Sicht stets operativ erfolgen sollte, da konservative Maßnahmen unwirksam sind.

Geht man davon aus, dass persistierende osteopathische Läsionen die angrenzenden Strukturen weiter unter Stress setzen, ist es sinnvoll, diese zu lösen, um die Regeneration und Kompensationsfähigkeit zu fördern.

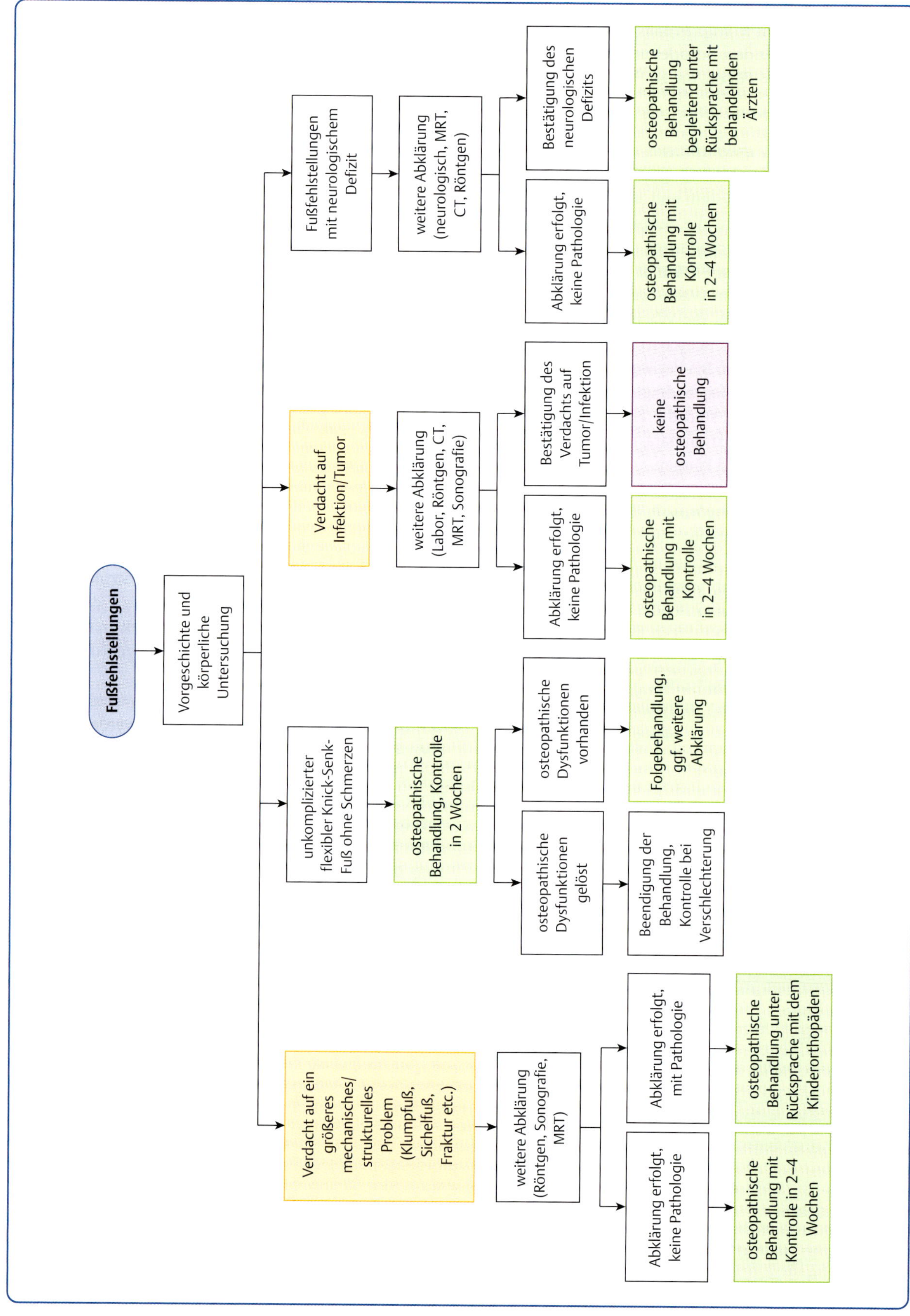

▶ **Abb. 16.1** Algorithmus Gangbild, Auffälligkeiten des – Fußfehlstellungen.

Literatur

[1] Anderson P, Hall C, Evans R, Hayward R et al. The feet in Apert's syndrome. J Pediatr Orthop 1999; 19: 504–507

[2] Aronsson DD, Loder RT, Breur GJ et al. Slipped capital femoral epiphysis: current concepts. J Am Acad Orthop Surg 2006; 14 (12): 666–679

[3] Bacino CA, Hecht JT. Etiopathogenesis of equinovarus foot malformations. Eur J Med Genet 2014; 57(8): 473–479

[4] Banskota B, Banskota AK, Regmi R et al. The Ponseti method in the treatment of children with idiopathic clubfoot presenting between five and ten years of age. Bone Joint J 2013; 95-B(12): 1721–1725

[5] Blauth W. Über die Behandlung angeborener Fußfehlbildungen. Z Orthop 1989; 127(1): 3–14

[6] Carreiro JE. An osteopathic approach to children. 2nd ed. Edinburgh: Churchill Livingstone; 2009

[7] Garten H. Lehrbuch Applied Kinesiology. München: Elsevier; 2004

[8] Hefti F. Kinderorthopädie in der Praxis. 2. Aufl. Berlin, Heidelberg: Springer; 2006

[9] Hutchinson B. Pediatric metatarsus adductus and skewfoot deformity. Clin Podiatr Med Surg 2010; 27(1): 93–104

[10] von Lanz T, Wachsmuth W. Praktische Anatomie, Bd. 4. Teil I: Bein und Statik. Berlin, Heidelberg: Springer; 1972

[11] Mosca VS. Calcaneal lengthening for valgus deformity of the hindfoot. Results in children who had severe, symptomatic flatfoot and skewfoot. J Bone Joint Surg Am 1995; 77(4): 500–512

[12] Pasciak M, Stoll TM, Hefti F. Relation of femoral to tibial torsion in children measured by ultrasound. J Pediatr Orthop B 1996; 5: 268–272

[13] Rethlefsen SA, Kay RM. Transverse plane gait problems in children with cerebral palsy. J Pediatr Orthop 2013; 33(4): 422–430

[14] Spindler B, Baumgärtner W, Hartung J. Pathological and histopathological findings in the joints of fattening turkeys. Dtsch Tierarztl Wochenschr 2006; 113(3): 84–88

[15] Still AT. Das große Still-Kompendium. Kandern: Narayana; 2012

[16] Tönnis D. Skewfoot. Orthopäde 1986; 15(3): 174–183

[17] Williams C, Tinley PD, Curtin M et al. Foot and ankle characteristics of children with an idiopathic toe-walking gait. J Am Podiatr Med Assoc 2013; 103(5): 374–379

[18] Yoon G, Chernos J, Sibbald B et al. Association between congenital foot anomalies and gestational age at amniocentesis. Prenat Diagn 2001; 21: 1137–1141

17 Gangbild, Auffälligkeiten des – Hinken, Watscheln

Sontka Tamm

17.1 Wichtiges im Überblick

Eine Seitendifferenz im Gangbild, sei sie noch so schwach ausgeprägt, muss immer kinderorthopädisch abgeklärt werden, da sie ein Hinweis auf eine relevante strukturelle Störung sein kann. Sind schwerwiegende Erkrankungen ausgeschlossen, orientiert sich die osteopathische Behandlung am Befund.

17.2 Definition

Als **Gangbild** bezeichnet man die Zusammenfassung der Segmentbewegungen der Extremitäten beim Gehen.

17.3 Anatomie – Physiologie – Pathophysiologie

Ein normales Gangbild ist durch harmonische und wohl koordinierte Segmentbewegungen der Extremitäten gekennzeichnet.

Eine Störung des Gangbildes wird als Gangstörung bezeichnet.

17.4 Ursachen

In ▶ **Tab. 17.1** sind die strukturellen Ursachen eines einseitigen Hinkens aufgeführt.

▶ **Tab. 17.1** Strukturelle Ursachen eines einseitigen Hinkens.

Alter	Form	Schmerzlokalisation	Verdachtsdiagnose
Kleinkind (1–6 Jahre)	Schonhinken	Bein	eitrige Arthritis, Osteomyelitis, Tumor, Fraktur
	Watschelgang	Bein	Hüftluxation, Hüftdysplasie, Fraktur
	Schonhinken, Bewegungseinschränkung	Hüfte	Coxitis fugax, Morbus Perthes, Rheuma, Tumor
		Knie	Meniskusveränderungen, Frakturen, Tumor
		Fuß	Fersenschmerz, Knochenhautentzündung, Fraktur, Tumoren
	Hinken mit Parese	Bein	zentrale/periphere Parese
Kind (6–10 Jahre)	Schonhinken, Bewegungseinschränkung	Hüfte, Kniegelenk	Morbus Perthes, Fraktur, Tumor
		Bein	Rheuma
		Knie	Patellaluxation, Morbus Osgood-Schlatter, Fraktur, Tumor
		Fuß	Fersenschmerz, Fraktur, Tumor
	Beinverkürzung/ Hinken	Bein	Beinlängendifferenz, Fraktur, Tumor, Kontrakturen
		Knie	Gelenkbinnenschaden, Fraktur, Tumor
	Hinken mit Parese	Bein	zentrale/periphere Parese
Jugendlicher (ab 10 Jahre)	Schonhinken	Hüfte	ECF, Fraktur, Tumor
		Bein	Rheuma, Fraktur, Tumor
		Knie	Gelenkbinnenschaden, Patellaluxation, Osteochondrosis dissecans, Morbus Osgood-Schlatter, Fraktur, Tumor
		Fuß	Achillessehnenprobleme, avaskuläre Knochennekrose (Morbus Köhler), Fraktur, Tumoren, Morbus Bechterew/Rheuma
	Beinverkürzung/ Hinken	Bein	Beinlängendifferenz, Kontraktur

17.5 Diagnostisches Vorgehen

Differenzialdiagnostisch ausgeschlossen werden müssen vorab folgende Erkrankungen:

- Hüftdysplasien
- avaskuläre Nekrosen (Morbus Perthes, Morbus Osgood-Schlatter)
- ECF (Kap. 68)
- relevante Beinlängendifferenzen (Kap. 51)
- Skoliosen
- traumatische Ursachen (Unfall?)
- Entzündungen (Rheuma?)
- maligne oder benigne Tumoren – B-Symptomatik aus der Ann-Arbor-Klassifikation als Hinweis auf entzündlich-maligne Erkrankungen:
  - Fieber über 38 °C
  - Nachtschweiß
  - ungewollter Gewichtsverlust >10 % in den letzten 6 Monaten
- genetische Ursachen
- endokrine oder Stoffwechselstörungen

Sind die strukturellen Ursachen abgeklärt, so kann ggf. osteopathisch begleitend behandelt werden. Dies gilt insbesondere, wenn eine strukturelle Ursache nicht gefunden wurde („Haltungsschwäche", „Fehlstatik").

Die **osteopathische Behandlung** richtet sich nach dem Befund (▶ Tab. 17.2). ▶ Abb. 17.1.

Literatur

[1] Anderson P, Hall C, Evans R, Hayward R et al. The feet in Apert's syndrome. J Pediatr Orthop 1999; 19: 504–507

[2] Aronsson DD, Loder RT, Breur GJ et al. Slipped capital femoral epiphysis: current concepts. J Am Acad Orthop Surg 2006; 14 (12): 666–679

[3] Bacino CA, Hecht JT. Etiopathogenesis of equinovarus foot malformations. Eur J Med Genet 2014; 57(8): 473–479

[4] Banskota B, Banskota AK, Regmi R et al. The Ponseti method in the treatment of children with idiopathic clubfoot presenting between five and ten years of age. Bone Joint J 2013; 95-B(12): 1721–1725

[5] Blauth W. Über die Behandlung angeborener Fußfehlbildungen. Z Orthop 1989; 127(1): 3–14

[6] Carreiro JE. An osteopathic approach to children. 2nd ed. Edinburgh: Churchill Livingstone; 2009

[7] Garten H. Lehrbuch Applied Kinesiology. München: Elsevier; 2004

[8] Hefti F. Kinderorthopädie in der Praxis. 2. Aufl. Berlin, Heidelberg: Springer; 2006

[9] Hutchinson B. Pediatric metatarsus adductus and skewfoot deformity. Clin Podiatr Med Surg 2010; 27(1): 93–104

[10] von Lanz T, Wachsmuth W. Praktische Anatomie, Bd. 4. Teil I: Bein und Statik. Berlin, Heidelberg: Springer; 1972

[11] Mosca VS. Calcaneal lengthening for valgus deformity of the hindfoot. Results in children who had severe, symptomatic flatfoot and skewfoot. J Bone Joint Surg Am 1995; 77(4): 500–512

[12] Pasciak M, Stoll TM, Hefti F. Relation of femoral to tibial torsion in children measured by ultrasound. J Pediatr Orthop B 1996; 5: 268–272

[13] Rethlefsen SA, Kay RM. Transverse plane gait problems in children with cerebral palsy. J Pediatr Orthop 2013; 33(4): 422–430

[14] Spindler B, Baumgärtner W, Hartung J. Pathological and histopathological findings in the joints of fattening turkeys. Dtsch Tierarztl Wochenschr 2006; 113(3): 84–88

[15] Still AT. Das große Still-Kompendium. Kandern: Narayana; 2012

[16] Tönnis D. Skewfoot. Orthopäde 1986; 15(3): 174–183

[17] Williams C, Tinley PD, Curtin M et al. Foot and ankle characteristics of children with an idiopathic toe-walking gait. J Am Podiatr Med Assoc 2013; 103(5): 374–379

[18] Yoon G, Chernos J, Sibbald B et al. Association between congenital foot anomalies and gestational age at amniocentesis. Prenat Diagn 2001; 21: 1137–1141

▶ **Tab. 17.2** Mögliche übergeordnete Läsionen beim Hinken, Watscheln.

Bereich der übergeordneten Läsion	Therapie
parietales System	Behandlung der Strukturen des Beins und angrenzender Ursache-Folge-Ketten
viszerales System	Behandlung des Organsystems
kraniosakrales System	Behandlung der irritierten Struktur, der Fluktuation des PRM, der ausdehnenden Kraft des Gehirns und des Nervensystems sowie der biodynamischen Kräfte
embryologisches System	Zeitpunkt der Entwicklung
neurovegetatives System	Korrektur des peripheren Systems (Sympathikus/Parasympathikus), Korrektur des zentral-vegetativen und des hormonellen (endokrinen) Systems (Hypothalamus/Hypophyse)
vaskuläres System	Korrektur der Gefäßachsen (arteriell/venös), des Lymphsystems (Cisterna chyli), des Zwerchfells
Querstrukturennetz oder im Bereich anderer mathematischer Achsen/Meridiane	Das Bein mit dem Fuß als unterste Querstruktur und das Hüftgelenk mit dem Beckenboden als weitere Querstruktur stehen in Korrespondenz mit sämtlichen Diaphragmen.

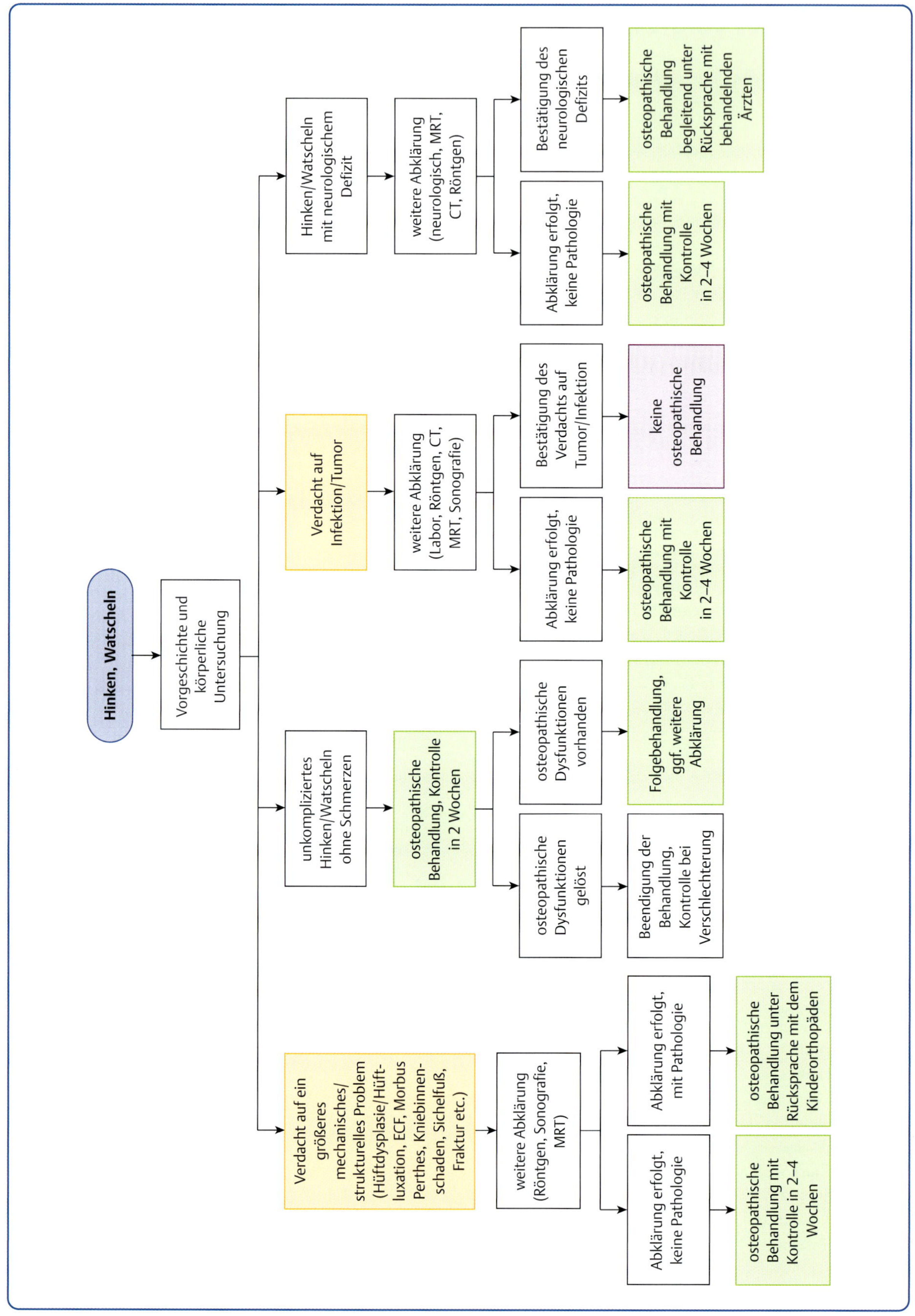

▶ **Abb. 17.1** Algorithmus Gangbild, Auffälligkeiten des – Hinken, Watscheln.

18 Gelenke – Schwellung

Sontka Tamm

18.1 Wichtiges im Überblick

Gelenkschwellungen liegt immer eine Ursache zugrunde, z. B. Entzündungen, andere Grunderkrankungen oder mechanische oder degenerative Störungen. In einigen Fällen kann die Ursache allerdings nur vermutet werden.

Eine Schwellung im Gelenk kann entweder intraartikulär oder extraartikulär, mit oder ohne Erguss vorhanden sein. Auf jeden Fall verursacht eine Gelenkblockade oder eine Dysfunktion allein noch keine Schwellung, deshalb muss jede Schwellung am Gelenk schulmedizinisch abgeklärt werden. Das osteopathische Management erfolgt begleitend.

18.2 Definition

Das Gelenk stellt die bewegliche Verbindung zwischen 2 oder mehreren Knochen dar. Eine **Gelenkschwellung** beschreibt eine Verdickung in dieser Region.

18.3 Anatomie – Physiologie – Pathophysiologie

Das Gelenk verbindet 2 oder mehrere Knochen beweglich miteinander. Es beinhaltet folgende Strukturen:

- artikulierende Gelenkflächen, die von hyalinem Knorpel überzogen sind
- Gelenkkapsel, bestehend aus 2 Blättern, der äußeren Membrana fibrosa, die sich am Rand der Knorpelflächen in das Periost fortsetzt, sowie der Membrana synovialis, die die Gelenkschmiere (Synovia) absondert
- die Gelenkhöhle
- die begleitenden Strukturen des Gelenks (Bänder, Sehnen, Menisken, Diskus, Schleimbeutel, Gelenklippen)

Eine Schwellung sollte daher auf die Strukturen bezogen näher lokalisiert werden. Sie muss **immer schulmedizinisch** abgeklärt werden, da die Folgen einer fehlerhaften oder zu spät eingeleiteten Behandlung große Probleme in der Kindesentwicklung mit sich führen können (z. B. übersehene Fraktur mit der Folge einer Knochenheilungsstörung).

In Abhängigkeit von der Ursache kann ein osteopathisches Behandlungsmanagement aufgebaut werden.

18.4 Ursachen

Folgende strukturelle Ursachen können vorliegen:

- **Arthritis:** Gelenk oder Gelenke zeigen oder ahmen Entzündungszeichen wie Rötung, Schwellung, Erwärmung, Schmerz, Funktionsverlust nach:
  - infektiös und reaktiv: Lyme-Krankheit, virale, bakterielle Infektion
  - rheumatische Erkrankungen
- **mechanische und/oder vaskuläre Ursachen:** wahrscheinlichste Ursache bei Kindern ohne allgemeines Unwohlsein, in der Regel Gelenkschmerz ohne Schwellung, mit Ausnahme des Traumas:
  - Trauma, durch Unfall oder Gewalt
  - avaskuläre Nekrosen (Morbus Perthes, Morbus Osgood-Schlatter, Morbus Köhler I und II, Morbus Panner etc.)
  - ECF (Kap. 68)
- **verschiedene Ursachen:** wahrscheinlichste Ursache bei Kindern mit allgemeinem Unwohlsein zusätzlich zu den Gelenkproblemen:
  - Osteomyelitis
  - maligner Tumor (Leukämie, Neuroblastom, Ewing-Sarkom, Chondrosarkom)
  - benigner Tumor (Osteoidosteom, Hämangiom)
  - endokrine oder Stoffwechselerkrankungen (Rachitis, Diabetes, Schilddrüsenerkrankungen)
  - genetische Erkrankungen (Skelettdysplasien, Kollagenstörungen etc.)

Nicht immer kann eine schulmedizinische Ursache für eine Gelenkschwellung gefunden werden. Der sog. „Hüftschnupfen" stellt so eine Diagnose dar. Hierbei geht man von einer postinfektiösen Ursache aus, ohne dass der Nachweis einer (hier meist viralen) Infektion vorliegt.

Ausschließlich **osteopathische Ursachen** können in der Regel nicht für eine Gelenkschwellung verantwortlich gemacht werden. Selbstverständlich stellen osteopathische Dysfunktionen eine Indikation zur osteopathische Begleitbehandlung dar.

> **Cave**
> **Bei Tumorverdacht ist eine osteopathische Therapie kontraindiziert.**

18.5 Diagnostisches Vorgehen

Vorrangig ist eine schulmedizinische Abklärung!

Man prüft dies durch Palpation über der Schwellung. Findet sich eine Fluktuation, so liegt ein Erguss vor. Die Anamnese gibt Hinweise auf die Art der Schwellung. Dabei sind folgende Fragen zu beantworten:

- Seit wann besteht die Schwellung?
- Sind mehrere Regionen betroffen?
- Bestehen Schmerzen? Wenn ja, wo?
- Wo ist die Schwellung?
- Gab es einen Unfall? Cave: Kinder oder Eltern von kleinen Kindern erzählen aus Angst vor Vorwürfen nicht immer die Wahrheit!
- Gibt es eine relevante Grunderkrankung, die Schwellungen verursachen kann?
- Liegt eine Überwärmung und oder Rötung an der betroffenen Schwellung vor?
- Ist die Beweglichkeit des Gelenks eingeschränkt?

Fragen nach der Dauer der bestehenden Gelenkschwellung, andere Allgemeinsymptome sowie ein vorausgegangenes Trauma können die Diagnose weiter eingrenzen.

Weitere Untersuchungen beinhalten Röntgen, ggf. Magnetresonanztomografie (MRT) und oder Computertomografie (CT) bei Verdacht auf destruktive Prozesse, Laboruntersuchungen bezüglich der Entzündungswerte, der Infekt- oder der Rheumaserologie. Bei Verdacht auf andere Grunderkrankungen des Stoffwechsels, Tumoren oder eine genetische Ursache sollten spezifische Tests zum Nachweis durchgeführt werden.

Eine Schwellung des Gelenks stellt somit in erster Linie eine schulmedizinische Begutachtung und Behandlung dar.

Die **osteopathische Behandlung** kann nach Diagnosestellung begleitend stattfinden und richtet sich nach dem entsprechenden Behandlungskonzept.

18.6 Algorithmus

Da eine schulmedizinische Abklärung Voraussetzung für das osteopathisches Management ist, wurde auf die Darstellung eines Algorithmus verzichtet, ansonsten erfolgen das diagnostische Vorgehen und die Behandlung nach der Lokalisation der Schmerzen in den betroffenen Gelenken (Kap. 58–Kap. 71).

Literatur

[1] Anderson P, Hall C, Evans R, Hayward R et al. The feet in Apert's syndrome. J Pediatr Orthop 1999; 19: 504–507

[2] Aronsson DD, Loder RT, Breur GJ et al. Slipped capital femoral epiphysis: current concepts. J Am Acad Orthop Surg 2006; 14 (12): 666–679

[3] Bacino CA, Hecht JT. Etiopathogenesis of equinovarus foot malformations. Eur J Med Genet 2014; 57(8): 473–479

[4] Banskota B, Banskota AK, Regmi R et al. The Ponseti method in the treatment of children with idiopathic clubfoot presenting between five and ten years of age. Bone Joint J 2013; 95-B(12): 1721–1725

[5] Blauth W. Über die Behandlung angeborener Fußfehlbildungen. Z Orthop 1989; 127(1): 3–14

[6] Carreiro JE. An osteopathic approach to children. 2nd ed. Edinburgh: Churchill Livingstone; 2009

[7] Garten H. Lehrbuch Applied Kinesiology. München: Elsevier; 2004

[8] Hefti F. Kinderorthopädie in der Praxis. 2. Aufl. Berlin, Heidelberg: Springer; 2006

[9] Hutchinson B. Pediatric metatarsus adductus and skewfoot deformity. Clin Podiatr Med Surg 2010; 27(1): 93–104

[10] von Lanz T, Wachsmuth W. Praktische Anatomie, Bd. 4. Teil I: Bein und Statik. Berlin, Heidelberg: Springer; 1972

[11] Mosca VS. Calcaneal lengthening for valgus deformity of the hindfoot. Results in children who had severe, symptomatic flatfoot and skewfoot. J Bone Joint Surg Am 1995; 77(4): 500–512

[12] Pasciak M, Stoll TM, Hefti F. Relation of femoral to tibial torsion in children measured by ultrasound. J Pediatr Orthop B 1996; 5: 268–272

[13] Rethlefsen SA, Kay RM. Transverse plane gait problems in children with cerebral palsy. J Pediatr Orthop 2013; 33(4): 422–430

[14] Spindler B, Baumgärtner W, Hartung J. Pathological and histopathological findings in the joints of fattening turkeys. Dtsch Tierarztl Wochenschr 2006; 113(3): 84–88

[15] Still AT. Das große Still-Kompendium. Kandern: Narayana; 2012

[16] Tönnis D. Skewfoot. Orthopäde 1986; 15(3): 174–183

[17] Williams C, Tinley PD, Curtin M et al. Foot and ankle characteristics of children with an idiopathic toe-walking gait. J Am Podiatr Med Assoc 2013; 103(5): 374–379

[18] Yoon G, Chernos J, Sibbald B et al. Association between congenital foot anomalies and gestational age at amniocentesis. Prenat Diagn 2001; 21: 1137–1141

19 Geruchs- und Geschmacksstörung

Marion Kohlmann, Harald Kohlmann

19.1 Wichtiges im Überblick

Der Geschmackssinn nimmt nur die 6 Grundqualitäten süß, sauer, salzig, bitter, umami (tierische und pflanzliche Proteinquellen) und Fettsäuren wahr. Die anderen Qualitäten werden vorwiegend durch den N. olfactorius (I) beigesteuert. Weitere Wahrnehmungen erfolgen über den N. trigeminus (V). In der Embryonalzeit erfolgt bereits eine Prägung durch den Geschmack des Fruchtwassers.

Störungen des Geruchssinnes können neben harmlosen Ursachen (z. B. Infekte) auch Hinweise auf zentrale Störungen sowie Tumoren sein.

19.2 Definition

Anosmie bezeichnet das vollständige Fehlen oder den Verlust des Geruchssinnes, **Hyposmie** eine Minderung der Wahrnehmung im Vergleich zum Altersdurchschnitt.

Unter einer **Ageusie** versteht man das vollständige Fehlen oder den Verlust des Geschmackssinnes, unter **Hypogeusie** eine Minderung der Geschmackswahrnehmung. Letztere fasst man unter dem Oberbegriff „Dysgeusien" zusammen.

19.3 Anatomie – Physiologie – Pathophysiologie

Die **Nasenschleimhaut** wird gemeinsam vom N. olfactorius und dem N. trigeminus sensibel innerviert. Das Versorgungsgebiet des Nervs liegt am oberen Ende der Nasenscheidewand und auf der Medialseite der oberen und mittleren Nasenmuschel in der sog. Regio olfactoria. Der Trigeminusnerv nimmt dabei Reizstoffe wie Ammoniak wahr. Beide Nerven zusammen nehmen Menthol, Pfefferminze oder Kampfer wahr.

Die Geschmackswahrnehmung auf der **Zunge** erfolgt über sog. Geschmacksknospen, die über die Zungen- und Rachenschleimhaut verteilt liegen. Die genaue Verteilung wird in der Literatur unterschiedlich angegeben. Vereinfacht finden sich mehr Zellen für süß an der Zungenspitze, für salzig und sauer eher seitlich betont und für Bitterstoffe eher am Übergang zum Zungengrund. Geschmack wird auch über die Schleimhäute und hier v. a. über den vorderen Gaumenbogen wahrgenommen. Die Geschmackswahrnehmung im Mund wird hauptsächlich durch den N. facialis (VII), den N. glossopharyngeus (IX) und den N. vagus (X) vermittelt.

19.4 Ursachen

Geruchs- und Geschmacksstörungen können durch folgende Ursachen vorliegen:

- Entzündungen im Mund-/Rachenraum
- Adenoide
- juveniles Nasenrachenfibrom
- Septumdeviation/Muschelhyperplasie
- zentrale Störungen (Tumoren, Blutungen, Durchblutungsstörungen bei Raumforderungen oder Hirnödem, Schlaganfälle)
- Traumata (Abriss der Fila olfactoria von der Schädelbasis)
- Chemotherapie, Bestrahlungstherapie, Medikamentennebenwirkungen
- Choanalatresie

19.5 Diagnostisches Vorgehen

Die **osteopathische Diagnostik** umfasst neben der Anamnese, bei der Infektionen, Allergien, eine gestörte Nasenatmung und Medikamentennebenwirkung (z. B. Missbrauch abschwellender Nasensprays) zu erfassen sind, die Inspektion von Nase (Hinweise auf akute/chronische Infekte), Rachen und Tonsillen (z. B. Schleimstraße an Rachenhinterwand). Daneben sollte eine Untersuchung von C 0–C 3 erfolgen, um eine reflektorische Nasenschleimhautschwellung bei Kopfgelenkblockaden auszuschließen.

Die **HNO-ärztliche Diagnostik** beinhaltet folgende Untersuchungen:

- anteriore endoskopische Untersuchung mindestens mit Nasenspekulum unter Ausleuchtung der Nasenhaupthöhle, ggf. nach medikamentöser Abschwellung
- Nasenrachenendoskopie – flexibel transnasal oder mit Endoskop oder Spiegel
- seitengetrennte Geruchs- und Geschmackstestung
- objektive Olfaktometrie bei gutachterlichen Fragestellungen in spezialisierten Zentren möglich
- in Ausnahmefällen mit MRT (da ohne Strahlenbelastung), ggf. konventionelles Röntgen
- CT bei Kindern nur im Ausnahmefall (Gefahr der Strahlenkatarakt)

Therapeutische Ansätze bestehen – je nach Ursache – in grundlegenden Maßnahmen:

- Verbesserung der Nasenatmung
- konsequentes Meiden von Noxen
- regelmäßige Nasenpflege mit Kochsalzlösung und/oder Pflegesalben
- bei Verdacht auf medikamentöse Ursache: Medikamentenabsetzversuch
- bei Allergien oder chronischer Sinusitis/Polyposis nasi → Versuch mit topischem und/oder systemischem Kortikoid/Antiallergika
- bei Verdacht auf entzündliche Genese: neben ursächlicher Therapie zusätzlich Kortisonschema
- Veränderungen im Nasenlumen oder Nasen-Rachen-Raum: operative Therapie nur zurückhaltend bei Kindern indiziert (Ausnahme Adenotomie)

Osteopathische Optionen umfassen die Kontrolle und Behandlung folgender Strukturen:

- Behandlung der HWS, Kontrolle C 0/C 1 bis C 3
- Suturen des Schädels, insbesondere auch des Viszerokraniums
- Synchondrosis sphenobasilaris
- lymphatisches Systems
- Kontrolle des Foramen jugulare
- Kontrolle der Hirnnervenverläufe: N. olfactorius, N. trigeminus, N. glossopharyngeus, N. facialis (Chorda tympani)
- Os temporale
- Ganglion pterygopalatinum
- vegetatives Nervensystem

▸ Abb. 19.1

Literatur

[1] Becker W, Naumann HH, Pfaltz CR. Hals-Nasen-Ohren-Heilkunde. 2. Aufl. Stuttgart: Thieme; 1983

[2] Carreiro JE. Osteopathie bei Kindern und Jugendlichen. 2. Aufl. München: Elsevier; 2011

[3] Furger P, Schaufelberger M, Hrsg. Algorithmen quick für den Hausarzt. Stuttgart: Thieme; 2012

[4] Gortner L, Meyer S, Sitzmann FC. Pädiatrie. 4. Aufl. Stuttgart: Thieme; 2011

[5] Kliegman RM, Stanton BF, St. Geme JW, Schor NF, Behrman RE, Eds. Nelson Textbook of Pediatrics. 19. ed. Philadelphia: Elsevier Saunders; 2011

[6] Kraemer R, Schöni MH, Hrsg. Berner Datenbuch Pädiatrie. 7.Aufl. Bern: Hans Huber; 2007

[7] Lenarz T, Boenninghaus HG. HNO. 14. Aufl. Berlin, Heidelberg: Springer; 2012

[8] Liem T, Schleupen A, Altmeyer P, Zweedijk R, Hrsg. Osteopathische Behandlung von Kindern. Stuttgart: Hippokrates; 2010

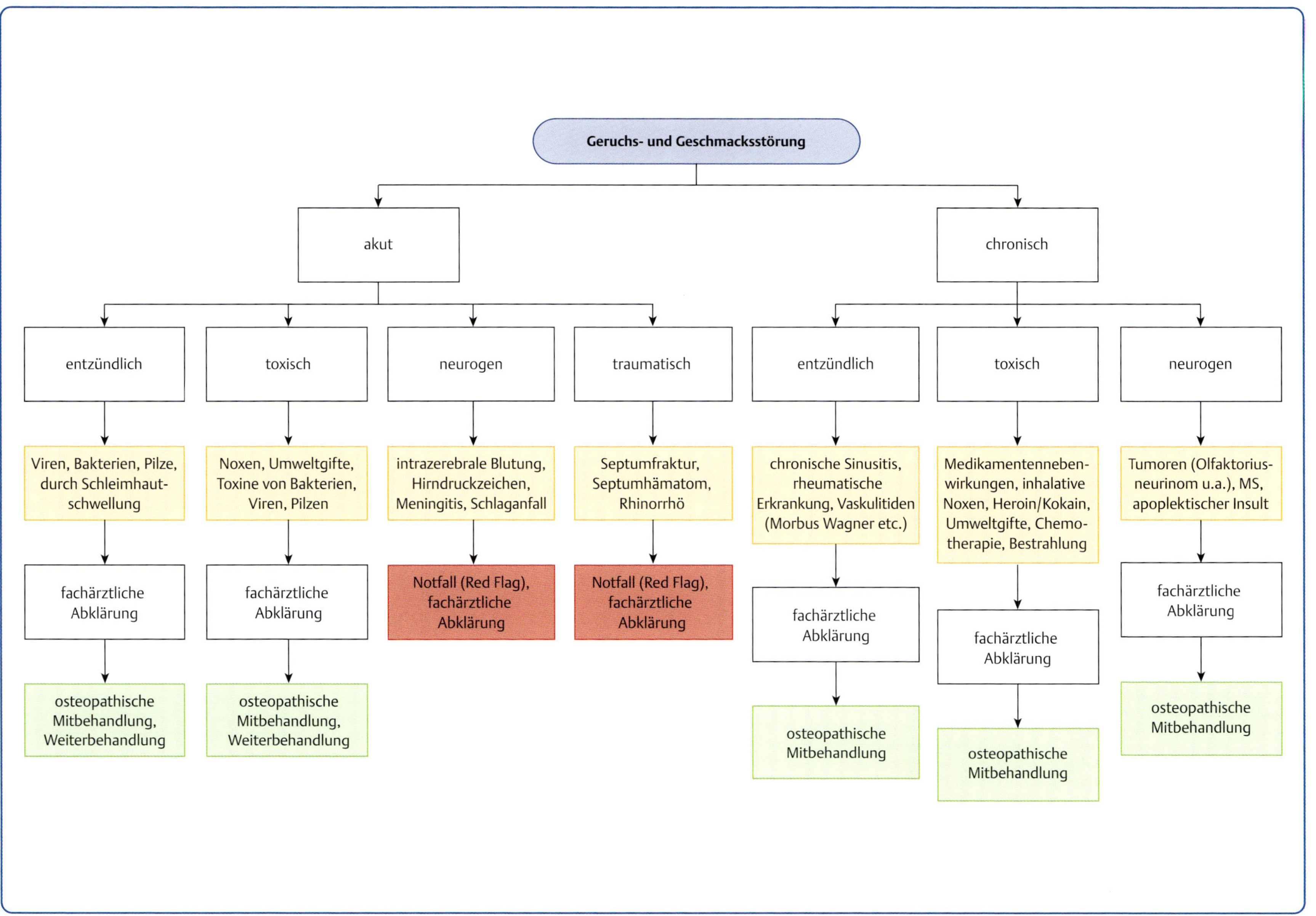

▶ **Abb. 19.1** Algorithmus Geruchs- und Geschmacksstörung.

20 Gesichtsschwellung

Marion Kohlmann, Harald Kohlmann

20.1 Wichtiges im Überblick

Meist liegen schwerwiegendere Ursachen für die Beschwerden vor, daher ist vor einer osteopathischen Initialtherapie eine ärztliche Abklärung erforderlich. Mögliche Ursachen sind (venöse, lymphatische, kardiale) Abflussstauungen, allergische Reaktionen, Entzündungsreaktionen und Speicheldrüsenschwellungen (z. B. Mumps, „Ziegenpeter" – meldepflichtige Erkrankung, Speichelsteine etc.).

20.2 Definition

Hierbei handelt es sich um eine akut oder in zunehmendem Maße auftretende, auch chronische, diffuse oder lokale, kongenitale oder erworbene **Schwellung des Gesichts**.

20.3 Anatomie – Physiologie – Pathophysiologie

Der Kopf hat eine besondere Anatomie, da durch die Engstelle „Hals" ein relativ großes Gebiet über einen kleineren Abflussraum drainiert oder versorgt werden muss. Da sich im Kopf- und Halsbereich für den Organismus besonders wichtige Organe/Sinnesorgane und das Gehirn befinden, ist u. a. zum Zweck der Temperaturregulierung, eine verstärkte Durchblutung gegeben. Bei einem gestörten Abfluss kommt es zu einem Rückstau. Dieser kann rein lymphogen, venös oder kombiniert, lokal oder diffus sein. In Abhängigkeit von der Stauungshöhe ist die Schwellung immer weiter kranial, einseitig oder beidseitig. Lymphatische Stauungen gehen mit meist gut tastbaren vergrößerten Lymphknoten einher, venöse Stauungen zeigen erweiterte Venen. Bei normalem zentralvenösem Druck kollabieren die Venen 12–15 cm oberhalb des Herzens.

20.4 Ursachen

Folgende Ursachen für Gesichtsschwellungen können vorliegen:

- lokale Gesichtsschwellungen:
  - allergische Reaktionen (lokal: z. B. Insektenstich)
  - Speicheldrüsenerkrankungen (infektiös oder Steinleiden)
  - akute Entzündungen (Nasenfurunkel, Streptokokken, Staphylokokken, Akne u. a.)
  - Entzündungen der Zähne
  - Hämangiome oder andere Teleangiektasien
- diffuse Gesichtsschwellungen:
  - allergische Reaktionen (systemisch: z. B. C 1-Esterase-Inhibitor-Mangel – Quincke-Ödem)
  - Entzündungen durch bakterielle Infektionen (z. B. Streptokokken, Staphylokokken)
  - Lymphabflussstörung (als Zeichen einer malignen Erkrankung oder auch postoperativ durch Neck-Dissection)
  - Rechtsherzinsuffizienz (nach Myokarditis oder Lungenembolie)
  - Lungenembolie
  - venöse Gefäßverschlüsse oder Herzerkrankungen

20.5 Diagnostisches Vorgehen

Da ein großer Teil der genannten Ursachen auf ernst zu nehmende Erkrankungen hindeuten kann, muss einer osteopathischen Therapie zwingend eine ärztliche Untersuchung vorausgehen bzw. vom Osteopathen dringend empfohlen werden.

Viele der genannten Erkrankungen sind **Notfälle**, die einer sofortigen Behandlung bedürfen (Quincke-Ödem, Lungenembolie, Rechtsherzinsuffizienz, Nasenfurunkel mit Gefahr der Meningitis oder der zentral-venösen Thrombose). Auch meldepflichtige und ansteckende Erkrankungen wie z. B. Mumps sind hier ggf. ursächlich.

Bei Verdacht auf Fremdeinwirkung (Hämatome, Frakturverdacht, Misshandlung, Stürze) sollte v. a. auch aus juristischen Gründen auf eventuell schmerzhafte Untersuchungen verzichtet werden.

Tumoren, v. a. bösartige, sind keine Behandlungsindikation für Osteopathen, wobei die Gefahr der Streuung maligner Zellen durch osteopathische Manipulation wohl überschätzt wird.

Therapeutische Ansätze bestehen in der Ursachenbeseitigung (z. B. Fremdkörper, Allergene) sowie der Therapie der Grunderkrankung, die meist nur ärztlich möglich ist.

Osteopathische Behandlungsoptionen – in Absprache mit dem behandelnden Arzt – liegen in der Verbesserung der Durchblutung (vegetatives Nervensystem), des lymphatischen und venösen Abflusses sowie der Therapie intraossärer Strains und muskulärer und faszialer Strukturen:

- nuchale Lymphwege, am M. sternocleidomastoideus, im Bereich der Wangen (über den Sinus maxillares), am Mundboden usw.
- atlantookzipitaler Übergang, obere Thoraxapertur, Venenwinkel
- thorakale Lymphwege, Diaphragma, Cisterna chyli

▸ Abb. 20.1

Literatur

[1] Becker W, Naumann HH, Pfaltz CR. Hals-Nasen-Ohren-Heilkunde. 2. Aufl. Stuttgart: Thieme; 1983

[2] Carreiro JE. Osteopathie bei Kindern und Jugendlichen. 2. Aufl. München: Elsevier; 2011

[3] Furger P, Schaufelberger M, Hrsg. Algorithmen quick für den Hausarzt. Stuttgart: Thieme; 2012

[4] Gortner L, Meyer S, Sitzmann FC. Pädiatrie. 4. Aufl. Stuttgart: Thieme; 2011

[5] Kliegman RM, Stanton BF, St. Geme JW, Schor NF, Behrman RE, Eds. Nelson Textbook of Pediatrics. 19. ed. Philadelphia: Elsevier Saunders; 2011

[6] Kraemer R, Schöni MH, Hrsg. Berner Datenbuch Pädiatrie. 7.Aufl. Bern: Hans Huber; 2007

[7] Lenarz T, Boenninghaus HG. HNO. 14. Aufl. Berlin, Heidelberg: Springer; 2012

[8] Liem T, Schleupen A, Altmeyer P, Zweedijk R, Hrsg. Osteopathische Behandlung von Kindern. Stuttgart: Hippokrates; 2010

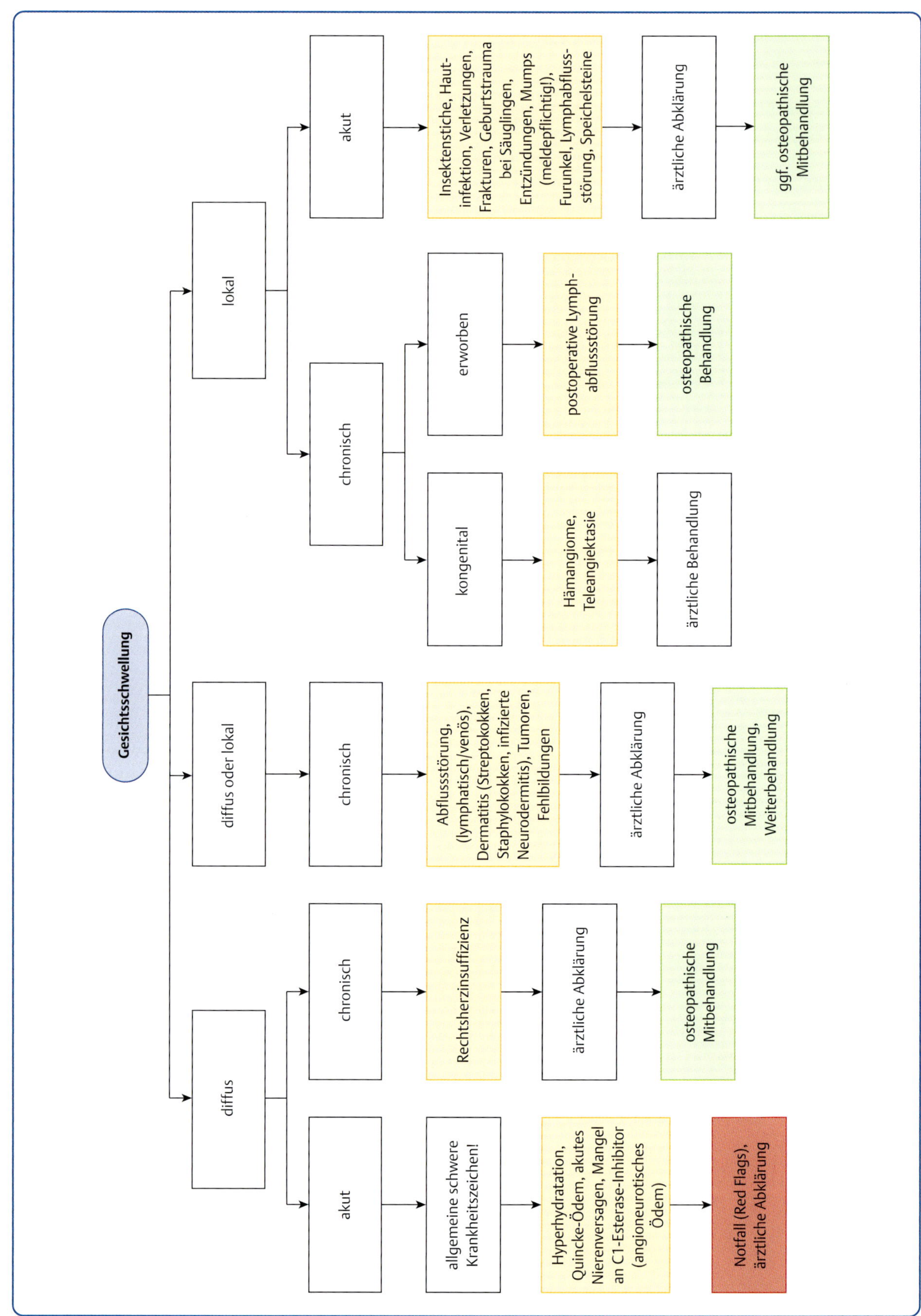

▶ **Abb. 20.1** Algorithmus Gesichtsschwellung.

21 Gewicht – Übergewicht

Christina Lenz

21.1 Wichtiges im Überblick

Übergewicht ist ein gravierendes pädiatrisches volksgesundheitliches Problem, das mit teils schwerwiegenden Komplikationen im Kindes- und Jugendlichenalter und erhöhter Morbidität und Mortalität bei Erwachsenen einhergehen kann. In Deutschland haben ungefähr 15 % der Kinder und Jugendlichen zwischen 3 und 17 Jahren Übergewicht, rund 6 % sind adipös. In Vergleich mit den Referenzwerten von vor 20 Jahren liegt ein Anstieg um 50 % vor.

Folgeerkrankungen wie Fettleber, Diabetes mellitus Typ 2 und Bluthochdruck werden alarmierenderweise zunehmend schon im Kindesalter festgestellt und stellen eine große gesundheitliche und finanzielle lebenslange Belastung für die Betroffenen und das Gesundheitswesen dar.

Prävention und Behandlung von Übergewicht haben sich daher als wichtiger Fokus pädiatrischer Versorgung und Forschung herausgestellt. Dabei könnte auch eine osteopathische Betreuung eine Rolle spielen.

21.2 Definition

Übergewicht und **Adipositas** werden von der WHO als abnorme oder exzessive Fettansammlungen, die die Gesundheit nachteilig beeinflussen können, definiert [7].

Der **Body-Mass-Index (BMI)** wird meist dazu benutzt, Übergewicht klinisch zu bestimmen, da er leicht zu kalkulieren ist und eine zufriedenstellende Korrelation mit direkten Fettmessungen zeigt. Der BMI wird definiert als das Gewicht einer Person in Kilogramm geteilt durch das Quadrat ihrer Größe in Metern: BMI = kg/m^2.

Während der Kindheit findet eine altersabhängige physiologische Veränderung des Körperfettgehalts statt. Deswegen werden bei Kindern und Jugendlichen Übergewicht und Adipositas durch Perzentilen definiert. Ein Kind (> 2 Jahre) mit einem BMI über der 97. Perzentile in Bezug auf Alter und Geschlecht gilt als adipös; Kinder mit einem BMI zwischen der 85. und 97. Perzentile treffen die Kriterien zum Übergewicht.

21.3 Anatomie – Physiologie – Pathophysiologie

Die Nahrungsaufnahme ist für den Menschen lebensnotwendig, um die metabolischen Anforderungen des Körpers zu erfüllen. Der menschliche Körper hat zudem die Fähigkeit, überschüssige Energie in essensreichen Zeiten als Fettgewebe zu speichern, um Engpässe in der Nahrungszufuhr (Fasten aufgrund von Hungersnot) metabolisch ausgleichen zu können und die Überlebenschancen zu erhöhen.

Übergewicht und Adipositas sind ein komplexes Krankheitsbild, die Gewichtszunahme geschieht jedoch im Allgemeinen aufgrund eines Ungleichgewichts zwischen der Nahrungs- und Kalorienaufnahme und dem körperlichen Energieverbrauch.

Nahrungsaufnahme und Essverhalten werden durch homöostatische körperliche Prozesse kontrolliert, um eine Balance zwischen Nahrungsaufnahme und Energieverbrauch (Homöostase) zu erzielen, können jedoch neben Hunger auch durch hedonische Gelüste („appetitliches Essen“) oder emotionale Zustände („Frustessen“) stimuliert werden – ein kompliziertes Konstrukt beeinflusst den Appetit und das Sättigungsgefühl.

Die Kontrolle der Nahrungsaufnahme durch den Appetit und das Sättigungsgefühl, die Überwachung von Energiereserven, Regulierung des Energieverbrauchs und damit assoziierter hormonaler Aktivitäten geschieht durch neuroendokrine Feedbackschleifen zwischen dem Magen-Darm-Trakt, Fettgewebe und ZNS:

- Metabolische Signale aus dem Magen-Darm-Trakt sind an der Kontrolle der Nahrungsaufnahme mitbeteiligt, indem sie Neurone im Stammhirn und Hypothalamus stimulieren.
- Gastrointestinale Hormone wie Cholezystokinin, Glucagon-like Peptide 1, Peptid YY und afferente Signale des N. vagus fördern ein Sättigungsgefühl. Ghrelin wirkt hingegen appetitanregend und erhöht die Nahrungsaufnahme und Gewichtszunahme durch Stimulierung von Neuronen des Hypothalamus und eine hemmende Wirkung auf vagale gastrische Afferenzen.
- Im Hypothalamus werden verschiedene an der Appetitregulierung beteiligte Neuropeptide produziert, zum einen orexigene Peptide wie Neuropeptid Y, zum anderen anorexigene Peptide wie Melanokortin.
- Fettgewebe schüttet die Hormone Leptin und Adiponektin aus in Bezug auf vorhandene Energiereserven/Fettspeicher und Fasten. Vor allem Leptin ist direkt in die Sättigung involviert, da niedrige Leptinwerte den Appetit und damit die Nahrungsaufnahme stimulieren.

Afferente nervale Signale von Mechano- und Chemorezeptoren im Darm werden über den N. vagus zum Stammhirn übertragen, von wo Projektionen Teile des Hypothalamus und des limbischen Systems innervieren und mit dem viszeralen sensorischen Thalamus und dem viszeralen sensorischen Kortex kommunizieren, die die bewusste Wahrnehmung von Darmfüllung und Sattheit vermitteln. Neurone im viszeralen sensorischen Kortex integrieren auch Geschmackseindrücke.

Der Energiebedarf wird hauptsächlich durch neuronale Kreisläufe im Hypothalamus und Stammhirn kontrolliert, während emotivere Aspekte der Belohnung und Motivation des Essverhaltens durch ebensolche Kreisläufe im limbischen System und zerebralen Kortex reguliert werden ([1], [3]).

Individuelle Fettleibigkeit scheint das Resultat eines komplexen Zusammenspiels zwischen genetisch bedingtem Körperhabitus, Appetit, Nährstoffaufnahme und Essverhalten, körperlicher Aktivität und Energieverbrauch zu sein. Wie in anderen komplexen Krankheitsbildern sind auch Übergewicht und Adipositas beeinflusst durch polygenetische und umfeldbedingte Faktoren (Kap. 21.4).

Kindliches Übergewicht kann schwerwiegende Komplikationen im späteren Leben verursachen, am häufigsten treten begleitend Bluthochdruck, Dyslipidämie, psychosoziale Probleme und Rückenschmerzen auf [5] (Kap. 21.5).

21.4 Ursachen

Forschungsergebnisse zeigen, dass über 60–80 % der Verschiedenheiten menschlichen Körpergewichts durch erbliche Faktoren begründet werden können, mehr als 300 genetische Loci sind bisher entdeckt worden, die potenziell an der Regulierung des menschlichen Körpergewichts beteiligt sind. Tendenzen zu Übergewicht und Adipositas sind wahrscheinlich zu mehr als 50 % erblich. Das Vorkommnis kindlichen Übergewichts hat sich in den letzten 40 Jahren fast verdreifacht, der genetische menschliche Aufbau hat in diesem Zeitraum jedoch keine wesentlichen Änderungen erfahren. Damit ist der gestiegene Anteil übergewichtigere Kinder wohl nur durch veränderte externe Lebensstil- und Lebensraumfaktoren erklärbar, die den kindlichen Energiehaushalt – in diesem Fall negativ – beeinflussen.

Tatsächlich wird derzeit angenommen, dass die Neigung zum Übergewicht weitestgehend durch genetische Faktoren bestimmt wird, diese jedoch meist nur dann zur phänotypischen Ausprägung kommt, wenn spezifische umweltbedingte Zustände gegeben sind. Demnach kann in den meisten Fällen kindlichen Übergewichts eine multifaktorielle Ursächlichkeit vermutet werden ([2], [5]).

In der klinischen Begegnung sollten folgende Faktoren, die zur Entwicklung von Übergewicht und Adipositas im Kindesalter beitragen können, bedacht werden:

21.4.1 Erworbene Faktoren

Lebensumwelt und Verhalten: Die häufigste Ursache für Übergewicht und Adipositas im Kindesalter ist zumeist simpel: Die Kalorienaufnahme des Kindes übertrifft den Energieverbrauch. Dies kann passieren, wenn die Kalorienaufnahme erhöht ist, die körperliche Aktivität verringert ist oder eine Kombination von beidem auftritt.

Erhöhte Kalorienaufnahme: In den letzten Jahrzehnten sind Nahrungsmittel im Verhältnis zum Familieneinkommen günstiger geworden und zunehmend industriell verarbeitet mit oft hohem Kalorienanteil durch einfache Kohlehydrate, Zucker oder Fett sowie Getränke mit hohem Zuckergehalt. Größere Portionen, Nahrung mit höherer Kalorienzahl und mehr Zwischenmahlzeiten („snacking") sind die Folgen. Sozioökonomische Faktoren und Familienhabitus bestimmen oft weiter die Art der verfügbaren Nahrung (billiges Essen mit geringer Nährstoffdichte, aber sehr kalorienreich) und das Essverhalten (Portionsgröße, Geschwindigkeit der Nahrungsaufnahme [oft hoch bei übergewichtigen Kindern], bestimmtes Essen, z. B. Süßigkeiten, als „Belohnung", Überfüttern eines Kindes, Überessen). Häufiges oder sogar konstantes Essen zwischen den Mahlzeiten kann Resultat einer schon im frühen Kindesalter geformten Gewohnheit sein, es kann jedoch auch als ein Zeichen psychosozialer Probleme wie Frustration, Depression oder Angstzuständen des Kindes auftreten. Übergewichtige Kinder sind gefährdet durch Spott, Einsamkeit und soziale Isolierung – ein Teufelskreis, der zu weiterem Überessen führen kann.

Ein chronisches Schlafdefizit kann das Risiko des Übergewichts vergrößern. Es gibt Hinweise, dass kürzere Schlafperioden mit erhöhtem Appetit, Hunger und Nahrungsaufnahme einhergehen – Schlafdefizit scheint Werte der Hormone Leptin und Ghrelin zu beeinflussen und Auswirkungen auf Orexine, Neuropeptide des Hypothalamus, zu haben [3].

Verringerte körperliche Aktivität: Der westliche Lebensstil hat sich in Bezug auf körperliche Aktivitäten in den letzten 40 Jahren stark verändert. Kinder bewegen sich weniger – Wege werden meist im Auto/Bus anstatt zu Fuß oder mit dem Fahrrad bewältigt, Schulsport findet seltener und Freizeitaktivitäten finden vermehrt drinnen statt (z. B. Fernsehen, Computerspiele).

Der Energieverbrauch von Kindern, die aufgrund von Krankheiten oder Behinderungen inaktiv sind, kann verringert sein und zu Übergewicht führen. Dies trifft vermehrt nach dem Eintritt in die Pubertät zu und wenn durch die Krankheit der Stoffwechselumsatz weder durch Fieber noch Infektion erhöht ist.

Übergewichtige Kinder bewegen sich weniger – dabei ist manchmal schwer einzuschätzen, ob Übergewicht der

Grund oder der Effekt ist. Aufgrund ihres Übergewichts sind sie oft weniger gut in sportlicher Bewegung als dünnere Kinder und anfälliger für muskuloskelettale Probleme und Schmerzen, was eventuell sportliche Aktivitäten limitiert. Muskuloskelettale Beschwerden können allerdings auch prädispositionelle Faktoren zu geringerer körperlicher Aktivität und damit verringertem Energieverbrauch sein.

Epigenetische und sozioökonomische Faktoren: Prä- und perinatale Faktoren, die das spätere Übergewichtsrisiko erhöhen, sind eine erhöhte mütterliche Gewichtszunahme während der Schwangerschaft, Gestationsdiabetes und ein hohes Geburtsgewicht. Es gibt Hinweise, dass Stillen im frühkindlichen Alter das Übergewichtsrisiko möglicherweise verringern kann, dies wird noch beforscht. In der Forschungsdiskussion stehen auch prä- oder perinatale negative Einflüsse auf das Mikrobiom des Kindes, die das Übergewichtsrisiko vergrößern könnten, wie etwa ein Kaiserschnitt oder eine Antibiotikagabe in frühkindlicher Zeit. Das Risiko des Übergewichts variiert bei sozioökonomischen Status (Risiko geringer in sozioökonomisch starken Familien), maternalem Bildungsgrad (Risiko geringer bei höherem Bildungsgrad) und elterlichem Übergewicht (Risiko höher bei Fettleibigkeit eines Elternteils, noch höher, wenn beide übergewichtig sind).

Medikamentenassoziiertes Übergewicht: Einige Medikamente können zu Übergewicht führen. Iatrogenes Übergewicht kann durch die Gabe von Insulin, Glukokortikoiden, einigen Antipsychotika, stimmungsstabilisierenden Mitteln, Antidepressiva, Antikonvulsiva, Antihypertensiva, Antihistaminika und chemotherapeutischen Mitteln verursacht werden.

21.4.2 Störungen des ZNS

Störungen des Hypothalamus, die Übergewicht verursachen können, indem sie unbändige Essensgelüste auslösen, können nach Trauma (wie einer Schädelbasisfraktur), nach Entzündung (Enzephalitis), durch Tumoren (den Hypothalamus betreffend – wie etwa Kraniopharyngeom und andere Hypophysentumore, Gliom des optischen Chiasmas, Fröhlich-Syndrom), nach Operationen (z. B. für Kraniopharyngeom) und durch kongenitale Malformationen (wie Laurence-Moon-Bardet-Biedl-Syndrom) auftreten.

21.4.3 Endokrine Störungen

Kinder, die aufgrund endokriner Störungen mit Übergewicht zu kämpfen haben, sind nur etwa 2–3 % [2] der adipösen Kinder und Jugendlichen; deren Behandlung behebt jedoch meist auch das Übergewicht. Sie gehen oft mit verzögertem Längenwachstum bzw. Kleinwuchs (Kap. 88) einher. Die in der ▶ **Tab. 21.1** genannten Störungen sollten in diesem Zusammenhang in Betracht gezogen werden.

▶ **Tab. 21.1** Mit Übergewicht assoziierte endokrine Störungen (adaptiert von Crocker u. Yanovski 2009, Gahagan 2006, Kiess et al. 2001).

Störung	Symptome/klinische Zeichen neben Übergewicht
Schilddrüsenunterfunktion (Hypothyreose)	moderate Gewichtszunahme, Müdigkeit, Verstopfung, Kleinwuchs, verzögertes Längenwachstum
Wachstumshormonmangel	Kleinwuchs, langsames Längenwachstum, Hyperkortisolismus
Cushing-Syndrom	zentrale Fettleibigkeit, Hirsutismus, Mondgesicht, Bluthochdruck
Insulinoma	erhöhte Nahrungsaufnahme, um einer Hypoglykämie durch erhöhte Insulinproduktion entgegenzuwirken
Pseudohypoparathyreoidismus	Kleinwuchs, dysmorphische Gesichtszüge, kurze Metakarpalknochen, kognitive Entwicklungsverzögerung, Hypokalzämie, Hyperphosphatämie

21.4.4 Syndromales Übergewicht

Einige genetische Syndrome beinhalten Übergewicht als Teil ihrer Präsentation. Patienten mit diesen Syndromen werden allerdings nicht oft zuerst aufgrund ihres Übergewichts auffällig, da meist vielfältige andere medizinische Probleme vorliegen (▶ **Tab. 21.2**). Diese Ursache betrifft nur einen sehr kleinen Anteil der übergewichtigen Kinder.

▶ **Tab. 21.2** Mit Übergewicht assoziierte genetische Syndrome (adaptiert von Crocker u. Yanovski 2009, Gahagan 2006, Kies set al. 2001).

Syndrom	Symptome/klinische Zeichen neben Übergewicht
Alström-Syndrom	kognitive Beeinträchtigung, Hörverlust, Hypogonadismus, Diabetes mellitus, Retinitis pigmentosa und retinale Degeneration
Prader-Willi-Syndrom	neonatale Hypotonie, verzögertes frühkindliches Wachstum, Hypogonadismus, kleine Hände und Füße, mentale Beeinträchtigung, Hyperphagie
Laurence-Moon-Bardet-Biedl-Syndrom	Retinitis pigmentosa, Anomalien der Nieren, Polydaktylie, Hypogonadismus
Carpenter-Syndrom	mentale Beeinträchtigung, Polydaktylie, Syndaktylie, Kraniosynostose
Cohen-Syndrom	Kleinwuchs, Hypotonie, Mikrozephalie, vorstehende maxillare Schneidezähne, mentale Beeinträchtigung, verringerte visuelle Aktivität
Turner-Syndrom	kognitive Beeinträchtigung, Kleinwuchs, Pterygium colli (Flügelfalte am Hals), Eierstockdysgenese, Lymphödem
Down-Syndrom	Kleinwuchs, dysmorphische Gesichtszüge, mentale Beeinträchtigung

21.4.5 Genetische Faktoren

Bekannt sind derzeit einige genetische Polymorphismen und Mutationen der Gene einiger Neuropeptide und hormoneller Regulatoren von Appetit- und Gewichtskontrolle, die teils sehr schwerwiegendes und früh einsetzendes Übergewicht verursachen können. Dazu gehören u. a. Mutationen der Leptin- und Leptin-Rezeptor-, Neuropeptid-Y- und Proopiomelanokortin-Gene sowie Polymorphismen von adrenergen Rezeptoren und Melanokortikotropin-Rezeptoren. Obwohl diese rar sind, können sie teils monogenetisch auftauchen und sollten bei fehlenden verhaltens- oder umweltbedingten Kausalitäten des Übergewichts eines Kindes klinisch in Betracht gezogen werden.

21.5 Diagnostisches Vorgehen

Kindliches Übergewicht wird oftmals bei Routineuntersuchungen oder als Teil anderer Präsentationen in der Klinik festgestellt. Dabei kann es vorkommen, dass sich sowohl das Kind als auch die Eltern/Betreuer des exzessiven Gewichts nicht bewusst sind und daher eine diagnostische Erörterung in taktvollem Rahmen geschehen sollte. Der Osteopath kann für junge übergewichtige Patienten in den Bereichen Übergewicht/Adipositas bei der **Früherkennung und Identifizierung**, **Behandlung** und **Prävention** eine wichtige Rolle spielen, und das diagnostische Vorgehen sollte sich daran orientieren.

In der **Anamnese** gewichtsauffälliger Kinder sollte zuerst die derzeitige Perzentile eruiert werden (inklusive Höhenwachstum, Gewicht und BMI-Entwicklung), um den Schweregrad des potenziellen Übergewichts erfahren zu können. Weiterhin sollten Informationen bezüglich des Beginns und der Fortdauer des erhöhten Gewichts (inklusive Höhenwachstum, Gewicht und BMI-Entwicklung) gesammelt werden, um einen Eindruck auf etwaige kausale Umstände zu erhalten. Schwere Adipositas und eine lange Vorgeschichte von kindlichem Übergewicht spricht für ein intensives multidisziplinäres Behandlungskonzept. Falls dies nicht besteht, sollte an den Kinderarzt überwiesen werden. Eine plötzliche Veränderung des BMI kann den Beginn eines medizinischen Problems oder psychosozialen Stressfaktors signalisieren, kann aber auch eine Veränderung des Lebensstils wie etwa weniger körperliche Aktivität oder mehr Essen zur Ursache haben.

Wenngleich auch endokrine oder genetische Ursachen für kindliches Übergewicht selten sind, müssen potenzielle pathologische Ursachen bedacht und in der Anamnese angemessen gerastert werden; bei Verdacht sollte hier für weitere Untersuchungen an den Facharzt überwiesen werden.

Weitere kausale Faktoren des Übergewichts sollten genau erfragt und analysiert werden:

- Besteht eine Gewichtszunahme in Verbindung mit der Einnahme einer bestimmten Medikation? Hier sollte bei Verdacht zurück an den Arzt überwiesen werden.
- Ist das Übergewicht sekundär zu mangelnder körperlicher Bewegung aufgrund anderer bekannter Krankheiten oder Einschränkungen (z. B. Herz-Kreislauf-, neuromuskuläre oder respiratorische Pathologien) aufgetreten? Falls diese Krankheiten oder Einschränkungen noch nicht medizinisch erfasst worden sind, sollte an den zuständigen Arzt überwiesen werden.

Bei sekundärem Übergewicht sollte eine osteopathische Evaluierung (Kap. 21.4) dieser Problematiken erfolgen, um – wenn angebracht – durch eine osteopathische Betreuung auch an der Behandlung des kindlichen Übergewichts mitzuwirken.

Es sollte eine detaillierte Aufschlüsselung der **Essens- und Aktivitätsgewohnheiten des Kindes** und der ganzen Familie erfolgen, um ursächliche Faktoren herauszufiltern. Hierzu gehören:

- eine Beschreibung von regulären Essens- und Snack-Zeiten, Portionengrößen, wo das Essen eingenommen wird („bewusst" – am Esstisch; „unbewusst" – etwa während des Fernsehens)
- Gewohnheiten der Familie im Sinne von sportlichen und Freizeitaktivitäten
- Zeit, die mit gesetzten Aktivitäten wie Fernsehen oder Computerspielen verbracht wird

Dabei sollte sich der Osteopath auch einen Eindruck vom individuellen Verständnis des Kindes und der Eltern/Betreuer in Bezug auf gesundes Essen, Essensmengen und Energieverbrauch machen. Die prä- und perinatale Vorgeschichte sollte auf Risikofaktoren für kindliches Übergewicht untersucht werden – wie etwa die Gesichtszunahme und den Zuckerhaushalt der Mutter während der Schwangerschaft, das Geburtsgewicht des Kindes, Stillen des Babys, Vorerkrankungen, deren Verlauf und Behandlungen.

Eine detaillierte Evaluierung **potenzieller Komorbiditäten** des Übergewichts sollte erfolgen. Falls solche entdeckt werden und noch kein weiteres medizinisches Management dafür besteht, sollte auch hier dringend für eine weitere medizinische Untersuchung und eventuelle Behandlung an den Facharzt überwiesen werden, um weitere Spätfolgen wie Herz-Kreislauf-Erkrankungen zu minimieren. Gerastert werden sollte für Komorbiditäten zu Übergewicht und Adipositas im Kindes- und Jugendalter (► **Tab. 21.3**).

In der Familienanamnese sollte auf Übergewicht und Adipositas anderer Familienmitglieder Acht gegeben werden sowie auf etwaige Komorbiditäten bei anderen übergewichtigen Verwandten. Dies kann Einblick in das Progressionsrisiko eines übergewichtsgefährdeten Kindes geben.

In der **Untersuchung** sollte zunächst eine klinische Überprüfung der Körpersysteme mit dem Fokus auf potenzielle Komorbiditäten (▶ Tab. 21.3) erfolgen. Bei Auffälligkeiten sollte diesbezüglich an den Arzt überwiesen werden.

Faktoren, die in der Anamnese identifiziert wurden, das Übergewicht mitverursacht zu haben oder das Kind an körperlicher Aktivität zu hindern, sollten osteopathisch untersucht und evaluiert werden.

Im neuromuskulären und muskuloskelettalen Bereich bedeutet dies ein osteopathisches Augenmerk auf die vorhandene Symmetrie, Integration und Funktion des Körpers und der Bewegungen. Einflussfaktoren darauf wie Bereiche von Hypo-/Hypermobilität, Hypo-/Hypertonus, neuromotorischer Status, stellungsbedingte Abweichungen/Seitenungleichheit sollten dabei auf ihre potenziell störenden Auswirkungen mitbefundet werden. Bei Rückenschmerzen sollten viszerosomatische Effekte besonders der durch Fettleibigkeit eventuell belasteten Organe wie Bauchspeicheldrüse, Gallenblase, Leber, Herz und Lungen diagnostisch nicht außer Acht gelassen werden.

Im kardiovaskulären und respiratorischen Bereich sollte der Osteopath nebst der Mobilität und Motilität der relevanten Organe, ihrer Blut- und nervalen Versorgung, der Diaphragmen in der Befundung auch besonderes Augenmerk auf die Druckverhältnisse in Becken, Abdomen, Thorax legen: Wie viel Aufwand ist notwendig, um zu atmen oder Blut zu pumpen?

Dysbalancen des endokrinen Systems sowohl in seinem metabolischen qualitativen Gewebeausdruck als auch in der Mobilität und Motilität der relevanten Drüsen und Zielorgane des ZNS sowie der Blut- und nervalen Versorgung sollten hierbei osteopathisch befundet werden.

Sollten osteopathische Befundungen wie eine reduzierte Amplitude oder ein verringerter Ausdruck des PRM, wenig gesamte Körperintegration in den Phasen des PRM, eine Dysbalance des autonomen Nervensystems, palpatorische Dysbalancen in der Mobilität und Motilität des ZNS (besonders im Bereich des Hypothalamus), von Bauchspeicheldrüse, Gallenblase, Leber, Herz und Lungen oder metabolische Dysbalancen im endokrinen System in Verbindung miteinander auftreten, könnte dies dem Osteopathen aufzeigen, dass der allgemeine Gesundheitszustand des Körpers des Kindes eventuell durch die Fettleibigkeit angegriffen ist und schnelleres klinisches Handeln (auch im Sinne einer Überweisung) erfordert.

Eine detaillierte osteopathische Untersuchung und Diagnostik ist hierbei auch im Hinblick auf die Organisa-

▶ **Tab. 21.3** Komorbiditäten zu Übergewicht und Adipositas im Kindes- und Jugendalter (adaptiert von Gahagan 2006, Kiess et al. 2001).

Bereich	Komorbidität	potenzielles Symptom neben Übergewicht
kardiovaskulär	Dyslipidämie	erhöhte Cholesterinwerte → Bluttest
	Bluthochdruck	systolischer Blutdruck > 95. Perzentile für Geschlecht, Alter, Größe
respiratorisch	Asthma	Kurzatmigkeit, Husten, Keuchen
	obstruktive Schlafapnoe	Schnarchen, Apnoe, unruhiges Schlafen, Verhaltensprobleme, Müdigkeit
endokrin und gynäkologisch	Diabetes mellitus Typ 2	Acanthosis nigricans, Polyurie, Polydipsie
	frühe Pubertät	Entwicklung sekundärer Geschlechtsmerkmale, Menarche
	polyzystisches Ovarsyndrom	irreguläre Monatsblutung, Hirsutismus, Insulinresistenz, Hyperandrogenämie
	metabolisches Syndrom	zentrale Fettleibigkeit, Insulinresistenz, Dyslipidämie, Bluthochdruck, Glukoseintoleranz
gastrointestinal	Gallenblasenerkrankung	Bauchschmerzen, Erbrechen, Gelbsucht
	nichtalkoholische Fettleber (kann zu Fibrose und Zirrhose weiterschreiten)	Hepatomegalie, Bauchschmerzen
orthopädisch	muskuloskelettale Schmerzen	u. a. Rückenschmerzen, Gelenkschmerzen, häufige Verletzungen/Verstauchungen, Hinken, Hüftschmerzen, Leistenschmerzen
	Coxa vara und Tibia vara	Knieschmerzen, Hüftschmerzen, Hinken
	ECF	Hüftschmerzen, Knieschmerzen, reduzierte Beweglichkeit der Hüfte, Hinken
psychologisch	Verhaltensprobleme	Angstzustände, Depression, geringes Selbstwertgefühl, wenig geordnete Essensgewohnheiten, Verschlechterung in der Schule, soziale Isolation, Probleme mit Mobbing

tion eines osteopathischen Managements als Teil eines multidisziplinären Behandlungskonzepts für ein übergewichtiges Kind zu begreifen, nachdem pathologische Ursachen adäquat medizinisch untersucht und behandelt wurden/werden. Ein **osteopathisches Behandlungskonzept** für übergewichtige und adipöse Kinder sollte hierbei auf kompetente Beratung und Betreuung von lebensstilverändernden Maßnahmen abzielen und helfen, körperliche Aktivität zu erhöhen, indem entsprechende Störfaktoren reduziert werden.

Auch **präventiv** kann eine osteopathische Intervention im Hinblick auf kindliches Übergewicht und Adipositas hilfreich sein. Risikofaktoren sollten frühzeitig erkannt und behandelt werden, indem einem gefährdeten Kind z. B. osteopathisch geholfen wird, besser zu schlafen, sowie Stillprobleme behoben, Schmerzen, die Bewegung einschränken, gelindert und Aufklärung über angemessene körperliche Aktivität und Essverhalten gegeben werden. ► **Abb. 21.1**.

Literatur

[1] Ahima RS, Antwi DA. Brain regulation of appetite and satiety. Endocrinol Metab Clin North Am 2008; 37(4): 811–823

[2] Crocker MK, Yanovski JA. Pediatric obesity: etiology and treatment. Endocrinol Metab Clin North Am 2009; 38(3): 525–548

[3] Gahagan S. Overweight and obesity. In: Kliegman RM, Marcdante KJ, Jenson HB, Behrman RE, Eds. Nelson essentials of paediatrics. 19th ed. Philadelphia, USA: Elsevier Saunders; 2006: 804–825

[4] Illingworth RS. The normal child: some problems of the early years and their treatment. Edinburgh, UK: Churchill Livingstone; 1986

[5] Kiess W, Galler A, Reich A et al. Clinical aspects of obesity in childhood and adolescence. Obes Rev 2001; 2(1): 29–36

[6] Neary NM, Goldstone AP, Bloom SR. Appetite regulation: from the gut to the hypothalamus. Clin Endocrinol (Oxf) 2004; 60 (2): 153–160

[7] World Health Organization (WHO). BMI-for-age (5–19 years). http://www.who.int/growthref/who2007_bmi_for_age/en/; Stand: 14.02.2018

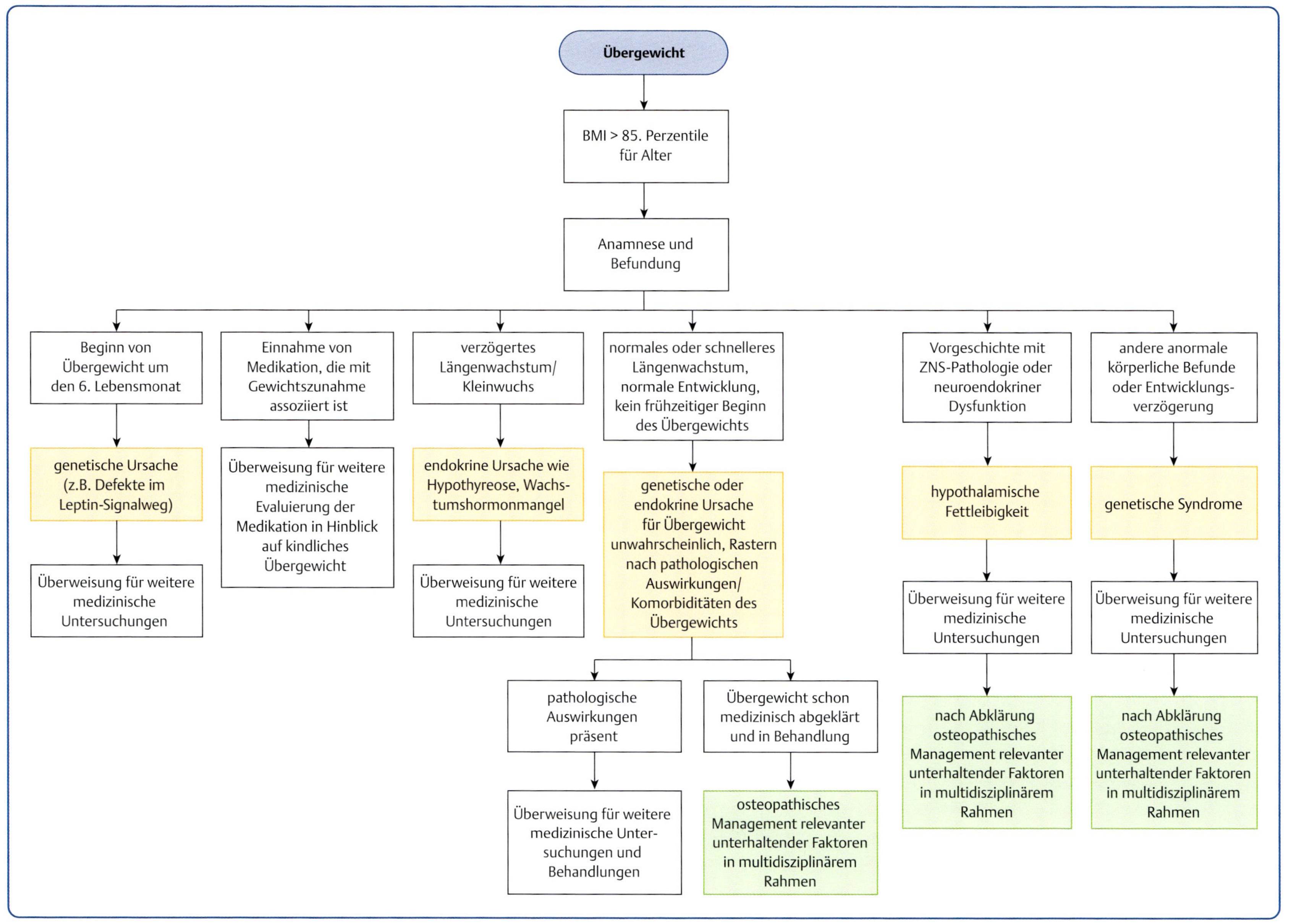

▶ **Abb. 21.1** Algorithmus Gewicht – Übergewicht.

22 Gewicht – Untergewicht und Gedeihstörung

Christina Lenz

22.1 Wichtiges im Überblick

Untergewicht und Gedeihstörung sind häufige Probleme im Kindesalter, die meist in den ersten beiden Lebensjahren erkannt werden, aber zu jeder Zeit im Kindes- und Jugendalter auftreten können [1]. Sie treten als primäre Malnutrition durch unzureichende Nahrungsaufnahme oder – in Europa öfter – sekundär bei Erkrankungen auf [4].

Kennzeichnend sind der Abfall des Körpergewichts und später auch der Länge unter die etablierte Wachstumsperzentile. Differenzialdiagnostisch sind anatomische, andere organische und psychosoziale Ursachen aus der ganzen Breite der Pädiatrie zu bedenken. Kindliche Mangelernährung kann die Prognose und Überlebenschancen entscheidend beeinträchtigen und muss verhindert werden [4].

Osteopathisch gilt es, zur Früherkennung untergewichtiger Kinder beizutragen und eine Evaluierung ursächlicher Faktoren auch im Rahmen einer multidisziplinären Betreuung durchzuführen, um Gedeihstörungen zu vermeiden oder ihre Effekte zu verringern.

22.2 Definition

Untergewicht ist definiert als vermindertes Körpergewicht im Verhältnis zur Körperlänge (< 90 % Längensollgewicht). Das Gewicht für das Alter ist laut Koletzko und Koletzko [4] diagnostisch weniger aussagekräftig. Das Längensollgewicht ist das aktuelle Gewicht in Prozent des für die Körperlänge/-höhe normalen Gewichts: Längensollgewicht (%) = Körpergewicht × 100/Gewichtsmedian (50. Perzentile) für die Körperlänge/-höhe [4].

Eine **Gedeihstörung** ist eine Beschreibung eines Kindes, dessen derzeitiges Gewicht oder Geschwindigkeit der Gewichtszunahme wesentlich unter dem erwarteten Maß ähnlicher Kinder des gleichen Geschlechts, Alters und der gleichen Ethnizität liegt [1]. Eine kindliche Gedeihstörung wird definiert durch mangelhaftes Körperwachstum diagnostiziert durch Beobachtung des Wachstums über die Zeit auf einer standardisierten Wachstumskurve [5]. Die Parameter, die hierfür verwendet werden, sind die Körperlänge/-größe, das Körpergewicht, manchmal der BMI (Perzentile; Kap. 21) und das Alter des Kindes.

Eine Gedeihstörung wird diagnostiziert, wenn das Gewicht des Kindes für sein Alter oder seine Körperlänge/-größe unter der 5. Perzentile liegt, wenn der BMI für das Alter unter der 5. Perzentile liegt oder eine fortlaufende Verringerung der Wachstumsgeschwindigkeit vorliegt, wobei über einen gemessenen Zeitraum das Gewicht für Alter oder Gewicht für die Körperlänge/-größe um 2 große Perzentilenlinien fällt (Perzentilenmarker hierfür 95, 90, 75, 50, 25, 10, 5) [3]. Um gewisse Gruppen von Kindern gerecht zu beurteilen, gibt es speziell angepasste Perzentilenkurven, so wird etwa das Alter frühgeborener Kinder bis zum 2. Lebensjahr auf Wachstumskurven korrigiert.

Gebräuchliche Perzentilenkurven für die Körpergröße, das Körpergewicht und den BMI von Kindern im Alter von 0–18 Jahren werden in Deutschland derzeit nach Kromeyer-Hauschild et al. (2001) publiziert [8].

22.3 Anatomie – Physiologie – Pathophysiologie

Die Nahrungsaufnahme ist für den Menschen lebensnotwendig, um die metabolischen Anforderungen des Körpers zu erfüllen. Nahrungsaufnahme und Essverhalten werden durch körperliche Prozesse kontrolliert, können jedoch auch durch emotionale Zustände („Mir ist der Appetit vergangen") beeinflusst werden (Kap. 21.3).

Die Ernährung von Kindern und Jugendlichen soll der Erhaltung eines guten Körpergewichts und der Unterstützung des normalen Wachstums und der Entwicklung dienen. Die normale Gewichtszunahme variiert in kindlichen und jugendlichen Altersphasen.

Im Säuglings- und Kleinkindalter sind die reguläre Gewichtszunahme und das Längenwachstum sensible Indikatoren sowohl für den gesamten Ernährungs- und Gesundheitszustand des Kindes als auch für die Qualität der psychosozialen Aspekte betreuerlicher Versorgung – der Beziehung zwischen Eltern und Kind und dem emotionalen Zustand der Eltern. Das angemessene Wachstum inklusive der Gewichtszunahme in dieser Zeit ist rapide, erfolgt mit einer sehr hohen Stoffwechselrate und ist entscheidend für neurokognitive Entwicklung – daher herrscht hier ein höherer Nährstoff- und Energiebedarf als in anderen kindlichen Wachstumsphasen. Im Alter zwischen 2 und 5 Jahren fällt die Gewichtszunahme geringer aus als zu jeder anderen Zeit der Kindheit. Eine Beschleunigung der Gewichtszunahme geschieht in der präpubertären Zeit, bei Mädchen tritt dies meist um 2 Jahre früher ein als bei Jungen. Durch diese unterschiedlichen Muster der Gewichtszunahme und des Längenwachstums kann es sein, dass ein Kind im präpubertären Alter untersetzter aussieht als in der Vorschulzeit. Der Nährstoff- und Energiebedarf eines Kindes korrespondiert mit diesen altersbezogenen Wachstumsmustern – ein Baby benötigt mehr Kalorien in Bezug auf seine Körpergröße als ein Vorschul- oder Schulkind, der Kalorienbedarf erhöht sich wieder in der Präpubertät [2]. Weitere, nicht altersbedingte, normale Wachstumsvarianten können einer pathologischen Gedeihstörung ähneln und sind davon zu differenzieren (Kap. 22.4.1).

Eine angemessene Ernährung soll den Körper mit essenziellen Makronährstoffen (Kohlenhydrate, Fette, Proteine; Wasser als Träger) und Spurenelementen (Vitamine, Mineralien) versorgen, um das Funktionieren lebensnotwendiger Prozesse aufrechtzuerhalten. Bei Mangelernährung/-versorgung, wenn der Nährstoffbedarf eines Kindes nicht ausreichend gedeckt ist, kommt es zu Nährstoffmängeln, die potenziell das Wachstum limitieren, aber auch die Immunfunktion und intellektuelle Entwicklung beeinträchtigen und in schwerwiegenden Fällen die Morbidität und Mortalität erhöhen können.

Unzureichende Nahrungs- und/oder Energieaufnahme oder erhöhter Energieverbrauch können den Energiestoffwechsel des Körpers negativ beeinflussen, sodass es zu einem Katabolismus der Körpergewebe und dem körperlichen Versagen, Energiesubstrate wie Glukose, Fettsäuren, Aminosäuren und energiereiche Phosphate bereitzustellen und zu verarbeiten, kommen kann. Der Kalorienbedarf bei Kindern und Jugendlichen hängt ab vom Alter, der individuellen Basalstoffwechselrate, der thermischen Wirkung der Nahrung (die Energie, die benötigt wird, ein Nahrungsmittel zu verdauen und zu absorbieren), der Menge unverdauter Nahrung, die ausgeschieden wird, der Wachstumsgeschwindigkeit und dem Ausmaß an körperlicher Aktivität [7].

Untergewicht und auch Gedeihstörung beschreiben ein Muster der Gewichtszunahme, dessen ursächliches Spektrum von einer einfachen normalen Wachstumsvariante bis hin zu Kindern mit schwerwiegenden Problemen reicht. Grundlegend werden Kinder entweder aufgrund insuffizienter Gewichtszunahme oder durch unangemessenen Gewichtsverlust untergewichtig, die Ursachen dafür sind oft komplex und multifaktoriell (Kap. 22.4).

Um diese richtig zu diagnostizieren, ist es wichtig, alle Elemente, die zum Wachstum eines Kindes beitragen, zu verstehen: den Gesundheits- und Ernährungszustand eines Kindes, psychosoziale Belange und die Eltern-/Betreuer-Kind-Interaktion.

Generell ist bei Unterernährung zuerst ein Abfall des Körpergewichts zu sehen, wobei die Körperlänge und der Kopfumfang zunächst weitgehen normal bleiben und erst bei länger anhaltendem oder chronischem Verlauf abfallen.

Die Prognose für Kinder mit einer Gedeihstörung ist variabel, abhängig von der spezifischen Diagnose und dem Schweregrad der Ausprägung. Eine Gedeihstörung im 1. Lebensjahr, egal welcher Ursache, ist am bedenklichsten, da das maximale postnatale Gehirnwachstum in den ersten 6 Lebensmonaten erfolgt. Kinder mit früher Gedeihstörung haben ein größeres Risiko für Kleinwuchs und Verhaltens- und Lernschwierigkeiten im späteren Leben.

Eine angemessene Früherkennung, Evaluierung und ein Management der Ursachen und Auswirkungen (auch auf emotionaler und kognitiver Ebene) der Gedeihstörung eines Kindes ist daher entscheidend.

22.4 Ursachen

Untergewicht und Gedeihstörung sind die Beschreibung eines in der Kindheit oft auftretenden Problems. Sie sollten als klinischer Befund und nicht als Diagnose gesehen werden. Eine Gedeihstörung wird am häufigsten verursacht durch Unterernährung in Bezug auf den spezifischen Energiebedarf eines Kindes, was zu Gewichtsverlust oder zu ungenügender Gewichtszunahme führt.

Die Ursachen können in die Bereiche unzureichende Kalorienaufnahme, unzureichende Nährstoffabsorption, erhöhter metabolischer Bedarf und unzureichende Nährstoffverwertung aufgeteilt werden.

Eine Gedeihstörung entsteht meist durch multiple komplexe Faktoren oder eine Kombination von Mechanismen, die in unzureichender Kalorienaufnahme enden. Die Ursachen sind daher meist multifaktoriell und beinhalten Probleme mit der Ernährung und dem Essverhalten; Kindesvernachlässigung und organische Krankheiten bei anderweitig asymptomatischen Kindern sind rar. Trotzdem ist die Bandbreite der potenziellen Ursachen einer Gedeihstörung sehr weit und involviert jedes Körpersystem. Hier soll ein selektiver Überblick geschaffen werden, um dem Osteopathen in der klinischen Begegnung den notwendigen diagnostischen Weg aufzuzeigen – generell sollte jedes Kind, das schlechtes Wachstum zeigt, das noch nicht medizinisch abgeklärt wurde, zuerst an den dafür zuständigen Arzt überwiesen werden.

Die Hauptvorgehensweise sollte sich auf die klinische Identifizierung organischer, nichtorganischer Risiko- und potenzieller ursächlicher Faktoren und normaler Wachstumsvarianten beziehen.

22.4.1 Wachstumsvarianten

Manche Gruppen von Kindern ähneln in ihrem Erscheinungsbild und Wachstumsverhalten Kindern mit Gedeihstörung und müssen diagnostisch von ihnen differenziert werden, da ihr Wachstum eine nicht pathologische Variante typischer, oft altersbezogener Wachstumserwartungen ist. In diese Gruppe gehören Babys, die kleine Eltern haben und passend zu ihrem genetischen Potenzial wachsen; Kinder mit einer konstitutionellen Wachstumsverzögerung ohne Pathologie (Spätentwickler); Frühgeburten; Kinder, die zur Geburt ein höheres Gewicht hatten, mit postnatalem Catch-down-Wachstum zu ihrem genetischen Potenzial [1]. Diese Ursachen werden oftmals als Ausschlussdiagnose erfasst, nachdem Pathologien ausgeschlossen werden konnten und sich das Wachstum über einen längeren Zeitraum betrachtet stabilisiert hat.

Das Wachstum mancher Kinder ist aufgrund anderer Pathologien, die sie betreffen, verzögert, teilweise auch dauerhaft. Hierbei zu nennen wären Kinder mit intrauteriner Wachstumsretardierung oder fetalem Alkoholsyndrom, Effekte anderer Medikamente, Drogenkonsum der Mutter während der Schwangerschaft oder perinatale Infektionen, Frühgeburten, Kinder mit kongenitalen Syndromen (wie etwa Turner- oder Down-Syndrom) sowie einige Kinder mit neurologischen, zerebralen Schäden.

22.4.2 Unzureichende Kalorienaufnahme

Die häufigste Ursache einer Gedeihstörung liegt in einer unzureichenden Kalorienaufnahme. Gründe hierfür können endogen (wie geringer Appetit), exogen (wie falsche Fütterung) oder eine Mischung der beiden sein.

Unzureichendes Angebot an Kalorien: Die Nahrung eines Kindes kann zu wenig Kalorien enthalten, wenn etwa die Flaschennahrung inkorrekt (zu verdünnt) zubereitet wird, das Stillen noch nicht genügend etabliert ist (Milchfluss noch nicht ausreichend), es bestimmte familiäre Ernährungsvorstellungen oder unzureichendes Ernährungswissen gibt, sodass der Kalorien- und Nährstoffbedarf des Kindes nicht adäquat gedeckt wird. Es kann einer Familie an finanziellen Mitteln mangeln, um einem Kind ausreichend Essen bereitzustellen; dies kann aber auch ein Zeichen einer Kindesvernachlässigung sein (etwa aufgrund psychischer Probleme der Betreuenden, z. B. Depression, Suchtproblematiken). Ein unzureichendes Angebot an Nahrung oder eine unzureichende Nahrungsaufnahme (s. u.) kann auch Zeichen einer gestörten Eltern-Kind-Beziehung sein – Ersteres vielleicht aufgrund eines Missverständnisses des kindlichen Hungers und/oder schlechter Fütterinteraktion (z. B. Autonomiekämpfe, Zwangsessen, psychische Probleme der Betreuenden, s. o.).

Unzureichende Nahrungsaufnahme: Verhaltensstörungen des Kindes können zu unzureichender Nahrungsaufnahme oder Essensverweigerung führen, was, wenn persistierend, in Gewichtsverlust oder zu geringer Gewichtszunahme resultieren kann. Essensverweigerung im Kleinkindalter kann aufgrund einer schlechten Eltern-Kind-Interaktion beginnen, etwa bei heiklen oder langsamen Essern und/oder elterlichen Versuchen, das Essen des Kindes zu forcieren, und ins spätere Alter persistieren. Mahlzeiten werden als Kampf und Qual empfunden, was auch zu Angst vor dem Essen führen kann.

Anorexia nervosa oder **Bulimie** sind schwerwiegende psychogene Essstörungen, die häufig im präadoleszenten oder adoleszenten Alter auftreten, wobei Betroffene sich trotz des Gewichtsverlusts als zu dick wahrnehmen und Essen ablehnen oder gewollt erbrechen.

Appetitlosigkeit kann zur zu geringen Nahrungsaufnahme führen. Häufige Gründe dafür sind Stress oder psychische Probleme (auch aufgrund emotionaler Deprivation im familiären Umfeld), die das Kind betreffen, psychische Erkrankungen wie Depressionen oder Angststörungen, aber auch Anzeichen von Krankheiten wie Infektionen (etwa Grippe, Magen-Darm-Infekt, Tonsillitis), Anämie, Krebserkrankungen oder Magen-Darm-Erkrankungen (z. B. Schmerzen aufgrund von Magenschleimhautentzündung oder Ösophagitis) können zu Appetitlosigkeit führen. Weniger pathologisch können auch übermäßiger Fruchtsaft-, Milchkonsum oder Zwischenmahlzeiten (Snacks) kurz vor Mahlzeiten den Appetit eines Kindes verderben.

Mechanische Fütterprobleme können die Nahrungsaufnahme negativ beeinflussen. Hierbei wären oromotorische Dysfunktionen (Kap. 54) oder kongenitale Anomalien wie Lippen-Kiefer-Gaumen-Spalten zu bedenken.

Erbrechen kann ebenfalls zu einem Gewichtsverlust führen. Häufig zeigt sich dies bei gastroösophagealem Reflux, aber auch andere gastrointestinale Ursachen wie Darmobstruktion oder Ursachen im ZNS wie erhöhter Hirndruck und raumfordernde Läsionen sowie systemische Erkrankungen wie Magen-Darm-Infektionen, Pneumonie und Sepsis können vorkommen (Kap. 13).

22.4.3 Unzureichende Nährstoffabsorption

Nährstoffmalabsorption wird verursacht durch Fehler in den intestinalen Prozessen der Verdauung und/oder des Transports von Nährstoffen durch die intestinale Mukosa in die systemische Zirkulation.

Malabsorption kann das Resultat einer kongenitalen Anomalie in den verdaulichen oder absorptiven Prozessen sein oder eine sekundär erworbene Dysfunktion dieser Vorgänge. Klinische Symptome – neben Gedeihstörung oder Gewichtsverlust – sind Mangelernährung, Durchfall, abdominale Blähung und Steatorrhö (wenn die Fettabsorption betroffen ist). Symptome treten meist auf, wenn entweder der jeweilige Nährstoff, der nicht adäquat verarbeitet werden kann, mit der Nahrung eines Kindes zugeführt wird (wie etwa bei Zöliakie oder Kuhmilchproteinallergie) oder nach einem krankheitlichen Vorkommnis, das die intestinale Mukosa oder andere Verdauungsorgane beschädigt hat (z. B. nach Enterokolitis, Pankreatitis, Leberproblemen).

Häufige pathophysiologische Ursachen dieser Kategorie beinhalten Mukoviszidose, Zöliakie, Anämie, Bauchspeicheldrüseninsuffizienzen, Leber-, Gallengang- oder Gallenblasenproblematiken, bakterielle, virale, parasitäre Darminfektionen, Lebensmittelallergien oder -intoleranzen.

22.4.4 Erhöhter metabolischer Bedarf und unzureichende Nährstoffverwertung

Wenn ein Kind Gewicht verliert oder nicht zunimmt, obwohl es eine angemessene Nahrungs- und Kalorienmengen zu sich nimmt und keine Malabsorptionsprobleme hat, kann dies ein Zeichen für einen erhöhten metabolischen Bedarf oder eine unzureichende Nährstoffverwertung sein.

Einfache Ursachen wie ein erhöhtes Ausmaß an Aktivität, darunter auch exzessives Säuglingsschreien, kann den Kalorienbedarf eines Babys und Kindes steigern, und, wenn dieser nicht erfüllt wird, dauerhaft zu Gewichtsverlust oder mangelnder Gewichtszunahme führen.

Der Kalorienbedarf erhöht sich um ca. 200 % bei einer Steigerung der Körpertemperatur um 1 °C [2]. So kann es bei länger anhaltendem Fieber, rezidivierenden (wie etwa respiratorischen, gastrointestinalen, urogenitalen) oder chronischen Infektionen (z. B. Immunschwächen wie HIV, Tuberkulose) zu Gewichtsverlust oder zu geringer Gewichtszunahme bis hin zur Gedeihstörung kommen. Chronisch entzündliche Krankheiten (wie Asthma oder entzündliche Darmerkrankungen) haben einen ähnlichen Effekt. Systemische Infektionen und Entzündungen können auch den normalen Nährstofftransport zu den Geweben stören.

Die Möglichkeit einer Krebserkrankung sollte bei jedem Kind mit einer Vorgeschichte von Gewichtsverlust oder zu geringer Gewichtszunahme und vielleicht ungeklärter Abgeschlagenheit in Betracht gezogen werden.

Sauerstoffunterversorgung aufgrund kongenitaler Herzdefekte oder chronischer Lungenerkrankungen (etwa bronchopulmonale Dysplasie) können zur Gedeihstörung führen. Hieran ist besonders zu denken, wenn Babys beim Trinken schnell ermüden oder Atembeschwerden haben.

Eine Gedeihstörung kann auf Nierenpathologien hinweisen. Es ist eines der häufigsten Symptome eines Kindes mit schwerwiegenden Anomalien des Urogenitaltrakts. Renale Azidose kann neben zu geringer Gewichtszunahme mit Polyurie und Polydipsie (Kap. 43) einhergehen.

Angeborene Stoffwechselstörungen und Speicherkrankheiten können zur Gedeihstörung führen, auch sie gehen neben zu geringer Gewichtszunahme oft mit Lethargie und Trinkschwäche einher.

Endokrine Störungen können Gewichtsverlust oder mangelnde Gewichtszunahme erzeugen. Kinder mit Hyperthyreose essen zwar oftmals große Mengen, aber aufgrund ihres erhöhten metabolischen Bedarfs kann es trotzdem zu Untergewicht kommen; wohingegen Kinder, besonders Babys, mit Hypothyreose aufgrund von Saug- und Schluckproblemen und Lethargie nicht gut gedeihen. Weitere Faktoren wären Wachstumshormonmangel oder Nebenniereninsuffizienz, auch Diabetes (Diabetes mellitus und insipidus) kann sich als mangelnde Gewichtszunahme oder oft rapider Gewichtsverlust zeigen.

22.5 Diagnostisches Vorgehen

Kindliches Untergewicht und Gedeihstörung können bei Routineuntersuchungen oder als Teil anderer Präsentationen in der Klinik festgestellt werden. Jedes Kind, das Anzeichen einer Gedeihstörung zeigt, die noch nicht medizinisch abgeklärt wurde, sollte zunächst an den zuständigen Arzt überwiesen werden. Der Osteopath kann für junge untergewichtige Patienten in den Bereichen Untergewicht und Gedeihstörung bei der **Früherkennung und Identifizierung** und, nach Abklärung im multidisziplinären Rahmen, der **Behandlung** eine wichtige Rolle spielen, und das diagnostische Vorgehen sollte sich daran orientieren.

Diagnostisch sollte zuerst das derzeitige Längensollgewicht eruiert werden, um den Schweregrad des potenziellen Untergewichts in Erfahrung zu bringen. Weiterhin sollten Informationen bezüglich des Beginns des Problems, der Entwicklung und Fortdauer des Wachstums (inklusive Höhenwachstum, Gewicht und Entwicklung) gesammelt werden, um einen Eindruck von etwaigen kausalen Umständen zu erhalten. Eine plötzliche Veränderung des Gewichts kann den Beginn eines medizinischen Problems oder psychosozialen Stressfaktors signalisieren, kann aber auch eine Veränderung des Lebensstils wie etwa erhöhte körperliche Aktivität oder anderes Essen zur Ursache haben.

Laut Koletzko und Koletzko [4] ist differenzialdiagnostisch die Beurteilung des relativen Perzentilenverlaufs von Gewicht, Länge und Kopfumfang wichtig. Typisch für eine Unterernährung sei ein Abfall der Gewichtskurve, während die Perzentilen für die Länge und den Kopfumfang zunächst weitgehend normal blieben und erst mit Verzögerung abfielen. Dagegen spreche eine weitgehend proportionale Verminderung von Gewicht, Länge und Kopfumfang eher für eine syndromatische Ursache, intrauterine Infektion oder ZNS-Erkrankung, eine proportionale Verminderung von Gewicht und Länge bei weitgehend normalem Kopfumfangswachstum für eine endokrine oder konstitutionelle Ursache, Knochenerkrankung oder eine Deprivation.

In der weiteren **Anamnese** sollten etwaige, dem Untergewicht unterliegende organische Probleme identifiziert werden, indem folgende Aspekte abgeklärt werden:

- derzeitiger allgemeiner Gesundheitszustand des Patienten (Körpersysteme und Kindesentwicklung/Entwicklungsstatus)
- Vorgeschichte von Vorerkrankungen und Traumata, deren Verlauf und Behandlung
- Schwangerschafts- und Geburtsverlauf
- psychosoziale Integration des Kindes/Jugendlichen

Normale Wachstumsvarianten sollten erkannt werden, indem Informationen über das Wachstum und die Entwicklung der Eltern und Geschwister eingeholt und das

Wachstum für Frühgeburten adäquat korrigiert wird. Das Ausmaß der körperlichen Aktivität des Kindes sowie dessen Temperament sollten erfasst werden.

Das kindliche Essverhalten und die Füttersituation/-interaktion mit den Betreuenden sollte genau erörtert werden (besonders, wenn es keine Anzeichen einer organischen Ursache oder Wachstumsvariante für das Untergewicht gibt). Hierbei sollten das Essverhalten, Ernährungsgewohnheiten, Präferenzen, Abneigungen und etwaige Nahrungsmittelunverträglichkeiten oder Allergien des Kindes und die Situation während der Mahlzeiten (deren gewöhnlicher Verlauf, wer das Kind füttert/mit ihm isst, wann, wo und wie oft gegessen wird) besprochen werden; die psychosoziale Umgebung des Kindes sollte vorsichtig und taktvoll erfasst werden – sozioökonomische und emotionale Situation zu Hause, Anzeichen psychischer Überlastung oder Suchtmittelmissbrauch der Betreuenden, Stressfaktoren (finanziell, intrafamiliär, außerhäuslich [Schule, Freundeskreis], gravierende Lebensereignisse das Kind oder den Betreuenden betreffend [elterliche Trennung/Scheidung, Todesfall, Umzug]).

In der **Untersuchung** sollte der Entwicklungsstatus des Kindes erfasst werden (Kinder mit Gedeihstörung sind anfälliger für Entwicklungsverzögerung; Kap. 10). Die Betreuer-Kind-Interaktion sollte beobachtet werden – am besten während einer Mahlzeit. Hierbei sollte das Kind hungrig sein, Augenmerk sollte auf das Einfühlungsvermögen und Verhalten des Betreuers zum Kind und das Essverhalten und die kindliche Antwort auf den Betreuer gelegt werden.

Die generelle Untersuchung sollte sich auf folgende 4 Ziele richten:

- Identifizierung von Dysmorphien oder anderen Anzeichen eines genetischen Problems, das das Wachstum behindert
- Erkennung von zugrunde liegenden Krankheiten (akut und chronisch), die das Wachstum verringern
- Einschätzung von Anzeichen für Kindesvernachlässigung
- Erkennung des Schweregrades und etwaiger Auswirkungen von Mangelernährung

Die ▶ Tab. 22.1 bietet einen Überblick hierfür.

▶ **Tab. 22.1** Untersuchungsparameter, die bei Untergewicht und Gedeihstörungen zu erheben sind (adaptiert von Maclean et al. 2006).

Bereich	Untersuchungsparameter
Vitalwerte	Temperatur, Blutdruck, Atemfrequenz
allgemeine Erscheinung	Aktivität, Affekt, Haltung
Haut	Hygiene, Ausschläge, neurokutane Markierungen, Anzeichen von Trauma (blaue Flecken, Verbrennungen, Narben)
Kopf	Qualität der Haare, Anzeichen von Haarausfall, Form, Dysmorphismus
Augen	Ptose, Schielen, Bindehautblässe
Ohren	äußere Form, Trommelfell
Mund, Nase, Hals	Hydration, Gesundheit der Zähne, Glossitis, Zahnfleischbluten, oromotorische Funktion
Nacken	Haarlinie, Geschwülste, Lymphadenopathie
Abdomen	Bauchblähung, Hepatosplenomegalie, Masse
Genitalien	Malformationen, Hygiene, Trauma
Extremitäten	Ödem, Dysmorphismus, rachitische Veränderungen, Nägel
neurologisch	Hirnnerven, Reflexe, Tonus, Retention frühkindlicher Reflexe, willkürliche Bewegung

Eine dringende ärztliche Überweisung ist erforderlich bei folgenden Anzeichen:

- Vorliegen einer akuten Krankheit oder eines sich verschlechternden chronischen Krankheitszustands
- psychogenen Faktoren, die das Wohlbefinden des Kindes gefährden, bestehenden Anzeichen für Kindesvernachlässigung, Missbrauch
- bei weiterer Verschlechterung des Wachstums und/oder dem Auftreten von Mangelerscheinungen

Eine detaillierte osteopathische Untersuchung und Diagnostik ist wichtig im Hinblick auf die Organisation eines osteopathischen Managements als Teil eines multidisziplinären Behandlungskonzepts für ein untergewichtiges Kind, nachdem pathologische Ursachen adäquat medizinisch untersucht und behandelt wurden/werden.

Bei Fütterproblemen des Kindes sollten Saug-/Schluckstörungen (Kap. 54) und Schluckaversionen (vielleicht aufgrund vorheriger Intubation, parenteraler Ernährung) evaluiert werden. Probleme in der Fütterinteraktion können vielleicht durch kompetente Beratung gelöst werden, in schwerwiegenden Fällen bedarf es hier jedoch einer Überweisung an einen Arzt bzw. psychologischer Betreuung.

Gastrointestinale Problematiken, die die Gewichtszunahme beeinflussen oder Gewichtsverlust verursachen, sollten osteopathisch untersucht werden. Hierzu gehören begünstigende mechanische und neurologische Faktoren für gastroösophagealen Reflux, die arterielle, venolymphatische Versorgung des Magen-Darm-Trakts sowie die Mobilität und Motilität seiner Organe. Ähnlich sollte dies im urogenitalen Bereich erfolgen.

Im kardiovaskulären und respiratorischen Bereich sollte der Osteopath nebst der Mobilität und Motilität der relevanten Organe, ihrer Blut- und nervalen Versorgung, der Diaphragmen in der Befundung auch besonderes Augenmerk auf die Druckverhältnisse in Becken, Abdomen und Thorax legen: Wie viel Aufwand ist notwendig, um zu atmen oder Blut zu pumpen?

Dysbalancen des endokrinen Systems sowohl in ihrem metabolischen qualitativen Gewebeausdruck als auch in der Mobilität und Motilität der relevanten Drüsen und

Zielorgane, ihrer Blut- und nervalen Versorgung, sollten hierbei osteopathisch befundet werden.

Das autonome Nervensystem und das ZNS sollten auf ihre Aktivität (qualitativer Gewebebefund), bei Letzteren auch besonders auf die Mobilität und Motilität palpiert werden. Liquorfluktuationen und der Status der reziproken Spannungsmembran sowie die Mobilität der Schädelsphäre sollten beurteilt werden.

Der allgemeine Gesundheitszustand des Kindes sollte osteopathisch erfasst werden. Wie stark ist die Amplitude oder der Ausdruck des PRM, wie erfolgt die gesamte Körperintegration in den Phasen des PRM, wie ist die Balance des autonomen Nervensystems zu beurteilen? Gibt es Bereiche, die weniger integriert sind oder weniger Ausdruck haben als andere? Worauf könnte dies zurückzuführen sein? Bei geringer Vitalität besteht eine schlechtere Prognose, und das Behandlungsmanagement sollte vielleicht mit einer Verbesserung in diesem Bereich beginnen. ► **Abb. 22.1**.

Literatur

[1] Bergman P, Graham J. An approach to 'failure to thrive'. Aust Fam Physician 2005; 34(9): 725–729

[2] Green M. Pediatric diagnosis: Interpretation of symptoms and signs in infants, children and adolescents. Philadelphia, USA: Saunders; 1992

[3] Homan GJ. Failure to thrive: a practical guide. Am Fam Physician 2016; 94(4): 295–299

[4] Koletzko B, Koletzko S. Gedeihstörung und Untergewicht. Monatsschr Kinderheilkd 2008; 156: 803–816

[5] Krugman SD, Dubowitz H. Failure to thrive. Am Fam Physician 2003; 68(5): 879–884

[6] Maclean HS, Price DT. Failure to thrive. In: Kliegman RM, Marcdante KJ, Jenson HB, Behrman RE, Eds. Nelson Essentials of Paediatrics. 19th ed. Philadelphia, USA: Elsevier Saunders; 2006: 693–700

[7] Maqbool A, Stettler N, Stallings VA. Nutritional requirements. In: Kliegman RM, Marcdante KJ, Jenson HB, Behrman RE, Eds. Nelson Essentials of Paediatrics. 19th ed. Philadelphia, USA: Elsevier Saunders; 2006: 735–750

[8] Neuhauser H, Schienkiewitz A, Schaffrath Rosario A, Dortschy R, Kurth BM. Referenzperzentile für anthropometrische Maßzahlen und Blutdruck aus der Studie zur Gesundheit von Kindern und Jugendlichen in Deutschland (KiGGS). 2. Aufl. Berlin: Robert Koch-Institut (RKI); 2013

[9] Shields B, Wacogne I, Wright CM. Weight faltering and failure to thrive in infancy and early childhood. BMJ 2012; 345: e5931

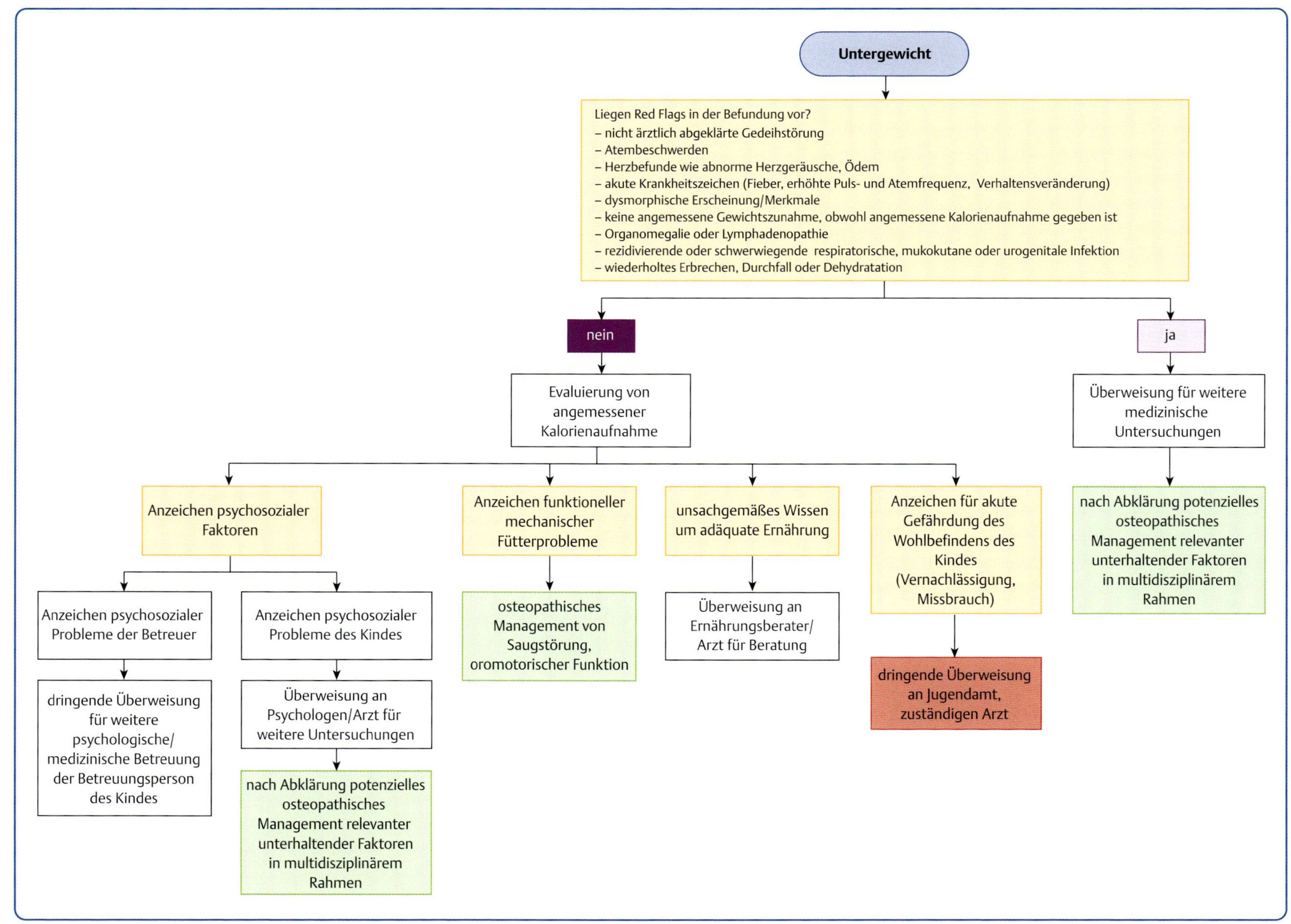

▶ **Abb. 22.1** Algorithmus Gewicht – Untergewicht und Gedeihstörung.

23 Gleichgewichtsstörung mit Schwindel

Kok Weng Lim

23.1 Wichtiges im Überblick

Gleichgewichtsstörungen sind nicht leicht zu diagnostizieren, da Kinder bis zu einem gewissen Alter ihre Symptome noch nicht wirklich beschreiben können und sie von ihren Eltern möglicherweise einfach nur für ungeschickt gehalten werden. Zu unterscheiden ist zwischen Benommenheit, Präsynkopen, Gleichgewichtsstörungen und Schwindel (vgl. Kap. 74).

Bei Gleichgewichtsproblemen ist eine Störung des ZNS in Betracht zu ziehen. Rückschritte bei bereits erworbenen motorischen Fähigkeiten und die Entwicklung einer Kopfneigung in Verbindung mit Gleichgewichtsstörungen bedürfen auf jeden Fall einer gründlichen neurologischen Abklärung.

Bei Schwindel handelt es sich meist um Drehschwindel, der häufig auf eine Läsion des Vestibularsystems zurückzuführen ist, in selteneren Fällen auch des ZNS. Die bei Kindern am häufigsten auftretenden Fälle sind paroxysmaler Schwindel, Schwindel in Verbindung mit Mittelohrentzündung und Virusinfektionen sowie ein Benommenheitsgefühl in Verbindung mit Migräne ([1], [4], [6]).

Eine osteopathische Untersuchung des vestibulären, visuellen und somatosensorischen Systems ist wichtig für die Diagnosestellung.

23.2 Definition

Der Begriff „Gleichgewichtsstörung" kann für eines der folgenden 4 Symptome stehen: Benommenheit, Präsynkopen, Gleichgewichtsstörungen und Drehschwindel.

- Ein unspezifisches Gefühl von **Benommenheit** ist die am häufigsten auftretende Form. Der Patient fühlt sich möglicherweise wie in einem Nebel und nicht ganz bei sich. Kennzeichnend ist, dass dabei nicht von Drehschwindel und Stürzen berichtet wird.
- Bei einer **Präsynkope** handelt es sich um ein plötzliches Schwäche- oder Ohnmachtsgefühl, eventuell verbunden mit einem generellen Schwächegefühl. Das Symptom tritt verstärkt am Morgen auf, beim Aufstehen aus liegenden oder sitzenden Positionen, nicht aber im Liegen.
- Bei **Gleichgewichtsstörungen** ist das Gleichgewicht gestört. Der Patient fühlt sich unsicher auf den Beinen, doch ohne Gefühle von Schwindel oder Schwäche. Das Gangbild ist möglicherweise in Mitleidenschaft gezogen. Das Kind hat eventuell Probleme beim Stehen, Gehen, Treppensteigen oder bei Richtungswechseln und fällt, stolpert oder stößt häufig an.
- Bei **Schwindel** handelt es sich um ein Gefühl von Bewegung, häufig einer Drehbewegung. Kinder beschreiben dieses Gefühl möglicherweise, als würden sie schweben, schaukeln oder als wären sie „auf einem Karussell".

23.3 Anatomie – Physiologie – Pathophysiologie

Das Gleichgewicht wird durch 2 miteinander verbundene Systeme gewährleistet, das der Blickstabilisierung und das der Haltungsstabilisierung.

Utriculus, Sacculus sowie die 3 halbkreisförmigen Bogengänge liefern sensorische Informationen über die Bewegung und Orientierung im Raum. Utriculus und Sacculus erfassen die horizontale und vertikale Beschleunigung, während die Bogengänge Drehbewegungen des Kopfes wahrnehmen. Ab einem Alter von 6 Jahren sind die symmetrisch eingehenden Signale dieser Organe mit den übrigen sensorischen und motorischen Systemen im ZNS integriert. Das ist wichtig für die Entwicklung der posturalen Kontrolle.

Frühe Störungen in der Entwicklung des Vestibularapparats verlangsamen die Entwicklung des Gleichgewichtsgefühls und führen zu Verzögerungen bei motorischen Entwicklungsschritten wie ungestütztem Sitzen, Stehen und Gehen. Der **vestibulookuläre Reflex** ist ein schnell reagierendes System, durch das Input aus dem Vestibularapparat reflexartig zu Augenbewegungen führt, die mit den Kopfbewegungen synchronisiert sind (mit und gegen die Bewegungsrichtung). Der vestibulookuläre Reflex ist v. a. bei raschen Bewegungen von Bedeutung für die Blickstabilisierung. Er ermöglicht klares Sehen auch bei Kopfbewegungen, weshalb Störungen des Vestibularapparats die fein- und grobmotorische Kontrolle sowie die Lese- und Schreibfähigkeit des Kindes und damit seine schulischen Leistungen beeinträchtigen können.

Kinder mit vestibulären Fehlfunktionen können ihre Augen möglicherweise nicht auf ein Buch fokussieren und sind auch beim Sport beeinträchtigt. Betroffene Kinder wirken oft unaufmerksam oder träge, da die Gleichgewichtsstörungen ihre Konzentrationsfähigkeit vermindern und es ihnen schwerfällt, aufmerksam zu bleiben und Anweisungen zu befolgen.

Die Haltungskontrolle beruht nicht nur auf Informationen des Vestibularapparats im Innenohr, wie oben erläutert, sondern auch des visuellen Systems sowie auf propriozeptivem somatosensorischem Input. Der propriozeptive Input umfasst Rezeptoren in Muskeln und Gelenken, die den Kontakt mit tragenden Flächen wahrnehmen, sowie die koordinierten motorischen Reaktionen im Zusammenspiel der Muskeln von Füßen, Beinen und Rumpf bis hin zu den Muskeln und Gelenken des kraniozervikalen Übergangs. Diese durch Veränderungen der äußeren Umgebung bedingten sensorischen und motorischen Prozesse werden schließlich im ZNS verarbeitet.

23.4 Ursachen

Unspezifische **Benommenheit** kann auf Hyperventilation, Hypoglykämie, Anämie, Kopftraumata aufgrund von Auto- oder Sportunfällen sowie auf mentale Zustände wie Depression, Phobien oder Ängste zurückzuführen sein.

Präsynkopen treten meist infolge orthostatischer Hypotension auf, können jedoch auch auf angeborene Herzfehler oder Gefäßschwächen wie eine Stenose der Halsschlagader zurückzuführen sein.

Gleichgewichtsstörungen können auf Störungen des Bewegungsapparats, Gangstörungen oder ZNS-Störungen, z. B. bei einer Schädigung des Kleinhirns, zurückzuführen sein.

Die Ursache von **Schwindel** kann peripher oder zentral sein (vgl. Kap. 74.4). Das periphere Gleichgewichtssystem besteht aus Sacculus, Utriculus, Bogengängen und N. vestibularis, das zentrale aus vestibulärem Kortex und Nuclei, Kleinhirn, Hirnstamm und Wirbelsäule.

Ein **peripher verursachter Schwindel** dauert typischerweise einige Tage bis Wochen und verschwindet normalerweise von selbst. Der Schwindel tritt nicht durchgängig auf, sondern episodisch wiederkehrend. Er setzt oft unvermittelt ein und wird durch Kopfbewegungen verschlimmert. Dabei kann Nystagmus vorliegen, doch immer nur horizontal oder torsional, niemals vertikal; er lässt sich durch visuelle Fixation verringern. Folgende Ursachen sind möglich:

- Schwere **Ohrinfektionen** können zu vestibulärer Neuritis/Neuronitis (vestibulärer Neuropathie) und Labyrinthitis führen. Zu den Symptomen zählen Übelkeit, Erbrechen, unsichere Bewegungen, Gleichgewichtsstörungen oder Schwindel. Labyrinthitis kann außerdem zu Tinnitus und/oder Gehörverlust führen. Die Infektionen sind häufiger viraler als bakterieller Natur. Zu den häufig auftretenden Viren zählen Herpes simplex, Influenzaviren, Masern, Röteln, Mumps, Polio und Epstein-Barr. Eine bakterielle Labyrinthitis kann sich aus einer chronischen Otitis media entwickeln, wenn Toxine über das ovale oder runde Fenster ins Innenohr gelangen, oder aufgrund einer bakteriellen Meningitis über den Aquaeductus cochleae oder den inneren Gehörgang. Bei vestibulärer Neuritis oder Neuronitis sind der Gleichgewichtsnerv (N. vestibularis), das Ganglion vestibulare, das Labyrinth oder eine Kombination davon betroffen.
- **Ototoxizität** aufgrund intravenös gegebener Aminoglykosidantibiotika wie Gentamicin sowie verschiedener Chemotherapiepräparate.
- **Vestibuläre Paroxysmie** zeigt sich in Form wiederholter kurzer und starker Schwindelanfälle, die von weiteren Anzeichen einer Schädigung des VIII. Hirnnervs begleitet sind. Die häufigste Ursache ist eine mikrovaskuläre Kompression des vestibulären Zweigs des N. vestibulocochlearis (VIII) durch ein Blutgefäß.
- Weniger häufig auftretende Ursachen sind benigner paroxysmaler Lagerungsschwindel, Morbus Ménière, eine Perilymphfistel (durch einen Einriss im ovalen oder runden Fenster) oder das Aquaeductus-vestibuli-Syndrom (abnorm vergrößerte Verbindung zwischen der Endolymphe des Innenohrs und dem Saccus endolymphaticus).

Zentral verursachter Schwindel tritt weniger häufig und in der Regel langsam einsetzend oder subakut auf, wobei das Schwindelgefühl dauerhaft sein kann. Nystagmus liegt vor, kann in allen Richtungen auftreten, auch vertikal, und lässt sich durch visuelle Fixation nicht beseitigen. Daneben können neurologische Symptome, insbesondere Kleinhirnzeichen wie Ataxie, Dysarthrie, Muskelschwäche der Gliedmaßen sowie Diplopie vorhanden sein:

- **Benigner paroxysmaler Schwindel** oder benigner paroxysmaler Lagerungsschwindel sind die häufigsten zentral-vestibulären Störungen in der Kindheit. Neben dem Schwindel treten dabei Nystagmus, Übelkeit und Erbrechen auf. Die Symptome verschlimmern sich durch Bewegung, Klang und Licht. Diese Art von Schwindel tritt am häufigsten im Alter von 2–12 Jahren auf und verschwindet anschließend wieder; die Störung kann sich aber auch als migränebedingter Schwindel bis ins Erwachsenenalter fortsetzen.
- Vestibuläre Migräne ist am häufigsten bei weiblichen Teenagern zu beobachten und präsentiert sich mit wiederholten Episoden von Kopfschmerz und Schwindel (**migränöser Schwindel**), bei einer Familienvorgeschichte mit Migräne und einem Normalbefund bei der neurologischen Untersuchung. Der Schwindel kann hier durch die Migräne verursacht sein [3].
- Weitere mögliche Ursachen sind neurologische Störungen wie ein posteriorer Hirntumor, das Wallenberg-Syndrom (Infarkt aufgrund eines Verschlusses der A. cerebelli inferior posterior oder der A. vertebralis), Anoxie, Zerebralparese oder Meningitis.

In Verbindung mit migränösem Schwindel kann auch **somatoformer Schwindel** auftreten, insbesondere bei weiblichen Teenagern [5]. Die häufigste Form ist **phobischer Schwankschwindel**, wobei Patienten über Schwankschwindel und subjektive Unsicherheiten beim Stehen und Gehen klagen, die weder für einen Beobachter erkennbar noch durch neurootologische Tests nachweisbar sind. Bei den betroffenen Heranwachsenden ist das Gleichgewichtsgefühl durch Ängste beeinträchtigt. Der Schwankschwindel tritt nicht dauerhaft auf, sondern wird im Allgemeinen durch äußere Situationen getriggert, die zu Panikattacken führen. Oft geht der Störung eine organische Erkrankung des Vestibularapparats wie vestibuläre Neuritis oder benigner paroxysmaler Lagerungsschwindel voraus [2].

Sensorineurale Schwerhörigkeit kann ebenfalls mit Schwindel verbunden sein:

- Diese kann auf eine bilaterale kongenitale Verformung der Cochlea zurückzuführen sein wie bei der Mondini-Dysplasie oder auf eine genetische Störung wie beim Waardenburg-Syndrom, das durch eine besondere Gesichtsform charakterisiert ist (breiter Nasenrücken, fleckige Depigmentation der Haut, unterschiedliche Irisfarbe der Augen).
- Beim Usher-Syndrom sind Gehör, Gesichtssinn und Gleichgewicht gleichermaßen betroffen. Kennzeichnend dafür sind angeborene Taubheit und ein allmähliches Nachlassen der Sehkraft aufgrund von Retinitis pigmentosa (2 Symptome, die ansonsten sehr selten gleichzeitig auftauchen).
- Beim branchio-oto-renalen Syndrom sind sensorineurale Taubheit und Deformierungen im Innenohr mit Halszysten sowie strukturellen und funktionalen Nierenanomalien verbunden. Die Ohrmuscheln können abnorm geformt sein, mit präaurikulären Vertiefungen oder Anhängseln.

Bei Kindern mit angeborener Taubheit ist die Entwicklung der Grobmotorik verzögert, doch die Feinmotorik ist in der Regel davon nicht betroffen. Da das dysfunktionale Vestibularsystem langfristig durch das visuelle, somatosensorische, pyramidale und extrapyramidale System (Zerebellum, Basalganglien) sowie die intellektuelle Entwicklung ausgeglichen wird, können diese Kinder einen Entwicklungsrückstand im Laufe der Zeit aufholen.

23.5 Diagnostisches Vorgehen

Differenzialdiagnostisch empfehlenswert ist die Frage nach der Dauer der Gleichgewichtsstörung und des Schwindels. Dauert der Schwindel nur Sekunden, handelt es sich vermutlich um vestibuläre Paroxysmie oder benignen paroxysmalen Lagerungsschwindel. Dauert er einige Minuten, kann eine Gewebeschwäche wie vertebrobasiläre Insuffizienz oder eine transitorische ischämische Attacke die Ursache sein. Eine Dauer von einigen Minuten bis Stunden deutet auf Morbus Ménière oder einen migränösen Schwindelanfall hin. Dauert der Schwindel mehrere Stunden bis Tage, dann können akute vestibuläre Störungen wie infektiöse Labyrinthitis, vestibuläre Neuritis oder Ototoxizität vorliegen. Bei dauerndem Schwindelgefühl über Wochen hinweg sind psychische Ursachen oder ZNS-Störungen zu vermuten.

Die Differenzialdiagnostik von Schwindel bei Kindern erfordert eine ausführliche und vollständige **Anamnese** mit Fragen zur Vorgeschichte, Audiogrammen und vestibulären Funktionstests. Zurückliegende und aktuelle Medikamentengaben, Operationen und Traumata, Hörverlust, Tinnitus und Otorrhö sind wichtige Hinweisfaktoren. Auch sollte eine Otoskopie zur **Untersuchung** auf Otitis media durchgeführt werden. Es muss auf Nystagmus geprüft werden, und die kranialen Nerven sowie die Kleinhirnzeichen sollten untersucht werden. Die allgemeine Untersuchung sollte eine Prüfung der kardiovaskulären und neurologischen Systeme sowie des Blutdrucks (orthostatische Hypotonie) umfassen.

In einzelnen Fällen kann eine Elektroenzephalografie (EEG), eine hämatologische Befundung oder eine Tomografie von Gehirn oder Schläfenknochen angezeigt sein. Wird eine Beteiligung des ZNS vermutet, sollte ein MRT oder CT angeordnet werden. Vestibuläre Neuritis oder Labyrinthitis müssen durch Ausschlussdiagnose ermittelt werden, da es keine spezifischen Tests dafür gibt. Bei migränösem Schwindel kann eine prophylaktische Migränemedikation zu Diagnose- und Therapiezwecken in Betracht gezogen werden.

Eine **osteopathische Untersuchung** ist insbesondere angezeigt bei Verletzungen mit Gewalteinwirkung, da somatische Dysfunktionen von Wirbelsäule und Becken den somatosensorischen Input beeinträchtigen können. Besonders relevant sind der Muskeltonus sowie die Funktionsfähigkeit der Gelenke im Bereich des kraniozervikalen Übergangs, des Halses und des Beckens. Traumata können auch zu einer Asymmetrie der beiden Schläfenknochen führen, was die Symmetrie des vestibulären Inputs im ZNS beeinträchtigen kann. Veränderungen der Halsposition oder -haltung, z. B. bei Tortikollis, können zu einer Neigung der Gesichtsebene führen, wodurch der visuelle Input im Gleichgewichtssystem betroffen ist. Ebenso kann eine verletzungsbedingte Deformation der Knochen rund um die Augenhöhle das visuelle sensorische Feedbacksystem beeinträchtigen.

Eine Mittelohrentzündung kann durch eine schwach ausgeprägte Motilität des Schläfenknochens oder eine Restriktion im Bereich der Sutura sphenosquamosa verstärkt werden, da dadurch die Ventilation und Drainage des Mittelohrs über die Eustachische Röhre beeinträchtigt sind. Eine Verengung der anterioren Faszie oder eine Restriktion im Bereich des Thoraxeingangs kann zu schlechter Drainage der Strukturen von Kopf und Hals

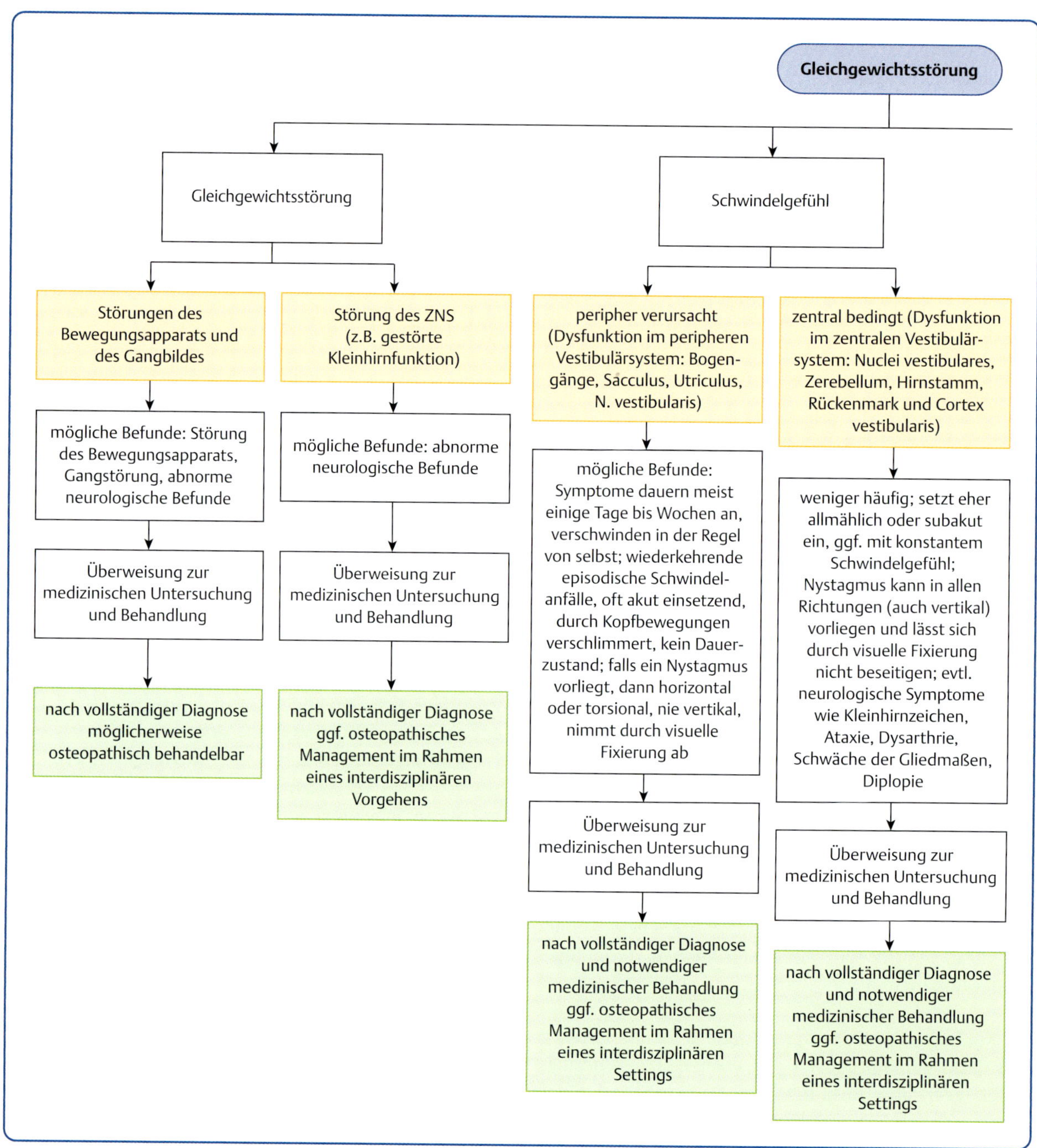

▶ **Abb. 23.1** Algorithmus Gleichgewichtsstörung, Teil 1.

führen, wodurch es zu vergrößerten Tonsillen und Adenoiden kommen kann, die dann wiederum die Öffnung der Eustachischen Röhre in den Nasen-Rachen-Raum blockieren.

Durch die Beobachtung der Atemfrequenz und des Atemmusters sowie das Palpieren von Diaphragma und Brustkorb lassen sich möglicherweise Hinweise auf Hyperventilation und Angstzustände finden. Dies kann auch bei Migräne-bedingten und somatoformen Schwindelzuständen von Relevanz sein.

Eine Untersuchung der Flüssigkeitskompartimente im Schädel ist bei Gleichgewichtsstörungen ebenfalls hilfreich. Schwindel kann auf eine gestörte Flüssigkeitsbewegung in der posterioren Schädelgrube zurückzuführen sein. Manchmal ist auch eine laterale Fluktuation die Ursache von unspezifischen Schwindelgefühlen beim Patienten. Diese kann als Reaktion auf eine Behandlung auftreten oder beispielsweise auf eine Kopfverletzung zurückzuführen sein. In solchen Fällen können eine Korrektur der Flüssigkeitsdynamik und die Wiederherstellung der normalen longitudinalen Fluktuation das Gefühl von Benommenheit und Schwindel lindern oder vollkommen auflösen. ▶ **Abb. 23.1**.

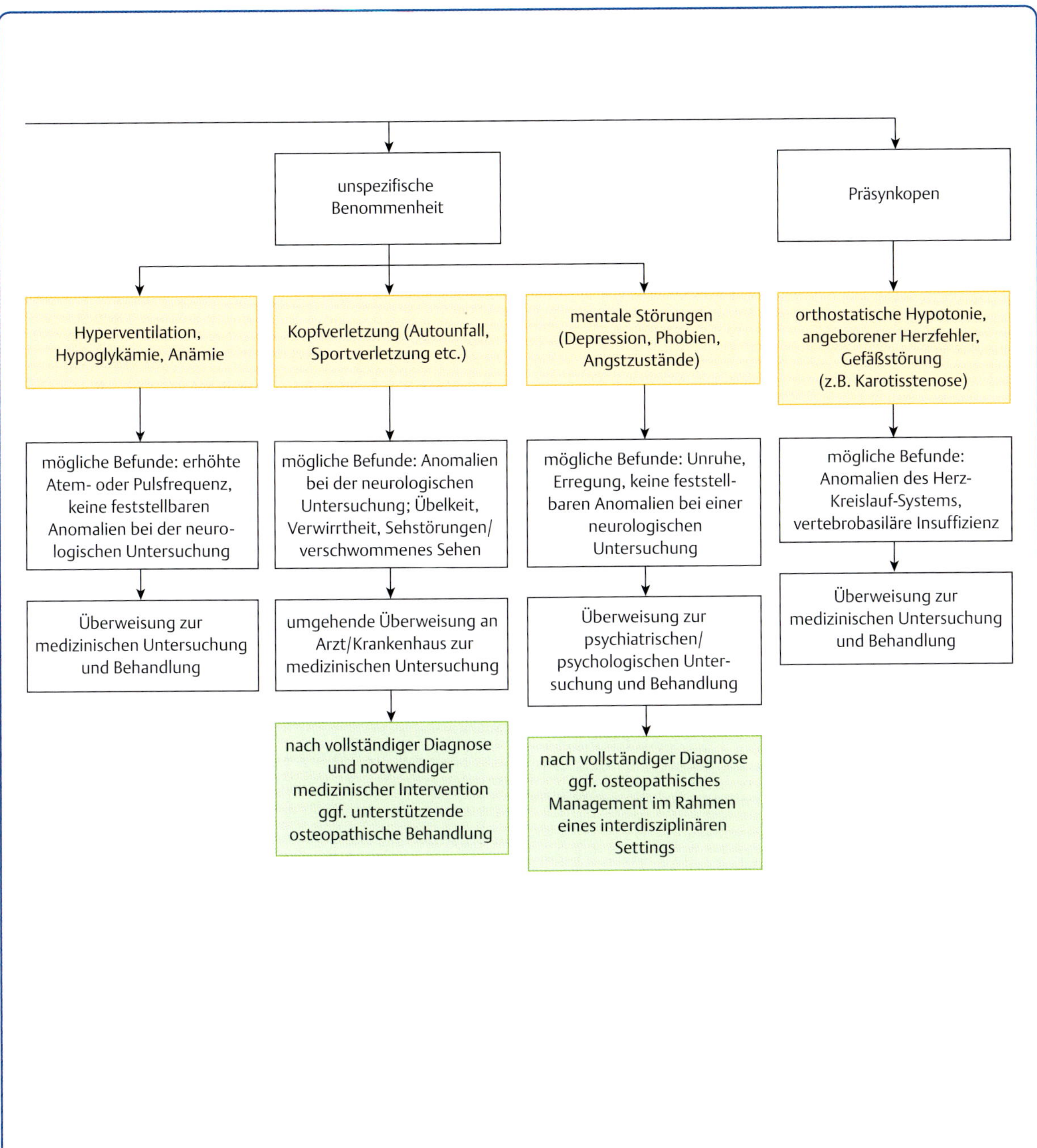

Teil 2.

Literatur

[1] Balatsouras DG, Kaberos A, Assimakopoulos D et at. Etiology of vertigo in children. Int J Pediatr Otorhinolaryngol 2007; 71 (3): 487–494

[2] Brandt T, Dieterich M, Strupp M, Eds. Vertigo and Dizziness: common complaints. London: Springer; 1995: 115–135

[3] von Brevern M, Neuhauser H. Epidemiological evidence for a link between vertigo and migraine. J Vestib Res 2011; 21(6): 299–304

[4] Choung YH, Park K, Moon SK et al. Various causes and clinical characteristics in vertigo in children with normal ear drums. Int J Pediatr Otorhinolaryngol 2003; 67(8): 889–894

[5] Langhagen T, Schroeder AS, Rettinger N et al. Migraine-related vertigo and somatoform vertigo frequently occur in children and are often associated. Neuropediatrics 2013; 44(1): 55–58

[6] Niemensivu R, Kentala E, Wiener-Vacher S et al. Evaluation of vertiginous children. Eur Arch Otorhinolaryngol 2007; 264 (10): 1129–1135

24 Hämaturie

Peter Striebel

24.1 Wichtiges im Überblick

Der optische Befund ist unzuverlässig: Eine Rotfärbung des Urins muss keine Hämaturie sein; ein optisch unauffälliger Urin schließt eine Mikrohämaturie nicht aus. Die Teststreifenanalyse auf Blut im Urin hat einen eingeschränkten Aussagewert. Bei Verdacht auf eine Hämaturie muss eine mikroskopische Sicherung und Differenzierung der Diagnose erfolgen. Die weitere Abklärung erfolgt mittels Sonografie.

Außerdem zu beantworten ist die Frage, ob das Symptom einer raschen fachärztlichen Abklärung bedarf. Ausmaß (Mikro- oder Makrohämaturie), zeitlicher Verlauf (akut oder chronisch) und Begleitsymptome (Schmerz, Vitalität, Entwicklung) bestimmen die Dringlichkeit!

Jede verifizierte Makrohämaturie und jede mehrfach verifizierte Mikrohämaturie bedürfen zur Reduzierung des Risikos für den Patienten im Hinblick auf zwar seltene, aber das Kind gefährdende Erkrankungen sowohl der gezielten Urindiagnostik als auch der gekonnten sonografischen Untersuchung. Eine weitergehende Diagnostik (Röntgen, CT, MRT, Urethrozystoskopie) ist dann nur selten notwendig.

Für das osteopathische Vorgehen ist jede Form der Hämaturie ein Phänomen, das morphogenetische Explorationsmöglichkeiten eröffnen kann. Die mikroskopische Abklärung, ob es sich um eine glomeruläre oder postglomeruläre Hämaturie handelt, konkretisiert auch bei harmlosen Formen der Hämaturie die palpierende Orientierung.

24.2 Definition

Hämaturie (altgriech. „haima“ = Blut, „ouron“ = Harn) bezeichnet das vermehrte Vorkommen von Blut (Erythrozyten) im Urin. Normal sind Erythrozytenkonzentrationen von 5(–10)/µl Urin im nicht zentrifugierten, frischen Mittelstrahlurin.

Makrohämaturie (im Kindesalter selten) ist die sichtbare Verfärbung des Urins durch Blut. Bereits 1 ml Blut führen in 1 l Urin zu einer rötlichen Verfärbung (25 000 Erythrozyten/µl). Eine **Mikrohämaturie** (kommt häufig vor) ist die nicht sichtbare, aber mittels biochemischer Reaktion (Teststreifen) oder Mikroskopie nachweisbare Beimengung von Blut im Urin.

24.3 Anatomie – Physiologie – Pathophysiologie

Bei der Erstuntersuchung lässt sich im Screening von Kindern in 3–4 % der Fälle eine Hämaturie nachweisen. Bei weit weniger als 1 % lässt sich die Hämaturie in der Wiederholungsuntersuchung bestätigen. 16 % aller Kinder mit Hämaturie wiesen gleichzeitig eine Proteinurie auf (definiert als > 25 mg/dl). Bei einer isolierten Makrohämaturie werden nicht glomeruläre Ursachen mehr als doppelt so häufig gefunden wie glomeruläre Ursachen.

Für die osteopathische Exploration ist es hilfreich, die physiologischen Fakten der Bildung des Urins aus der gewohnten Betrachtung „Urin als Ausscheidungsprodukt“ herauszunehmen. Die bisher erfolgten physiologischen Untersuchungen können eher unter dem **Modell der Harnsonderung** als aktiver Prozess der Niere dem sinnlichen Erleben zugänglich werden. Der Begriff des Ausscheidungsprodukts entspricht nur der gegenständlichen Interpretation visueller Erfahrung, die sich auf ein Endprodukt fixiert. Osteopathische Exploration ist jedoch eine sinnlich aktive Gegenwartsaufmerksamkeit, die die denkende Tätigkeit in den sinnlichen Prozess mit einbezieht und diesen nicht nur zeitlich verzögert nachdenkend für eine Interpretation benutzt. Im Folgenden soll ein Modell aufgezeigt werden, das die Möglichkeit einer aktiven Sinnlichkeit zur Strukturierung der Erfahrungen schulen kann.

Die fluidale Sonderung durch das Nierenparenchym kann in 3 Bereichen beschrieben werden:

- **Zelluläre Sonderung – der Filtrationsprozess:** Im Bereich der Nierenglomeruli sind durch die Basalmembran die zellulären Bestandteile vom sog. Primärharn in den Bowman'schen Kapseln getrennt. Diese Art der Filtration ist ein aktiver Prozess des Nierenparenchyms in Beziehung zur Blutpulsation, sekundären Atembewegung und Nierenmotilität. Alle genannten Prozesse sind unter dem Gesichtspunkt der inhärent-organischen Embryologie dem Erleben näherzubringen (Kap. 90). Es ist zu beachten, dass die Flüssigkeiten in den Glomerula und der Bowman'schen Kapsel ein Kontinuum darstellen und die Filtration phänomenologisch ein inhärenter Raum-Zeit-Prozess organischer Bewegungserscheinung ist (kein passiver Prozess der gegenständlich-physikalischen Untersuchung).

- **Mineralische Sonderung – der Kalibrierungsprozess:** In der Umgebung der Nierentubuli wird organisch ein Konzentrationsgefälle aktiv gestaltet, und es erfolgt die Sonderung von Säuren, Basen und Mineralien; Studium des rhythmisch balancierten Austausches („rhythmic balanced interchange") von Niere und sekundärer Atmung (metabolisch-respiratorische Säure-Basen-Balance in Beziehung zu Blutbildung und Lunge, viszerale Dysfunktion, endokrines Medium der Mineralokortikoide).
- **Flüssige Sonderung – der Konzentrationsprozess:** Im Bereich der Sammelrohre wird aktiv mittels Wasserverschiebung ein osmotisches Gefälle aufgebaut; Studium des rhythmisch balancierten Austausches von Nierenorganisation und Hydratation der inter- und intrazellulären Matrix des Gesamtorganismus (Gewebehydratation und fluidale Dysfunktion, endokrines Medium des antidiuretischen Hormons [ADH]; Kap. 92).

Ein weitergehendes Studium der prärenalen Zusammenhänge (Erythropoetin, endokrinologische Beziehung zur Nebenniere, Balancierung harnpflichtiger Substanzen im Hinblick auf neurologisch-pädagogische Zusammenhänge) und postrenale Bezüge (Kap. 92) ist auf dieser Grundlage unter Einbeziehung der Embryologie möglich (Kap. 90.3).

24.4 Ursachen

Eine **Rotfärbung des Urins** kann ohne Hämaturie (= Harnverfärbung) durch Nahrungsmittel (z. B. Rote Beete, Brombeeren), Medikamente (z. B. Ibuprofen, Metamizol, Sulfamethoxazol), Stoffwechselerkrankungen (z. B. Urate, Porphyrinurie; Kap. 35) oder bakterielle Besiedlung der Windel (Serratia marcescens) vorliegen.

Ursachen von Hämaturien können folgende sein:

- **präglomeruläre Hämoglobinurie:**
  - Hämolyse unterschiedlicher Ätiologie
  - Filtration und zelluläre Sonderung
- **glomeruläre Hämaturie:**
  - konnatale Glomerulopathien
  - Glomerulonephritiden
- **renale postglomeruläre Hämaturie:**
  - konnatale Parenchymentwicklungsstörungen
  - Infektion (Studium Immunsystem): z. B. bakterielle Pyelonephritis, Nierentuberkulose, Hantavirus-Infektion
  - metabolische Erkrankungen mit glomerulärer Beteiligung: z. B. Morbus Fabry – Studium des Metabolismus
  - Stoffwechselerkrankungen, z. B. idiopathische Hyperkalzurie, Hyperurikosurie, Hyperoxalurie
  - tubulointerstitielle Erkrankungen:
    - tubulointerstitielle Nephritis mit Uveitis (TINU-Syndrom) und ohne Uveitis
    - interstitielle Nephritis bei Einwirkung nephrotoxischer Substanzen, z. B. nicht steroidale Antiphlogistika
    - Nephrokalzinose – Studium des Kalziumstoffwechsels, des Immunsystems (Amyloidose, Plasmozytom)
  - vaskuläre Ursachen (parietale Studien und Untersuchung der Blutgerinnung), z. B. Nierenvenenthrombose, Nierenarterienembolie, Nussknacker-Syndrom
  - Sichelzellanämie, renales Hämangiom, arteriovenöse Malformationen
  - Neoplasien (z. B. Wilms-Tumor, „ossifying renal tumor of infancy" [ORTI], Angiomyolipome bei tuberöser Sklerose)
  - Traumata
  - Koagulopathien (z. B. Hämophilie, Willebrand-Jürgens-Syndrom, Thrombozytopenie)
  - körperliche Belastung („sports hematuria")
- **postglomeruläre Hämaturie der ableitenden Harnwege:**
  - Infektion:
    - bakterielle Pyelitis, Ureteritis, Zystourethritis
    - virale hämorrhagische Zystitis (z. B. Adenoviren Typ 11, Typ 21 u. a.)
    - Schistosomiasis (Bilharziose)
    - Tuberkulose
  - Zystitiden nicht infektiöser Genese:
    - hämorrhagische Zystitis bei Zyklophosphamidtherapie
    - Cystitis cystica und glandularis
    - eosinophile Zystitis
    - Strahlenzystitis
  - Urethritis:
    - virale oder bakterielle Urethritis (z. B. Chlamydien, Mykoplasmen)
    - Urethritis posterior bei Jungen
  - entzündliche Begleitreaktion:
    - Periureteritis, z. B. bei Adnexitis, Appendizitis
  - Harnwegsfehlbildungen (z. B. Kelchhalsstenose – Fraley-Syndrom, ureteropelvine Stenose, vesikorenaler Reflux, Urethradivertikel, Lacuna magna in der Region der Fossa navicularis)
  - Neoplasien:
    - Urethral- oder Blasenpolyp
    - Rhabdomyosarkom (Blase, Prostata)
    - myofibroblastische Blasentumore
    - Transitionalzellkarzinom
  - Urolithiasis
  - Fremdkörper
  - Trauma, z. B. Fahrradtrauma, Urethraverletzung
  - vaskulär (z. B. Hämangiome, Morbus Osler-Weber-Rendu)

- andere:
  - ektopes Prostatagewebe (urethral)
  - Endometriose (bei menstruierenden Jugendlichen)

24.5 Diagnostisches Vorgehen

Am Anfang steht somit die phänomenologische Gewissheit, ob es sich um eine visuelle Beobachtung (Rotfärbung), eine Verdachtsdiagnose (Teststreifenanalyse) oder um einen verifizierten Befund (mikroskopische Untersuchung des Urinsediments) handelt.

Es liegt im Ermessen des Behandelnden, aufgrund seines Eindrucks vom Patienten, der Anamnese, Familienanamnese und dem Verhalten der Eltern und des Kindes eher zu entängstigen (sehr selten ist die Mikrohämaturie Zeichen einer gefährdenden Erkrankung) oder eine verantwortungsvolle Diagnostik in die Wege zu leiten (weitere technische Abklärung kann einerseits ebenfalls Ängste reduzieren, andererseits den Fokus der Verantwortung auf mehrere Schultern übertragen und damit ein balanciertes Arbeiten im Sinne des Patienten ermöglichen).

Die **optische Betrachtung** des Urins ist im Hinblick auf eine Hämaturie unzuverlässig. Sie kann völlig unauffällig sein (Mikrohämaturie), irreführen (Färbung des Urins ohne Hämaturie), aber auch differenzialdiagnostisch eine Orientierung geben (Braunfärbung/„colabraun“ bei glomerulärer, Rotfärbung/„erdbeerfarben“ bei postglomerulärer Hämaturie). Die Anamnese kann zur weiteren Klärung beitragen.

Teststreifen zur Untersuchung des Harns auf Blut sind
- sensitiv ab 5(–10)/µl Urin (entspricht ca. 150 µl/l freiem Hämoglobin) – eine Differenzierung zwischen freiem Hämoglobin (Hämolyse) und Erythrozyten ist nicht möglich (→ Mikroskopie);
- falsch positiv bei Myoglobin (Rhabdomyolyse), alkalischem Urin (pH > 9), Nitrit > 2,2 mmol/l;
- falsch negativ bei Proteinurie, stark konzentriertem Urin, je nach Testsubstanz bei Vitamin-C-Ausscheidung (Ascorbinsäureausscheidung).

Ist bei wiederholter Teststreifenuntersuchung (3 × innerhalb von 4 Wochen) eine Mikrohämaturie möglich, muss eine Urinmikroskopie zur Sicherung der Diagnose erfolgen.

Allein die **mikroskopische Untersuchung** des Urins erlaubt den sicheren Nachweis von Erythrozyten im Urin und damit die begründete Diagnose der Hämaturie. Des Weiteren ermöglicht die Betrachtung der Erythrozytenmorphologie die Unterscheidung in glomerulär (dysmorphe Erythrozyten, Akanthozyten) und postglomerulär.

Die **Anamnese** rekapituliert die bisherige leibliche Entwicklung, insbesondere Traumata oder Infekte in den letzten Wochen. Die Familienanamnese im Hinblick auf urologische Erkrankungen kann die Wertigkeit des Befunds – insbesondere der Mikrohämaturie – modifizieren (familiäre Mikrohämaturie, Steine, Gerinnungsstörungen etc.). Zu beachten sind insbesondere folgende Aspekte:
- embryologische und fetale Entwicklung
- Funktionseinschränkung der Bildung von Urin als gesonderte Körperflüssigkeit durch:
  - genetische Anlagen (z. B. Kollagen 4, Alport-Syndrom = progressive hereditäre Nephritis)
  - anatomische Besonderheiten (z. B. Nussknacker-Syndrom = Impingement der linken Nierenvene zwischen A. mesenterica superior und Aorta abdominalis)
  - körperliche Bewegung (z. B. Marsch- und Sportmikrohämaturie)
  - Infekte
  - immunologische Prozesse
  - mechanische (z. B. Traumata, Harnsteine) und tumoröse Prozesse

Das mögliche Vorgehen bei der **osteopathischen Untersuchung** umfasst folgende Schritte:
- globales Listening: Studium des kommunizierenden Kontakts, implizite und explizite Entscheidungsphase
- globales Listening mittels Frageinduktion (kann auch ein erster Anhaltspunkt für eine bisher unbekannte Hämaturie sein):
  - hämatologische Reifungsdifferenzierung
  - Embryologie: nephrogenes Wachstum und die nephrogene Reifungsdifferenzierung
  - substanzielle Sonderungsprozesse des Urins
  - Balance der urinbildenden Prozesse (Funktionstoleranz [Dysfunktion]) und das integrative Verhalten der beteiligten Organe (pulmorenales Säure-Basen-Gleichgewicht, metabolische Belastung, renale Belastbarkeit)
  - Gibt es strukturelle Veränderungen, die die Funktionsbalance der Urinbildung, die Sonderungsprozesse des Urins irritieren oder in eine kompensatorische Beziehung drängen?
  - embryologische, mechanische, immunologische Veränderungen/Blutungsquellen im Bereich der ableitenden Harnwege
- lokales Listening auffälliger Organbereiche mittels Frageinduktion:
  - Motilität und embryologische Entwicklung
  - strukturelle und funktionelle Reifungsdifferenzierung
  - organinhärente Elastizität, Gewebeatmung
  - Atemverschieblichkeit, Mobilität

- lokales Listening mittels vorgestellter Zusammenhänge (explizite Wissensinduktion):
  - prärenale Hämoglobinurie: Milz (Erythrozytenabbau), Leber (Porphyrin-, Hämoglobinstoffwechsel)
  - renale Hämaturie: Niere (Sonderungsfunktion)
  - postrenale Hämaturie: ableitende Harnwege und umgebende Strukturen sowie deren Funktion (Blutung, Entzündung, Restriktionen)

► Abb. 24.1

Literatur

[1] Böhm M, Aufrecht C. Hämaturie im Kindesalter. Monatsschr Kinderheilkd 2011; 159: 675–686

[2] Schumacher M. Hämaturie – Diagnostik mit Maß und Ziel. Pädiatrie hautnah 2012; 24 (2): 94–97

[3] Stein R, Beetz R, Thüroff JW. Kinderurologie in Klinik und Praxis. 3. Aufl. Stuttgart: Thieme; 2011

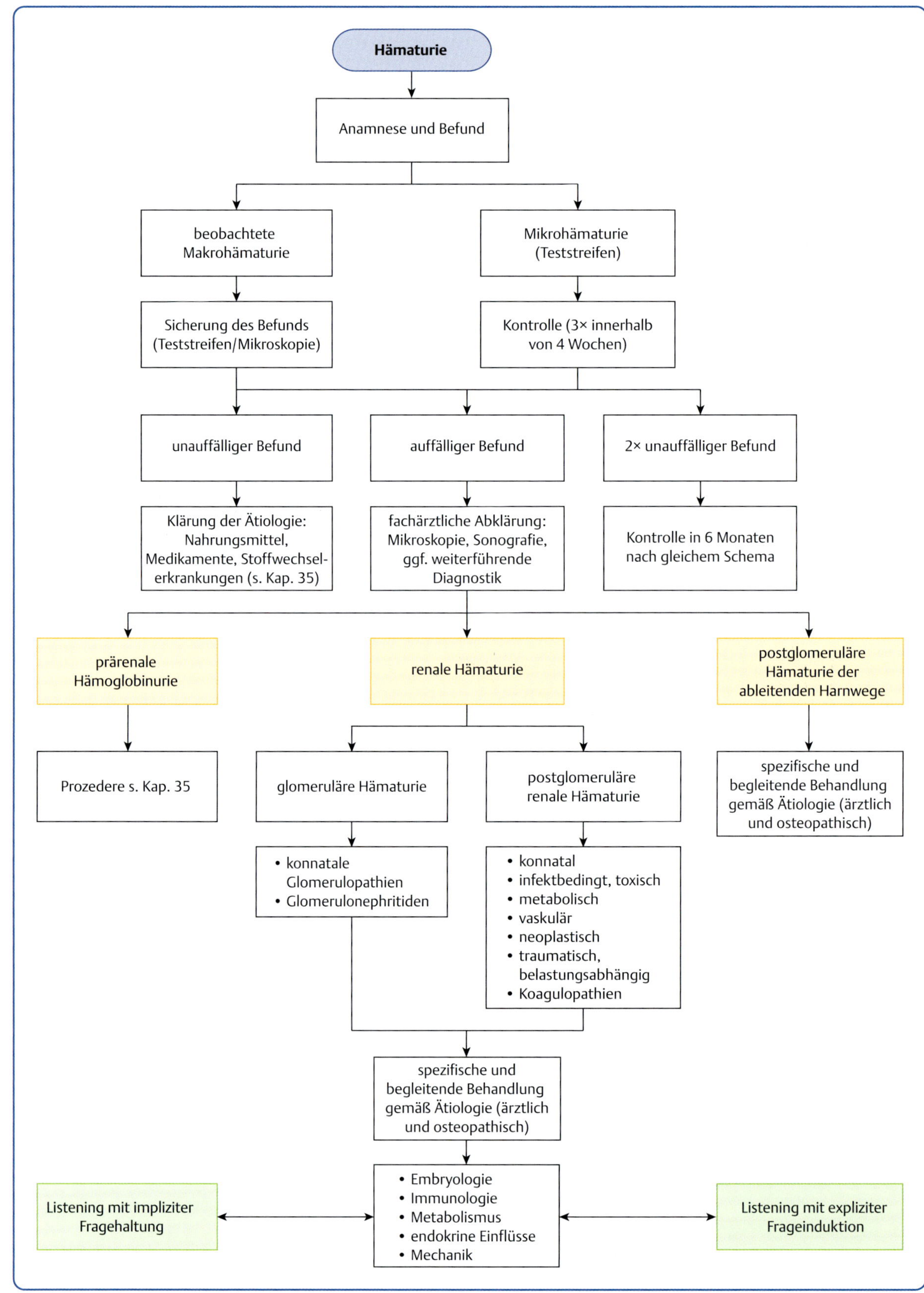

▸ **Abb. 24.1** Algorithmus Hämaturie.

25 Harninkontinenz

Peter Striebel

25.1 Wichtiges im Überblick

Für eine individuelle Einschätzung der kindlichen Harnkontinenz ist es wichtig, den normalen Entwicklungsvorgang der organischen Kontinenzfähigkeit in seiner Beziehung zur soziokulturellen Reifung zu betrachten.

Osteopathisch ist es hilfreich, anatomisch 3 Bereiche der Harnblase zu differenzieren (Speicher-, Regulations- und Kontinenzbereich) sowie die 3 Phasen des Blasenzyklus (Füllungs-, Umstimmungs-, Entleerungsphase) im anatomisch-physiologisch-soziokulturellen Zusammenspiel zu charakterisieren und pränatale Strukturen mit einzubeziehen.

25.2 Definition

Die **physiologische Harninkontinenz** bezeichnet die Inkontinenz im Rahmen der normalen Entwicklung (Kap. 92). Die **nicht physiologische Harninkontinenz** kann in organische und nichtorganische (funktionelle) Formen eingeteilt werden.

Bei der **nichtmonosymptomatischen Enuresis** nässt ein Kind nach dem 5. Lebensjahr mindestens 2 × pro Monat nachts ein und hat zusätzlich eine Tagessymptomatik im Sinne einer vereinseitigten Blasen(dys)funktion. Eine **Vereinseitigung der Blasen(dys)funktion** ist durch Einnässen am Tag oder Symptome wie Pollakisurie, imperativen Harndrang, Miktionsverhalt, Haltemanöver, Schmerzen bei Miktion, unterbrochenen Harnstrahl gekennzeichnet.

„Dysfunktion" ist in der Osteopathie ein phänomenologischer Begriff, der beschreibt, dass der Funktionsspielraum eines Organs (z. B. die zeitliche Spanne der Fähigkeit, eine Miktion zurückzuhalten) in eine einseitig betonte Bewegung geraten ist (z. B. aus Angst, während des Schulunterrichts aufzufallen, wird die Miktion zurückgehalten, durch wiederholte Miktionsverhaltung wird die Blase dann auch unter sorglosen Bedingungen seltener entleert). Die krankheitswertenden Begriffe sind osteopathisch gesehen eine dysfunktionelle Denkgewohnheit, die die Fähigkeit, Zusammenhänge phänomenologisch zu charakterisieren, einseitig einschränkt (Verlagerung der funktionellen Denkfähigkeit durch einseitige Zieldogmen oder Furcht vor ungewissen Erfahrungen). Grenzbereiche des integrativ-toleranten, dysfunktionellen Zusammenspiels sind dort gegeben, wo durch Desintegration des Zusammenhangs eine Defunktionalisierung auftritt (z. B. Megazystis bei bindegewebiger Umwandlung des M. detrusor vesicae und Verlust der Fähigkeit, die Harnblase zu entleeren).

25.3 Anatomie – Physiologie – Pathophysiologie

Die anatomischen Strukturen der Harnblase entwickeln sich in Beziehung zu den urinbildenden Körpereigenheiten und der zirkadianen Verhaltensreifung des Kindes. Die Gestalt, das Dehnungsvermögen und die Reagibilität der Harnblase balancieren das Ausmaß der Urinbildung mit den soziokulturellen Eigenheiten des Menschen in einer zyklischen Bewegung von Speichern (Füllungsphase), Halten (Umstimmungsphase) und Lösen (Entleerungsphase).

Die Harnblase kann in 3 funktionell zusammenhängende Bereiche gegliedert werden:

- **Urinspeicherbereich:** Dieser wird vom M. detrusor vesicae gebildet und stellt den kapazitiven Urinspeicher dar. Stabilisiert wird dieser dynamische Speicherbereich über die Ausläufer des M. detrusor vesicae in den M. pubovesicalis, den M. vesicoprostaticus bzw. M. vesicovaginalis und durch den ein Widerlager bei der Miktion bietenden M. levator ani.
- **Kontinenzbereich:** Der Harnröhrenverschluss wird durch den M. sphincter vesicae und den M. sphincter urethrae bewirkt. Der eigenständige M. sphincter vesicae ist unwillkürlich und besteht aus glatter Muskulatur. Der M. sphincter urethrae besteht aus 2 ineinandergestülpten Anteilen: dem periurethral liegenden M. sphincter urethrae glaber (glatte Muskulatur, unwillkürliche Ruhekontinenz) der umschlossen wird vom M. sphincter urethrae transversostriatus (quergestreifte Muskulatur, willkürliche Stresskontinenz). Das Öffnen der Harnröhre wird durch den M. dilatator urethrae und den M. ejaculatorius unterstützt.
- **Regulationsbereich:** Die Bereiche der Speicherung und Kontinenz sind verbunden durch das Trigonum vesicae (zwischen Einmündungen der Ureteren und Übergang in die Urethra), dessen Irritabilität die Umstimmungsphase reflektorisch erzwingt und/oder dem wahrnehmenden Bewusstsein vermittelt. Er kann als Regulationsbereich bezeichnet werden. Das Trigonum vesicae entwickelt sich embryologisch aus dem Sinus urogenitalis und ist durch ein durch Kollagen elastisches Netzwerk mit eingelagerter Muskulatur und hoher neurovegetativer Rezeptorendichte gekennzeichnet. Bei vesi-

> koureteralem Reflux muss auch die zum Bereich des Trigonum vesicae gehörende Kontinenz in Richtung der Ureteren betrachtet werden: Der M. interuretericus und die Kompressionskomponente des M. detrusor vesicae auf den intramuralen Harnleiterverlauf verschließen die Einmündung der Ureteren in die Harnblase, Ureterkontraktionen öffnen den ureterovesikalen Anteil des Regulationsbereichs.

Speicher- und Kontinenzbereich sind – vereinfacht betrachtet – in Verhalten und Innervation polar. Während der Füllungsphase relaxiert und dehnt sich der M. detrusor vesicae (β-Adrenozeptoren, sympathische Relaxation), wohingegen der Kontinenzbereich kontrahiert (α-Adrenozeptoren, sympathische Kontraktion). Während der Umstimmungsphase kommt es zwischen dem Speichervermögen und der Kontinenzfunktion zu einem Reizzustand der trigonalen Zone. Die Wahrnehmung dieser Zone reift im Verlauf der kindlichen Entwicklung und lässt Übungsprozesse zu (bewusster Miktionsaufschub). Es entsteht die selbstbewusste Fähigkeit, durch Entscheidung eine Umstimmung aller Bereiche einzuleiten: Die Kontraktion des M. detrusor vesicae und die zeitgleiche Relaxation des Kontinenzbereichs führen zur Entleerungsphase, zum „Sich-Lösen" (parasympathikotone Detrusorkontraktion).

Im Laufe der Entwicklung dehnt sich die Füllungsphase zeitlich aus und ermöglicht zunehmend durch die Urinspeicherung ein kontinentes, unabhängiges Bewusstsein.

Die Notwendigkeit der Entleerung bleibt den räumlich-elastischen Proportionen unterworfen. Um das 3. Lebensjahr entwickelt das Kind während der Entscheidungs-/Umstimmungsphase sein Bewusstsein zwischen außenweltorientiertem und körpereigenem Spiel.

Disproportionen der anatomisch-organischen Entwicklung gehen mit verkürzten (z. B. verminderte Blasenkapazität, „Schrumpfblase") oder verlängerten (z. B. Megazystis) Miktionsintervallen einher. Disproportionen der Verhaltensentwicklung zeigen sich bei Einseitigkeiten des übend sich entwickelnden Bewusstseins (dominierendes Außenbewusstsein kann z. B. zu Einnässen während des Spielens führen, dominante Körperreagibilität zu Einnässen bei z. B. Stress, Furcht).

Dysfunktionen gehen einher mit Regulationsstörungen im trigonalen Bereich. Diese können durch Stoffwechselnoxen (Infekte, Blasenreizstoffe) oder Noxen der soziokulturellen Entwicklung („Du kannst jetzt nicht zur Toilette gehen", Miktion auf Kommando), die die Toleranzgrenze überfordern, bedingt sein. Anatomisch-physiologisch können sie unter dem Gesichtspunkt des Zusammenspiels von Gewebematrix, Durchblutung und Neurotransmittern beschrieben werden (Kap. 93) und manifestieren sich in einer Detrusor-Sphinkter-Dyskoordination/-Dysfunktion.

Dissoziationen: Osteopathisch ist hier z. B. auf die Entwicklung des Urachus und der Nabelgefäße zu achten („erweiterte Abnabelung"; Dissoziation der Organentwicklung – postnataler Verschluss der umbilikalen Verbindungsstrukturen; Dissoziation der Organfunktion – rhythmische Stoffwechselprozesse der Lungenatmung in Beziehung zu Trinken und Nierenfunktion; Dissoziation des Verhaltens – selbstbewusste Miktionskontrolle).

25.4 Ursachen

- **organische Harninkontinenz:**
  - Polyurie bei Nierenerkrankungen oder Diabetes insipidus
  - anatomische Fehlbildungen des unteren Harntrakts: z. B. ektope Harnleitereinmündung
  - angeborene neurogene Erkrankungen: z. B. Meningomyelozele, Spina bifida
  - erworbene neurogene Läsionen mechanischer und inflammatorischer Art
- nichtorganische Harninkontinenz = **funktionelle Harninkontinenz** ohne Nachweis von anatomischen oder neurologischen Ursachen: Unterschieden werden die überaktive Blase, dyskoordinierte Miktion, Miktionsaufschub und weniger häufig die „lazy bladder", „Giggle-Inkontinenz", Belastungsinkontinenz und der vaginale Influx.
- **verzögerte Reifung** der Blasenkontrolle (Kap. 92): Weitere sensomotorische Entwicklungsverzögerungen und -dissoziationen sollten beachtet werden.
- Mögliche **Komorbiditäten** sind zu beachten (Harnwegsinfekte, Defäkationsprobleme, psychische/psychiatrische Auffälligkeiten).

25.5 Diagnostisches Vorgehen

Zur **Anamnese** und zu Grundlagen der körperlichen Untersuchung siehe Kap. 92.5. Daneben sind ergänzende Untersuchungen und Beobachtungen unter den Gesichtspunkten des Zusammenspiels von Struktur, Funktion und Sozialisation erforderlich.

Ergibt das Resultat von Anamnese und körperlicher Untersuchung den Verdacht auf eine nichtmonosymptomatische Enuresis oder eine vereinseitigte Blasendysfunktion, erfolgt die erweiterte Untersuchung mittels Sonografie, Beobachtung der Miktion, Uroflowmetrie. Nur bei wenigen Kindern muss dies durch invasive Diagnostik ergänzt werden (Zystoskopie, Urodynamik, radiologische Untersuchungen).

Mögliches Vorgehen bei der **osteopathischen Untersuchung und Behandlung**: Der Untersucher distanziert sein Bewusstsein aus der zuvor gestalteten Kommunikation mit den Eltern und dem Kind, indem er durch den Begriff der Dissoziation die Intensität der organischen und seelischen Verbindung des Kindes mit der Umgebung in seiner Reifung einschätzt. Diese nicht wertende Abstraktion dient als Fulkrum für das globale Listening, das mehrere Phasen durchläuft:

- Berührungskommunikation, Wahrnehmen der sich synchronisierenden rhythmischen Qualitäten
- Induktion expliziter Fragestellungen (Erfassung der dem Untersucher vertrauten anatomischen und physiologischen Zusammenhänge) unter Beibehaltung des im Rhythmus bewegten Kontakts (Bewusstseinsfulkrum)
- Je nach Befund erfolgt der Übergang in die implizite Fragehaltung (Biodynamik) oder die Fortführung der kommunikativen Befundung und Gewebebegleitung durch lokales Listening mit biomechanischer, parietoviszeraler, funktionell somatischer Induktion oder Voice Dialogue geführter Exploration vor dem Hintergrund rhythmischer Fulkren.
- Rückbesinnung auf das dissoziative Ausgangsfulkrum und somatische, ggf. auch verbale Integration in den Reifungszusammenhang
- bei unklaren Befunden: Untersuchung des Urins (Teststreifen, ggf. Mikroskopie; Kap. 24.5) und urologische Sonografie

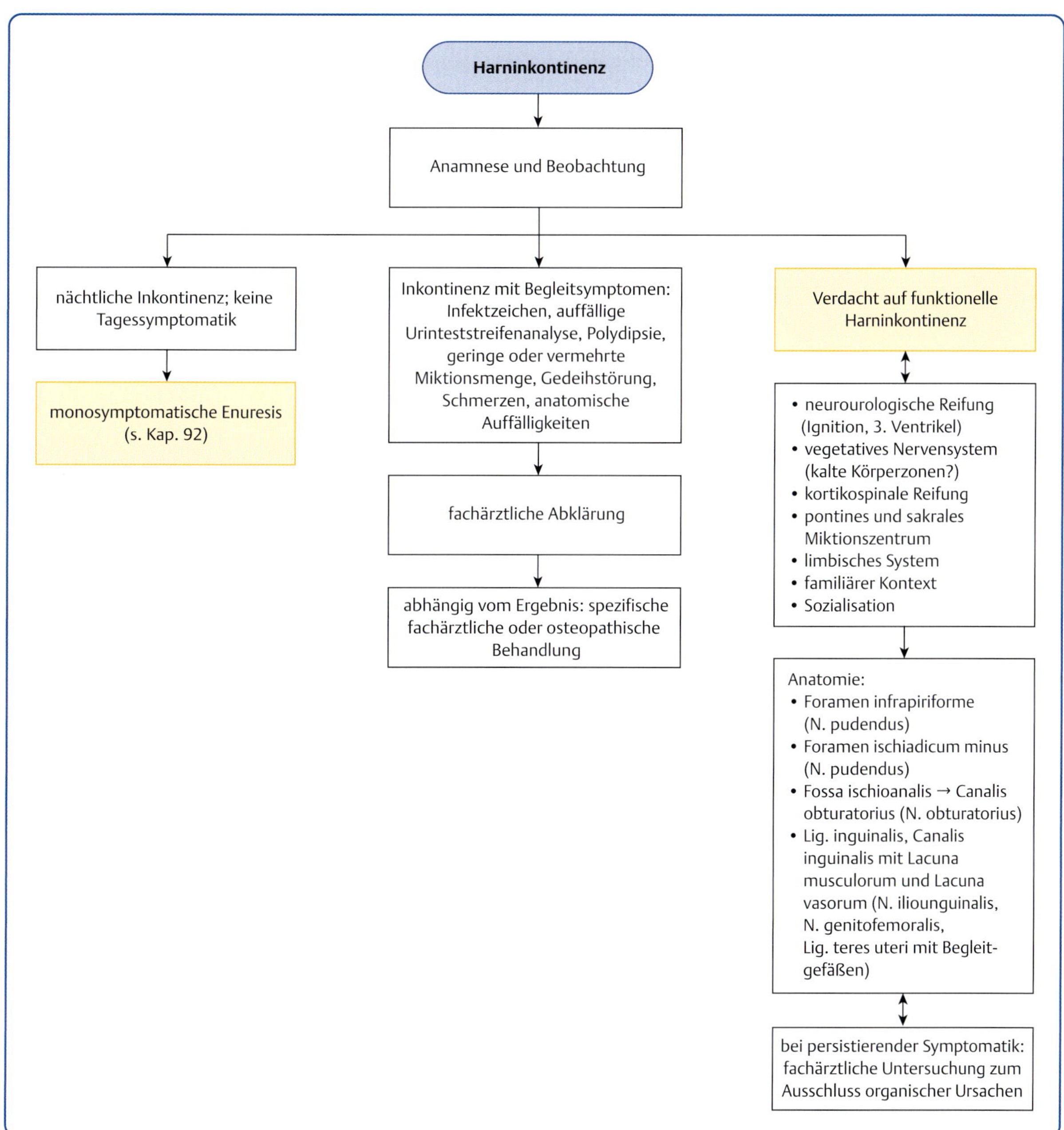

▸ **Abb. 25.1** Algorithmus Harninkontinenz.

Literatur

[1] Bürst M. Harninkontinenz im Kindesalter – Funktionelle Störungen im Fokus. Pädiatrie hautnah 2012; 24(6): 416–422

[2] Stein R, Beetz R, Thüroff JW. Kinderurologie in Klinik und Praxis. 3. Aufl. Stuttgart: Thieme; 2011

[3] Steuber C. Harninkontinenz bei Kindern erkennen und behandeln. Pädiatrie hautnah 2010; 4(2): 103–111

26 Haut – Hautausschläge aufgrund von Allergien und Autoimmunreaktionen

Tajinder Deoora

26.1 Wichtiges im Überblick

Hautausschläge sind in der klinischen Praxis extrem häufig und können u. a. auf Allergien oder Autoimmunreaktionen zurückzuführen sein. Dazu zählen z. B. Heuschnupfen, Nahrungsmittelallergien, atopische Dermatitis, allergisches Asthma und anaphylaktische Reaktionen.

Die allergene Substanz kann durch direkten Hautkontakt, das Einatmen aus der Umwelt oder die Aufnahme als Nahrungsmittel wirksam werden. Der Hautausschlag kann in einem kleinen Bereich beginnen, sich jedoch bei längerfristigem Kontakt mit dem Allergen vergrößern. Es ist wichtig, dabei gleichzeitig auf systemische Reaktionen zu achten, z. B. Veränderungen des Stuhlgangs, Fieber, Husten oder allgemeines Unwohlsein. Es kann eine genetische Disposition vorliegen. Zu den Symptomen bei Atopien zählen geröteter, juckender Hautausschlag, Schwellungen, Rhinitis, gerötete Augen, Kurzatmigkeit. Diese können schwerwiegend sein, und manchmal können sich die betroffenen Hautpartien entzünden. Bei Anaphylaxie handelt es sich um einen medizinischen Notfall.

Eine Kontaktdermatitis entsteht durch verschiedene Substanzen wie bestimmte Metalle oder Kautschuk, die beim direkten Kontakt mit der Haut eine Rötung oder Quaddelbildung mit Urtikaria und Angioödemen auslösen. Ein Insektenstich kann zu einer lokalen Rötungsreaktion mit einem Durchmesser von mehr als 10 cm führen. Solche Reaktionen können auch nach der Einnahme bestimmter Medikamente auftreten.

Die medizinische Behandlung allergischer Reaktionen umfasst das Meiden der allergenen Substanzen sowie die Gabe von Steroiden und Antihistaminika. Bei sehr heftigen Reaktionen wird die Injektion von Epinephrin empfohlen.

26.2 Definition

Allergien oder **allergische Erkrankungen** sind Zustände, die durch eine Abwehrreaktion auf normalerweise in der Umwelt vorhandene Substanzen entstehen. Unter normalen Umständen löst der Kontakt mit diesen Substanzen keine negative Reaktion aus, doch bei Menschen, die genetisch für Atopie prädisponiert sind, treten Symptome auf, die durch eine Hypersensibilität des Immunsystems ausgelöst werden.

26.3 Anatomie – Physiologie – Pathophysiologie

Hypersensibilitätsreaktionen wie bei allergischen Hautausschlägen sind eine übermäßige oder nicht angemessene Immunantwort [5].

Typ-I-Allergien (Soforttyp) verursachen verschiedene Urtikariasymptome und atopische Zustände wie atopische Dermatitis. Die allergische Reaktion wird dabei durch den erneuten Kontakt mit einem Allergen in der Umwelt ausgelöst, sei es durch orale Aufnahme, Einatmen oder Hautkontakt. Dabei kommt es zu einem Durchbrechen der physischen Barrieren von Haut und Schleimhäuten, sodass die Symptome an verschiedenen Stellen wie Atemwegen, Darm und Haut induziert werden können.

Autoimmunreaktionen entstehen, wenn die inhärenten Mechanismen zusammenbrechen, die normalerweise für eine Verträglichkeit sorgen. Dadurch wird das normale niedrige Niveau der natürlichen Autoimmunität extrem erhöht, und es entstehen Immunreaktionen, die gegen die körpereigenen Zellen gerichtet sind.

Bestimmte Pollen- und Nahrungsmittelproteine sind häufig als Allergene wirksam. Der zugrunde liegende Mechanismus umfasst Prozesse, bei denen Immunglobulin E (IgE), eine Klasse von Antikörpern, zur Freisetzung von Entzündungsstoffen wie Histaminen führt.

Bei der Typ-I-Allergie reagiert das Immunsystem auf das Antigen mit der Bildung des Antikörpers IgE (statt IgA, IgG oder IgM). Ein erneuter Kontakt mit dem Antigen führt dann zu einer Degranulation und der Sekretion von Histaminen, Leukotrienen und Prostaglandin, die auf die angrenzenden Gewebe einwirken und zu Vasodilatation sowie Kontraktion der glatten Muskulatur führen [5].

Typ-I-Allergien können zu unmittelbaren oder verzögerten Reaktionen führen. Die unmittelbare Reaktion tritt bereits wenige Minuten nach dem Kontakt auf und umfasst die Freisetzung vasoaktiver Amine und Lipidmediatoren, während die Spätphase der Reaktion 2–4 h nach dem Kontakt beginnt und durch die Freisetzung von Zytokinen gekennzeichnet ist. Die Reaktion kann lokal oder systemisch sein und die Symptome können von einer leichten Reizung bis hin zum plötzlichen Tod aufgrund eines anaphylaktischen Schocks reichen.

26.3.1 Nesselausschlag (Urtikaria)

Nesselausschläge treten bei Kindern sehr häufig auf. Die Urtikaria zeigt sich als juckender, geröteter und erhabener Ausschlag als Reaktion auf einen Histamintrigger. Tritt dies bei einem Kind während oder unmittelbar nach dem Füttern auf, ist vermutlich das Nahrungsmittel der Auslöser. Der Ausschlag ist in der Regel kurzzeitig und reagiert auf eine Antihistaminbehandlung. Wiederholte Nesselausschläge müssen jedoch vom Arzt sorgfältig überwacht werden.

Urtikaria-ähnliche Ausschläge erscheinen in Form punkt- oder striemenförmiger Papeln oder Pusteln bis hin zu größeren erhabenen Plaques, die ineinander übergehen. Sie können innerhalb von Minuten nach dem Kontakt mit einem Allergen oder aufgrund anderer Ursachen entstehen. Der Ausschlag kann lokal begrenzt auftreten oder größere Bereiche umfassen und hält einige Tage an. Er entsteht aufgrund einer Degranulation von Mastzellen mit Histaminfreisetzung. Das führt zu Vasodilatation und einer erhöhten Kapillarpermeabilität, wobei auch Angioödeme auftreten können.

Als **Anaphylaxie** wird das plötzliche Auftreten von Urtikaria, Angioödemen, Dyspnoe und Hypotonie bezeichnet, das als medizinischer Notfall umgehend zu behandeln ist.

26.3.2 Atopische Dermatitis

Atopische Dermatitis ist eine stark juckende, chronische Hauterkrankung mit entzündeten Läsionen. Sie tritt v. a. bei Kindern mit individueller oder familienbedingter Neigung zu Atopie auf und wird auch als Hautekzem oder Neurodermitis bezeichnet. Sie weist einen chronischen Verlauf auf, mit sporadischen akuten Schüben, bei denen sich die Haut rötet, nässt, entzündet und eventuell sogar infiziert. Zwischenzeitlich kann die Haut normal erscheinen, oder es zeigen sich trockene, verdickte und juckende Hautstellen.

Atopische Dermatitis ist eine langfristige Störung, die als atopisches Ekzem bei Säuglingen beginnt und bis ins erwachsene Alter andauern kann. Sie beginnt im Bereich von Gesicht, Kopfhaut und Rumpf und breitet sich dann in die Beugefalten der Extremitäten aus.

Folgende typische Erscheinungsbilder treten in den verschiedenen Altersgruppen auf:

- Säuglinge:
  - Die Haut ist trocken und schuppig, mit großflächigen Ekzemen.
  - Das Ekzem beginnt im Bereich des Gesichts und insbesondere der Wangen.
  - Windeldermatitis tritt auf, wenn feuchte und beschmutzte Windeln längere Zeit nicht gewechselt werden.
  - Milchschorf kann ein Vorläufer für die spätere Entwicklung von Neurodermitis sein.
- Kleinkinder:
  - Das Ekzem ist lokal eingegrenzt.
  - Es dehnt sich auf die Streckseiten der Gelenke aus.
- Vorschulkinder:
  - Das Ekzem tritt v. a. auf den Beugeseiten der Arm- und Beingelenke, schwächer auf den Streckseiten auf.
  - Aufgrund des ständigen Kratzens ist die Haut trocken und verdickt.
- Schulkinder:
  - Betroffen sind die Beugeseiten der Extremitäten, insbesondere im Bereich von Ellbogen und Knien.
  - Augenlider, Ohrmuscheln, Hals und Kopfhaut können ebenfalls betroffen sein.
  - wiederkehrende Pompholyx (dyshidrotisches Ekzem) an Händen und Füßen
  - nummuläres Ekzem (mit münzförmigem Muster), das leicht mit Ringelflechte zu verwechseln ist
  - Der Hautzustand kann sich in der Pubertät verbessern, doch ist die Schutzfunktion der Haut weiterhin fragil.

Die atopische Dermatitis kann am gesamten Körper auftreten. Durch unterschiedlichste Faktoren und Ereignisse wie Virusinfektionen, Zahnen, bestimmte Nahrungsmittel, Umwelteinflüsse oder emotionalen Stress kann es zu einem Aufflammen der Reaktion kommen. Manchmal ist auch kein offenkundiger Auslöser auszumachen.

Genetische und Umweltfaktoren können zum Auftreten der Ekzeme, ihrer Schwere und der Reaktion auf Behandlung beitragen. Atopische Dermatitis ist auf eine komplexe Interaktion von genetischen und Umweltfaktoren zurückzuführen. Dazu zählen Defekte der Hautbarrierefunktion, die die Haut anfällig machen für eine Irritation durch bestimmte Trigger wie Kontaktirritanzien, Wettererscheinungen, Temperatur sowie unspezifische Trigger.

Die Entzündung der Haut kann auf folgende Auslöser zurückgehen:

- Störungen im Gleichgewicht der Immunzellen
- Defekte der Hautbarriere und der Hautzellen
- mikrobielle Besiedelung der Hautoberfläche
- angeborene Hautbarrieredefekte
- Störungen des Immunsystems
- Allergene und Irritanzien

Möglicherweise zugrunde liegende Mechanismen:

- **Angeborene Defekte der Hautbarriere:** Eine angeborene Mutation des Filaggrin-Gens beeinträchtigt die Hautbarriere und kann dadurch zu den Entzündungsreaktionen der atopischen Dermatitis führen. Die gestörte Barrierefunktion führt zu einer erhöhten Hautdurchlässigkeit und reduziert die Rückfettung und die antimikrobiellen Eigenschaften der Haut, wodurch Irritanzien und Allergene leichter eindringen können.

- **Störungen des Immunsystems:** Bei atopischer Dermatitis besteht ein Ungleichgewicht innerhalb der Immunzellen, mit einem Überschuss an Typ-2-T-Helferzellen (TH2-Zellen) sowie den mit ihnen verbundenen Zytokinen, IgE und Eosinophilen. Eine verstärkte Reaktion der epidermalen Langerhans-Zellen auf Antigene führt zu einer Interaktion mit den dermalen T-Zellen, wodurch eine Reaktion der TH2-Zellen ausgelöst wird. Das bewirkt eine Entzündung, die den Barrieredefekt verstärkt. Dadurch kommt es zu einem Rückgang von Zeramiden, Filaggrin und antimikrobiellen Peptiden, wodurch die Haut anfällig wird für eine Bakterienbesiedelung sowie Infektionen.

26.4 Ursachen

26.4.1 Urtikaria

Eine akute Urtikaria bildet sich innerhalb von 6 Wochen vollständig zurück. Auch wenn die meisten Fälle idiopathischer Natur sind, kann eine akute Urtikaria identifizierbare Ursachen haben:

- allergische Reaktionen
- Inhaltsstoffe von Nahrungsmitteln (die häufigsten Auslöser sind Nüsse, Schokolade, Fisch, Tomaten, Eier, verschiedene Beeren, Soja, Weizen, Milch, Zusatzstoffe und Konservierungsmittel)
- Insektenstiche
- Infektionen
- Medikamente

Akute Urtikaria kann auch durch eine direkte physikalische Reizung der Haut entstehen und ist dann auf die entsprechenden Hautpartien beschränkt. Meist bildet sich der Ausschlag innerhalb einer Stunde nach Exposition. Auslöser können sein:

- Druck
- Sonneneinstrahlung
- Hitze oder Kälte
- Reibung
- Schweiß

Chronische Urtikaria tritt rezidivierend auf und kann über Jahre anhalten, oft ohne identifizierbare Ursachen. Mögliche Ursachen sind:

- ähnliche Auslöser wie bei akuter Urtikaria
- Autoimmunstörungen
- Hormonstörungen
- chronische Infekte
- maligne Erkrankungen

26.4.2 Atopische Dermatitis

Bei atopischer Dermatitis handelt es sich um eine ererbte oder entwickelte Atopie, die sich als Allergie präsentiert und durch eine hyperaktive Immunreaktion charakterisiert ist.

Die Ekzembildung entwickelt sich meist im Zusammenhang mit Stresssituationen und sonstigen Faktoren, mit denen das Kind konfrontiert ist, u. a. Nahrungsmittel, Umweltallergene, emotionaler Stress und Veränderungen infolge der altersgemäßen Entwicklung. Kinder mit atopischer Dermatitis können Nahrungsmittelallergien haben, doch treten diese unabhängig von der Ekzembildung auf und sollten unbedingt identifiziert werden. Möglicherweise wird der Ausschlag durch Nahrungsmittelunverträglichkeiten verschlimmert, wobei sich der Wirkmechanismus jedoch von dem bei Allergien unterscheidet.

Nahrungsmittelallergien:

- Etwa ein Drittel aller Kinder mit Atopie sind davon betroffen. Am häufigsten sind Allergien gegen Eier, Kuhmilch, Soja, Weizen, Erdnüsse und Fisch.
- Neben akuter Urtikaria können anaphylaktische Symptome auftreten, z. B. Angioödeme und Bauchschmerzen nach der Aufnahme der allergenen Nahrungsmittel.
- Da schon kleinste Mengen des Allergens eine anaphylaktische Reaktion auslösen können, ist eine sofortige Noteinweisung ins Krankenhaus angezeigt.

Nahrungsmittelunverträglichkeiten: Bestimmte Nahrungsmittel können ein Aufflammen bereits vorhandener Ekzeme verursachen, was sich aber erst viele Stunden nach der Aufnahme bemerkbar macht. Charakteristische Kennzeichen von Unverträglichkeiten:

- Verzögerte Reaktion; die Symptome treten erst nach einigen Stunden, manchmal sogar erst nach Tagen auf.
- Der Ausschlag kann von verschiedenen weiteren Symptomen begleitet sein, z. B. Lethargie, Kopfschmerzen, Blähungen, generellem Unwohlsein.
- Natürlicherweise in Nahrungsmitteln vorkommende Stoffe wie z. B. Salicylate in Früchten können die Histaminausschüttung fördern. Dadurch verschlimmert sich das Ekzem, mit zeitweiliger Rötung und Juckreiz.
- Gelegentlich wird ein Nahrungsmittel in kleinen Mengen toleriert, während größere Mengen die atopischen Symptome verschlimmern.
- Die Konfrontation mit unbekannten Nahrungsmitteln kann ebenfalls zu Ausschlag führen, da die Haut diese als potenziell kritische Herausforderung betrachtet. So wie das Verdauungssystem sich erst an neue Nahrungsbestandteile gewöhnen muss, kann auch die Haut Zeit dafür benötigen. Da Kleinkinder oft innerhalb kurzer Zeit mit vielen neuen Stoffen konfrontiert werden, kann der Ausschlag längere Zeit anhalten. Sind die Eltern sehr besorgt, sollten sie an einen Arzt verwiesen werden. Wichtig ist, eine Balance zu finden zwischen

dem Ausschließen von Nahrungsmitteln, was das Wachstum des Kindes beeinträchtigen könnte, und der vorübergehenden Verschlimmerung des Ekzems.

Umweltallergien: Umweltallergien sind häufig Bestandteil des atopischen Syndroms. Allergien gegen Hausstaubmilben, Grasmilben und Tierhaare sind weit verbreitet und manifestieren sich als sofortige Reaktion mit Rhinitis, Niesen und Anschwellen der Augenschleimhäute. Zwar bessern sich die Symptome meist, sobald das Allergen aus der Umgebung entfernt wird, doch kann es bei dieser Art von Allergie zu einer länger anhaltenden Verschlimmerung des Hautausschlags kommen. Trockene Haut deutet auf einen Verlust der Barrierefunktion hin, weshalb alle Stoffe gemieden werden sollten, die die Haut austrocknen und reizen könnten. Häufiges Waschen mit heißem Wasser und Seifen mit aggressiven Inhaltsstoffen sind zu vermeiden, insbesondere im Winter. Feuchtigkeitsspendende Pflegemittel unterstützen die Hautfunktion.

Stress: Stress lässt sich auf eine ganze Reihe von Faktoren zurückführen, u. a. Wachstum, Zahnen oder Erkrankungen, wie z. B. leichte Atemwegsinfektionen. Auch Veränderungen im sozialen Umfeld wie Wechsel der Schule oder des Lehrers, Familienkonflikte oder emotionale Erschütterungen können als Stressfaktoren wirksam werden. Der Ausschlag selbst kann ebenfalls als Stress empfunden werden, was wiederum zu einer Verschlimmerung beiträgt.

26.5 Diagnostisches Vorgehen

26.5.1 Urtikaria

Bei einer akuten Urtikaria mit Angioödemen sollte umgehend zur weiteren medizinischen Abklärung überwiesen werden, ebenso bei akuten Episoden in Fällen mit chronischer Urtikaria.

Chronische oder nur schwach ausgeprägte Urtikaria kann dagegen osteopathisch behandelt werden.

Mögliche osteopathische Befunde:

- verstärkte Stressreaktion mit erhöhtem autonomem Tonus in allen Geweben
- Stauungen im Mukosa-assoziierten Lymphgewebe, v. a. in den betroffenen Hautbereichen
- reduzierte Vitalität der Gewebe
- reizbarer Darm mit erhöhter Motilität
- Reizbarkeit von Darm und Solarplexus
- Lymphstauung im Abdomen sowie lokal in Bereichen mit Ausschlag
- erhöhte Durchlässigkeit und Hypotonie des Darms
- Leberstauung
- Faszienspannung über Thymusdrüse und Milz
- erhöhte Spannung im Bereich der Nebennieren

26.5.2 Atopische Dermatitis

Eine frühe atopische Dermatitis ist zu unterscheiden von Neugeborenenakne, die im Bereich von Nase und Wangen auftritt und im Alter von 2 Monaten ihren Höhepunkt hat. Beides lässt sich osteopathisch behandeln.

Außerdem ist sie zu unterscheiden von **Dermatitis herpetiformis**, der klassischen ersten Manifestation von Zöliakie. Diese tritt ab einem Alter von 2 Jahren auf, mit einer Häufigkeit von 0,1 % aller pädiatrischen Erkrankungen [1]. Die erythematösen Läsionen erscheinen vorwiegend im Bereich des Schultergürtels und der Streckseiten der Ellbogen. Sie sind mit starkem, anhaltendem Juckreiz verbunden. Diese Art von Dermatitis reagiert gut auf eine glutenfreie Ernährung. Bei Verdacht sollte das Kind zur weiteren Untersuchung an den zuständigen Arzt weiterverwiesen werden.

Bei der **Differenzialdiagnose der Hautläsionen** sind verschiedene Einflussfaktoren wie das Ausmaß des Kratzens, Abheilungsphasen, die Schwere der Entzündung sowie Sekundärinfektionen zu berücksichtigen. Vor dem Hintergrund einer Hautrötung erscheinen die akuten Läsionen als Papeln und Vesikel; bei chronischen Läsionen kommt es zu Lichenifikation und Ähnlichkeit mit Psoriasis. Die betroffenen Hautareale sind verdickt und schuppig. Bei Sekundärinfektionen der Läsionen kommt es zu nässenden Stellen, ähnlich wie bei Impetigo. Beim Abheilen bleiben oft Hautareale mit Hypo- oder Hyperpigmentation zurück [2].

Psoriasis ist eine chronische Autoimmunerkrankung, die sich mit Hautrötung und -reizung manifestiert. Bei Kindern sind chronische Autoimmunerkrankungen der Haut wie Psoriasis sehr selten. In der Regel liegt dann eine entsprechende Vorgeschichte in der Familie vor. Die roten Läsionen sind von silbrig weißen Schuppen bedeckt, klar abgegrenzt, erhaben, entzündet und weisen eine Hyperproliferation auf. Von der adulten Version unterscheiden sie sich dadurch, dass sie weniger schuppig, weicher und mit Juckreiz verbunden sind. Die häufigste Form ist Plaque-Psoriasis, die die Streckflächen der Extremitäten befällt, bei Kindern insbesondere auch die Kopfhaut. Wo dicke weiße Schuppen die Haut bedecken, kann es zu begleitendem Haarausfall kommen.

Acne vulgaris tritt üblicherweise bei Teenagern auf und ist auf eine Funktionsstörung im Bereich der Talgdrüsenfollikel zurückzuführen. Sie ist meist bei Jungen stärker ausgeprägt, bei Mädchen dagegen länger anhaltend. Die Läsionen finden sich vorwiegend im Bereich von Gesicht, Brust und oberem Rücken. In schweren Fällen können Narben zurückbleiben, was starke psychologische Auswirkungen haben kann.

Osteopathische Befunde bei atopischer Dermatitis:

- Hautausschlag ist ein Befund, der viele Körpersysteme umfasst. Dabei gibt es eine starke Wechselwirkung zwischen einem aktivierten autonomen Nervensystem und dem Immunsystem.

- Die mit der Haut verbundenen Lymphgefäße sind gestaut, insbesondere im Bereich von Kopf, Gesicht und Hals sowie in den betroffenen Körperteilen.
- Stau im Ductus thoracicus und den damit verbundenen Gefäßen
- veränderter Tonus im autonomen Nervensystem, meist erhöhter Sympathikotonus
- Kompression im Bereich von Kondylen, Schädelbasis, zervikothorakalem Übergang und oberer Brustwirbelsäule (BWS)
- reduzierte Funktionalität im Bereich der unteren Wirbelsäule und der unteren Rippen, insbesondere der 12. Rippe
- reduzierte Fluidität der Leberentgiftungsfunktionen, Spannung im Bereich der Leberkapsel und verringerte venöse Zirkulation im Bereich von Leber und Galle
- erhöhter Tonus der Nebennieren
- Kompression im Bereich der kranialen und fazialen Mechanik, einschließlich der reziproken Spannungsmembran
- retrosternale Kompression und Faszienzugspannung über der Thymusdrüse bis hin zu Diaphragma und Peritoneum
- fehlende Integration der HHN-Achse mit dem autonomen Nervensystem sowie den emotionalen Zentren wie dem limbischen System, Pleura und Herzbeutel
- Die Darmmotilität kann verlangsamt sein, ist bei atopischer Disposition aber beschleunigt beim Kontakt mit den Allergenen.
- Der Darm kann sich insgesamt schlaff anfühlen und eine erhöhte Permeabilität aufweisen, insbesondere beim Leaky-Gut-Syndrom.
- Stauungen im Lymphsystem des Darms
- Das Mukosa-assoziierte lymphatische Gewebe ist hyperton im Bereich der Atopie sowie im Darm.

Bei Laboruntersuchungen von Kindern mit atopischer Dermatitis zeigt sich eine erhöhte Konzentration von IgE. Kontakt mit den Allergenen wie bestimmten Nahrungsmitteln oder Umweltfaktoren hat aber nicht unbedingt einen direkten Einfluss auf das Ausmaß des Hautausschlags. Beide können auch unabhängig voneinander vorliegen. Daher ist es entscheidend, den Zustand des Kindes insgesamt zu beurteilen, da viele verschiedene Faktoren zu einer Verschlimmerung des Ekzems beitragen können. Das Management hängt davon ab, wie akut oder chronisch der Ausschlag jeweils ist. In akuten Fällen mit Rötung, Entzündung und Infektion der Haut sowie dann, wenn das Kind oder die Eltern nicht gut damit zurechtkommen, sollte an den Kinderarzt/Allergologen verwiesen werden. Ansonsten kann auch osteopathisch behandelt werden.

Die Behandlung atopischer Dermatitis kann sich über Monate, manchmal sogar über Jahre hinziehen und erfordert

- regelmäßige osteopathische Behandlungen,
- das Vermeiden auslösender Faktoren,
- die Anwendung geeigneter Pflegemittel.

In schweren Fällen kann eine medikamentöse Intervention notwendig sein. ▸ **Abb. 26.1**.

Literatur

[1] Bonifazi E. Differential diagnosis in paediatric dermatology. Mailand: Springer; 2013

[2] Correale CE, Walker C, Murphy L et al. Atopic dermatitis: a review of diagnosis and treatment. Am Fam Physician 1999; 15 (4): 1191–1198

[3] O'Neill MB, McEvoy MM, Nicholson AJ. Diagnosing and treating common problems in paediatrics. The essential evidence based study guide. London, UK: Radcliffe Publishing; 2015

[4] Simpson EL, Hanifin JM. Atopic eczema. Periodic synopsis. J Am Acad Dermatol 2005; 53(1): 115–128

[5] Westwood OMR. The Scientific basis of health care. London, UK: Times Mirror International Publishers; 1998

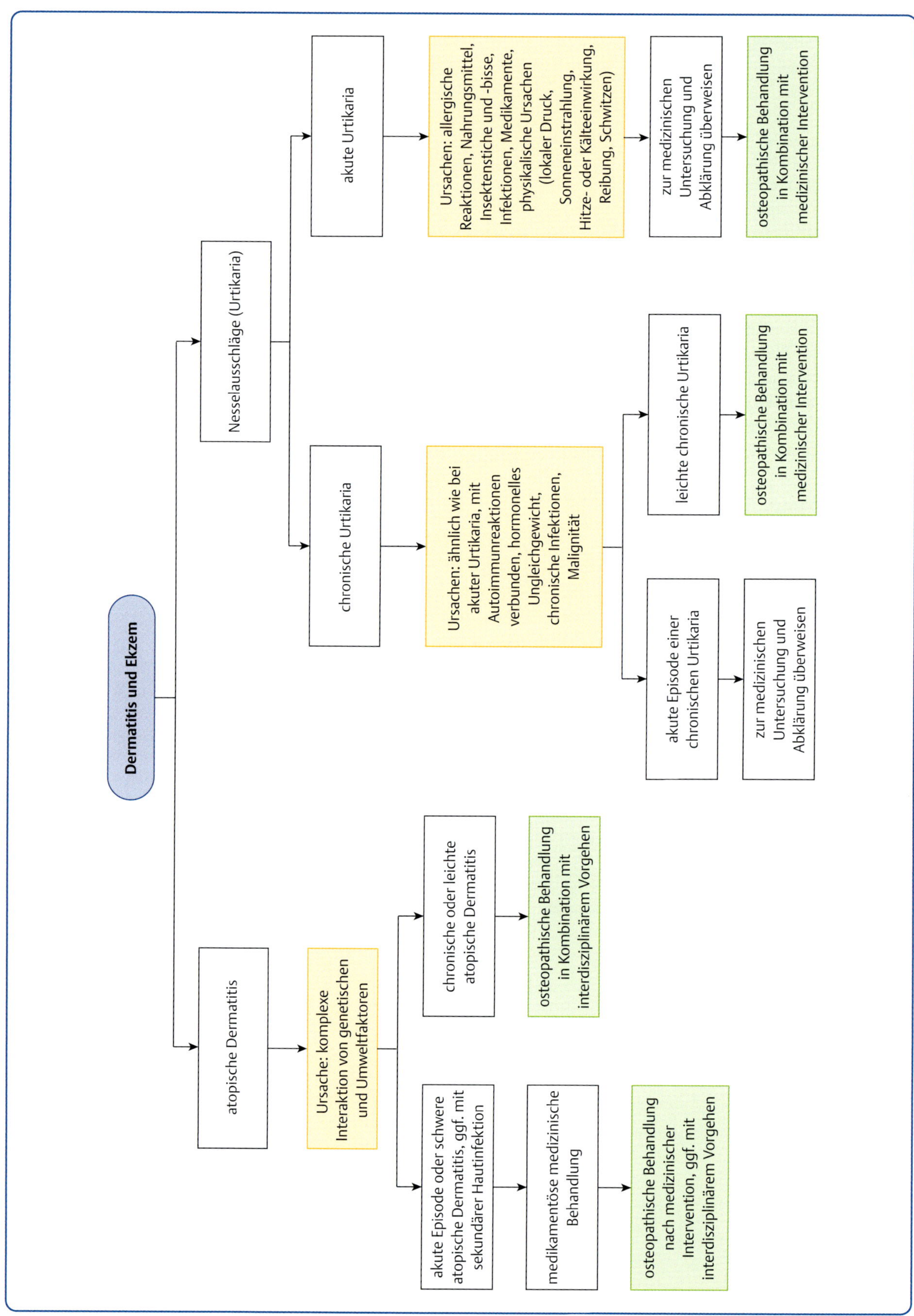

▶ **Abb. 26.1** Algorithmus Haut – Hautausschläge aufgrund von Allergien und Autoimmunreaktionen.

27 Hauteffloreszenzen/-ausschlag

Tajinder Deoora

27.1 Wichtiges im Überblick

Hautausschläge unterschiedlichster Art sind bei Kindern sehr häufig anzutreffen. Auch wenn sie auf verschiedenste Ursachen zurückzuführen sein können, lassen sie sich grob in folgende Kategorien einteilen:

- angeborene Störungen
- Infektionen
- autoimmune/allergische Reaktionen
- systemische Erkrankungen

Hauteffloreszenzen können je nach Ursache in akuter oder chronischer Form auftreten. Sie unterscheiden sich in ihrer Ätiologie, Erscheinungsform und Behandlung.

Akute Hautausschläge treten in der Kindheit sehr häufig auf, und bei Kindern, die in osteopathischer Behandlung sind, fragen die Eltern häufig danach, bevor sie damit zum Arzt gehen. Daher ist es wichtig, harmlose und selbstlimitierende Formen von jenen unterscheiden zu können, die auf ernsthafte Störungen hindeuten.

27.2 Definition

Bei einem **Ausschlag** handelt es sich um eine Hautveränderung in Bezug auf die Farbe, das Erscheinungsbild oder die Textur. Er kann auf einen Körperbereich begrenzt sein oder den gesamten Körper betreffen. Dabei kann es zu Pigmentveränderungen, Juckreiz, Erhebungen, Rissbildung, Blasen, Rötungen, Temperaturveränderungen und Schmerzen kommen.

27.3 Anatomie – Physiologie – Pathophysiologie

Hauteffloreszenzen können je nach Ursache in akuter oder chronischer Form auftreten. Sie unterscheiden sich in ihrer Ätiologie, Erscheinungsform und Behandlung.

Im Allgemeinen geht dem Ausschlag ein Fieber mit generellem Unwohlsein voraus. Liegen chronische Formen vor, so können diese sich infizieren und akut werden.

Wird ein infektiöser Erreger (Bakterien, Viren oder Pilze) vermutet, so sollte auf die üblichen Begleiterscheinungen einer Infektion untersucht werden. Lokale Infekte der Haut oder chronisch veränderter Hautbereiche können von Infektionssymptomen wie Fieber begleitet sein.

Bei starken Hautinfektionen kann das Kind sehr krank sein und starke Schmerzen haben, sodass es unter Umständen stationär behandelt werden muss. Unbehandelt können sich Hautinfektionen sehr negativ entwickeln und zu schweren Krankheiten führen. Daher sind entsprechende vorbeugende Maßnahmen mit medikamentöser Behandlung und medizinischer Intervention angezeigt.

27.4 Ursachen

Zunächst sollen die häufig bei Säuglingen auftretenden Hautausschläge beschrieben werden.

27.4.1 Häufige Hautausschläge bei Säuglingen

Milia neonatorum: Diese auch als „Grießkörner" bezeichneten Hautveränderungen treten bei etwa der Hälfte aller Neugeborenen auf. Dabei handelt es sich um kleine (1–2 mm große), perlförmige weiße Zysten im Gesicht, meist auf Wangen und Augenlidern. Die Poren sind dabei durch Keratin blockiert. Sie bilden sich normalerweise innerhalb der ersten 4 Lebenswochen ohne Behandlung zurück.

Neugeborenenexanthem (Erythema neonatorum): Diese häufige Hautreaktion mit geröteten Flecken taucht im Allgemeinen im Alter von 2–3 Tagen auf und verschwindet innerhalb weniger Tage.

Miliaria rubra: Diese sog. Schwitzbläschen oder Hitzepickel entstehen aufgrund einer Blockierung der Schweißdrüsenausgänge, insbesondere bei feuchter Hitze. Dabei bilden sich kleine gerötete Papeln oder Bläschen auf der Haut. Sie treten v. a. im Sommer auf oder wenn das Baby zu warm angezogen wurde.

Acne neonatorum: Dabei handelt es sich um kleine Pickelchen (Komedonen), die im 1. Lebensmonat im Gesicht des Säuglings auftreten können. Sie verschlimmern sich zunächst meist, bevor sie sich innerhalb einiger Wochen oder Monate zurückbilden.

Acne infantum: Von Acne infantum spricht man bei Pickelbildung im Alter ab 3 Monaten. Hier kann bei schweren Verlaufsformen eine medizinische Therapie notwendig sein.

Osteopathische Befunde:
Bei den oben genannten Hautausschlägen zeigen sich stets ähnliche Befunde:

- reduzierte Fluidität der Leberentgiftungsfunktionen, Spannung im Bereich der Leberkapsel
- Lymphstau in den betroffenen Hautbereichen, insbesondere Gesicht und Hals
- verringerte Darmmotilität

Windeldermatitis: Diese entsteht in dem von Windeln bedeckten Bereich bei längerem Kontakt der Haut mit Urin oder Fäzes. Die Haut ist wund, gereizt, manchmal auch gerötet und fleckig.

> **Cave**
> **Stark gerötete Flecken oder blasig geschwollene, trockene oder rissige Haut kann auf eine Pilzinfektion hinweisen. Solche Fälle sollten zur Pilzbehandlung an einen Arzt verwiesen werden.**

Osteopathische Befunde:

- Becken und Sakrum haben sich von den während der Geburt einwirkenden Kräften noch nicht vollständig erholt, sind noch komprimiert.
- reduzierter Lymphfluss im Becken- und Lendenbereich
- Die Integration von Ganglien und autonomem Nervensystem sollte geprüft werden.

Milchschorf (seborrhoisches/atopisches Ekzem): Auf der Kopfhaut des Säuglings entwickeln sich gelbliche, fettige und schuppende Stellen ohne Juckreiz, die keine weiteren Beschwerden verursachen. Gelegentlich zeigen sich ähnliche Stellen auf Gesicht, Ohren und Hals. Milchschorf tritt häufig auf und verschwindet meist innerhalb einiger Wochen oder Monate. Bei Kindern mit atopischer Prädisposition kann es sich um einen Vorläufer des atopischen Ekzems handeln; dies lässt sich durch osteopathische Behandlung beeinflussen.

Osteopathische Befunde:

- reduzierte Fluidität der Leberentgiftungsfunktionen, Spannung im Bereich der Leberkapsel und verringerte venöse Zirkulation im Bereich von Leber und Galle
- Lymphstau, insbesondere im Bereich von Kopf, Gesicht und Hals, bei atopischem Ekzem in den betroffenen Körperbereichen
- Die Darmmotilität kann verringert sein, ist bei atopischer Disposition dagegen bei Kontakt mit den Allergenen verstärkt.
- veränderter autonomer Tonus, in der Regel erhöhter Sympathikotonus
- Kompression im Bereich von Kondylen, Schädelbasis, zervikothorakalem Übergang (Thoracic-Inlet-Syndrom) und oberer Wirbelsäule

27.4.2 Infektiöse Hautausschläge

Ringelflechte (Tinea): Hierbei handelt es sich um eine häufige Pilzinfektion der Haut, die auf verschiedene Dermatophyten zurückzuführen ist. Der Name verweist auf den ringförmigen Ausschlag, der an verschiedenen Körperstellen auftreten kann. Häufig betroffen sind die Kopfhaut, Füße und Leisten. Im Bereich des äußeren Rings ist die Haut gerötet, leicht erhaben, entzündet und juckend, während sie im Inneren des Rings normal wirken kann. Zur medikamentösen Behandlung an den zuständigen Arzt verweisen.

Osteopathische Befunde:

- reduzierter Lymphfluss im Bereich von Kopfhaut, Füßen, Leisten oder betroffenen Körperstellen
- Stauungen im Haut-assoziierten lymphatischen Gewebe sowie in den darunterliegenden Faszien
- erhöhter autonomer Tonus, insbesondere erhöhter Sympathikotonus

Krätze (Skabies): Krätze ist eine häufig auftretende, übertragbare parasitäre Hauterkrankung, verursacht durch eine Milbenart, die sich in die Epidermis bohrt. Dabei bilden sich kleine juckende Bläschen, die überall am Körper auftreten können; häufig befallene Stellen sind die Achselhöhlen, die Fußsohlen und der Genitalbereich. Zur Behandlung des betroffenen Kindes sowie aller Kontaktpersonen innerhalb der Familie mit Antimilbencreme an den zuständigen Arzt verweisen.

Zellulitis: Hierbei handelt es sich um eine bakterielle Infektion der Dermis, die im Allgemeinen an Hautstellen mit Abschürfungen, Wunden, Verbrennungen oder Ekzemen auftritt.

Impetigo: Impetigo ist eine häufige, sehr infektiöse bakterielle Hauterkrankung, die durch Körperkontakt übertragen wird. Sie beginnt mit einem Ausschlag und Bläschen, die leicht platzen und gelbliche Krusten bilden. Juckende Papeln und Krusten können sich rund um Nase und Mundwinkel entwickeln. Die Abheilung erfolgt normalerweise innerhalb von 2–3 Wochen. Bei weitflächiger Infektion oder Fieber und geschwollenen Lymphknoten an den zuständigen Arzt verweisen.

Osteopathische Befunde bei Skabies, Zellulitis und Impetigo:

- verstärkte Stressreaktion mit erhöhtem autonomem Tonus in allen Geweben
- Stauungen im Mukosa-assoziierten lymphatischen Gewebe, v. a. in den betroffenen Hautbereichen
- verringerte allgemeine Vitalität
- Stauung im Haut-assoziierten lymphatischen Gewebe

27.4.3 Virusexantheme

Exantheme sind akut auftretende Hautausschläge mit charakteristischen Formen, die von Fieber oder anderen systemischen Symptomen begleitet sein können. Meist werden sie durch Viren verursacht, können aber auch sekundär nach Bakterieninfektionen oder bei Arzneimittelunverträglichkeiten auftreten.

Es gibt folgende **Formen und Erreger** (▶ Tab. 27.1):

- Ringelröteln (Parvovirus)
- Dreitagefieber (Herpesviren)
- Windpocken (Varicella Zoster)
- Mumps
- Röteln
- Masern
- Scharlach
- Herpes simplex
- Hand-Fuß-Mund-Krankheit
- Gianotti-Crosti-Syndrom (häufige Akrodermatitis bei Kindern)
- Epstein-Barr-Virus

Ringelröteln (Parvovirus B19): Hierbei handelt es sich um eine häufige, vorwiegend im Spätwinter und Frühling bei Säuglingen und Kindern auftretende, meist komplikationslos verlaufende Virusinfektion. Diese zeigt sich in Form roter Flecken auf den Wangen, die wirken, als wäre das Kind geohrfeigt worden.

Hand-Fuß-Mund-Krankheit: Das Exanthem wird durch infektiöse Enteroviren verursacht und ist meist verbunden mit leichtem Fieber und Unwohlsein. Dabei entstehen rote Bläschen am und im Mund, auf Handflächen und Fußsohlen sowie im Po- und Genitalbereich.

Osteopathische Befunde bei Ringelröteln und Hand-Fuß-Mund-Krankheit:

- verstärkte Stressreaktion mit erhöhtem autonomem Tonus in allen Geweben

▶ **Tab. 27.1** Häufige infektiöse Kinderkrankheiten mit Exanthembildung.

Krankheit	Symptome	Ausschlag	Komplikationen	weiteres Vorgehen
Ringelröteln (Parvovirus B19) Tröpfcheninfektion, Alter: 4–10 Jahre	20 % asymptomatisch verlaufend 1. Woche: Fieber, allgemeines Unwohlsein, Kopfschmerzen, Myalgie 2. Woche: Hautausschlag	rote Flecken auf den Wangen, **Nasenrücken und Mundpartie meist ausgespart** Nach Abklingen des Gesichtsausschlags bildet sich ein girlandenförmiger Ausschlag auf Rumpf und Extremitäten.	Arthralgie, Arthritis	osteopathische Behandlung, beim Auftreten von Komplikationen an den zuständigen Arzt verweisen
Humanes Herpesvirus 6 (Roseola infantum oder Dreitagefieber) Tröpfcheninfektion, Inkubationszeit: 9 Tage	asymptomatisch, akute fiebrige Erkrankung, Fieber kann 3–4 Tage andauern, leichte grippeähnliche Symptome	generalisiertes Exanthem nach Abklingen des Fiebers	Fieberkrämpfe; kann verbunden sein mit aseptischer Meningitis, Enzephalopathie, Hepatitis, Pfeiffer'schem Drüsenfieber, Blutkrebserkrankungen	osteopathische Behandlung zusammen mit dem zuständigen Arzt, beim Auftreten von Fieberkrämpfen Einweisung ins Krankenhaus
Windpocken (Varicella Zoster) Tröpfcheninfektion, Inkubationszeit: 14 Tage	Fieber, Ausschlag Der Ausschlag beginnt auf Rumpf und Kopfhaut, bevor er auf die Extremitäten übergreift.	beginnt mit makulopapulären Läsionen, die in Bläschen übergehen, die aufplatzen und verkrusten	sekundäre bakterielle Infektion	osteopathische Behandlung in Absprache mit dem zuständigen Arzt, beim Auftreten von Komplikationen an den zuständigen Arzt verweisen
Hand-Fuß-Mund-Krankheit ansteckend, saisonale Erkrankung, im Sommer	leichte systemische Symptome: Fieber, Unwohlsein, Abdominalschmerzen	schmerzhafte Bläschen an Händen, Füßen, Po, Mund und Zunge; orale Läsionen, die nach 5–7 Tagen zurückgehen	–	zur Abklärung Überweisung an den zuständigen Arzt, eventuell osteopathische Betreuung der Symptomatik
Herpes simplex Typ 1 1–5 Jahre	Fieber von 3–5 Tagen Dauer, schmerzhaft beim Essen und Trinken	schmerzhafte Bläschen am Mund, die vereitern, Fieberbläschen auf gerötetem Grund im Bereich von Mund und Nase	–	zur Abklärung Überweisung an den zuständigen Arzt, eventuell osteopathische Betreuung bei geschwächter Immunität und häufigen Rezidiven
Epstein-Barr-Virus Jugendliche	Fieber	Petechien am harten Gaumen, generalisiertes, makulopapulöses Exanthem an Rumpf und Armen, das sich ins Gesicht ausbreitet	–	zur Abklärung Überweisung an den zuständigen Arzt, osteopathische Betreuung in Absprache mit dem zuständigen Arzt

- Stauungen der Mukosa-assoziierten Lymphgewebe, v. a. in den betroffenen Hautbereichen
- reduzierte Vitalität der Gewebe
- Darmreizbarkeit mit erhöhter Motilität
- Reizbarkeit im Bereich von Eingeweiden und Solarplexus
- Lymphstauungen im Abdominalbereich und lokal in Bereichen mit Ausschlag

Meningitis: Diese Infektionskrankheit, die die Häute von Gehirn und Rückenmark betrifft, kann auf Bakterien, Viren oder in seltenen Fällen auch auf Pilze zurückzuführen sein. Der charakteristische Hautausschlag, der die Meningitis begleitet, wird durch eine Septikämie hervorgerufen, tritt aber nicht in allen Fällen auf. Es ist jedoch wichtig, ihn erkennen und unterscheiden zu können. Tritt bei einem Kind mit starken Krankheitssymptomen ein roter oder violettroter Ausschlag auf, lässt sich dieser testen, indem man die Seite eines Glases gegen die Haut drückt. Verblasst der Ausschlag dabei nicht, kann es sich um Septikämie handeln, die einen medizinischen Notfall darstellt.

Anzeichen und Symptome einer Meningitis:

- Das Kind ist schlaff und teilnahmslos oder steif mit ruckartigen Bewegungen.
- Schläfrigkeit, lässt sich kaum aufwecken
- Reizbarkeit, möchte nicht gehalten werden
- ungewöhnlich starkes Schreien
- blasse, fleckige Haut
- Appetitlosigkeit
- Erbrechen und Verweigerung der Nahrungsaufnahme
- starrer Augenausdruck
- Fieber
- Schwellung im Bereich der Fontanelle

Osteopathische Befunde:

- verstärkte Stressreaktion mit erhöhtem autonomem Tonus in allen Geweben
- Stauungen der Mukosa-assoziierten lymphatischen Gewebe, v. a. in den betroffenen Hautbereichen
- Stauung im Bereich der abdominalen Lymphbahnen
- gereizter Darm mit erhöhter Motilität

27.5 Diagnostisches Vorgehen

Bei Hautausschlägen ist es oft besser, vor einer Anamnese zunächst die Haut zu untersuchen, da die Hautsymptome das Erste sind, das von den Eltern oder dem Kind präsentiert wird. Bei einem Kind mit Hautausschlag sollte die **Untersuchung** mit folgender Zielsetzung vorgenommen werden:

- Beschreibung des Ausschlags in Bezug auf Verteilung, Morphologie, Konfiguration und Farbe der Läsionen
- Unterscheidung von juckend/nicht juckend, infiziert, schmerzhaft oder asymptomatisch
- Differenzialdiagnose in Bezug auf häufige chronische Hautausschläge
- Differenzialdiagnose in Bezug auf häufige Exantheme im Zusammenhang mit Kinderkrankheiten
- Differenzialdiagnose in Bezug auf ernsthafte und möglicherweise lebensbedrohliche akute Ausschlagformen
- Identifizierung der zugrunde liegenden Krankheitszeichen und Symptome, die auf eine allergische oder Autoimmunerkrankung hindeuten und eine weitere Untersuchung erfordern
- Identifizierung der begleitenden Krankheitszeichen und Symptome, die auf eine genetische oder systemische Störung hindeuten und eine weitere Untersuchung erfordern

Die folgenden Untersuchungen sollten bei einem **akuten Hautausschlag** durchgeführt werden, bevor das Kind an den zuständigen Arzt verwiesen wird:

- Messen der Körpertemperatur
- Prüfung von Anzeichen für eine Meningitis: Nackensteifigkeit, Fotophobie, positive Kernig- und Brudzinski-Zeichen
- Prüfung auf Dehydrierung und Durchblutungsstörungen
- Prüfung auf Infektionen der oberen Atemwege
- Untersuchung der Mundhöhle auf Bläschen oder Hautverfärbungen
- Prüfung auf Lymphadenopathie, Hepatosplenomegalie und Anämie
- Untersuchung der Atmung: Dyspnoe, Keuchatmung und Stridor

Auch wenn die meisten **chronischen Hautausschläge** selbstlimitierend sind und sich von selbst zurückbilden, kann eine osteopathische Behandlung Restriktionen im Nährstofffluss beseitigen und im Verlauf der Geburt entstandene Kompressionen auflösen. Der Ausschlag kann aber auch Teil einer systemischen Erkrankung sein, die weiterer Beobachtung und Untersuchung bedarf.

Bei den meisten Säuglingen entwickeln sich in den ersten Tagen nach der Geburt Hautausschläge. Meist sind sie harmlos und bilden sich von selbst zurück, sobald sich die empfindliche Haut an die neue Umwelt angepasst hat. Manche Ausschläge können aber auch frühe Anzeichen einer chronischen Hauterkrankung sein, die sich dann im Laufe der Entwicklung manifestiert. Bei Allergien, Autoimmunerkrankungen oder systemischen Ursachen, die in Form eines Ausschlags sichtbar werden, sind immer auch andere Symptome und Zeichen vorhanden, die für die Grunderkrankung charakteristisch sind.

Cave

Wenn ein Hautausschlag von systemischen Symptomen wie Diarrhö, Fieber und Dehydrierung begleitet ist oder der Säugling sehr krank wirkt, sollte das Kind immer an den zuständigen Arzt weiterverwiesen werden.

Literatur

[1] Craven R, Hirnle C. Fundamentals of nursing: Human health and function. 4th ed. Philadelphia: Lippincott Williams & Wilkins; 2006: 1044

[2] Lewis SM, Heitkemper MM, Dirksen SR. Medical-surgical nursing: Assessment and management of clinical problems. 7th ed. St Louis: Mosby; 2007: 212

[3] O'Neill MB, McEvoy MM, Nicholson AJ. Diagnosing and treating common problems in paediatrics. The essential evidence based study guide. London, UK: Radcliffe Publishing; 2015

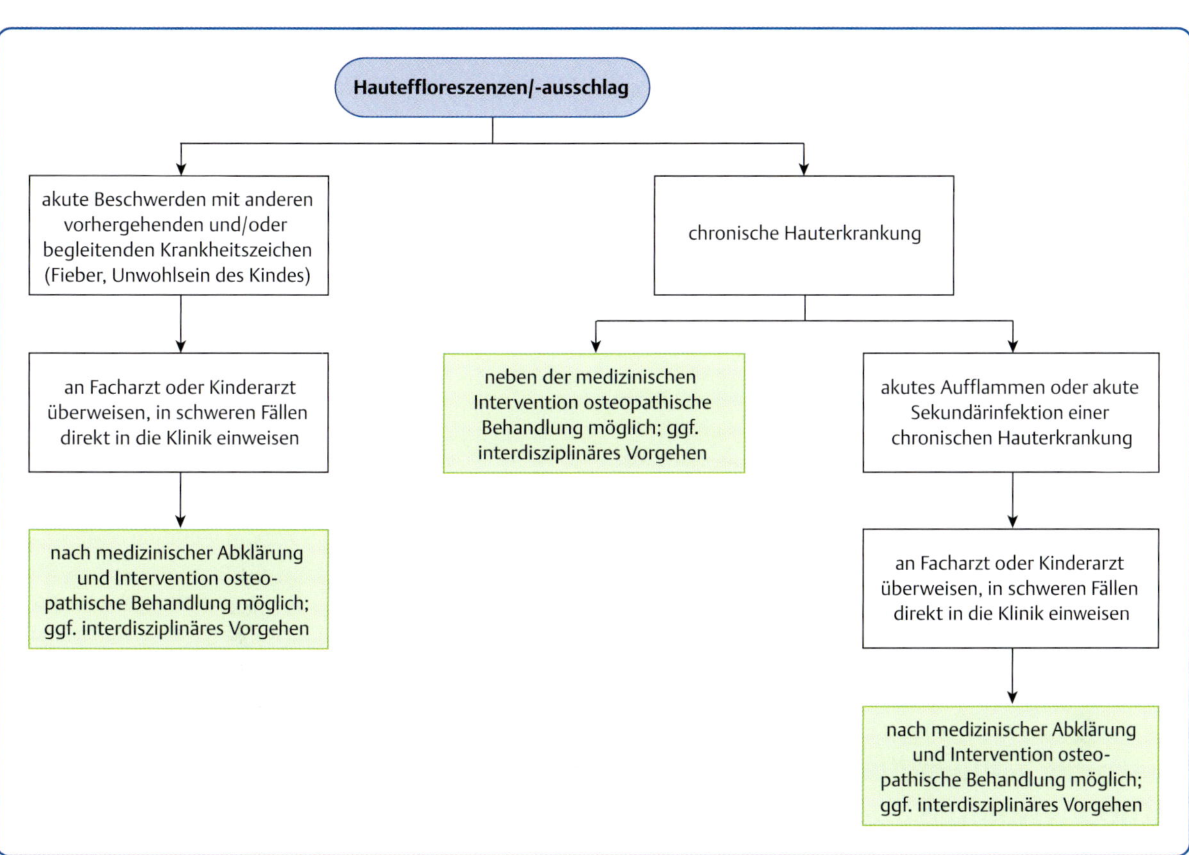

▶ **Abb. 27.1** Algorithmus Hauteffloreszenzen/-ausschlag.

28 Hautverfärbungen – Blässe

Gudrun Wagner

28.1 Wichtiges im Überblick

Wenn keine Hauterkrankung zugrunde liegt, steht hinter beinahe jeder Blässe eine Anämie. Die Hauptsymptome eine Anämie sind Blässe und Müdigkeit.

> **Cave**
> **Jede Anämie kann bei einer plötzlichen Belastung des Kreislaufs rasch zu einer Dekompensation des Herz-Kreislauf-Systems führen.**

28.2 Definition

Blässe ist eine auf einer sehr subjektiven Wahrnehmung beruhende Definition und meint, dass die Haut blasser als normal erscheint. Dabei erscheint das gesamte Hautkolorit, insbesondere die Lippen und Konjunktiven, blasser.

Klinisch ist Blässe neben Müdigkeit bei Anämien eines der Hauptsymptome. **Anämien** sind durch eine erniedrigte Hämoglobinkonzentration und/oder Erythrozytenzahl im Blutbild definiert.

28.3 Anatomie – Physiologie – Pathophysiologie

Blässe/Anämie kann pathophysiologisch aus folgenden Gründen entstehen:

- **Blutverlust:**
  - akut bei Nasenbluten, gastrointestinalen Blutungen oder inneren Blutungen im Rahmen von Unfällen
  - durch chronischen Blutverlust bei blutendendem Divertikel oder anderen entzündlichen Darmerkrankungen
- **verminderte Produktion von Erythrozyten**, die ihrerseits auf 3 Störungen beruhen kann:
  - Störungen des Knochenmarks durch Infiltration mit malignen (Neuroblastom) oder nichtmalignen (Lipidose) Zellen
  - Störung der Hämatopoese bei Infekten, chronischen Erkrankungen, renalen Anämien, sideroachrestischen Anämien
  - Fehlen von Bausteinen, z. B. bei Eisen-, Folsäure-, Vitamin-B_{12}-, Vitamin-C- oder Proteinmangel, Hypothyreose, zystischer Fibrose
- **verkürzte Überlebenszeit der Erythrozyten** (Hämolyse), bedingt durch:
  - Membran- oder Enzymdefekte der Erythrozyten (Sphärozytose, Pyruvatkinasemangel)
  - Hämoglobinstörung (Sichelzellanämie, Thalassämie)
  - extraerythrozytäre Störungen (autoimmunhämolytische Anämie)

28.4 Ursachen

Meistens steht hinter der Blässe eine Anämie, die in verschiedenen Formen vorliegen kann:

- Eisenmangel (durch verminderte Zufuhr oder chronischen Blutverlust) oder Malabsorption führt zu einer **mikrozytären Anämie**, ebenso wie die angeborene Thalassämie. Bei der mikrozytären Anämie ist das mittlere korpuskuläre Erythrozytenvolumen (MCV) vermindert.
- Fieber, Diarrhö, Fehlernährung, Ikterus bei Hämolyse oder maligne Erkrankungen können eine **normozytäre** (MCV normal) oder **makrozytäre Anämie** (MCV erhöht) bedingen.

Anämien können außerdem im Rahmen von Syndromen auftreten, als Teilsymptom, z. B. bei zystischer Fibrose, Morbus Wilson u. a.

Die vielfältigen Ursachen sind in ▸ **Tab. 28.1** zusammengestellt.

Daneben können ein Kreislaufschock, Stress oder Anspannung zu Blässe führen. Auch eine verminderte Durchblutung bei Kälte, Raynaud-Syndrom oder Hypotonie können die Haut blass erscheinen lassen.

Abgrenzen von einer vorübergehenden Blässe muss man Albinismus und Vitiligo.

▸ **Tab. 28.1** Ursachen für eine Anämie.

Anämieform	Ursachen
akute Blutungsanämie	• Morbus haemolyticus neonatorum • Kephalhämatom • Ösophagusblutungen • Ulkusblutungen • Meckel-Divertikel-Blutungen • Invaginationen • Gerinnungsstörungen • Verletzungen • Gefäßblutungen • postoperative Nachblutungen
Eisenmangelanämie	• perinatal: Placenta praevia, fetofetale Transfusion, zu frühe Abnabelung, nach Transfusionen • nutritiv: zu geringe Zufuhr, vegetarische/vegane Ernährung • Verwertung: Zöliakie, Achylie, chronische Diarrhö • Eisenabbau: sideroachrestische Anämie, Bleianämie • chronische Blutung: rezidivierendes Nasenbluten, Hiatushernie, Varizen, Divertikel, Kolitis/ Morbus Crohn, Kuhmilchunverträglichkeit, Parasitenbefall
Vitamin-B_{12}-Mangelanämie	• Mangelernährung • nach Resektion der Ileozökalklappe • Intrinsic-Faktor-Mangel • Fischbandwurm • Achlorhydrie
Folsäuremangelanämie	• Unterernährung • Zöliakie/Malabsorption • bei Hämodialyse
Infekt-/Tumoranämie	• Infektanämie: chronische Infekte (Viren, Bakterien etc.), chronische Erkrankungen wie Autoimmunerkrankungen, zystische Fibrose • Tumoranämie: Tumoren, Neuroblastom, Leukose, malignes Lymphom
hämolytische Anämien	• Membrandefekte (Sphärozytose, Sichelzellen) • Enzymdefekte (Adenosintriphosphat-, Pyruvatmangel) • Hämoglobinopathien (Porphyrie, Thalassämie) • Blutgruppenunverträglichkeiten (Rhesus-, AB0-Unverträglichkeiten) • mechanisch/toxisch (künstliche Herzklappen, Schlangenbiss, Malaria)
Knochenmarkaplasie	• aplastische Krise • myelodysplastische Syndrome
kongenitale Dyserythropoese	• verschiedene genetische Typen
medikamentös bedingte Anämien	• Immunhämolyse durch Penizilline • Analgetika bei Glukose-6-Phosphat-Dehydrogenase-Mangel • aplastische Anämien bei Gabe von nichtsteroidalen Antirheumatika

28.5 Diagnostisches Vorgehen

Die Manifestation in den verschiedenen Altersgruppen ist ein diagnostischer Hinweis. Bei Neugeborenen liegt einer Anämie häufig Blutverlust, z. B. durch Nabelschnurblutungen, fetomaternale oder fetofetale Transfusionen oder Placenta praevia, zugrunde, aber auch Rhesusinkompatibilität und intrauterine bakterielle Infektionen können ursächlich sein.

Eine Eisenmangelanämie durch fehlende Zufuhr ab der Beikost kann ab ca. 9 Monaten auftreten, bei Frühgeborenen auch eher. Daneben kann eine Kuhmilchunverträglichkeit mit enteralem Blutverlust zu einer Anämie führen. Auch später bleiben die Mangelanämien die häufigste Ursache.

Bei der körperlichen Untersuchung ist neben weiteren Verfärbungen wie Ikterus bei Neugeborenen, Petechien, Nagelanomalien und Mundwinkelrhagaden auch auf die Milzgröße (vergrößert?) zu achten.

Zum Ausschluss bzw. zur genauen Erfassung einer Anämie mit konsekutiven Behandlungsfolgen muss eine klinische Abklärung erfolgen, insbesondere da jede Anämie in einer plötzlichen Belastungssituation rasch zu einer kardialen Dekompensation führen kann.

Neben einem genauen Differenzialblutbild werden die Erythrozytenindizes und Hämolyseparameter erhoben sowie ggf. eine molekulargenetische Untersuchung angeschlossen.

Das weitere Prozedere erlaubt sicher in vielen Fällen eine osteopathische Begleitung, aber die genaue Ursache für eine Anämie muss klinisch abgeklärt werden.

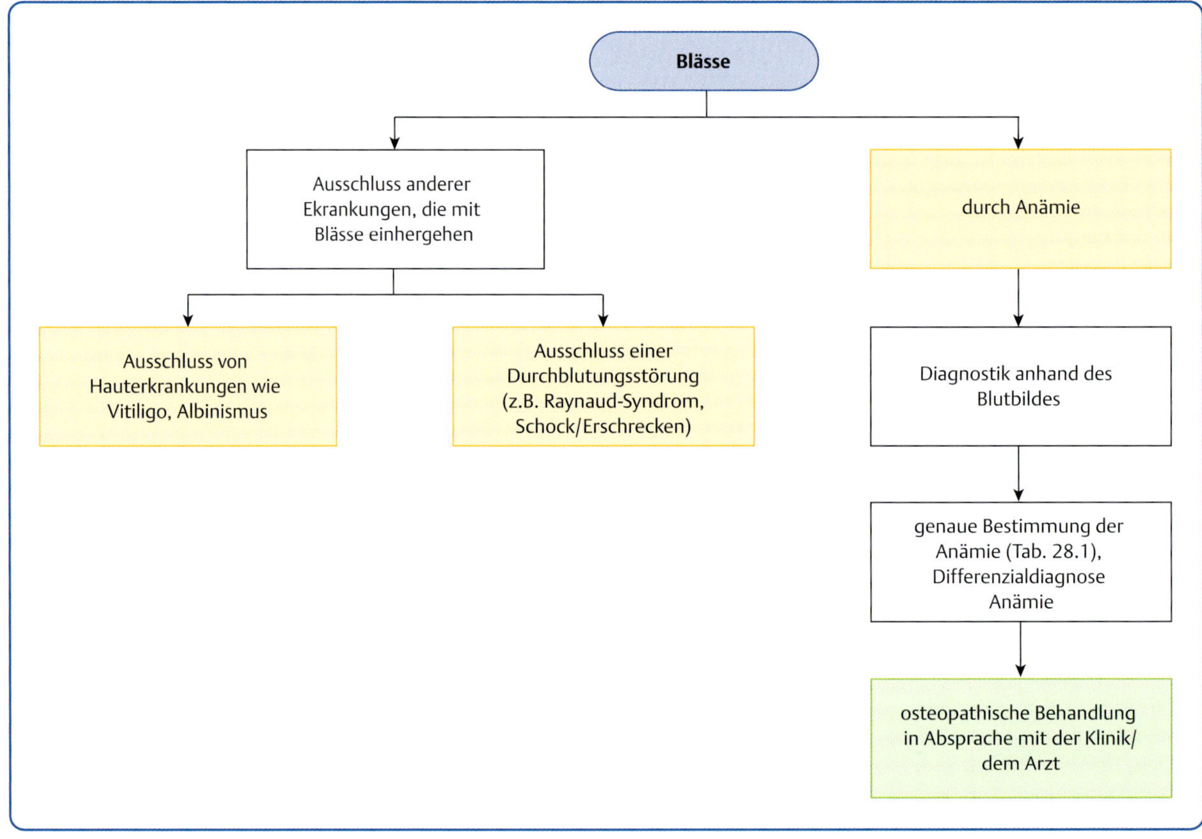

▸ **Abb. 28.1** Algorithmus Hautverfärbungen – Blässe.

Literatur

[1] Emmanouilides GC, Allen HD, Riemenschneider TA et al. Clinical synopsis of Ross and Adams; Heart diseases in Infants, Children and Adolescents. Baltimore: Williams & Wilkins; 1998

[2] Haas NA, Kleideider U. Kinderkardiologie. 2. Aufl. Stuttgart: Thieme; 2018

[3] Michalk D, Schönau E, Hrsg. Differenzialdiagnose Pädiatrie. 3. Aufl. München: Elsevier; 2011

[4] Ploier R. Differenzialdiagnose in der Kinder- und Jugendmedizin. Stuttgart: Thieme; 2012

[5] Rosenecker J, Hrsg. Pädiatrische Differentialdiagnostik. Berlin, Heidelberg: Springer; 2014

29 Hautverfärbungen – Bluterguss

Tajinder Deoora

29.1 Wichtiges im Überblick

Grundsätze für den behandelnden Osteopathen beim Erkennen von Blutergüssen:

- Beurteilen, ob Blutergüsse auf Traumata zurückzuführen und der Verletzung angemessen sind
- Beurteilen, ob ein Verdacht auf Kindesmisshandlung besteht
- Erkennen von Hämatomen, die auf ernsthafte Blutkrankheiten zurückzuführen sind

Beim Laufenlernen und beim üblichen Spielen können bei Kindern häufig Blutergüsse auftreten. Sie entstehen durch subkutane Blutungen, die meist auf äußere Krafteinwirkung zurückgehen, aber auch frühe Anzeichen für Krankheiten sein können, z. B. für Leukämie. Treten häufige Blutergüsse ohne entsprechende äußere Ursachen auf, ist daher eine umgehende medizinische Untersuchung angezeigt, um die Gründe abklären zu lassen.

Wie bei Hautausschlägen ist es bei Hautverfärbungen oder Hämatomen manchmal besser, die körperliche Untersuchung vor der Anamnese vorzunehmen, da die körperlichen Symptome als erste ins Auge springen. Dabei sollte sich das Kind entkleiden, um auch zunächst nicht sichtbare Stellen untersuchen zu können. Tiefengewebe wie Organe und Knochen sollten ebenfalls palpiert werden, um den äußeren Symptomen entsprechende Manifestationen aufzufinden. Diese lassen sich als lokal begrenzte Stellen palpieren, die sich in Dichte und Homogenität von der normalen Qualität des Organgewebes unterscheiden.

29.2 Definition

Blutergüsse entstehen durch eine Krafteinwirkung von außen, die zu einem Reißen der Kapillargefäße und kleinen Venolen führt und damit zu Einblutungen in das umgebende Gewebe, die als Hämatome auf der Haut sichtbar werden.

29.3 Anatomie – Physiologie – Pathophysiologie

Blutergüsse treten bei Kindern ab dem Laufenlernen häufig auf. Sie lassen sich durch Vorfälle wie Stürze oder Verletzungen leicht erklären, doch eine wichtige Frage dabei ist, ob die Größe des Hämatoms dem berichteten Vorfall entspricht. Bei nicht erklärbaren oder an ungewöhnlichen Stellen auftretenden Blutergüssen muss auf Kindesmisshandlung untersucht werden. Medizinische Fachkräfte sind verpflichtet, Fälle von Kindesmisshandlung offiziell zu melden.

Hautveränderungen, die einem Bluterguss ähneln, wurden wahrscheinlich bereits einem Kinderarzt präsentiert, bevor das Kind in die osteopathische Praxis kommt. Solche Patienten kommen üblicherweise wegen anderer Beschwerden, doch ist es wichtig, die Merkmale von Blutkrankheiten und ihre Auswirkungen auf die sich entwickelnde Physiologie des Kindes zu kennen.

Subkutane Blutungen, die nicht auf eine äußere Krafteinwirkung zurückgehen, treten in Form petechialer Blutungen oder Purpura auf und sind auf Störungen der Blutgerinnung (Autoimmunthrombozytopenie, idiopathische thrombozytopenische Purpura), eine Entzündung der Blutgefäße oder eine erhöhte Gefäßdurchlässigkeit zurückzuführen.

Blutergüsse lassen sich nach ihrer Lokalisierung in subkutane, intradermale und tiefe (durch Prellung oder Quetschung) Hämatome einteilen.

29.4 Ursachen

29.4.1 Verletzungen durch Stoßeinwirkungen

Gehen die Blutergüsse auf Unfälle (Verletzung durch Unfall, Sturz etc.) zurück, sind sie meist mit Abschürfungen und Lazerationen verbunden. Bei Misshandlungen, d. h. nicht akzidentellen Verletzungen, kann das Ausmaß von einem festen Griff bis hin zu schweren Schlägen reichen. Die für die Entstehung eines Hämatoms erforderliche Krafteinwirkung hängt dabei auch von der inneren Physiologie des Kindes und verschiedenen inhärenten Faktoren ab.

Warnzeichen für möglicherweise von Bezugspersonen zugefügte Verletzungen bei der Anamnese:

- Die Geschichte stimmt nicht mit der Art der Verletzung überein.
- Die Geschichte stimmt nicht mit dem Entwicklungsstand des Kindes überein.
- Es gibt keine plausible Erklärung für die Verletzung oder Schuldzuweisung an ein anderes Kind.

Hämatome können sich durch folgende **Merkmale** auszeichnen:

- Die Größe des Hämatoms muss nicht unbedingt mit der Schwere des Traumas korreliert sein.
- Faszienstränge können das Blut der geplatzten Gefäße davon abhalten, die Haut unmittelbar im Einwirkungsbereich zu erreichen. Aufgrund der Schwerkraft kann das Hämatom daher auch in entfernteren Bereichen sichtbar werden.
- Die Art des Gewebes hat Einfluss auf die Entwicklung des Hämatoms: Bei dichtem Fettgewebe bildet sich ein Hämatom langsamer und verschwindet auch langsamer.
- Tief liegende Blutergüsse werden möglicherweise erst nach 1–2 Tagen äußerlich sichtbar, weshalb eine erneute Untersuchung in diesem Zeitraum empfehlenswert ist.
- Hautläsionen aufgrund von Reizungen können Hämatomen ähneln.
- Das Alter eines Blutergusses lässt sich anhand der Farbveränderung (die auf die verschiedenen Abbauprodukte des Blutes zurückgeht) entsprechend der ▶ **Tab. 29.1** ermitteln. Ein gelblicher Farbton erscheint erst nach mindestens 18 h.

Folgende Faktoren beeinflussen die Hämatombildung:

- Gewebeart: Blutergüsse zeigen sich überall dort deutlicher, wo lockeres Bindegewebe vorliegt, z. B. im Gesicht, rund um die Augen und an den Genitalien. Auch über knöchernen Bereichen treten sie häufig auf, selten dagegen im Bereich des Schädels sowie auf den Beugeflächen von Händen und Füßen.
- Alter: Da Kleinkinder eine lockere und zarte Haut besitzen, treten hier leichter Hämatome auf.
- Hautfarbe: Bei heller Haut zeigen sich Blutergüsse deutlicher als bei dunklerer Haut.
- Krankheiten: Blutgerinnungsstörungen
- Schwere der Verletzung

29.4.2 Autoimmunerkrankungen, Allergien, Blutkrankheiten oder Blutgerinnungsstörungen

Liegen Blutkrankheiten oder Blutgerinnungsstörungen vor, dann kann die kleinste Verletzung zu einer Schädigung der Kapillargefäße führen. Inhärente Blutfaktoren können außerdem eine erhöhte Gefäßpermeabilität bewirken, die ebenfalls zu Einblutungen und Hämatomen führt. Diese erscheinen normalerweise als winzige rote Flecken auf der Haut.

Hautausschläge, die auf allergische Reaktionen oder Autoimmunerkrankungen zurückzuführen sind, erscheinen manchmal in Form von **petechialen Exanthemen, Purpura oder Nesselsucht** (Quaddeln). Diese zeigen sich auf der Haut, manchmal auch auf den Schleimhäuten (im Mund sowie auf Organen). Diese Flecken sind gutartig, können jedoch auch Anzeichen einer ernsthaften Störung sein, z. B. von Blutgerinnungsstörungen.

Zeigt sich bei einer normalen Konzentration von Blutplättchen eine Purpura auf der Haut (nicht thrombozytopenische Purpura), kann dies auf folgende Faktoren zurückzuführen sein:

- angeborene Blutgerinnungsstörungen
- schwache Gefäßwände (ererbt)
- Vaskulitis – Entzündung der Blutgefäße wie Purpura Schönlein-Henoch
- erworbene Ursachen wie Sepsis, Masern oder Meningokokkeninfektionen
- Bindegewebsanomalien (z. B. systemischer Lupus erythematodes, rheumatoide Arthritis)
- Nebenwirkungen von Medikamenten, die die Blutgerinnung beeinflussen, z. B. Steroide und Sulfonamide

29.4.3 Blutkrankheiten

Bei genetisch bedingten Blutkrankheiten wie dem **Von-Willebrand-Syndrom, Thrombozytopenie oder Hämophilie** kommt es aufgrund des Mangels an einem Blutgerinnungsfaktor leicht zu Blutergüssen sowie anderen Blutgerinnungsproblemen wie häufigem Nasenbluten oder schlecht heilenden Wunden. Hämophilie wird meist

▶ **Tab. 29.1** Hämatomverfärbung in Korrelation zu Zeitdauer und Abbauprodukten des Blutes.

Farbe	Alter des Hämatoms	Abbauprodukte
Rot	frisch	Hämoglobin
Blau	24 h	desoxygeniertes Hämoglobin
Blauschwarz	2–4 Tage	Hämosiderin
Grün	5–7 Tage	Biliverdin
Gelb	7–10 Tage	Bilirubin
verschwunden	2–4 Wochen	–

im Alter von 2–5 Jahren diagnostiziert [1]. Blutergüsse nach Verletzungen können dabei von Gelenkschmerzen begleitet sein, die auf Einblutungen in die Gelenke zurückzuführen sind.

Leukämie wird dadurch verursacht, dass die weißen Blutkörperchen nicht vollständig heranreifen. Es werden rasch viele unreife Leukozyten gebildet, die die gesunden Zellen verdrängen. Daher kommt es neben einer niedrigen Thrombozytenzahl auch leicht zu Hämatomen und Blutungen als Begleitsymptomen. Das Kind fühlt sich insgesamt nicht wohl, leidet unter Fieber und Gewichtsverlust und weist eine reduzierte Erythrozytenzahl auf.

29.5 Diagnostisches Vorgehen

29.5.1 Verletzungen durch Stoßeinwirkung

Blutergüsse bei Kindern sind ein potenziell heikles Thema, weshalb die Anamnese mit Umsicht vorgenommen werden sollte. Die Untersuchung sollte nicht nur das generelle Erscheinungsbild und alle Elemente des Bewegungsapparats umfassen, sondern auch den Hygienezustand sowie Charakter und Verhalten des Kindes.

Die Beschreibung des Blutergusses sollte die genaue Lokalisierung, das vermutliche Alter, Form und Muster umfassen [4]. Letztere können auf die Ursache hinweisen, da Hämatome in ihrer Form dem verursachenden Objekt entsprechen [5]. Bei der Differenzierung zwischen Blutergüssen, die auf Unfälle zurückzuführen sind, und solchen, die durch Misshandlungen zugefügt wurden, gilt es, die normale Entwicklung und die zunehmende Mobilität des Kindes zu berücksichtigen, die eine Aussage darüber ermöglichen, wo Blutergüsse üblicherweise auftreten:

- Bei Säuglingen treten sehr selten Blutergüsse auf.
- Ab 9 Monaten wird das Kind mobil; Blutergüsse treten nun meist an den Knochenvorsprüngen der Gliedmaßen auf ([3], [6]).
- Im Alter zwischen 9 Monaten und 4 Jahren finden sich Hämatome häufig an den Gliedmaßen sowie auf der Stirn.
- Ab 4 Jahren treten Blutergüsse im direkten Zusammenhang mit kleineren Unfällen und Verletzungen bei Kindern sehr häufig auf.
- Ungewöhnliche Stellen für Hämatome, die bei sich normal entwickelnden Kindern kaum, bei misshandelten Kindern dagegen häufig vorkommen, sind Gesicht, Kopf, Hals, Rumpf und Gesäß [6].

Blutergüsse in nicht sichtbaren Bereichen wie Rücken, Brust, Gesäß oder auch an Hals und Wangen können auf Misshandlung hindeuten oder aber auf Störungen, die zu Knochenbrüchen führen, v. a. bei Kindern unter 2 Jahren [8].

Folgende Hautflecken können wie Hämatome wirken:

- **Mongolenfleck:** Hierbei handelt es sich um eine angeborene Hautläsion, die sich als unregelmäßiger Fleck mit blaugrauer Pigmentierung zeigt und häufig im Bereich von Kreuzbein und Gesäß zu finden ist. Diese wird oft mit einem Bluterguss verwechselt und als Anzeichen für Misshandlung gedeutet [2].
- **Kapilläres Hämangiom:** Diese gutartige Gefäßanomalie tritt bei 10 % der Säuglinge auf [7]. Sie entwickelt sich während der ersten Lebenswochen, kann während der ersten paar Monate rasch wachsen und bildet sich anschließend häufig wieder zurück.

Osteopathische Befunde: Ist der Bluterguss auf ein direktes Trauma zurückzuführen, so hinterlässt die einwirkende Kraft ein klares Muster in allen involvierten Geweben, das die Einwirkung in Ausmaß und Richtung widerspiegelt. Bei Unfällen mit einer einmaligen Verletzung lässt sich dies in einem entsprechend begrenzten Bereich finden. Bei Hämatomen aufgrund nicht akzidenteller Verletzungen ist das traumatische Muster dagegen an verschiedenen Stellen im Körper auffindbar. Außerdem ist bei einer frischen Unfallverletzung das Trauma noch nicht in die normale Physiologie des Körpers übergegangen, während diese bei wiederholten Misshandlungen palpierbare Anpassungsmuster aufweist.

Auch das generelle Verhalten und die Haltung des Kindes unterscheiden sich, je nachdem, ob die Blessur auf einen Unfall oder auf Misshandlung zurückgeht. In ersterem Fall ist das Kind möglicherweise sogar stolz auf seine Verletzung, während ein misshandeltes Kind weniger forsch und mitteilsam ist. Dieser psychologische Unterschied ist auch in den Geweben palpierbar, wobei diese sich bei misshandelten Kindern „angespannter“ und generell komprimierter anfühlen, insbesondere die mit Emotionen verbundenen Bereiche wie Herzbeutel, Zwerchfell, Beckenboden und limbisches System sowie der Sympathikotonus insgesamt.

Weiteres Vorgehen: Bei einem Bluterguss über einem Knochenbruch sollte sofort zur weiteren Untersuchung der Fraktur an ein Krankenhaus verwiesen werden, außer das Hämatom ist nur geringfügig und befindet sich an Fingern oder Zehen. Sonstige kleinere Unfallverletzungen können möglicherweise osteopathisch behandelt werden.

Cave

Liegt jedoch ein Verdacht auf Verletzungen aufgrund von Misshandlung vor, muss der Fall an den zuständigen Arzt gemeldet und laufend überwacht werden.

30 Hautverfärbungen – Zyanose

Gudrun Wagner

30.1 Wichtiges im Überblick

Die Zyanose ist ein Hauptsymptom für eine Vielzahl bedrohlicher Erkrankungen, die v. a. pulmonal und kardial bedingt sind. Es ist wichtig, zwischen der zentralen und peripheren Zyanose zu unterscheiden. Tritt eine Zyanose akut auf, ist sie meist Zeichen eines lebensbedrohlichen Zustands und bedarf sofortiger Abklärung.

30.2 Definition

Zyanose bezeichnet eine Veränderung der Haut- und Schleimhautfarbe in einen bläulich violetten Farbton. Eine Zyanose ist für das menschliche Auge erst sichtbar, wenn der Gehalt an reduziertem Hämoglobin 3–5 % beträgt, das entspricht einer pulsoxymetrischen Sättigung von ca. 88 %.

30.3 Anatomie – Physiologie – Pathophysiologie

Man unterscheidet zwischen zentraler und peripherer Zyanose:

- Eine **zentrale Zyanose** besteht, wenn eine Sauerstoffuntersättigung des arteriellen Blutes oder ein abnormes Hämoglobinderivat vorliegt. Es zeigen sowohl die Schleimhäute als auch die Haut (gut sichtbar im Gesicht, Ohrläppchen, mitunter aber auch an anderen Körperregionen) eine zyanotische Verfärbung. Zudem können die Zunge und die Konjunktiven bläulich verfärbt sein.
- Bei der **peripheren Zyanose** liegt eine normale Sauerstoffsättigung des arteriellen Blutes vor, wobei entweder der Blutfluss vermindert oder der periphere Bedarf erhöht ist. Dadurch wird mehr Sauerstoff verbraucht, und der Anteil reduzierten Hämoglobins in den Kapillaren und Venen steigt. Die Schleimhäute sind rosig und nur periphere Hautareale (z. B. Fingerspitzen, Zehen, Nasenspitze) erscheinen zyanotisch.

Klinisch ist es nicht immer einfach, zwischen einer zentralen und peripheren Zyanose zu unterscheiden.

Der Ausschluss einer **Pseudozyanose** durch Pigmentanomalien, Textilfarbe oder Medikamente erfolgt meist anamnestisch.

30.4 Ursachen

Ursachen einer **zentralen Zyanose** sind folgende:

- Erkrankungen des Herzens und der großen Gefäße:
  - Herzvitien mit Rechts-links-Shunt
  - pulmonale Hypertonie
  - Lungenembolie
  - Lungenödem
- Lungen- und Atemwegserkrankungen, Probleme des Thoraxraumes:
  - beim Neugeborenen: Atemnotsyndrom, Mekoniumaspirationssyndrom, kongenitale Zwerchfellhernie, Pneumothorax, Pneumonie, Lungenhypoplasie
  - Atemwegsobstruktionen (durch Verletzungen, Aspiration eines Fremdkörpers, Fehlbildungen, Choanalatresie)
  - Infektionen der Atemwege (Pneumonie, Bronchitis)
  - chronische Lungenerkrankungen (Asthma, zystische Fibrose, allergische Alveolitis)
  - Thoraxtrauma (Rippenbrüche, Pneumothorax, Lungenkontusion, Hämatothorax)
  - Lungenfibrosen
  - Atelektasen
  - Pleuraergüsse
  - Tumor
- andere Ursachen:
  - neuromuskuläre Erkrankungen
  - Schädel-Hirn-Trauma
  - Meningitis
  - Krampfanfälle
  - Vergiftungen
  - Zwerchfellruptur
  - Phrenikusparese
  - Sauerstoffmangel
  - Sepsis

Einer **peripheren Zyanose** können folgende Ursachen zugrunde liegen:

- venöse Gefäßverschlüsse
- Herzinsuffizienz
- Hypoglykämie
- Vasokonstriktion durch Kälte
- Raynaud-Syndrom

30.5 Diagnostisches Vorgehen

Cave

Zyanosen sind meist lebensbedrohliche Zustände und erfordern sofort ärztliche Maßnahmen.

Eine allgemeine **Anamnese** gibt erste Hinweise. Die Anamnese bei Säuglingen erfolgt mit besonderem Augenmerk auf die Schwangerschaft und Geburt (Frühgeburt), bei Kleinkindern wird nach Aspirationsereignissen, Anfallsereignissen gefragt, wobei auch Traumata und Kälteexposition einzubeziehen sind.

Bei unklarer Zyanose ist es immer gut, auch die Umstände in Erfahrung zu bringen, unter denen die Zyanose beobachtet wurde, d. h., der Bewusstseinszustand, die Hydration, Vorkommnisse wie Erbrechen und Durchfälle, die Medikamenteneinnahme, aber auch neuromuskuläre Erkrankungen, vorausgegangene Operationen und Atemwegserkrankungen sind zu erfragen. Klinisch relevant ist immer das Fehlen oder die Präsenz einer respiratorischen Symptomatik.

Die weitere Abklärung erfolgt in der Regel nicht in einer osteopathischen Praxis, da das Symptom Zyanose einer medizinischen Abklärung bedarf, die sich je nach Ursache entweder auf pulmonale oder kardiale oder neurologische Untersuchungen stützt. Zudem sind eine Labordiagnostik, Blutgasanalyse und Pulsoxymetrie nötig. Das weitere Vorgehen erfolgt anhand der Untersuchungsergebnisse und der klinischen Symptomatik.

Ein **osteopathisches Management** kann es nur bei einer zuvor bereits diagnostizierten peripheren vasomotorischen Störung geben. Eventuell kann in weiterer Folge und nach Behandlung der akuten Probleme eine osteopathische Unterstützung bei der Behandlung des Kindes erfolgen. ▶ **Abb. 30.1**.

Literatur

[1] Emmanouilides GC, Allen HD, Riemenschneider TA et al. Clinical synopsis of Ross and Adams; Heart diseases in Infants, Children and Adolescents. Baltimore: Williams & Wilkins; 1998

[2] Haas NA, Kleideider U. Kinderkardiologie. 2. Aufl. Stuttgart: Thieme; 2018

[3] Michalk D, Schönau E, Hrsg. Differenzialdiagnose Pädiatrie. 3. Aufl. München: Elsevier; 2011

[4] Ploier R. Differenzialdiagnose in der Kinder- und Jugendmedizin. Stuttgart: Thieme; 2012

[5] Rosenecker J, Hrsg. Pädiatrische Differentialdiagnostik. Berlin, Heidelberg: Springer; 2014

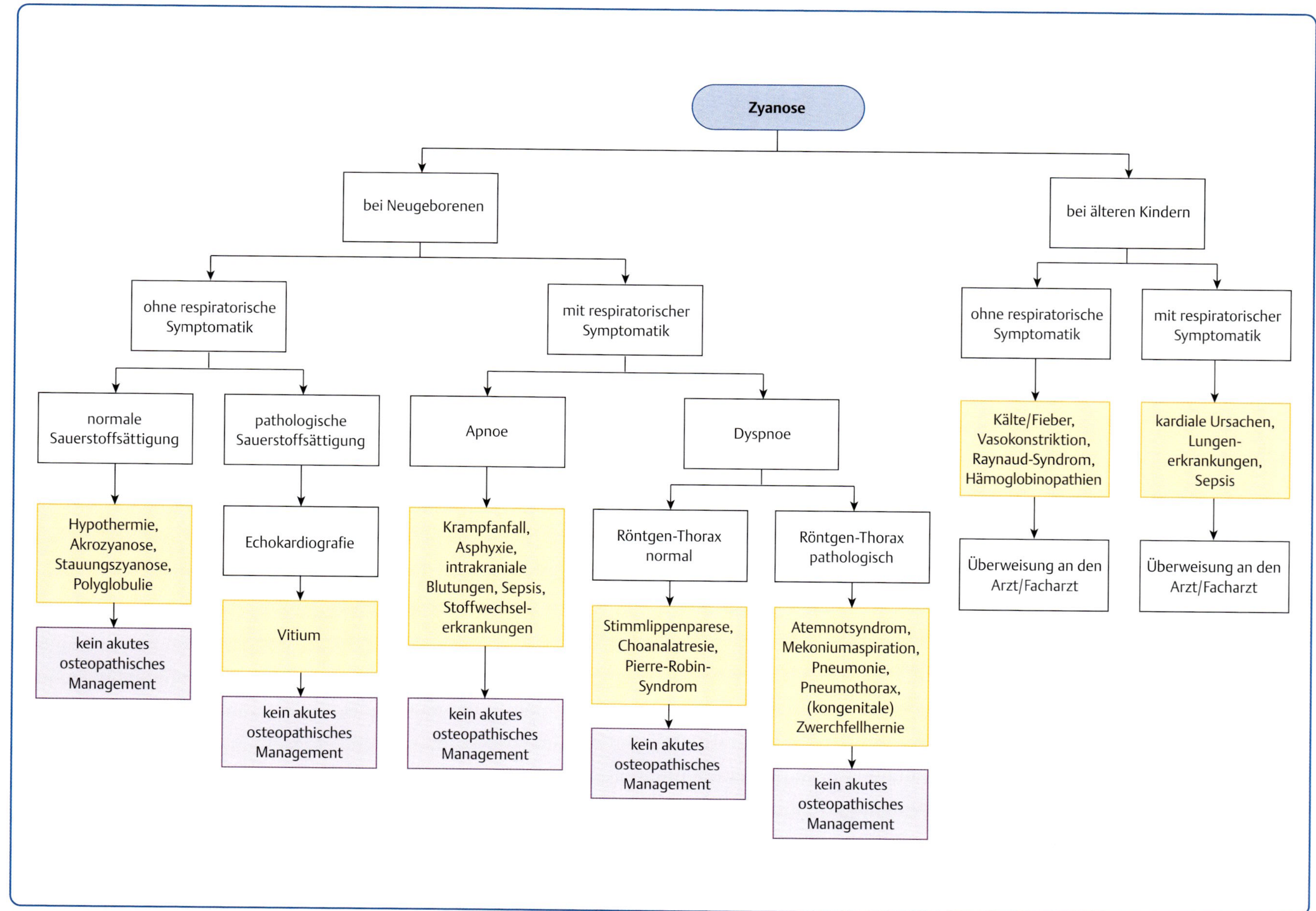

▶ **Abb. 30.1** Algorithmus Hautverfärbungen – Zyanose.

31 Herzgeräusche

Gudrun Wagner

31.1 Wichtiges im Überblick

Bei bis zu 50 % der herzgesunden Kinder und Jugendlichen treten während des Wachstums Herzgeräusche auf, denen keine kardiale Pathologie zugrunde liegt. Herzgeräusche sind andererseits die häufigste Indikation für eine Untersuchung beim Kinderkardiologen. Eine genaue Charakterisierung der Geräusche fällt umso schwerer, je höher die Herzfrequenz des Kindes (Säugling) ist, und bedarf großer Übung. Bei der Mehrzahl der im Kindesalter beobachteten Herzgeräusche handelt es sich um systolische Geräusche.

Kinderkardiologisch abzuklären sind alle systolischen Geräusche ≥ 3/6 (d. h. alle Herzgeräusche, die in ihrer Lautheit die Stärke 3 von 6 haben, also mäßig laut sind und in etwa dem Atemgeräusch entsprechen), alle diastolischen Herzgeräusche und pathologischen Herztöne sowie Herzgeräusche, die mit einem Schwirren einhergehen. Ist keine Lemniskate des Herzens spürbar, ist von einem komplexen Vitium auszugehen und eine sofortige Überweisung an die Kinderkardiologie notwendig.

31.2 Definition

Herztöne sind als kurz dauernde akustische Schwingungen definiert, die im Zusammenhang mit der mechanischen Herzaktion stehen.

Herzgeräusche sind als länger andauernde Schwingungen definiert und entstehen durch einen turbulenten Fluss des Blutes in den Blutgefäßen. Man unterscheidet akzidentelle (harmlose, systolische), funktionelle (durch extrakardiale Erkrankungen verursachte) und pathologische (durch Klappenanomalien, Klappenfunktionsstörungen, Shuntverbindungen bedingte) Herzgeräusche.

31.3 Anatomie – Physiologie – Pathophysiologie

Der **1. Herzton** kommt durch den Schluss der Atrioventrikularklappen (AV-Klappen) zustande und ist singulär. Der **2. Herzton** entsteht durch den Schluss der Semilunarklappen, wobei die Aortenklappe kurz vor der Pulmonalklappe schließt. Der 2. Herzton ist während der Inspiration maximal gespalten und während der Exspiration nicht oder kaum hörbar. Diese Atemvariabilität ist physiologisch, da das rechte Herz in der Inspirationsphase ein höheres Herzzeitvolumen zu bewältigen hat. Es können u. a. folgende pathologische Veränderungen vorliegen:

- Ist der 2. Herzton fix gespalten, kann man von einer Volumenbelastung des Pulmonalkreislaufs ausgehen, z. B. einem Vorhofseptumdefekt, bei dem durch den Links-rechts-Shunt die atemabhängige Spaltung ausgeglichen wird.
- Ein lauter paukender 2. Herzton ist ebenfalls typisch für eine pulmonale Hypertonie.

Herzgeräusche, also andauernde akustische Schwingungen, entstehen auf unterschiedliche Weise, hören sich dadurch anders an und lassen so differenzialdiagnostische Schlüsse zu:

- Fließt Blut mit erhöhter Geschwindigkeit durch eine Klappe, kommt es zu einem spindelförmigen, mittelfrequenten Austreibungsgeräusch.
- Rückfluss durch eine schließunfähige Klappe verursacht meist ein hochfrequentes, bandförmiges Geräusch.
- Ein Shuntgeräusch ist bandförmig oder decrescendoartig und umso lauter, je höher der Druckgradient und je enger das Lumen ist.

Alle wahrgenommenen Herzgeräusche müssen möglichst genau definiert und im Zusammenhang mit dem klinischen Gesamtbild betrachtet werden.

Herzgeräusche werden charakterisiert durch ihre Lautstärke (Energie der Schallwelle, 1/6 bis 6/6), durch ihre Frequenz (tief, mittel, hoch), durch ihre Relation zu den Herztönen (systolisch, diastolisch) und ihre Dauer im Verhältnis zu den Herztönen (holosystolisch), durch die Präsenz von harmonischen Obertönen (musikalische Geräusche) und letztlich durch ihre Lokalisation, also ihr Punctum maximum, und die Fortleitung über den Thorax und den großen Gefäßen (▶ **Abb. 31.1**).

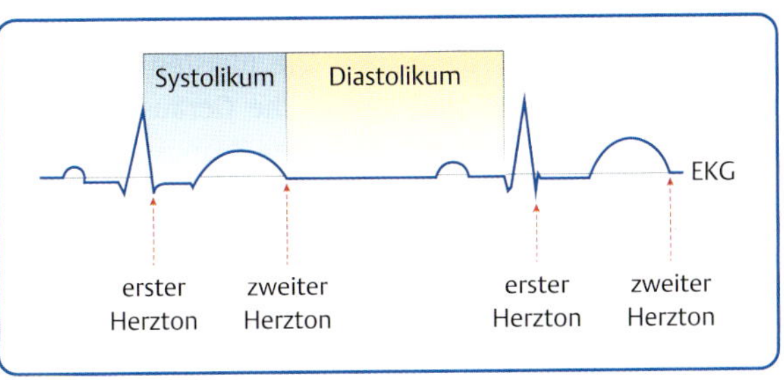

▶ **Abb. 31.1** EKG in Relation zur akustischen Wahrnehmung; 1. Herzton (1. HT), 2. Herzton (2. HT).

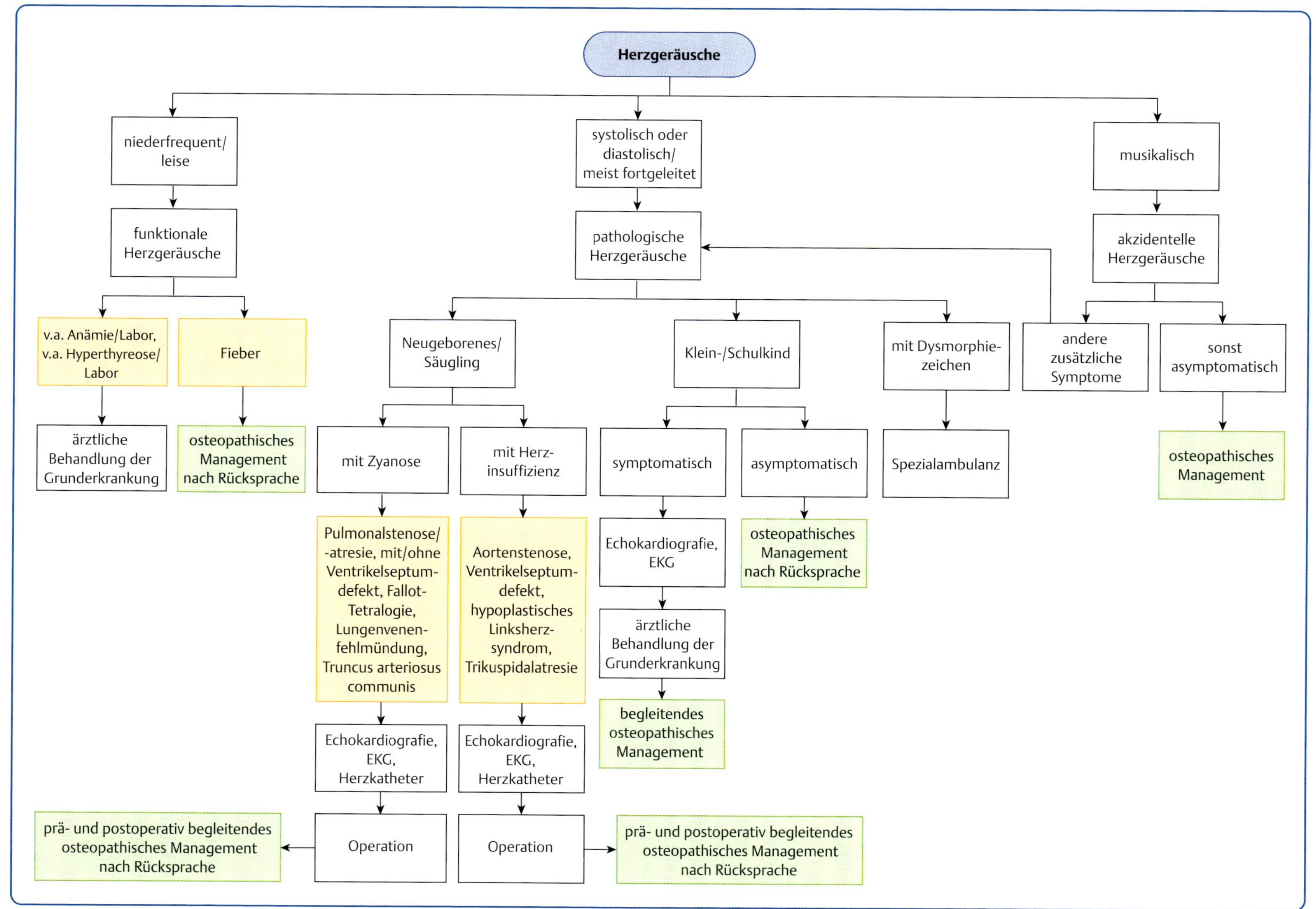

▶ **Abb. 31.2** Algorithmus Herzgeräusche.

32 Herzklopfen, abnormes

Gudrun Wagner

32.1 Wichtiges im Überblick

Palpitationen werden als unangenehm empfunden und Herzschläge als verstärkt und arrhythmisch wahrgenommen. Die meisten Kinder mit Palpitationen haben eine kardiale Vorgeschichte. Bei bis dato gesunden Kindern sind Rhythmusstörungen zumeist ein Zufallsbefund und werden von Kindern nicht artikuliert (auch weil es dafür noch keine Sprache gibt) und oft auch gar nicht bemerkt.

32.2 Definition

Als **Palpitationen** bezeichnet man Herzschläge, die subjektiv als unangenehm, arrhythmisch und verstärkt wahrgenommen werden.

32.3 Anatomie – Physiologie – Pathophysiologie

Als **Herzrhythmusstörung** bezeichnet man eine pathologisch veränderte Herzschlagfolge. Je nach Herzfrequenz unterscheidet man tachykarde (bis Sinustachykardie bis Vorhofflimmern) von bradykarden (Sinusbradykardie bis AV-Block 3. Grades) Ereignissen.

Tachykardien werden häufig von Palpitationen begleitet. Die hochfrequenten und ventrikulären Tachykardien gehen oft mit Symptomen einer Kreislaufinstabilität wie Blässe, Schwindel, Synkopen, Übelkeit einher und müssen zügig klinisch abgeklärt werden. Supraventrikuläre Tachykardien treten eher in Ruhe auf und enden spontan. Niederfrequente Tachykardien werden oft sehr lange toleriert und kaum wahrgenommen.

Bradykardien werden mitunter als starkes Klopfen oder Hämmern in der Brust beschrieben, die Kinder sind wenig belastbar und haben Lageänderungsbeschwerden.

32.4 Ursachen

Die Ursache von Palpitationen ist vielfältig. Häufig empfinden Kinder Palpitationen, die schon Herzoperationen hatten oder einen angeborenen oder erworbenen Herzfehler haben.

Manche erworbenen Herzkrankheiten wie die akute Myokarditis entwickeln schleichend eine immer weiter reduzierte Belastbarkeit und bei Belastung auftretende Tachykardie, die als Palpitation wahrgenommen wird.

Herzrhythmusstörungen infolge von Herzvorerkrankungen oder de novo sind eine Möglichkeit für außergewöhnliches Herzklopfen. Palpitationen können aber auch durch Fieber oder Anämie bedingt sein. Daneben können andere extrakardiale Ursachen wie das Hyperventilationssyndrom, exzessiver Koffeingenuss oder Hyperthyreose abnormes Herzklopfen auslösen.

32.5 Diagnostisches Vorgehen

Die momentane Frequenzerfassung, also die Pulsmessung und das Palpieren von eventuellen Pausen oder Unregelmäßigkeit, ist wichtig zur Einschätzung der Dringlichkeit des Handlungsbedarfs (▶ **Tab. 32.1**). Zu beachten ist v. a. bei der Untersuchung kleinerer Kinder, dass beim Schlafen die Herzfrequenz niedriger sein kann.

Immer ist die Erfassung begleitender Symptome in der **Anamnese** mitentscheidend, um diagnostisch wichtige Zusammenhänge gleich sichtbar zu machen. Hierzu gehören z. B. das gleichzeitige Auftreten einer Flush-Symp-

▶ **Tab. 32.1** Normwerte im Kindesalter.

Alter	Herzfrequenz (Schläge/min)	Blutdruck (mmHg)	Atemfrequenz (Atemzüge/min)
0–3 Monate	100–150	55–85	35–55
3–6 Monate	90–120	70–90	30–45
6–12 Monate	80–120	80–100	25–40
1–3 Jahre	70–110	90–105	20–30
3–6 Jahre	65–110	95–110	20–25
6–12 Jahre	60–95	100–120	14–22

33 Hörstörung – Hörschwäche/Schwerhörigkeit

Marion Kohlmann, Harald Kohlmann

33.1 Wichtiges im Überblick

Zur Beurteilung des Hörvermögens stehen verschiedene Verfahren zur Verfügung:

- Hörscreening nach der Geburt mittels transitorisch evozierter otoakustischer Emissionen (TEOAE) zur Beurteilung der Schallempfindung
- Überprüfung des Mittelohrs durch Tympanogramm
- Überprüfung von Hörnerv und Hörbahn mittels BERA (Brainstem Evoked Response Audiometry)

Ein Hörtest ist erst später einsetzbar (ab 3. Lebensjahr), da die Mitarbeit der Kinder erforderlich ist. Das Hörzentrum reift nach der Geburt erst aus, absolute Schwellenwerte existieren deswegen nicht, sondern ändern sich altersabhängig. Es sollte immer eine fachärztliche Abklärung mittels Hörtest (Schallleitungs-, Schallempfindungsschwerhörigkeit, Hörminderung) erfolgen.

33.2 Definition

Von **Hörschwäche/Schwerhörigkeit** spricht man bei einem Hörverlust > 25 dB im Hauptsprachbereich, der in verschiedene Schweregrade unterteilt wird. Bei einem Hörverlust > 80 dB liegt **Taubheit** vor (WHO-Definition).

Eine **Schallleitungsschwerhörigkeit** ist bedingt durch Erkrankungen des äußeren Gehörgangs und des Mittelohrs. Sind das Innenohr und die zentrale Hörbahn, deren Ausreifung erst mit dem 12. Lebensjahr abgeschlossen ist, betroffen, handelt es sich um eine **Schallempfindungsschwerhörigkeit**.

Unterschieden werden die permanente und die vorübergehende (≤ 3 Monate) Schwerhörigkeit.

Daneben können weitere Formen der Hörschwäche/Schwerhörigkeit auftreten:

- kombinierte Schwerhörigkeit
- Hörverarbeitungsstörung
- Hörermüdung

33.3 Anatomie – Physiologie – Pathophysiologie

Die Übertragung der Schallwellen erfolgt über den äußeren Gehörgang, das Trommelfell und die Kette der Gehörknöchelchen (Mittelohr) zum Foramen rotundum und in die Cochlea. Nach Anregung der Haarzellen in der Schnecke werden die transformierten Signale über den Hörnerv (Hirnnerv VIII) weitergeleitet.

Die Tuba auditiva und der äußere Gehörgang verlaufen im 1. Lebensjahr mehr horizontal. Für die Öffnung der Tuben ist die Gaumenmuskulatur von großer Bedeutung.

33.4 Ursachen

Einer Hörschwäche oder Schwerhörigkeit können folgende Ursachen zugrunde liegen:

- Cerumen obturans
- Fremdkörper
- angeborene Fehlbildungen (äußerer Gehörgang, Mittelohr, Innenohr)
- Otitis externa (Kap. 48.4)
- akute Otitis media (häufigste Erkrankung im Kindesalter!):
  - Ursache: durch Infekte im Nasen-Rachen-Raum oder Allergien, Minderbelüftung des Mittelohrs durch funktionelle Störung der Tuba auditiva (Insuffizienz) und Entzündung
  - Symptome: Ohrenschmerzen, Erbrechen, Krankheitsgefühl, Fieber, Hörminderung; Trommelfell gerötet, verdickt, eventuell vorgewölbt
  - Therapie: Verbesserung der Nasenatmung, Abschwellung der Nasenschleimhaut, Schmerzmittelgabe, fiebersenkende Maßnahmen, ggf. medikamentös; bei Komplikationen, verlängertem Verlauf (> 48 h) oder Alter unter 6 Monaten Antibiotikagabe
- chronische Otitis media:
  - Ursache: Tubenventilationsstörung, rezidivierende Infekte (am häufigsten); Trauma, nekrotisierende Otitis media; oft bei Kiefer-Lippen-Gaumen-Spalte
  - Symptome: zentraler Trommelfelldefekt, eventuell Sekretion aus dem Ohr
  - Therapie: operativer Verschluss des Trommelfelldefekts
- Seromukotympanon (Kap. 41)
- Trauma

- Cholesteatom:
  - Ursache: chronischer Entzündungsreiz, der zur Invasion von verhornendem Plattenepithel (z. B. nach Riss des Trommelfells) führt und auf den Knochen übergreift
  - bei Komplikationen: Schwindel, Fazialisparese
  - Therapie: operativ
- postinfektiöse Innenohrschwerhörigkeit:
  - intrauterin erworben: Rötelnembryopathie, Zytomegalie, Herpes, Toxoplasmose
  - extrauterin erworben: Mumps, Scharlach, bakterielle Meningitis
- vererbte Schwerhörigkeit (Schwerhörigkeit der Eltern?)
- Schwerhörigkeit bei Syndromen (z. B. Alport-Syndrom, Pendred-Syndrom, Waardenburg-Syndrom, Usher-Syndrom, Cogan-Syndrom, Crouzon-Syndrom)
- Zustand nach Hyperbilirubinämie
- Sauerstoffmangel unter der Geburt
- ototoxische Medikamente

33.5 Diagnostisches Vorgehen

Bei der **Diagnostik** werden folgende Aspekte erfasst:

- Anamnese:
  - Bestehen/bestanden Infekte?
  - Gab es ein Trauma?
  - Wie verlief die Geburt?
  - Liegt eine familiäre Belastung vor?
- Inspektion:
  - Gibt es eine Missbildung des äußeren Ohrs?
  - Ist die Nasenatmung behindert?
  - Bestehen Begleitsymptome wie Fieber, marmorierte Haut?
- Otoskopie
- Inspektion des Nasen-Rachen-Raumes:
  - Schleimstraße?
  - Entzündungszeichen?
- Weber-Rinne-Test
- Beurteilung folgender Strukturen:
  - HWS
  - Kiefermuskulatur, Kiefergelenke
  - Schädelsuturen, intraossärer Strains der Schädelknochen, SSB
  - Mundmotorik, beim Säugling: Saugreflex
- fachärztliche Hörtestung, ggf. bildgebende Verfahren

Therapeutische Ansätze können folgende osteopathische Maßnahmen umfassen:

- Verbesserung der Nasenatmung (Os nasale, Frontal Lift, Vomerpumpe etc.)
- Behandlung des Os temporale in Relation zu den benachbarten Schädelknochen
- Behandlung der SSB (Asymmetrien?)
- Behandlung der HWS
- Unterstützung des Lymphsystems
- Maxilla, Kiefergelenke, Os palatinum, obere Thoraxapertur, vordere Halsfaszien etc.

▶ Abb. 33.1

Literatur

[1] Becker W, Naumann HH, Pfaltz CR. Hals-Nasen-Ohren-Heilkunde. 2. Aufl. Stuttgart: Thieme; 1983

[2] Carreiro JE. Osteopathie bei Kindern und Jugendlichen. 2. Aufl. München: Elsevier; 2011

[3] Furger P, Schaufelberger M, Hrsg. Algorithmen quick für den Hausarzt. Stuttgart: Thieme; 2012

[4] Gortner L, Meyer S, Sitzmann FC. Pädiatrie. 4. Aufl. Stuttgart: Thieme; 2011

[5] Kliegman RM, Stanton BF, St. Geme JW, Schor NF, Behrman RE, Eds. Nelson Textbook of Pediatrics. 19. ed. Philadelphia: Elsevier Saunders; 2011

[6] Kraemer R, Schöni MH, Hrsg. Berner Datenbuch Pädiatrie. 7. Aufl. Bern: Hans Huber; 2007

[7] Lenarz T, Boenninghaus HG. HNO. 14. Aufl. Berlin, Heidelberg: Springer; 2012

[8] Liem T, Schleupen A, Altmeyer P, Zweedijk R, Hrsg. Osteopathische Behandlung von Kindern. Stuttgart: Hippokrates; 2010

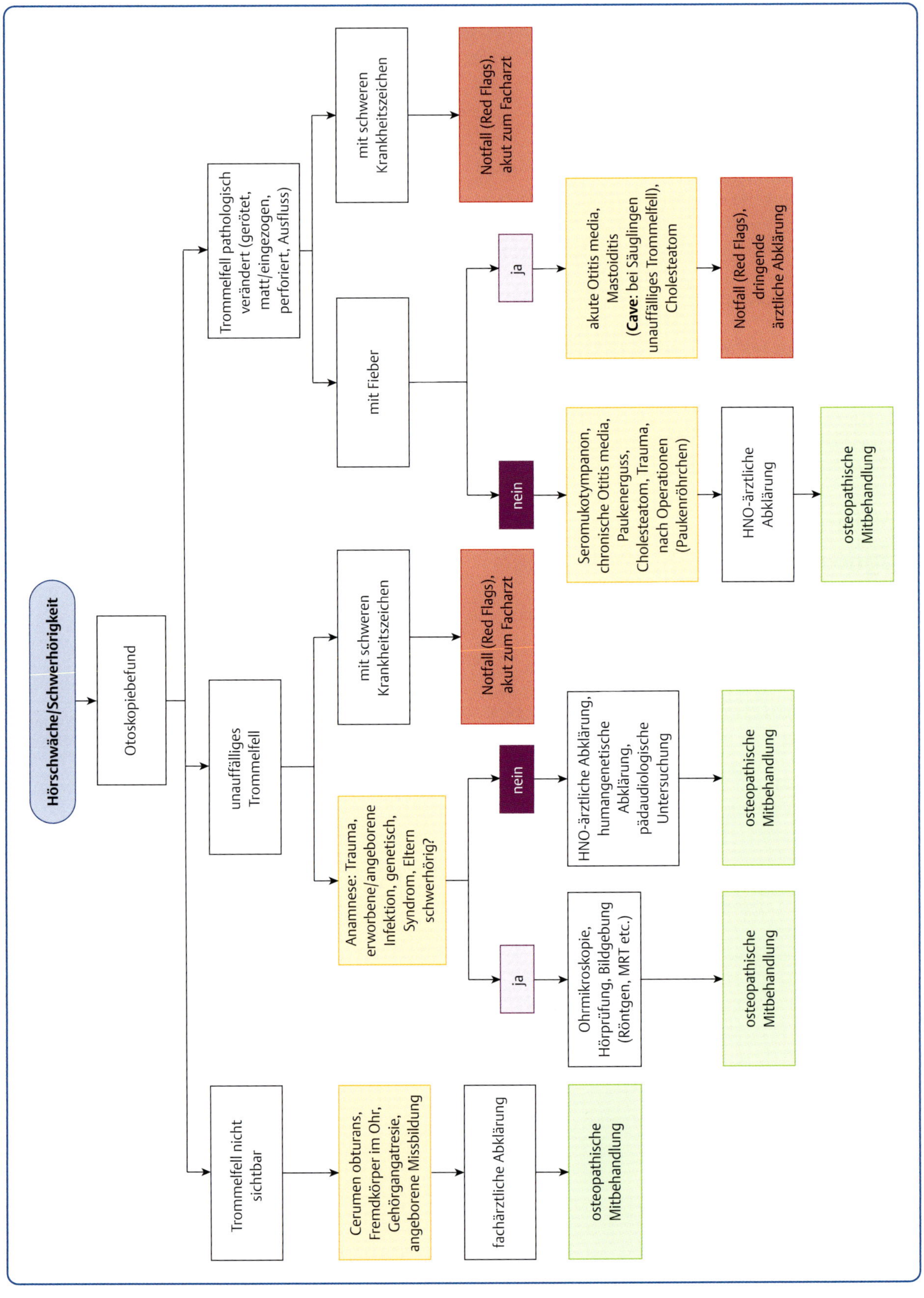

▶ **Abb. 33.1** Algorithmus Hörstörung – Hörschwäche/Schwerhörigkeit.

34 Hyperventilation

Aidan Spencer

34.1 Wichtiges im Überblick

Eine beschleunigte und vertiefte Atmung (Hyperventilation) ist nicht ungewöhnlich. Die häufigste Ätiologie ist psychoemotionaler Natur, doch kann Hyperventilation auch als Teil eines pathophysiologischen Krankheitsprozesses auftreten. Die möglichen Symptome wie Schwindel und Parästhesien erfordern auf jeden Fall eine differenzialdiagnostische Abklärung.

34.2 Definition

Hyperventilation ist durch eine beschleunigte und vertiefte Atmung mit einem erhöhten Atemvolumen (Hyperpnoe) gekennzeichnet. Sie kann durch Gefühle von Atemnot ausgelöst werden, bedingt diese aber auch. Hyperventilation tritt meist von der Adoleszenz bis zum frühen Erwachsenenalter auf, häufiger bei Mädchen und bei Asthmatikern.

Zu den **Begleitsymptomen** zählen: Gefühl des Kontrollverlusts, Schwindel und Synkopen, Brustschmerzen und Herzrasen, periphere und periorbitale Parästhesien, Zittern und Muskelkrämpfe in den Extremitäten, Seufzen, Aufstoßen, Völlegefühle sowie allgemeine Anzeichen einer verstärkten Sympathikusaktivierung wie Mundtrockenheit und Schwitzen. Dabei ist eine psychologisch verursachte Hyperpnoe von einer physiologischen zu unterscheiden, bei der ein durch Krankheitsprozesse erhöhter metabolischer Bedarf vorliegt.

34.3 Anatomie – Physiologie – Pathophysiologie

Eine vertiefte Atmung ist Teil der normalen physiologischen Reaktion auf Stress oder Angst und soll den Körper auf den erhöhten metabolischen Bedarf bei einer Kampf- oder Fluchtreaktion vorbereiten. Bei psychischen Panikzuständen können Tachypnoe und Hyperpnoe mit Mundatmung und übermäßigem Einsatz der oberen Thoraxmuskulatur und der Atemhilfsmuskulatur verbunden sein.

Eine verstärkte Atmung ohne physiologischen Mehrbedarf stört den normalen Austausch von Sauerstoff und Kohlendioxid in der Lunge und führt zu Hypokapnie und Alkalose; der erhöhte pH-Wert beeinträchtigt wiederum den Kalziummetabolismus. Hypokalzämie ist für viele der in Kap. 34.2 beschriebenen neuromuskulären Symptome in den neuromuskulären Bahnen verantwortlich. Der erhöhte Sympathikotonus, Tachykardie und damit verbundene Panikgefühle und Ängste können den Prozess weiter verstärken und einen Teufelskreis in Gang setzen.

34.4 Ursachen

Die häufigste Ätiologie ist psychoemotionaler Natur, doch kann Hyperventilation auch als Teil eines pathophysiologischen Krankheitsprozesses auftreten. Die möglichen Symptome wie Schwindel und Parästhesien erfordern auf jeden Fall eine differenzialdiagnostische Abklärung.

Hyperventilation tritt häufig bei **Panikattacken** aufgrund emotionaler Stresssituationen oder Agoraphobie auf. Typischerweise neigen die betroffenen Patienten zu einem Zustand ängstlicher Übererregung, mit geringem Selbstvertrauen, Hypochondrie und gesteigerter Vigilanz, was zu einer Hypersensibilisierung für harmlose Körperempfindungen führt, die als potenziell gefährlich interpretiert werden [1]. Oft finden sich ein hohes Stressniveau in der häuslichen Umgebung und eine geschwächte Bindung in der Vorgeschichte. Ein überängstlicher Erziehungsstil kann zu einem entsprechenden Verhalten mit erlernten Fehlreaktionen führen. Die Patienten befürchten stets weitere Hyperventilationsepisoden, und diese unangemessene Phobie macht sie geradezu besonders anfällig für weitere Attacken. Defensives Schutzverhalten kann die sozialen Beziehungen und die Schulleistungen beeinträchtigen. Die ursprüngliche Episode kann durch ein spezifisches emotionales Trauma ausgelöst worden sein, v. a. wenn dieses als lebensbedrohlich wahrgenommen wurde.

Auch die Erfahrung von **körperlichem Schmerz** kann Hyperventilation auslösen. Eine sehr seltene Ursache ist eine akute Kopfverletzung, wobei eine zentrale neurogene Hyperventilation einem Koma vorausgehen kann.

Asthmatiker neigen zu dem oben beschriebenen Zustand mit angestrengter Atmung, erhöhtem Stresslevel und den entsprechenden peripheren Begleitsymptomen [3]. Jugendliche Asthmatiker neigen dabei besonders zu Hyperventilationsanfällen [2]. Anhänger der Buteyko-Methode sehen Asthma als Ausdruck einer gestörten Atemregulation, da Asthmatiker häufig ein über längere Zeit erhöhtes Atemzugvolumen aufweisen. Dieses Atemmuster „verbrenne“ übermäßig viel Kohlendioxid, wodurch der Gasaustausch in der Lunge beeinträchtigt und die Tendenz zu panikartiger Hyperpnoe noch verstärkt werde. Sie gehen davon aus, dass Bronchodilatatoren das „Ringen um Luft" und die Hyperpnoe noch verstärken, und bevorzugen daher steroidale Aerosole, die das Atemvolumen nicht direkt beeinflussen, sowie ein korrektives Atemtraining, das darauf ausgerichtet ist, die Kohlendioxidkonzentration in der Lunge zu normalisieren. Die Buteyko-Methode wird von der Schulmedizin nicht anerkannt.

Ernste **Atemwegserkrankungen** wie Lungenentzündung, Pneumothorax, Lungenembolie und Pleuraerguss sowie das Atemnotsyndrom bei Frühgeburten können zu Hyperpnoe führen, da die Betroffenen versuchen, die Sauerstoffversorgung des Körpers aufrechtzuhalten. Dabei kommt es nicht zu Hypokapnie und Alkalose. Beschleunigtes Atmen ist ein spezifisches Symptom für Lungenentzündung bei Kleinkindern.

Schwere Erkrankungen mit hohem Fieber oder Sepsis erhöhen den metabolischen Sauerstoffbedarf und können ebenfalls mit beschleunigter Atmung einhergehen.

Bei einer **diabetischen Ketoazidose** kann die Kompensation durch eine atmungsinduzierte Alkalose erfolgen, wobei das höhere Atemvolumen meist durch vertiefte Atmung ohne Tachypnoe erreicht wird. Damit verbundene Symptome sind Übelkeit, Erbrechen, Dehydrierung, Tachykardie, Azetongeruch der Atemluft und Desorientierung, die bis zum Koma führen kann.

Bei **Sport** oder anstrengender **körperlicher Betätigung** bei sehr heißem Wetter kann es zu einem Hitzekollaps mit Übelkeit, Unwohlsein und Kopfschmerzen kommen. Hyperventilation ist dabei Anzeichen für einen lebensbedrohlichen Hitzschlag, der eintreten kann, wenn die Körpertemperatur weiter ansteigt. Begleitsymptome sind geistige Verwirrung und Tachykardie.

Hyperventilation kann außerdem ein frühes Symptom einer Salizylatvergiftung (bei Gabe von Kopfschmerzmitteln mit Azetylsalizylsäure) sein, neben Übelkeit, Erbrechen, Schwindel, Tachykardie und Hyperaktivität.

34.5 Diagnostisches Vorgehen

Bevor Sie solch einen Fall annehmen, sollten Sie sichergehen, dass Sie sich kompetent und sicher fühlen und über eine entsprechende Ausbildung verfügen.

Bei der **Anamnese** muss das Hyperventilationsmuster geklärt werden:

- Wann und wo taucht es auf?
- Gab es ein auslösendes Ereignis im Zusammenhang mit der ersten Episode?

Es ist wichtig, alle spezifischen Stressoren oder situativen Auslöser zu identifizieren, die zu Hause oder in der Schule auftreten können. Eine Gesamtbetrachtung des Lebenszusammenhangs, statt sich nur auf das Kind selbst zu konzentrieren, ermöglicht einen systemischen Überblick, durch den die Familie möglicherweise ihre eigene potenzielle Rolle in dem Geschehen erkennen kann.

Natürlich muss auch der generelle Gesundheitszustand des Kindes abgeklärt werden. Gibt es eine Vorgeschichte mit physischen Verletzungen, Asthma oder anderen Erkrankungen einschließlich Ketose (mit Durst, Polyurie, Abdominalschmerzen, Übelkeit, Erschöpfung)?

Bei der **Untersuchung** ist das Atemmuster zu beobachten, um die Frequenz, den Rhythmus und die Tiefe der Atmung zu bestimmen. Idealerweise sollte sich der Patient dessen anfangs nicht bewusst sein, da jede Konzentration auf den Atem das Muster verändern kann.

Eine Haltungsprüfung und eine strukturelle osteopathische Untersuchung liefern weitere Informationen zum emotionalen Zustand des Kindes und zur Chronizität der veränderten Atemmuster und der Atemmechanik insgesamt.

Prüfen Sie den Puls und untersuchen Sie auf Anzeichen einer Sympathikushyperaktivierung wie Tachypnoe, Tachykardie, erweiterte Pupillen, Nervosität, Schreckhaftigkeit, angespannte Hals- und Rückenmuskulatur, kalte, schweißige Hände. Bei Anzeichen systemischer Erkrankungen muss auf Fieber geprüft werden, und bei möglichen Symptomen von Ketose sollte eine Urinanalyse (mit Teststreifen) durchgeführt werden.

Eine **osteopathische Behandlung** ist bei Hyperventilation angemessen und ausreichend, sofern eine gründliche Differenzialdiagnose durchgeführt wurde, um die zugrunde liegenden Ursachen zu identifizieren und seltene, aber kritische Erkrankungen auszuschließen.

Der **zuständige Arzt** sollte mit einbezogen werden, falls die Episoden länger als 30 min andauern, häufiger oder heftiger werden. Unter Umständen ist es hilfreich, weitere Instanzen, z. B. die Schule, einzubeziehen, um Unterstützungsmöglichkeiten zu identifizieren, falls Angstzustände eine Rolle spielen.

Außerdem muss an den Arzt verwiesen werden, falls ein Verdacht auf pathophysiologische Ursachen besteht, z. B. bisher nicht diagnostiziertes Asthma. Eine medizinische Untersuchung ist möglicherweise nötig, um abzuklären, ob die Begleitsymptome wie Brustschmerzen, Palpitationen, Parästhesien und Synkopen einen ernsten pathologischen Ursprung haben.

Eine sofortige **Einweisung ins Krankenhaus** ist in allen Fällen angezeigt, in denen Hyperventilation auf akut lebensbedrohliche Prozesse zurückzuführen ist. Hierzu gehören Atemnot, diabetische Ketoazidose, Hitzschlag, Sepsis oder eine zentrale neurogene Hyperventilation nach Kopfverletzungen.

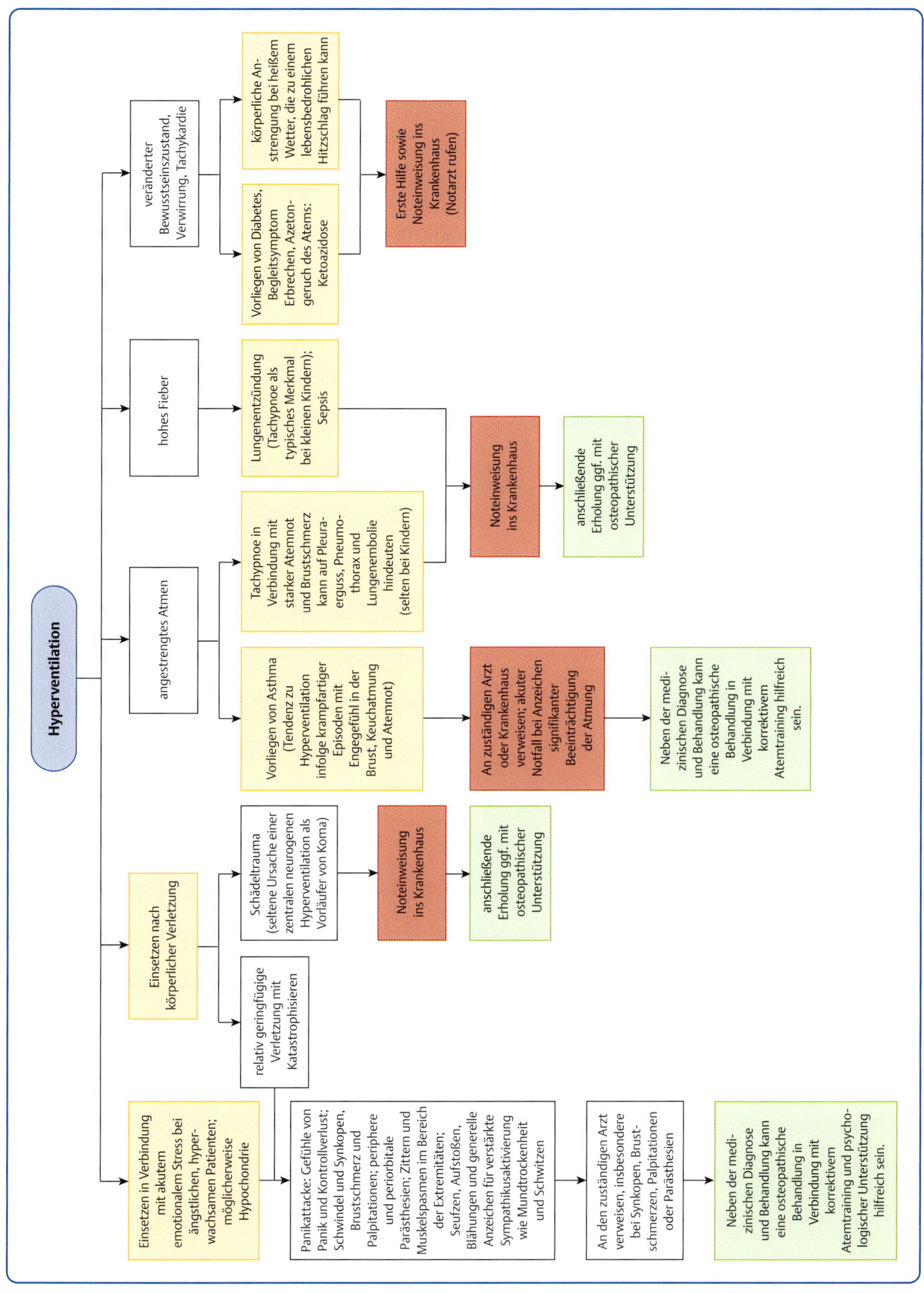

▶ **Abb. 34.1** Algorithmus Hyperventilation.

Literatur

[1] Batinic B, Saula-Marojevic B, Vukosavljevic-Gvozden T. Personality profiles of patients with dysthymic and panic disorder. Psychiatr Danub 2013; 25(2): 115–122

[2] D'Alba I, Carloni I, Ferrante AL et al. Hyperventilation syndrome in adolescents with and without asthma. Pediatr Pulmonol 2015; 50(12): 1184–1190

[3] Thomas M, McKinley RK, Freeman E et al. The prevalence of dysfunctional breathing in adults in the community with and without asthma. Prim Care Respir J 2005; 14(2): 78–82

35 Ikterus

Peter Striebel

35.1 Wichtiges im Überblick

Die Differenzialdiagnose des Ikterus im Kindesalter beinhaltet immer die Untersuchung mittels Labor und Ultraschall. Auch eine klinisch begründete Verdachtsdiagnose sollte mittels dieser Methoden rasch verifiziert und eine spezifische Therapie eingeleitet werden. Einzige Ausnahmen sind der normal verlaufende Icterus neonatorum, der vom Erfahrenen klinisch eingeschätzt wird (ggf. transkutane Bilirubinbestimmung), und eine bereits bekannte, rezidivierend zu ikterischen Erscheinungen führende familiäre Hyperbilirubinämie. Nach der ätiologischen Klärung des Ikterus bietet die osteopathische Praxis neben speziellen auch viele allgemeine Möglichkeiten, den Erkrankungsverlauf günstig zu beeinflussen.

Das Erscheinungsbild des Ikterus ist geprägt durch das physiologische Zusammenspiel des Bilirubinstoffwechsels (Hepatozyten) und der Stoffwechseleigenschaften der einzelnen Gewebe. Der Lichtstoffwechsel (Haut), der Luftstoffwechsel (Hämoproteine), die Plasmaproteinbindung (Leber), der intrahepatische Stoffwechsel, die Gallesekretion, der enterohepatische Kreislauf und die renale Elimination von Bilirubinderivaten haben einen Einfluss auf die Bilirubinkonzentration des Blutes und Akkumulation von Bilirubinderivaten in den Geweben. Der hepatische und erythropoetische Porphyrinstoffwechsel sollten mitberücksichtigt werden.

35.2 Definition

Als **Ikterus** wird die gelbliche Verfärbung von Skleren, Haut und Schleimhäuten infolge eines Bilirubinanstiegs im Blut bezeichnet. Sichtbar wird der Ikterus ab einem Bilirubingehalt im Serum von etwa 5–7 mg/dl beim Neugeborenen und etwa 2 mg/dl beim älteren Kind. Unmittelbar nach der Geburt können folgende Formen auftreten:

- Icterus neonatorum: physiologischer Anstieg von unkonjugiertem Bilirubin in den ersten 4–7 Tagen nach der Geburt
- Icterus prolongatus: ein länger als 2–3 Wochen andauernder Neugeborenenikterus

Bei einer **Hyperbilirubinämie** liegt die Konzentration von Gesamtbilirubin im Serum > 1,2 mg/dl.

Eine **Cholestase**, d. h. eine eingeschränkte Gallensekretion in den Darm, kann durch Symptome wie Müdigkeit, Juckreiz, Ikterus, acholischen Stuhl auffällig werden.

Die Uridin-5'Diphospho-Glucuronosyltransferase (UGT) katalysiert die Glucuronidierung von indirektem Bilirubin in direktes Bilirubin im endoplasmatischen Retikulum der Leberzellen.

35.3 Anatomie – Physiologie – Pathophysiologie

Der physiologische Gehalt von Bilirubin und Bilirubinderivaten im Blut und Gewebe wird zentral durch die Hepatozyten geregelt. Sie balancieren die Relation von Bilirubinderivaten untereinander (z. B. Umwandlung von nichtkonjugiertem in die konjugierte Form), die Relation von freiem zu gebundenem Bilirubin (z. B. durch Bildung von Albumin), die Retention von Bilirubin im Blut und Ausscheidung über die Galle in den Darm (Transportsysteme kanalikulärer Membranen der Hepatozyten als sensible Regulatoren). Der Leberorganismus bestimmt also die In- und Absonderung (wahrnehmende Grenze zwischen Blut und Galle), das Binden und Lösen (Proteinbindung, Löslichkeit) und die biochemische Modulation (Derivate) des Bilirubins.

Über den Bilirubinstoffwechsel ist der Leberorganismus mit dem Hämoproteinstoffwechsel des Blutes (inhärentes Zirkulationsgewebe mit pulmonal-aerogenem Partialdruck- und Säure-Basen-Gleichgewicht), mit dem Resorptionsstoffwechsel des Darms (Fremdsubstanz, Mikroökologie), dem Ausscheidungsstoffwechsel der Nieren (Endprodukte des Eigenstoffwechsels) sowie dem Lichtstoffwechsel der Haut (Stoffwechsel sinnlicher Empfindung; s. Juckreiz, Kap. 36) verbunden.

Die Reifung dieses Balanceprozesses findet im Neugeborenenikterus eine erste Kulmination. Die Umstellung des Hämoglobins (Abbau von fetalem und Aufbau von adultem Hämoglobin) ist eine hämolytische Belastung, die gleich jeder anderen Form der Hämolyse zur erhöhten Konzentration von unkonjugiertem Bilirubin führt (Reifung wahrscheinlich bis in das 5. Lebensjahr!). Die Anpassung des Leberstoffwechsels erfolgt über die vermehrte enzymatische Tätigkeit (UGT, Bildung von konjugiertem Bilirubin) und die Regulation der hepatobiliären Sekretion. Intestinal erfolgt die Anpassung des hepatobiliären Kreislaufes an die äußere Nahrungsaufnahme und die mikrobiologische Besiedlung des Darms (bakterieller Stoffwechsel mit substanzieller Beeinflussung des

Leberstoffwechsels; z. B. Entstehung von Fuselalkoholen, Ammoniak etc. durch Darmbakterien und die weitere Verstoffwechselung dieser Substanzen durch die Leber).

Sowohl die Frequenz und Dauer der Nahrungsaufnahme als auch die Zusammensetzung der Nahrung sind von entscheidender Bedeutung (z. B. steigt der Proteingehalt der Muttermilch mit der Anlegedauer beim Stillen, die Frequenz des Stillens reguliert die Proteinaufnahme, Peptidfragmente hemmen die intestinalen Glucuronidasen und mindern damit die Bildung von unkonjugiertem Bilirubin; häufiges Stillen vermindert somit die Bilirubinrückresorption im terminalen Ileum in Abhängigkeit von der Anlegedauer).

Ist das Anpassungsvermögen noch nicht ausgereift oder bei einer Erkrankung funktionell überfordert, führt dies zur erhöhten Konzentration von Bilirubinderivaten im Blut. Die lipophilen Eigenschaften von Bilirubinderivaten ermöglichen eine kompensatorische Akkumulation der Substanzen im Nervensystem, die Affinität zu Elastin erklärt die Akkumulation in Skleren, Gefäßen, Haut und Schleimhaut. Die transpiratorische Kommunikationsfähigkeit der Haut (Hyperhidrose, Kap. 75; Pruritus, Kap. 36) ermöglicht einen Lichtstoffwechsel, der zum Abbau des akkumulierten Bilirubins beitragen kann (Umwandlung von Bilirubinmolekülen in wasserlösliche Stereoisomere durch Licht; Ausscheidung der Isomere über die Galle und den Urin ohne weitere Konjugation).

Im Zentrum stehen die hepatozellulären Transportsysteme, deren funktionelle Reifung und Reagibilität durch oxidativen Stress, Hyperosmolarität, posthepatische Abflussstörungen und Endotoxine dysfunktionell belastet oder durch Überforderung vital bedroht sein können.

35.4 Ursachen

Einem Ikterus können folgende Ursachen zugrunde liegen:

- **verzögerte Adaptation** und **Reifung** des postnatalen Stoffwechsels:
  - UGT-Mangel
  - muttermilchinduzierte Hyperbilirubinämie mit vermehrter Rückresorption über den enterohepatischen Kreislauf
- **familiäre Hyperbilirubinämie-Syndrome:**
  - Morbus Gilbert-Meulengracht und Crigler-Najjar-Syndrom mit indirekter Hyperbilirubinämie
  - Rubin-Johnson-Syndrom und Rotor-Syndrom mit direkter Hyperbilirubinämie
- **Hämolyse:**
  - vorwiegend unkonjugierte Hyperbilirubinämie bei erythrozytären Erkrankungen (Glukose-6-Phosphat-Dehydrogenase-Mangel, Thalassämie, Sphärozytose)
  - immunolytisch, medikamentös, toxisch, durch Infektionen oder chemophysikalisch bedingt
  - bei hämolytisch-urämischem Syndrom
  - bei Vitamin-E-Mangel beim Neugeborenen
  - Kennzeichen: Dunkelverfärbung des Stuhls, keine Farbveränderung des Urins

> **Cave**
> **Unkonjugiertes Bilirubin ist lipophil und kann bei hoher Konzentration die Blut-Hirn-Schranke überwinden (Kernikterus).**

- **intrahepatischer Ikterus:**
  - durch Leberzellzerfall oder Irritation hepatozellulärer Transportsysteme mit Freisetzung oder Retention von Bilirubin (Infektionen, Autoimmunhepatitis, rheumatische Erkrankungen, metabolische und toxische Lebererkrankungen)
  - intrahepatische Cholestase
  - Kennzeichen: „bierbrauner" Urin, der beim Schütteln schäumt; eventuell Obstipation und grauweiß entfärbter Stuhl
- **posthepatische Cholestase:**
  - angeborene Fehlbildungen der ableitenden Gallenwege (auch bei älteren Kindern in Erwägung zu ziehen)
  - Cholangitis
  - Gallensteine
  - Kennzeichen: entfärbter Stuhl
- **Spezielles:** Bei Anorexia nervosa besteht oft eine gelbliche Verfärbung der Haut im Bereich des Nackens (ggf. zusätzlich Mundwinkelrhagaden, trocken-schuppige Haut und lanugoartige Behaarung aufgrund des **Eisen- und Vitaminmangels**).

Die Beziehung zwischen Hämoproteinen, Bilirubin und dem Porphyrinstoffwechsel sollte mit bedacht werden, da Dysfunktionen zwischen dem erythropoetischen (Knochenmark) und hepatischen Häm-Pool zu abdominal-neurologisch-kardiovaskulären und psychischen Symptomenkomplexen (oxidative Stresssituationen, Lernschwäche, „Schulbauchschmerzen", Irritation der Basalganglien etc.) führen können. Deshalb wird hier der Begriff der **„Häm-Bilirubin-Porphyrin-Balancierung"** eingeführt. Es sollte stets bedacht werden, dass der Organismus bestrebt ist, die zentrale Kommunikation über eine ausgeglichene Blutzirkulation und über stabile Blutwerte aufrechtzuerhalten. Organbereiche und Gewebe kompensieren oft über lange Zeit Stoffwechseldysfunktionen, ohne dass Blutlaborparameter dies widerspiegeln. Das Blut kann als zentrales Stoffwechselfulkrum betrachtet werden, dessen Balance durch alle Organe aufrechterhalten wird. Im Sinne des inhärenten Raum-Zeit-Konzepts des Wachstums (Kap. 90) sind alle Laborparameter aktiv bilanzierte Substanzerscheinungen organischer Bildung. Mit dem Konzept der Substanzbalancierung in Kenntnis der Porphyrin-Stoffwechsel-Eigenschaften von Geweben hat der Autor im Rahmen osteopathischer Behandlungen teilweise erstaunliche Veränderungen erlebt.

35.5 Diagnostisches Vorgehen

Cave

Bei Neugeborenen und beim jungen Säugling stellt sich v. a. die Frage der Reifung, konnatalen Infektion, Fehlbildung oder Stoffwechselerkrankung.

Das diagnostische Vorgehen umfasst die Anamnese und körperliche sowie klinische Untersuchung. Für die Differenzialdiagnose ist die Unterscheidung zwischen konjugierter und nichtkonjugierter Hyperbilirubinämie wichtig und sollte zeitnah durchgeführt werden (Labor). Daneben kann ein abdominaler Ultraschall erforderlich sein, bei Cholestase eine Magnetresonanz-Cholangiopankreatikografie.

Die **allgemeine Diagnostik und Therapie** beschäftigt sich mit den Organen und Funktionszuständen der Bilirubinbalancierung: Lichtstoffwechsel (transpiratorische Hautfunktion), Luftstoffwechsel (hämatopulmonale Funktion, Atmung, oxidativer Stress), Nahrungsstoffwechsel (Hunger, Durst), hepatobiliäre Ausscheidung, hepatoenteraler Kreislauf (Mikroökologie), renale Ausscheidungsfunktion, parietale, viszerale und neuroendokrinoimmunologische Beziehungen

Orientierende Fragestellungen des Autors:

- globales Listening mit Fokussierung auf das Bindegewebe der Unterhaut, Gewebeatmung, Transpiration, **Lichtstoffwechsel** (beim Säugling Frage der Reife, im Kleinkindalter Frage der Beeinflussung des gesamten Sinnesorganismus)
- globales Listening mit Fokussierung auf die Leberorganisation:
  - explizite Frageinduktion hinsichtlich **Disproportion** (= individuelle Gewichtung hepatischer Stoffwechselprozesse als balancierendes Fulkrum zwischen Ernährungs- und Nierenorganismus – „Hepatisation“; Beziehung zum kardiopulmonalem Organismus – „Kardialisation“ und Sinnesorganismus – „Kranialisation“) und **Dissoziation** (Leberorganisation in Beziehung zu der neuroendokrinologischen Reifung, dem gegenwärtigen Ernährungsverhalten und der Familiendynamik)
  - Frage der Häm-Bilirubin-Porphyrin-Balancierung in Beziehung zur soziokulturellen Individualisierung
- lokales Listening der Leberregion/der Leber als Organ:
  - Gewebeatmung, Motilität, Mobilität, Oberfläche und Konsistenz
  - explizite Frageinduktion hinsichtlich prähepatischer, hepatischer und posthepatischer Koordination unter Berücksichtigung der Ursachen (Kap. 35.4)
  - weiteres Vorgehen je nach Ergebnis (unmittelbare Behandlung, ggf. Sonografie, Urinlabor, Stuhluntersuchung, Blutlabor)
- bei familiären Hyperbilirubinämie-Syndromen und Fragen des Häm-Bilirubin-Porphyrin-Gleichgewichts zusätzlich Durchführung eines erweiterten globalen Listenings mit impliziter Fragehaltung

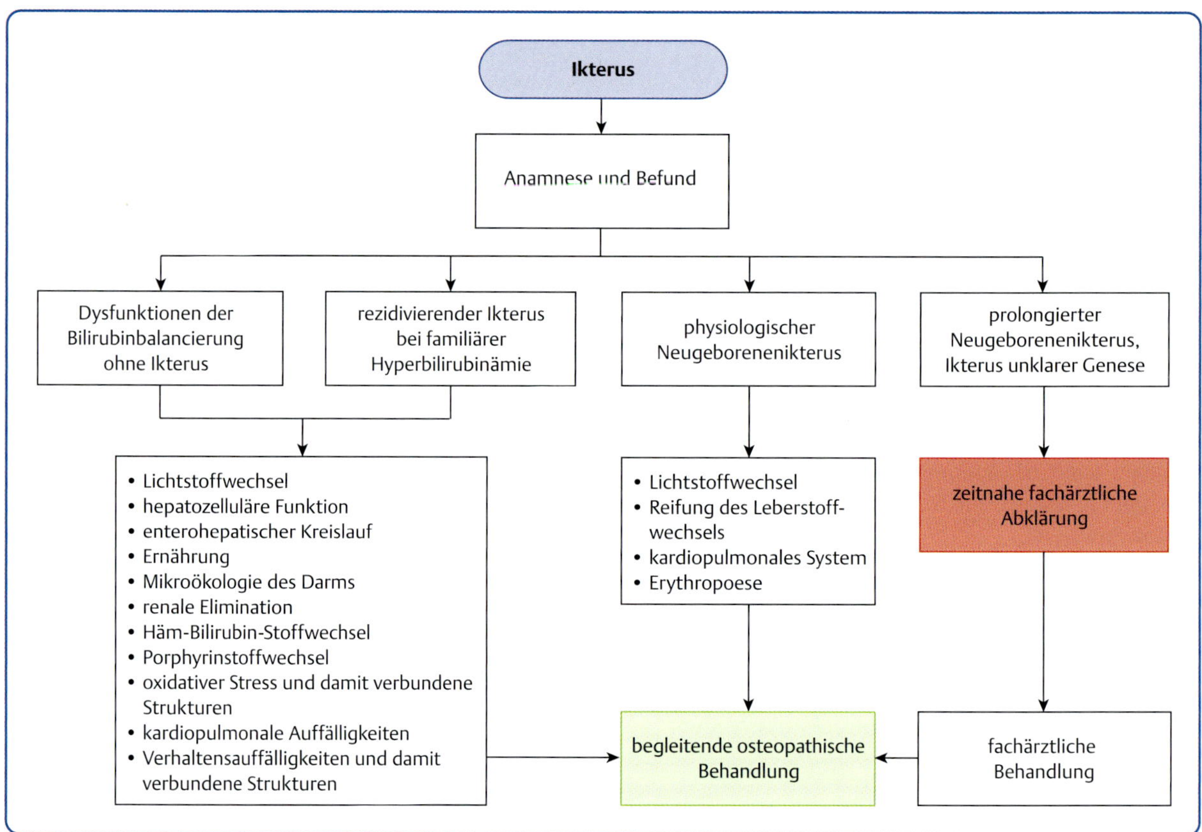

► **Abb. 35.1** Algorithmus Ikterus.

Literatur

[1] Berns M. Ätiologie, Pathogenese und Therapie des Ikterus bei Neugeborenen. Monatsschr Kinderheilkd 2011; 159: 533–537

[2] Wintermeyer P. Differentialdiagnose des Ikterus jenseits der Neugeborenenperiode. Monatsschr Kinderheilkd 2011; 159: 545–552

36 Jucken/Pruritus

Peter Striebel

36.1 Wichtiges im Überblick

Eine einheitliche Klassifikation des Pruritus gibt es nicht. Meist werden entweder die neurologischen Leitstrukturen oder das klinische Bild als Klassifikation zugrunde gelegt.

Nach der Geburt kann die Haut als transpiratorische Grenze zwischen gegenständlicher Außenwelt und organischer Innenwelt betrachtet werden. Sie balanciert zwischen externem und internem Milieu, entwickelt bewusst werdende sensorische Qualitäten und ist Ausdrucksmittel der menschlichen Erscheinung.

Die palpatorische Annäherung an die Haut ermöglicht das Wahrnehmen ihrer transpiratorischen Kommunikationsfähigkeit mit der Umgebung bei Kontakt (Wärme, Perspiration, Berührungsempfinden). Die gegenständliche Palpation erlaubt Aussagen über Hydratation, Tonus, Elastizität, Verschieblichkeit und die Beziehung zu subdermalen Geweben.

Pruritus kann mit weiteren Hauteffloreszenzen einhergehen. Erkrankungen der Haut selbst (z. B. atopische Dermatitis) sind von Auswirkungen des Juckreizes (z. B. entzündete Kratzspuren), von Hautirritationen durch Umgebungseinflüsse (z. B. Klima) und körperlichen Stoffwechselveränderungen (z. B. internistische Erkrankung) zu unterscheiden.

36.2 Definition

Juckreiz (**Pruritus**) ist eine Empfindungsqualität im Bereich der Haut, die ab einem bestimmten Lebensalter das Bedürfnis hervorruft, diese Hautstelle zu kratzen („Juckreiz" als Reiz, der mit motorischer Unruhe = „Jucken" einhergeht).

Effloreszenzen lassen sich unterteilen in primäre Effloreszenzen, die eine unmittelbare Hautveränderung kennzeichnen wie Quaddeln, Erytheme, Knötchen, Knoten, Bläschen, Blasen und Pusteln. Sekundäre Effloreszenzen entstehen im weiteren Verlauf einer Erkrankung, hierzu gehören Schuppen, Krusten, Nekrosen, Exkoriationen, Ulzerationen, Atrophien oder Narben (Kap. 27).

36.3 Anatomie – Physiologie – Pathophysiologie

Es folgen einige Grundgedanken zum Studium der Haut als kommunikative, sensorische und motorisches Verhalten provozierende Oberfläche des menschlichen Körpers.

Pränatal ist die Haut des Fetus von Eigensubstanz (Fruchtwasser) umgeben und über seine Hüllen den Druckregulationen des Uterus ausgesetzt. Eigenbewegungen finden mit Kontakt zur Eigenhülle (Eihäute) und der eigenen, fetalen Oberfläche statt. Pränatale Gesten (z. B. ubiquitäre Ausweichmanöver) lassen auf eine Gesamtkörper-Reiz-Reaktions-Identität des Fetus schließen. Postnatale Gesamtkörpergesten der Unruhe und der Kontaktsuche nach spezifischen Berührungsqualitäten (Mutter, Wärme, Druck) entwickeln sich in den ersten Lebensmonaten zu Eigenberührungen. Um den 6. Lebensmonat postnatal kommt es zu motorischen Manövern der lokalen, reaktiven Eigenmanipulation (sich gezielt kneifen, kratzen). Die Differenzierung in Berührungsqualitäten (Temperatur, Kitzel und Jucken, Empfinden von Berührung, Druckempfindung von außen oder durch Geweschwellung, Schmerz an der Körperoberfläche, Vibration) führt somit von Ganzkörperbewegungen beim Säugling zur Kontaktsuche mit der Außenwelt. Die Außenwelt wird ergriffen, palmar-oral ertastet und instrumentalisiert. In der Selbstwahrnehmung kommt es zu lokaler Eigenberührung, selbstbewusster Eigenberührung und letztendlich zu der Fähigkeit selbstbewussten Verhaltens mit der Fähigkeit, eine empfundene Berührungsqualität motorisch unbeantwortet zu tolerieren, ggf. zu studieren und gezielt zu nutzen (Eigen- und Fremdmanipulation, von Selbstgenuss über zärtliche Berührung bis zu differenziert angewandter Haptik).

Das reifende, sensomotorische Erwachen der Körperoberfläche ist mit der Fähigkeit verbunden, über den Tastsinn die Welt gegenständlich zu erleben, sich selbst durch Berührung an der Grenze des eigenen Leibes wahrzunehmen und im motorischen Kontakt sich einem Gegenüber empfindsam berührend zu nähern. Die eigentümliche Erscheinung des Pruritus ist in diesem Zusammenhang eine gesteigerte, mit Unruhe einhergehende Selbstwahrnehmung auf Hautniveau.

Das proportionale Wachstum und die Bewegungsfähigkeit des Körpers entfalten sich im Verlauf der Kindheit so, dass in der möglichen Geste der Arme jede Körperstelle berührt und damit auch gekratzt werden kann. Die Aufmerksamkeit kann darauf gerichtet werden, welche Körperstellen für das Kind bereits ohne äußeren Gegenstand unmittelbar erreicht werden können (Proportionswachstum) und wie sich diese Entwicklung zu der Selbstidentifikation mit der eigenen Körperlichkeit, der Bewegungsgestaltung (Geste), der Bedürfnis-Toleranz-Entwicklung gegenüber Fremdberührung und dem Interesse an der Umgebung verhält. Der Grenzpunkt dieser Entwicklung findet sich in der diagonalen Berührung der Hände zwischen den Schulterblättern (die Frage des soziokulturell-anatomischen Fulkrums der individuellen Entwicklung).

Die empathische Berührung einer Hautoberfläche mittels sensibler Palpation gleicht dem transpiratorischen Verhaltens einer gesund kommunizierenden, sich selbst nicht in den Vordergrund des Bewusstseins drängenden Haut.

Die histologische Entwicklung der fetalen Haut ist nach derzeitigen Untersuchungen zum Zeitpunkt der Geburt abgeschlossen (außer bei Frühgeborenen). Die weitere Reifung erfolgt durch Adaptation an die Außenwelt und die damit verbundenen physiologischen Veränderungen (Kap. 75).

Wurde bis vor wenigen Jahren der Juckreiz mit den Nozizeptoren des Schmerzes zusammen untersucht, ist nach heutigem Stand der tierexperimentellen Forschung ein separates Rezeptorsystem anzunehmen. Die artifizielle Züchtung von Neuronen der Spinalganglien („induzierte sensorische Neurone") aus menschlichen Hautzellen und Fibroblasten sowie die genetischen Untersuchungen zum Gastrin-Releasing-Peptidrezeptor auf Rückenmarksebene führen möglicherweise in den nächsten Jahren zu neuen Vorstellungen.

Hilfreich für den Osteopathen kann es sein, vorläufig mit dem Modell der transpirativen Kommunikation zu arbeiten:

- Die ständig ablaufenden transpirativen Eigenschaften der Haut können durch äußere oder körpereigene Prozesse verstärkt stimuliert werden. Dies führt zu neuroimmunologischen Veränderungen (lymphozytäre Infiltrate, Mediatoren wie Histamin, Serotonin), die Nozizeptoren (marklose Nervenfasern) an der Grenze der Epidermis zur Dermis stimulieren (durch **C-Fasern vermittelter Pruritus**).
- Schädigungen im Verlauf der afferenten Bahnen des ZNS durch Kompression oder Degeneration von Nervenfasern können zum **neuropathischen Pruritus** (z. B. bei Herpes zoster), Stoffwechselirritationen des ZNS ohne Schädigung der Nerven (z. B. bei Cholestase, durch Opioide) zum **neurogenen Pruritus** führen.
- Beim **psychogenen Pruritus** (z. B. Dermatozoenwahn) werden kortikale Beteiligungen vermutet (Juckreizgedächtnis, kortikale Aktivierungsmuster im Frontalhirn, sensorischen Kortex, motorischen Kortex, limbischen System).

Die Hydratationseigenart und der Tonus der Haut verändern sich im Zusammenhang mit der endokrinen Entwicklung ein Leben lang. Zudem verändert sich ihre Elastizität und Verschieblichkeit. Die Intensität der Berührungsempfindung kann hierdurch variieren, bleibt aber als solche erhalten, solange die nervalen Zusammenhänge intakt sind.

36.4 Ursachen

- **Dermatosen** (häufig; Kap. 27):
  - Ekzeme (atopische Dermatitis, allergisches Ekzem, Kontaktekzem, Lichen simplex chronicus)
  - Urtikaria (familiär bedingt, Wärme- und Kälteurtikaria, Nahrungsmittel, Medikamente)
  - Pruritus ani, Pruritus vulvae, Mastozytose, Lichen planus, Psoriasis vulgaris
  - Epizoonosen (Skabies, Insektenstichreaktionen, Pedikulose, Prurigo simplex acuta/Strophulus infantum)
  - Infektionserkrankungen (unspezifische Virusexantheme, Varizellen, Mollusca contagiosa, Ringelröteln, Gianotti-Crosti-Syndrom bei Hepatitis-B-Virus-, Coxsackie-Virus-, Epstein-Barr-Virus-Infektion, laterothorakales Exanthem)
  - lokale bakterielle Erkrankungen (Impetigo contagiosa), Mykosen
  - Wurmerkrankungen
  - Autoimmundermatosen (bullös)
- **systemische Erkrankungen:**
  - Autoimmunerkrankungen – z. B. Dermatitis herpetiformis Duhring, juvenile idiopathische Arthritis, Dermatomyositis
  - Nierenerkrankungen
  - hepatobiliäre Erkrankungen
  - endokrine Erkrankungen – z. B. Diabetes mellitus, Schilddrüsenfunktionsstörungen
  - hämatologische Erkrankungen
  - Neoplasien, Malignome
  - Histiozytosen
- **Medikamentenwirkungen/Toxine:**
  - Arzneimittelexantheme (z. B. bei Antibiotikagabe, Morphine)
  - Allergene
- **genetische Krankheitsbilder:**
  - Wiskott-Aldrich-Syndrom
  - Konigsmark-Hollander-Berlin-Syndrom mit Innenohrschwerhörigkeit, meist im 9.–11. Lebensjahr
  - Abt-Letterer-Siwe-Erkrankung
  - Neurofibromatose
- **neurologische Krankheitsbilder:**
  - brachioradialer Pruritus, Notalgia paraesthetica
  - Prurigo nodularis
- **somatoforme/psychische Erkrankungen:**
  - Dermatozoenwahn
  - taktile Halluzinose

36.5 Diagnostisches Vorgehen

Die folgende, systematische Auflistung kann als Baukastensystem benutzt werden, wird jedoch selten komplett durchgeführt:

- Anamnese unter Einbeziehung der dissoziativen Faktoren (Kap. 36.4)
- Untersuchung des gesamten Integumentes, einschließlich der Schleimhäute, Haare, Nägel und der Anogenitalregion
- Sind Effloreszenzen vorhanden, sind primäre von sekundären zu differenzieren und Kratzartefakte zu berücksichtigen. Die Art der Effloreszenz und das Hautkolorit können auf systemische Beteiligung hinweisen.
- Untersuchung des Immunsystems (Milz, Lymphknoten), der Nieren, des hepatobiliären, hämatologischen und Nervensystems
- Unklare Befunde erfordern die weitere Untersuchung mittels Blutlabor (Hinweis auf systemische Erkrankungen), bakteriologischen/mykologischen Abstrichs und – falls notwendig – eine Hautbiopsie zur histologischen Differenzierung.
- osteopathische Untersuchungen: globales Listening, lokales Listening, Untersuchung von segmentanatomischen, parietalen und viszeralen Zusammenhängen

Für die osteopathische Differenzialdiagnose ist eine phänomenologische Ursachenbeschreibung sinnvoll, die sich an der Palpation orientiert – z. B.:

- Transpirationsdysfunktion: Die Intensität des Stoffwechsels im Bereich der epidermodermalen Grenze ist erhöht (durch exogene und/oder endogene Faktoren) oder gestaut.
- Propriozeptionsdysfunktion: Die epidermodermale Grenze wirkt unauffällig, die Verbindungsstrukturen zum ZNS zeigen Auffälligkeiten (z. B. Kompression bei neuropathischem Pruritus, Stoffwechselveränderungen bei neurogenem Pruritus).
- Verhaltensdysfunktion: Transpiration und Afferenzen sind ungestört, ZNS-Strukturen können Auffälligkeiten zeigen und der Ernährungsstoffwechsel kann Besonderheiten aufweisen (Wirkung spezieller Diäten, z. B. einer ketogenen Diät, an Phosphat, Glutamat und Zucker armer Diäten).
- Überforderung der Dissoziation: Die Prozesse der embryologischen Differenzierung in Organe und Körpersysteme, die postnatale Entwicklung der individuellen Adaptationsfähigkeit, des Selbstbewusstseins und Verhaltens kann als Dissoziation der einheitlichen menschlichen Erscheinung beschrieben werden. Osteopathisch stellt sich die Frage der kommunikativen Begleitung dieser Entwicklung mittels topisch und qualitativ differenzierender Berührung.

Danach kann die Beziehung zu den gegenständlichen Beschreibungen, die in Kap. 36.4 aufgelistet sind, untersucht werden – persönliches Vorgehen des Autors:

- **genereller Juckreiz** mit/ohne disseminierte Effloreszenzen:
  - globales Listening mit Fokussierung auf die epidermodermale Grenze, Gewebeatmung, Transpiration – exogene/endogene Einflüsse
  - explizite Frageinduktion unter Berücksichtigung der Ursacheneinteilung
- **lokaler Juckreiz** mit/ohne Effloreszenz:
  - lokales Listening mit Fokussierung auf die epidermodermale Grenze, Gewebeatmung, Transpiration – exogene/endogene Einflüsse
  - explizite Frageinduktion auf lokale neurohämatolymphatische Vorgänge, Nozizeption, aszendierende neurologische Strukturen, unter Berücksichtigung des Dermatoms, zugehörige Segmentanatomie (Myotom, Sklerotom, Viszerotom)
  - weiterführende lokale Untersuchung aufgrund der erhobenen Befunde
- **rezidivierender Juckreiz**/Listening mit expliziter Frageinduktion ohne Ergebnis:
  - Listening unter impliziter Fragehaltung (defokussiert, biodynamische Aufmerksamkeit)

▸ **Abb. 36.1**

Literatur

[1] Weisshaar E, Seeliger S, Diepgen TL et al. Pruritus im Kindesalter. Monatsschr Kinderheilkd 2005; 153: 171–189

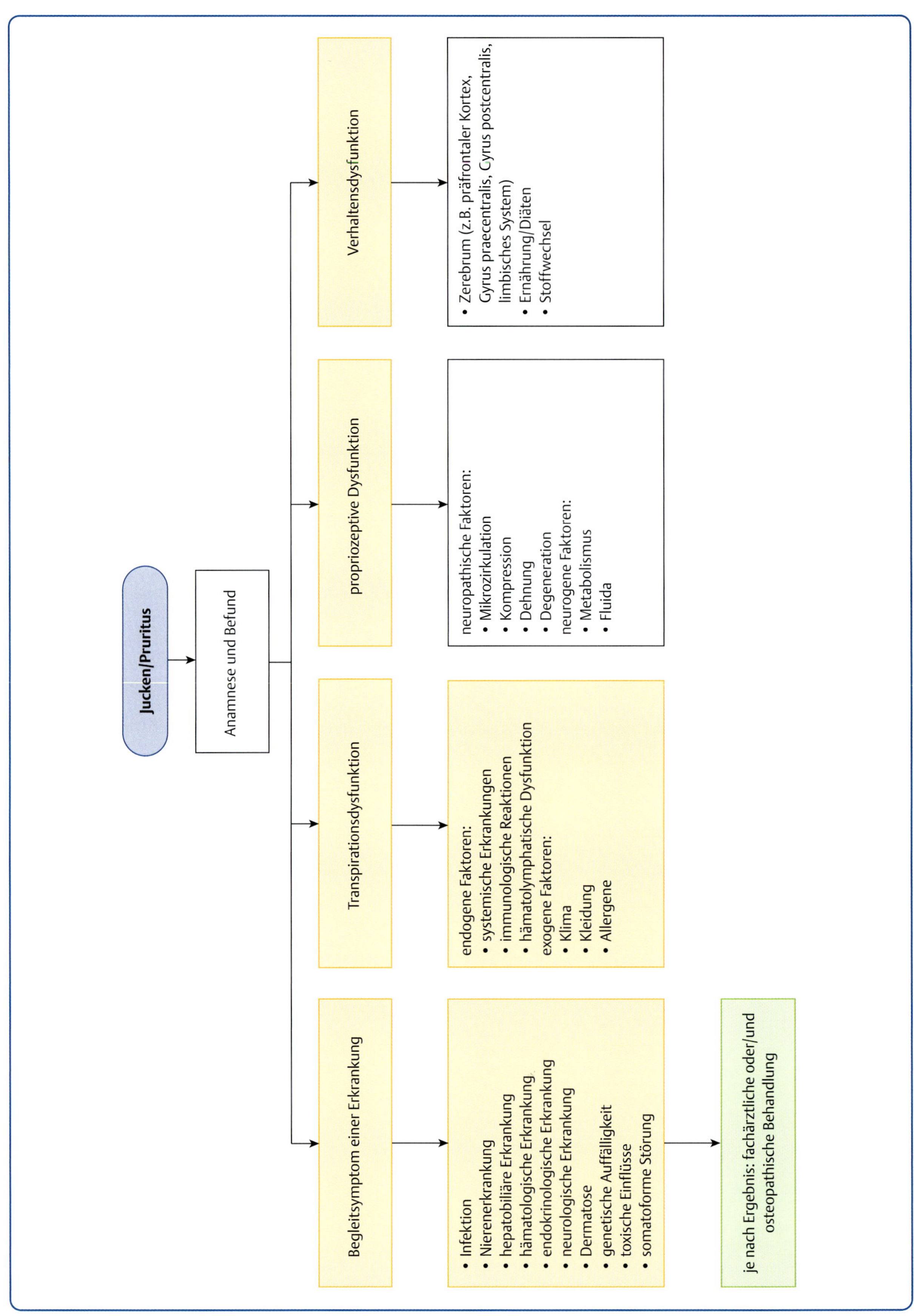

▸ **Abb. 36.1** Algorithmus Jucken/Pruritus.

37 Kiefergelenkbeschwerden

Karolin Krell

37.1 Wichtiges im Überblick

Im Kindesalter treten selten klare und eindeutige Kiefergelenkbeschwerden auf. Ursächlich bei Kindern können Fehlentwicklungen im Rahmen eines Syndroms sein. Myofunktionelle Problematiken, die frühzeitig z. B. als Tonusasymmetrien oder Stillprobleme (Kap. 54), später auch durch Auffälligkeiten beim Erlernen des Sprechens (Kap. 77) sichtbar werden, verlaufen über lange Zeit stumm ([2], [7]).

Das frühe Trauma und seine Folgen sollten in der osteopathischen Anamnese nicht fehlen. Kiefergelenkankylosen sind in der Literatur meist posttraumatisch, seltener als entzündlich verursachte Erkrankung beschrieben [11]. Kindlicher Bruxismus kann ein Hinweis auf die Entstehung einer das Kiefergelenk und seine Umgebung betreffenden Störung sein und vielfältige Ursachen haben [1]. Schupp merkt an ([17], S. 26), „dass Kiefergelenkprobleme sehr früh im Leben beginnen können, wobei die Symptome häufig erst im Erwachsenenalter auftreten. Eine sinnvolle Prävention stellt die kombinierte osteopathisch-zahnärztliche Behandlung dar."

Erkrankungen des Kiefergelenks werden häufig falsch diagnostiziert oder bleiben unerkannt, da sie das Erscheinungsbild vieler anderer Erkrankungen annehmen und eine große Bandbreite von Symptomen zeigen können [16]. Eine ausführliche Anamnese sowie eine genaue körperliche Untersuchung, die sowohl die Statik als auch die Reflexintegration umfasst, sind daher erforderlich. Die Untersuchung der Entwicklung des gesamten Kauorgans bedarf eines sensiblen Umgangs, da spätere Erkrankungen durch interdisziplinäres Vorgehen frühzeitig erkannt und beeinflusst werden können. Zu beachten sind hierbei das Alter und der Entwicklungsstand des Kindes.

37.2 Definition

Als **Kiefergelenkbeschwerden** können Probleme beim Öffnen und Schließen des Mundes bzw. der Kiefer bezeichnet werden. Diese können sich durch eine Veränderung der Nahrungsaufnahme, der Artikulation und Phonation sowie als verändertes Hörvermögen und Bruxismus äußern. Andererseits können Kiefergelenkbeschwerden in Schmerzen oder Problemen im Bereich umgebender Gewebe sichtbar werden.

37.3 Anatomie – Physiologie – Pathophysiologie

Das Kiefergelenk ist ein komplexes Synovialgelenk, speziell ein **Drehgleitgelenk**, mit einem intraartikulären Diskus und paarig angelegt. Ausführliche Beschreibungen der Anatomie und Physiologie finden sich in der anatomischen und zahnärztlichen Fachliteratur, z. B. bei Fanghänel [4] und Schumacher und Aumüller [15].

Jedes Kiefergelenk hat einen oberen und unteren Anteil (▸ **Abb. 37.1**). Für die Bewegungen in der Sagittalebene gilt:

- Der untere Anteil umfasst die Kondyle und den inferioren Anteil des Diskus, auch als Diskus-Kondylus-Komplex bezeichnet. Die mediale und laterale ligamentäre Befestigung des Diskus an der Kondyle (▸ **Abb. 37.2**) ermöglicht eine Rotationsbewegung.
- Der obere Anteil umfasst den Diskus-Kondylus-Komplex, der als geschlossenes System mit der Fossa mandibularis (▸ **Abb. 37.2**) eine Translationsbewegung ermöglicht.

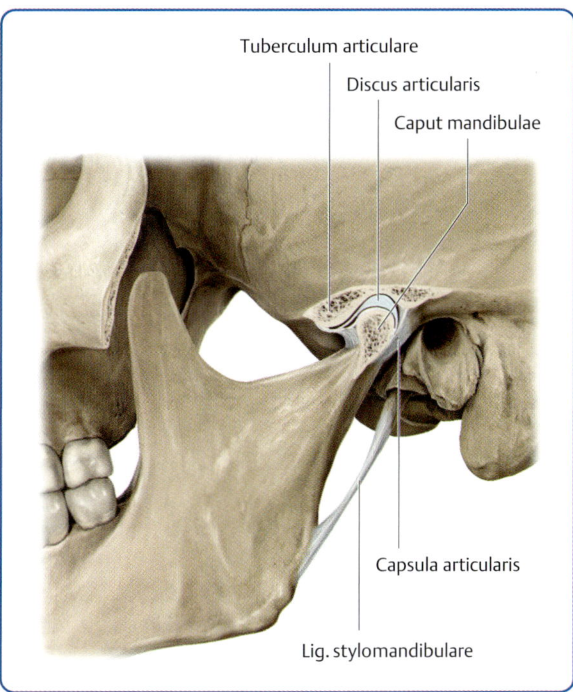

▸ **Abb. 37.1** Eröffnetes, linkes Kiefergelenk. Ansicht von lateral. (Schünke M, Schulte E, Schumacher U. Prometheus. LernAtlas der Anatomie. Kopf, Hals und Neuroanatomie. Illustrationen von M. Voll und K. Wesker. 4. Aufl. Stuttgart: Thieme; 2015: 67, E)

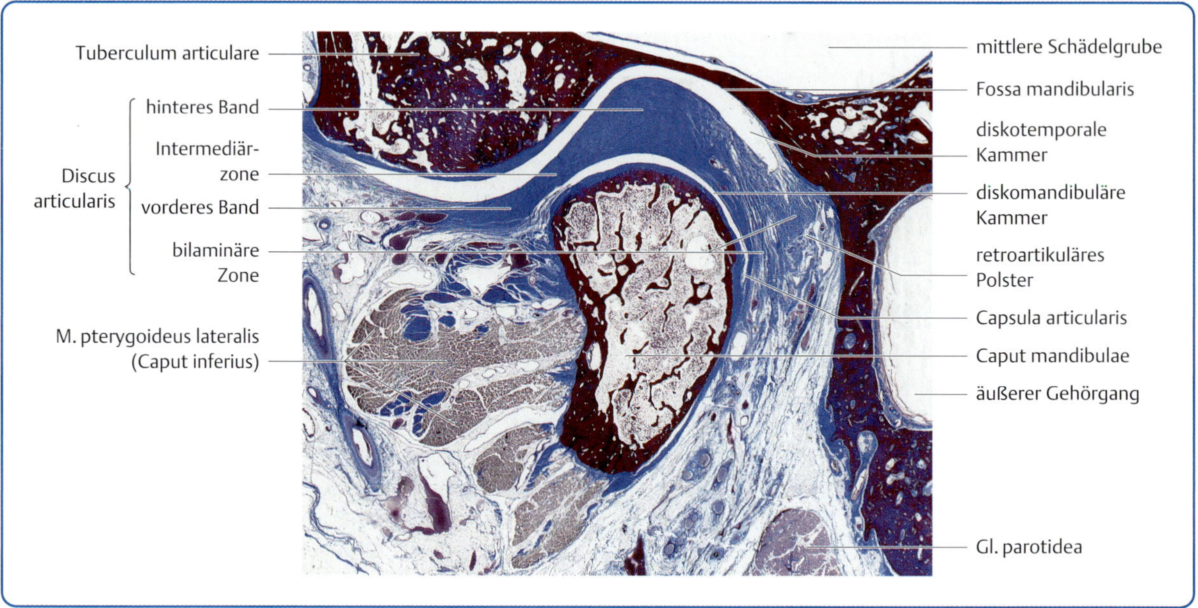

▶ **Abb. 37.2** Histologie des Kiefergelenks. Sagittalschnitt durch den lateralen Bereich eines menschlichen Kiefergelenks, Ansicht von lateral (Färbung: Azan, Schnittdicke 10 µm). (Schünke M, Schulte E, Schumacher U. Prometheus. LernAtlas der Anatomie. Kopf, Hals und Neuroanatomie. Illustrationen von M. Voll und K. Wesker. 4. Aufl. Stuttgart: Thieme; 2015: 67, F)

Erst das Zusammenspiel beider Gelenke ermöglicht komplexe Mundöffnungs-, Schließ- und Lateralbewegungen. Die Kiefergelenke können nicht isoliert betrachtet werden, es müssen immer auch die direkt und indirekt umgebenden Strukturen (stomatognathes System) beachtet werden.

Die Form des Kiefergelenks und der beteiligten Strukturen ist im Laufe des Lebens einem Wandel unterworfen. Dieser ist u. a. abhängig von der Ernährungsweise und der Art und Weise des Zahnwechsels. Zum Zeitpunkt der Geburt ist das Wachstum im Bereich der das Kiefergelenk bildenden Knorpel- und Knochenstrukturen noch nicht abgeschlossen. Die Gestaltungsfaktoren sind vielfältig. Der neuromuskulären Situation des Kindes kommt eine entscheidende Bedeutung zu. Dies trifft nicht nur beim Kleinkind zu, sondern zieht sich nach dem Prinzip der Beeinflussung von Form und Funktion durch die gesamte Gebrauchsperiode des Gebisses und des Kiefergelenks. So sind die Rezeptorenfelder der umgebenden Muskulatur mit einzuschließen.

Der Einfluss der myofunktionellen Strukturen wird eindrucksvoll durch Untersuchungen von Flutter belegt. Er erarbeitet die Notwendigkeit der korrekten Nasenatmung, des Mundschlusses sowie der Zungenposition im Gaumen als Voraussetzung des physiologischen Oberkieferbreiten- und -längenwachstums [5].

So haben myofasziale Strukturen der unmittelbaren und entfernteren Umgebung ebenfalls Einfluss auf die Form der Gelenkstrukturen. Durch die Verbindung des oberen und unteren Gelenkanteils treffen hintere und vordere Faszien- und Muskelketten aufeinander. Die Zunge und das Zungenbein sind unmittelbar in die vorderen Ketten eingebunden. Der Oberkiefer steht als Teil des Schädels mit der Aponeurose der hinteren Muskelketten in Beziehung.

Das stomatognathe System verfügt neben den Kiefergelenken, der Kau- und Gesichtsmuskulatur über ein weiteres Rezeptorsystem, die Zähne. Gemeinsam bilden sie die parodontale, muskuläre und artikuläre Propriozeption ([9], S. 26).

Der Frontzahnkontakt (Interinzisalwinkel) hat einen nicht zu unterschätzenden Einfluss auf die Bildung der Kiefergelenke und ihre Achsen [13].

37.4 Ursachen

Endogene angeborene bzw. frühzeitig erworbene Ursachen

Angeborenen **Fehlbildungen im Kiefer- und Gesichtsbereich** beruhen auf Fehlentwicklungen, die ca. in der 3.–6. Schwangerschaftswoche (SSW) entstehen. Dabei kann es zur unterbleibenden Entwicklung im Bereich des das spätere Kiefergelenk bildenden Gewebes (z. B. diverse Syndrome, Pierre-Robin-Syndrom) oder aber durch myofasziale Beeinflussungen (z. B. Lippen-Kiefer-Gaumensegel-Spalten) kommen. Die Zahnanlagen entstehen ebenfalls in dieser frühen Phase der Ontogenese.

Die **intrauterine Position** des Kindes spielt ebenfalls eine nicht zu unterschätzende Rolle. Fehllagen können weitreichende Folgen haben. Gehäuftes Auftreten von

Kiefergelenkproblemen sind durch die Entwicklung der Geburtsmedizin und der Neonatologie zu erwarten. In der osteopathischen Anamnese sollte deshalb die Frage nach der Reife des Kindes zum Zeitpunkt der Geburt nicht fehlen.

Im Weiteren spielt die **Art der Geburt**, z. B. die hintere Hinterhauptslage oder Traumata (z. B. Saugglockenanwendung, Schlüsselbeinfraktur), eine Rolle. Die Veränderungen innerhalb der vorderen sowie der hinteren Faszien- und Muskelketten können weitreichende Folgen für die gesamte kindliche Entwicklung und damit auch für die der Kiefergelenke haben.

Muss beim Frühgeborenem eine **Beatmung** und/oder eine **parenterale Ernährung** erfolgen, ist eine veränderte bzw. verlangsamte Entwicklung des Mittelgesichts zu erwarten. Eine unzureichende Reflexintegration und nicht regelrechte Entwicklung der Zungenfunktion können auftreten.

Somit können Funktionsstörungen des Kiefergelenks bereits beim Säugling auftreten, wie sich auch anhand einer Neuorientierung in der Literatur zeigt [2]. Früher sprach Schupp als Einziger davon, dass erworbene Funktionsstörungen schon bei 3- bis 6-jährigen Kindern auftreten, dann an Häufigkeit stark zunehmen und bei Jugendlichen fast so häufig anzutreffen sind wie im Erwachsenenalter [16].

Saug- und Schluckanomalien des Kleinkindes können bereits Ausdruck myofaszialer Entwicklungsstörungen sein.

Spätere Ursachen

Der junge Patient weist meist noch keine typischen Symptome auf. Es muss davon ausgegangen werden, dass bereits beim Kleinkind durch die Verschaltung der vorderen und hinteren Muskelketten die Symptome vermehrt myofaszial in andere Körperregionen verlagert werden und umgekehrt. Genaue Angaben über die Häufigkeit des Auftretens von Funktionsstörungen bei Kindern sind nicht möglich. In der Literatur finden sich hierzu erhebliche Schwankungen.

Beim Kind sind ursächlich **Traumata und Entzündungen** zu erwähnen. Diese können auch mit Verletzungen im Nacken, allergischen Problemen oder infolge erlernter Gewohnheiten (Habits) beginnen. Hierbei sind zudem der Einfluss der Zähne und ihr Zustand (z. B. Karies, traumatischer Verlust, Nichtanlagen und Einbruch der Milchstützzone) zu beachten.

Lutschen und **kindlicher Bruxismus** stellen ebenfalls einen Hinweis auf die Entstehung von Kiefergelenkbeschwerden dar. Ihre Ursachen können auch psychischer Natur sein. Dem Knirschen und Bruxieren bei Kindern im Milchzahnalter wird sogar eine physiologisch sinnvolle Wirkung zugesprochen. Sie sind nicht als „unnatürlich" zu erachten. Kritisch wird die Situation, wenn das Bruxieren nach dem Milchzahnwechsel nicht endet. Was bei Milchzähnen sinnvoll sein kann, stellt für bleibende Zähne ein großes Risiko für Zahn- und Kieferschäden dar. Daten zeigen, dass ältere Kinder und Jugendliche mit bereits bleibenden Zähnen, die weiterhin knirschen, eine deutlich höhere Wahrscheinlichkeit für die Entwicklung einer CMD haben ([6], S. 24).

Myofunktionelle Fehlentwicklungen können mit falschem Schluckmuster (infantiles Schlucken), fehlerhafter Aussprache oder offener Mundhaltung einhergehen. Meist zeigt sich bei diesen Kindern und Jugendlichen eine der Ursache oder Fehlentwicklung entsprechende Rücklage des Unterkiefers mit veränderten Kiefergelenkstrukturen. Häufig ist ein spontaner Mundschluss nicht möglich. In diesem Fall kommt es zu einer unphysiologischen Mundatmung, Kopfvorverlagerung und Veränderung der HWS-Krümmung („Hans guck in die Luft").

Einseitige Entwicklungsverzögerungen finden sich häufig bei juveniler Monarthritis oder in der Folge von Traumata mit Frakturen oder neurologischen Schädigungen. Diese fallen durch zunehmende Gesichtsasymmetrien auf [18].

37.5 Diagnostisches Vorgehen

Die **Anamnese** umfasst folgende Aspekte:

- Zu erfragen ist die vorgeburtliche Entwicklung, ebenso wie der Zeitpunkt und der Verlauf der Geburt. Die Frage nach der Ernährung und ihrer Entwicklung sollte nicht fehlen.
- Die Entwicklung der Sprache muss gleichfalls erfragt werden.
- Häufige Infekte der Atemwege geben Auskunft über Probleme zwischen Kiefergelenk und Oropharynx.
- Lutschhabits sind gleichfalls verdächtig, da bekannt ist, dass es zu Verformungen im Bereich beider Kiefer kommen kann.
- Zeigt ein Kind Schmerzen oder Unlust am Abbeißen und Kauen, muss ebenfalls an eine Kiefergelenkproblematik gedacht werden.
- Wichtig ist ebenfalls zu erfassen, ob sich das Kind bereits in einer Therapie befindet oder befand (z. B. Logopädie, Physiotherapie, Kieferorthopädie und/oder HNO-Heilkunde).

Die ▸ Tab. 37.1 vermittelt eine Übersicht über die möglichen Beschwerden, die bei einer Kiefergelenkproblematik vorliegen können und die zu erfassen sind.

Bei der **Inspektion** ist die Körperhaltung, die bereits beim kleinen Kind beachtet werden sollte, wichtig. Abweichungen vom Körperlot und von den horizontalen Körperebenen können ein Indiz für eine Kiefergelenkproblematik sein. Da sich Kiefergelenkprobleme über die vorderen und hinteren Faszien- und Muskelketten im Bereich anderer Gewebestrukturen äußern können, bedarf es einer umfassenden körperlichen und funktionellen Inspektion. Das Alter des Kindes und der dementsprechen-

► **Tab. 37.1** Mögliche Inhalte für einen anamnestischen Beschwerdebogen.

Körperregion	Beschwerden/Symptome
Ohren	• Ohrgeräusche (z. B. Rauschen, Pfeifen) • vermindertes Hörvermögen • Ohrenschmerzen ohne Infektion • Gleichgewichtsprobleme • Schwindel – eventuell mit Übelkeit
Kiefergelenke	• Geräusche (z. B. Gelenkknacken, Reibegeräusche) • Kieferschmerzen – eventuell mit Ausstrahlung ins Viszerokranium • Kieferklemme • unkontrollierbare Kiefer- oder Zungenbewegungen
Augen	• retrobulbäre Schmerzen • Lichtempfindlichkeit • Strabismus
vordere Halsregion	• Schluckbeschwerden • Heiserkeit • Halsschmerzen ohne Infektion • häufiges Räuspern • Kloßgefühl • Schluckauf • Stimmveränderungen
Schädel	• Stirn- und Schläfenschmerz • Nasennebenhöhlenbeschwerden • berührungsempfindliche Kopfhaut
Nacken	• Nackenschmerzen • Nackensteifigkeit • Rücken- und/oder Schulterschmerzen • Sensibilitätsausfälle der Schulter/der Arme • motorische Einschränkungen des Schultergürtels und der Armmuskulatur

de Entwicklungsstand (physiologische Reflexintegration) bedürfen ebenfalls der Beurteilung, damit eine adäquate Therapie erfolgen kann.

Verdächtig sind von der Medianebene abweichende Mundöffnungs- oder Schließbewegungen. Gelenkgeräusche sind in jedem Alter unphysiologisch. Die Mundöffnung sollte mindestens 2 Querfinger des Kindes betragen. Zeigt sich im Oberkiefer eine Spitzfront mit asymmetrischer Abweichung der Zahnbogenform und Kompression der Sutura palatina mediana ist eine Kiefergelenkproblematik wahrscheinlich. Dies findet sich häufig in der Folge von Lutschhabits.

Spezielle Kiefergelenktests sind Inhalt der zahnärztlichen Funktionsdiagnostik. Der kindliche Patient sollte einem entsprechend ausgebildeten Zahnarzt oder Kieferorthopäden vorgestellt werden.

Eine **spezielle osteopathische Diagnostik** umfasst – neben der konservativen neurologischen Untersuchung einschließlich der Hirnnervenfunktion – die Palpation der Schädelsuturen, der Muskel-Triggerpunkte, Listening-Tests und die Einschätzung der Diaphragmen (Thoracic-Inlet-Syndrom, Zwerchfell und Beckenboden) zur Grunduntersuchung. Im Fokus sollte dabei die Sutura palatina mediana stehen, über die therapeutisch indirekt Einfluss auf die Ossa temporalia genommen werden kann. Aber auch alle anderen sich in unmittelbarer Nachbarschaft zum Kiefergelenk befindlichen Schädelknochen und -suturen sollten in ihrer Beweglichkeit und Ausbildung untersucht werden. Die obere HWS bedarf ebenfalls einer Inspektion.

Die Kaumuskulatur, die Mundboden- und Zungengrundmuskulatur sowie die sich anschließende tiefe und oberflächliche Nacken- und HWS-Muskulatur sollten in ihrer Funktion und Innervation Beachtung finden ([10], [12]).

Cave

Bei kritischen Situationen (z. B. nach Trauma) sollte das Kind einer schulmedizinischen Abklärung zugeführt werde. Bei komplexen Problematiken und die eigene Fachkompetenz überschreitenden Symptomen sollte ein dafür Spezialisierter zurate gezogen werden bzw. eine Empfehlung zur Konsultation erfolgen.

Aufbauend auf der ausführlichen Anamnese sollte mit eventuellen Mitbehandlern, z. B. Logopäden oder Kieferorthopäden, im Rahmen eines **interdisziplinären Netzwerks** Rücksprache gehalten werden. So können Wiederholungen von Untersuchungen vermieden werden und zügig eine effektive Therapie beginnen.

Je nach Alter des Kindes ist die **osteopathische Begleitung** bis zum Ende des Zahnwechsels konsequent aufrechtzuerhalten. Dieser erfolgt etwa bis zum Ende der körperlichen Entwicklung. Dabei kann in symptomfreien Phasen außerhalb des Zahnwechsels eine Behandlungspause generiert werden. In den verschiedenen Phasen des Zahnwechsels sollten engmaschige osteopathische Untersuchungen und ggf. Absprachen mit den zahnärztlichen bzw. kieferorthopädischen Fachkollegen erfolgen, um Rückschläge zu vermeiden.

Die Kenntnis der kindlichen Entwicklungssituation sollte osteopathisch zur Empfehlung begleitender Maßnahmen, z. B. der Kräftigung der Körpermuskulatur, genutzt werden.

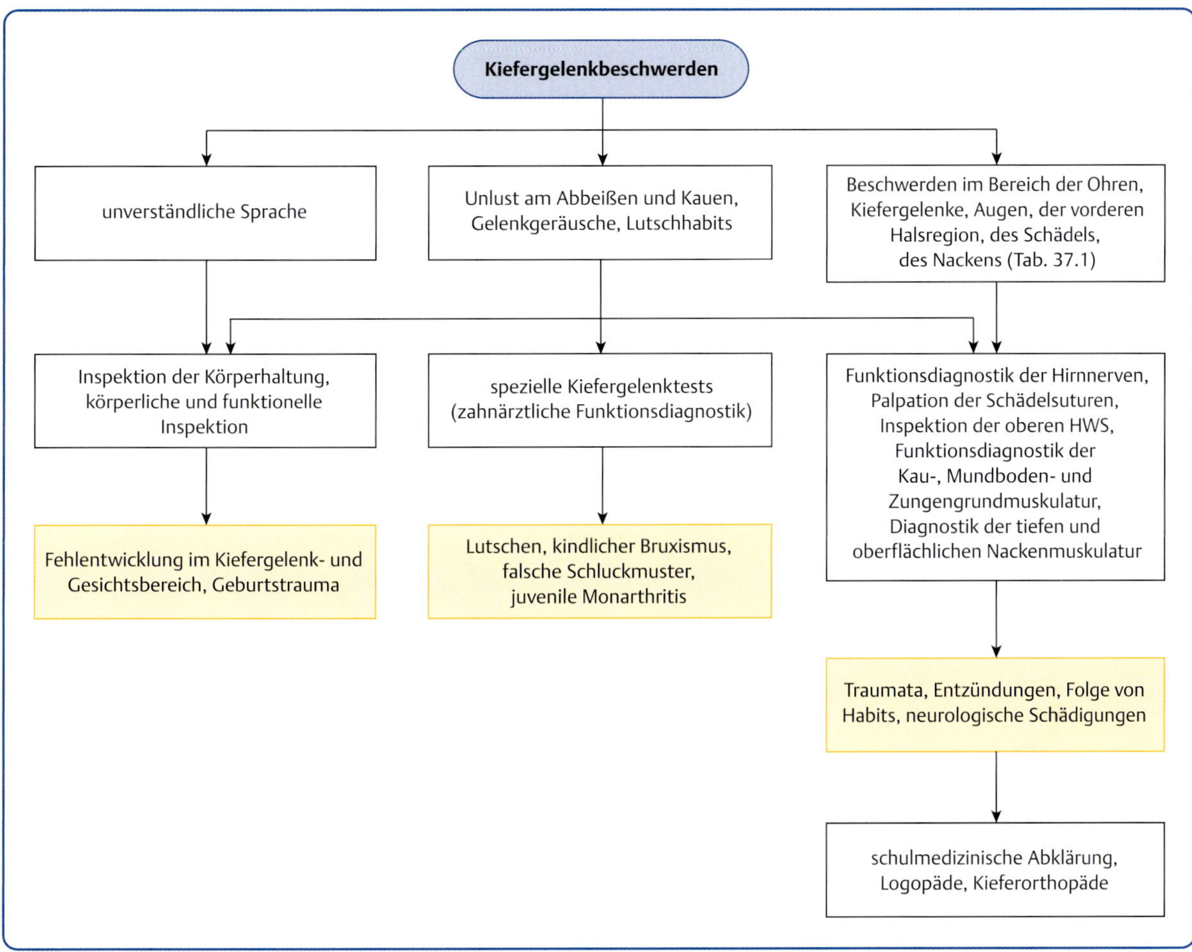

▶ **Abb. 37.3** Algorithmus Kiefergelenkbeschwerden.

Literatur

[1] Baving L. Psychische Überlastung von Kindern – Ursache von Bruxismus. In: Köneke A, Hrsg. 1. Kieler Kinder Konferenz: Interdisziplinäre Konferenz für Funktion und Kindesentwicklung. Interdisziplinär von Anfang an – CMD-assoziierte Symmetriestörungen bei Kindern in Prophylaxe und Therapie. Waabs: Gesellschaft für Computeranwendung mbH (GCA); 2009

[2] Bein-Wierbinski W. Frühkindliches Entwicklungspotenzial abseits von Pommes, Cola und Burgern – was wir den Eltern von Problemkindern vermitteln können. In: Köneke A, Hrsg. 5. Kieler Kinder Konferenz: Interdisziplinäre Konferenz für Funktion und Kindesentwicklung. Wie früh ist zu früh und wie spät ist zu spät? Waabs: Gesellschaft für Computeranwendung mbH (GCA); 2014

[3] Buman A, Groot-Landeweer G. Die „Manuelle Funktionsanalyse" – Ein Weg zur gewebespezifischen Diagnose im craniomandibulären System. Erweiterte Untersuchung. Phillip J 1992; 9: 207–214

[4] Fanghänel J, Gedrange T, Proff P. Morphology, physiology, function and clinic of the temporomandibular joint. Greifswald: Kiebu-Druck GmbH; 2007

[5] Flutter J. Atmungserkrankung Mundatmung. In: Köneke A, Hrsg. 5. Kieler Kinder Konferenz: Interdisziplinäre Konferenz für Funktion und Kindesentwicklung. Wie früh ist zu früh und wie spät ist zu spät? Waabs: Gesellschaft für Computeranwendung mbH (GCA); 2014: 10

[6] Initiative Kiefergesundheit (IKG) e. V. IKG Ratgeber. Kindlicher Bruxismus. Berlin: IKG; 2013: 24

[7] Johnson M. Breastfeeding builds a better jaw, and other benefits for babies. US News & World Report. 29.08.2014. https://health.usnews.com/health-news/blogs/eat-run/2014/08/29/breastfeeding-builds-a-better-jaw-and-other-benefits-for-babies; Stand: 14.02.2018

[8] Linss W, Möller K. Remarks on the morphology of the human temporomandibular joint in the fetal period. Ann Anat 2007; 189(4): 418–422

[9] Pittschieler E, Wolz S, von Rolbeck H et al. Kieferrelationsbestimmung. Inf Ortho Kieferorthop 2012; 44: 260–275

[10] Rang NG, Höppner S. CSO CranioSacralOsteopathie: Kurzlehrbuch für Ärzte und Physiotherapeuten. Stuttgart: Hippokrates; 1997

[11] Rasse M. Chirurgische Therapie der Kiefergelenksankylose. Inf Orthod Kieferorthop 2009; 41: 231–236

[12] Rossaint A, Lechner J, van Assche R. Medizin und ganzheitliche Zahnheilkunde: Das cranio-sakrale System. 2. Aufl. Heidelberg: Hüthig; 1996

[13] Rottner K, Richter EJ, Fanghanel J et al. Effects of centric relation pre maturities of the frontal teeth. Ann Anat 2007; 189: 397–403

[14] Schumacher G-H. Anatomie für Zahnmediziner. Heidelberg: Haug; 1997

[15] Schumacher G-H, Aumüller G. Topografische Anatomie des Menschen. München: Urban & Fischer/Elsevier; 2004

[16] Schupp W. Funktionslehre in der Kieferorthopädie: Ätiologie, Diagnostik, Therapie. Bergisch Gladbach: Fachdienst der Kieferorthopäden GmbH&Co; 1993

[17] Schupp W. Diagnose und Therapie kraniozervikaler-mandibulärer Störungen. DZW 1994; 26

[18] Tzaribachev C, Tzaribachev N, Koos B et al. Die juvenile idiopathische Arthritis und das Kiefergelenk. IOK 2013; 45: 135–139

38 Koordinationsprobleme

Kok Weng Lim

38.1 Wichtiges im Überblick

Der Umfang motorischer Koordinationsprobleme kann ganz unterschiedlich sein; es gibt dafür keine eindeutigen Parameter. Die Störung kann mit spezifischen Lernstörungen wie Dyslexie und Aufmerksamkeitsdefizit-/Hyperaktivitätssyndrom (ADHS) verbunden sein.

Nach der DSM-5-Klassifikation ist ein wichtiges Kriterium für Dyspraxie, dass die motorischen Defizite nicht auf neurologische Störungen oder eine grundlegende Entwicklungsstörung zurückzuführen sind. Die Störung beginnt in den frühen Entwicklungsphasen, doch die definitive Diagnose erfolgt oft erst im Alter von etwa 5 Jahren. Sie betrifft ca. 6 % der Kinder im Alter von 5–12 Jahren. Ohne Intervention können sich die Symptome bis in die Adoleszenz und ins Erwachsenenalter fortsetzen. Da die Kinder nicht automatisch aus ihren motorischen Defiziten „herauswachsen", ist eine möglichst frühzeitige Intervention notwendig.

Aus osteopathischer Sicht kann ein Trauma (oder wiederholte Traumata) während des Säuglingsalters und der frühen Kindheit zu einer Kompression der Schädelbasis führen, die die zentrale Verarbeitung von sensorischer Information und motorischem Output beeinträchtigt. Das gilt für erworbene Dyspraxie ebenso wie für Entwicklungsdyspraxie.

38.2 Definition

Bei **Entwicklungsdyspraxie** handelt es sich um eine Störung des Erlernens und Ausführens koordinierter Bewegungsmuster, die für das jeweilige Alter angemessen wären, trotz ausreichend Gelegenheit zum Lernen und Üben. Das Kind wirkt tollpatschig (lässt Dinge fallen oder stößt sich) und ist bei fein- und grobmotorischen Aufgaben (Handhabung von Werkzeugen, Schreiben, Fahrradfahren) langsam oder ungeschickt. Die Defizite sind so gravierend, dass sie sich bei alltäglichen Aktivitäten, Schulaufgaben und Sport störend auswirken. Motorische Aufgaben werden schlechter bewältigt, als es für das jeweilige Alter angemessen wäre.

Bei **erworbener Dyspraxie** handelt es sich um das Auftreten von Koordinations- und Bewegungsstörungen im späteren Alter aufgrund einer Gehirnverletzung oder -schädigung.

38.3 Anatomie – Physiologie – Pathophysiologie

Kinder mit Dyspraxie weisen eine atypische Gehirnentwicklung auf, die mehrere Bereiche des ZNS inklusive der sensorischen und motorischen Verarbeitung umfasst, sowie möglicherweise einen abnormen Muskeltonus und eine Hyperlaxizität der Gelenke.

Es gibt bisher wenig Studien mit bildgebenden Verfahren bei Kindern mit Dyspraxie, doch Untersuchungen mit Diffusions-Tensor-Bildgebung zeigten eine verringerte Integrität der weißen Substanz im Kortikospinaltrakt [10] und in den superioren/posterioren Parietalregionen des Corpus callosum sowie des linken oberen Fasciculus longitudinalis [3]. Untersuchungen haben außerdem gezeigt, dass die funktionalen Verbindungen zwischen Striatum und parietalem Kortex, also Bereichen, die sensorische Informationen in motorische Antworten integrieren, bei Kindern mit Dyspraxie verändert sind [7].

Bei Kindern mit Dyspraxie scheint eine verringerte funktionale Konnektivität (d. h. zeitliche Synchronizität zwischen Gehirnregionen, ein Indikator für die funktionale Verbindungsstärke) zwischen dem primären motorischen Kortex und dem Caudatum, Putamen und Globus pallidus vorzuliegen, was darauf hindeutet, dass die Verbindung zwischen motorischer Ausführung und Kontrolle im Gehirn gestört ist. Es liegt außerdem ein verringerte funktionale Konnektivität zwischen dem primären motorischen Kortex und dem posterioren insulären Kortex vor, was mit den Defiziten in der sensorimotorischen Verarbeitung und im motorischen Output zu tun haben könnte [1]. Der präfrontale Kortex (der mit dem Arbeitsgedächtnis und der motorischen Planung zu tun hat) zeigt bei Kindern mit Dyspraxie ebenfalls eine veränderte funktionale Konnektivität [5]. Daher erhalten Regionen, die für die motorische Ausführung zuständig sind, wie der primäre Kortex, möglicherweise reduzierten Input aus Regionen, die für die motorische Planung, Organisation und Regulierung verantwortlich sind.

Vorläufige Befunde deuten darauf hin, dass bei Dyspraxie das Zerebellum nicht ausreichend durchblutet wird und das Netzwerk von Zerebellum und Gehirn, das die Ausführung geplanter Handlungen sowie Stimmungen und Gefühle reguliert und für die visuell-räumliche Wahrnehmung zuständig ist, beeinträchtigt ist [4].

38.4 Ursachen

Die genauen Ursachen von Dyspraxie sind noch nicht bekannt, doch es gibt möglicherweise Verbindungen zu folgenden Faktoren:

- geringes Geburtsgewicht
- Geburt vor der 37. Schwangerschaftswoche, schwierige Entbindung
- familiärer Hintergrund von Dyspraxie
- Dyskalkulie und Dyslexie
- ADHS

Bei Dyspraxie sind die motorischen Störungen nicht auf Zerebralparese, Muskeldystrophie oder ererbte Metabolismusstörungen zurückzuführen.

Die vermutlich **atypische Gehirnentwicklung** bei Kindern mit Dyspraxie beeinträchtigt den Erwerb neuer motorischer Fertigkeiten. Die Planung, Organisation, Ausführung und Modifikation von Bewegungen sind für sie anstrengend. Motorische Fertigkeiten werden bei diesen Kindern nicht automatisiert. Sie haben außerdem Schwierigkeiten bei der Ausbildung interner Repräsentationen (interner Modi), die die Basis für das Erlernen sowie die Planung und Koordination motorischer Fähigkeiten sind. Interne Modi sind vorgegebene und vorgeformte Landkarten im Gehirn, die Informationen des sensorischen Systems mit motorischen Befehlen verbinden, sodass das Timing, die Reihenfolge und der Krafteinsatz bei der Muskelkontraktion angemessen sind. Kinder mit Dyspraxie lernen nicht auf diese Art und Weise und können Alltagserfahrungen beim Erwerb neuer Fertigkeiten nicht nutzen. Oft benötigen sie zusätzliche Anleitung und Übung, um neue Fähigkeiten zu erwerben, und das sollte Anleitungen in motorischer Problemlösung umfassen, da dies ein Hauptmerkmal von Dyspraxie ist [9].

Es gibt verschiedene Ursachen mit osteopathischer Relevanz. **Hypermobilität der Gelenke** ist keine Ursache für Dyspraxie, doch kommt sie häufig in Verbindung damit vor, sodass die posturale Stabilität beeinträchtigt ist. Betroffene sind oft nicht besonders aktiv und fit, sodass sie bei körperlichen Aktivitäten rasch ermüden und sich oft vor sportlichen Aktivitäten drücken [6]. Ihre Muskeln sind schwach und angespannt, was zu verringerter Flexibilität führt. Die koordinativen und motorischen Probleme des Kindes sind auf eine Kombination von hypermobilen Gelenken, schwacher und verspannter Muskulatur, verhärteten Faszien und Dyspraxie zurückzuführen. Daher weisen sie häufig eine schlechte Sitzhaltung auf und haben Probleme, Kopf und Rumpf bei gleichzeitiger Bewegung der Arme zu stabilisieren.

Allein schon eine Hypermobilität der Gelenke führt häufig zu Unsicherheiten und **Ängsten**, und Kindern mit Dyspraxie in Verbindung mit Gelenkhypermobilität fehlt es an Sicherheit. Die daraus resultierenden Ängste führen wiederum zu Aufmerksamkeitsdefiziten und Defiziten in der emotionalen Regulation. Auffallend ist außerdem ein schlechtes Arbeitsgedächtnis, das zum Teil auf Ängste zurückzuführen ist, zum Teil aber auch auf eine reduzierte Konnektivität des Präfrontallappens im ZNS.

Eine leichte **Hypotonie oder Hypertonie** kann bei Kindern mit Dyspraxie ihre motorischen Probleme noch verstärken. Bei Hypotonie muss mehr Energie aufgewandt werden, um Haltungen aufrechtzuerhalten und Bewegungen auszuführen. Hypertone Kinder dagegen machen bei motorischen Aufgaben aufgrund einer Hyperaktivierung der Muskeleinheiten zahlreiche Fehler.

Eine bei Dyspraxie häufig auftretende **unzureichende visuelle Akkommodation** führt zu einer ineffektiven Koordination von Wahrnehmung und Handlung, wobei der Nucleus fastigii möglicherweise eine wichtige Rolle spielt [8]. Akkommodationsprobleme werden auch mit verringerten visuellen und motorischen Fähigkeiten, insbesondere im Bereich der oberen Gliedmaßen, sowie beeinträchtigter Feinmotorik in Verbindung gebracht. **Refraktionsanomalien** sowie **Störungen der Augenstellung** und der Binokularität können ebenfalls mit Dyspraxie einhergehen [2]. Kinder mit Dyspraxie nutzen den Gesichtssinn tendenziell mehr zur Bewegungssteuerung als andere Feedbacksysteme, sodass sich Einschränkungen des Sehvermögens bei ihnen verstärkt auswirken können.

38.5 Diagnostisches Vorgehen

Kinder mit Koordinationsproblemen können sich ganz unterschiedlich präsentieren, und die auftretenden Schwierigkeiten zeigen eine große Bandbreite. Es gibt daher kein allgemeingültiges Beurteilungsverfahren. Die Symptome hängen außerdem vom Alter des betroffenen Kindes ab. Bei Säuglingen zeigen sich möglicherweise Hypertonie und Hypotonie (Kap. 80). Bei Kleinkindern können Entwicklungsstörungen (Kap. 10–Kap. 12) vorliegen. Bei größeren Kindern können sich die folgenden **körperlichen Merkmale** in der Krankengeschichte zeigen und sollten klinisch geprüft werden:

- Tollpatschigkeit: häufiges Stolpern und Anstoßen (z. B. an Objekten)
- Ungeschicklichkeit bei komplexen Bewegungsabläufen, die Gleichgewicht und Gewandtheit erfordern: Hüpfen, Springen, Klettern, Radfahren, Schwimmen
- Probleme mit der Feinmotorik: Knöpfe schließen, Schleifen binden, Essen mit Messer und Gabel, Verwendung von Bauklötzen, Handschrift, Fallenlassen von Dingen
- Unfähigkeit, neue motorische Fertigkeiten rasch zu erwerben
- rasches Ermüden bei körperlicher Bewegung wie Wandern, Spielen, Sport

- Probleme bei Aktivitäten, die einen koordinierten Einsatz beider Körperseiten erfordern: Verwendung von Scheren, Schlägern oder Stöcken
- Probleme mit Haltung und Gleichgewicht: Stehen beim Anziehen, Treppensteigen, Fangen eines Balls, gekrümmte Sitzhaltung

Eine **neurologische Untersuchung** des Gleichgewichtssinns ist wichtig und umfasst die Prüfung von Tandemstand, Oberkörperschwankungen beim Stehen mit offenen und geschlossenen Augen, Stehen auf einem Bein mit offenen und geschlossenen Augen, Hüpfen und Springen. Außerdem sind neurologische Koordinationstests erforderlich.

Aus der Krankheitsgeschichte sind möglicherweise auch **emotionale Symptome** ersichtlich:

- mangelndes Interesse und geringe Beteiligung an körperlichen Aktivitäten, Vermeidungsstrategien, Bevorzugung von sitzenden Tätigkeiten wie z. B. Computerspielen
- Mangel an Selbstvertrauen, Rückzug von Altersgenossen, Einzelgängertum
- Frustration, schwach ausgeprägtes Selbstwertgefühl, geringe Motivation aufgrund der Probleme mit allen Aspekten motorischer Koordination

Dyspraxie ist dadurch gekennzeichnet, dass die körperlichen und seelischen Defizite die Fähigkeit des betroffenen Kindes einschränken, an Aktivitäten zu Hause und in der Schule teilzunehmen.

Die Gelenklaxizität lässt sich anhand der Beighton-Skala bewerten. Der Muskeltonus sollte in stehender und sitzender Haltung geprüft werden. Eine Untersuchung auf Akkommodationsprobleme, Strabismus, korrekte Augenstellung und Brechungsfehler ist wichtig, um auszuschließen, dass die Probleme visueller Natur sind und nicht auf Dyspraxie zurückgehen.

Neben einer Hypermobilität der Gelenke sind in DSM-5 folgende Symptome aufgelistet, die häufig im Zusammenhang mit Dyspraxie auftreten und auf die daher untersucht werden sollte:

- Sprach- und Sprechstörungen
- spezifische Lernstörungen (Dyslexie)
- ADHS
- autistische Störungen
- Verhaltensauffälligkeiten

Diese begleitenden Störungen erfordern ebenfalls eine angemessene Behandlung, bei Bedarf durch Spezialisten. Teenager mit Dyspraxie können auch unter psychischen Symptomen leiden, von Stimmungsschwankungen über Angststörungen bis hin zu sozialem Rückzug.

Die osteopathische Diagnostik sollte eine visuelle und palpatorische Untersuchung der Mittellinienorganisation und des Körperschwerpunktes umfassen. Das Sutherland-Fulkrum wird beschrieben als entlang des Sinus rectus verlaufend; dies sollte idealerweise der Aufhängungspunkt der reziproken Spannungsmembranen und ein Referenzpunkt der unwillkürlichen Bewegung sein. Bei einem Kind mit Koordinationsproblemen ist jedoch der Schwerpunkt häufig verschoben, und die notochordale (primäre) Mittellinie kann sich beim Palpieren unbestimmt und verschwommen anfühlen. Die Fähigkeit, die funktionale Mittellinie oder den Körperschwerpunkt eines Patienten zu identifizieren, ist bei der Diagnose und Behandlung sehr hilfreich.

Die Pathophysiologie einer reduzierten funktionalen Konnektivität lässt sich oft im ZNS palpieren. Die Motilität der Frontallappen kann sich verringert (träge) anfühlen, und es kann beim Palpieren ein Gefühl mangelnder Verbindung zwischen rechter und linker Hemisphäre oder zwischen Großhirn- und Kleinhirnhemisphäre auftreten.

Außerdem ist bei Strabismus und Akkommodationsproblemen eine osteopathische Untersuchung der Form der Augenhöhle und der sie bildenden Knochen von Relevanz. ▶ **Abb. 38.1**.

Literatur

[1] Cauda F, Costa T, Torta DM et al. Meta-analytic clustering of the insular cortex: characterizing the meta-analytic connectivity of the insula when involved in active tasks. Neuroimage 2012; 62: 343–355

[2] Creavin AL, Lingam R, Northstone K et al. Ophthalmic abnormalities in children with developmental coordination disorder. Dev Med Child Neurol 2014; 56(2): 164–170

[3] Langevin L, MacMaster FP, Crawford S et al. Common white matter microstructure alterations in pediatric motor and attention disorders. Journal Pediatr 2014; 164(5): 1157–1164

[4] Marien P, Wackenier P, De Surgeloose D et al. Developmental coordination disorder: disruption of the cerebello-cerebral network evidenced by SPECT. Cerebellum 2010; 9(3): 405–410

[5] McLeod KR, Langevin LM, Bradley GG et al. Functional connectivity of neural motor networks is disrupted in children with developmental coordination disorder and attention-deficit/hyperactivity disorder. Neuroimage Clin 2014; 4: 566–575

[6] Panaglota K, Liu J, Faught BE. Physical activity and fitness in children with developmental coordination disorder: a systematic review. Res Dev Disabil 2015; 32(3): 894–910

[7] Querne L, Berquin P, Vernier-Hauvette MP et al. Dysfunction of the attentional brain network in children with developmental coordination disorder: a fMRI study. Brain Res 2008; 2344: 89–102

[8] Rafique SA, Northway N. Relationship of ocular accomodation and motor skills performance in developmental coordination disorder. Hum Mov Sci 2015; 42: 1–14

[9] Schoemaker MM, Bouwien C, Smits-Engelsman M. Is treating motor problems in DCD just a matter of practice and more practice? Curr Dev Disord Rep 2015; 2(2): 150–156

[10] Swicker JG, Missuina C, Harris SR et al. Developmental coordination disorder: a pilot diffusion tensor imaging study. Pediatr Neurol 2012; 42: 162–167

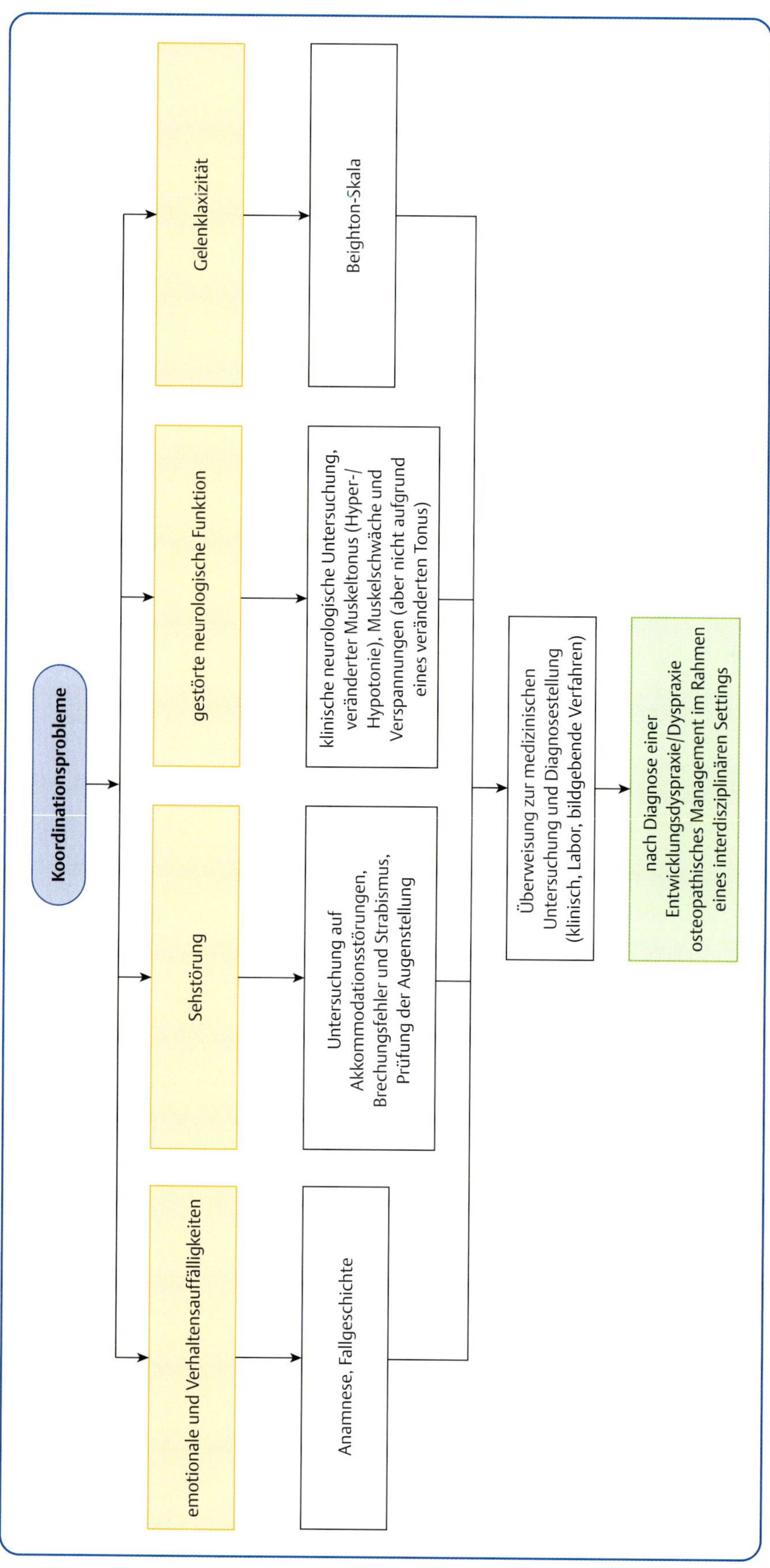

▶ **Abb. 38.1** Algorithmus Koordinationsprobleme.

39 Kopfgeschwülste

Oliver Prätorius

39.1 Wichtiges im Überblick

Dem Behandler wird bei Kopffehlbildungen oder abnormer Kopfform bei Neugeborenen eine große Verantwortung zuteil. Schnell zu unterscheiden und einzuschätzen, ob ein konservatives oder ausschließlich ein operatives Vorgehen angezeigt ist, wird das Neugeborene vor späteren strukturellen Fehlformen und Fehlfunktionen bewahren können.

Durch Listening gestützte Untersuchungen auf spezielle Spannungsmuster sollten durch eine Bildgebung ergänzt werden, wenn der Verdacht auf eine vorzeitige Fusion der Schädelnähte besteht. Skoliosen (Kap. 53) und Tortikollis (Kap. 52) sind oftmals die Folgen im späteren Wachstums- und Reifeprozess einer nicht frühzeitig adäquat diagnostizierten Kopf- und Schädelfehlform.

39.2 Definition

Bei den **Kopfgeschwülsten** wird unterschieden zwischen den physiologischen Verformungen des Schädels unter der Enge des Geburtskanals mit spontaner Rückbildung einige Zeit nach der Geburt und den persistierenden Schädeldeformitäten. Diese werden weiter unterteilt in primäre, bereits intrauterin (Kindsfehllage) oder unter der Geburt (intensive Wehenkräfte) entstandene Plagiozephalien und sekundäre Schädeldeformitäten, die erst nach der Geburt entstehen und zum Teil erst nach einigen Wochen festgestellt werden.

Auch die vorzeitige Fusion der Schädelnähte, die **Kraniosynostose**, die ebenfalls wieder primär oder sekundär auftreten kann, zeigt klinisch Schädelfehlstellungen oder abnorme Kopfformen.

39.3 Anatomie – Physiologie – Pathophysiologie

Unser Schädeldach hat bei der Geburt eine beeindruckende strukturelle Anordnung, durch die das Gehirn eine schützende Membranhülle besitzt, die gleichzeitig eine hervorragende Verformbarkeit (Plastizität) unter dem Geburtsvorgang ermöglicht.

Diese Membranhülle, die das Gehirn umgibt und ihm anliegt, besteht auch aus ihm Form gebenden schuppenartigen Knochen, die sich um die 8. SSW entwickeln. Die voneinander getrennten Knochenplatten liegen somit anatomisch in einer durchgängigen Mesenchymmembran vor. Dort, wo sich keine Platten ausgebildet haben, liegen die 6 Fontanellen – jeweils einmal im Bereich von Bregma und Lambda und je 2 auch bei Asterion und Pterion.

Die Membranen, in denen sich die knöchernen Platten embryologisch entwickeln, sind mit der knorpeligen Schädelbasis beim Neugeborenen fest verbunden. Die sich von der Basis aus entwickelnden Kräfte bedingen somit die Form des Schädelgewölbes stark mit.

39.4 Ursachen

Die häufigsten Formveränderungen des Gesichts- und Gehirnschädels entstehen beim Übergang vom intrauterinen zum extrauterinen Leben.

Die Vakuumextraktion bedingt bei intensivem Einsatz ebenso wie der erschwerte und verzögerte Kopfdurchtritt durch den engen Geburtskanal eine serös-blutige, häufig kreisförmige Schwellung an den Kontaktstellen. Dieses **Caput succedaneum** (Geburtsgeschwulst), ein druckbedingtes Ödem unter dem Kopfhautgewebe, löst sich nach wenigen Tagen wieder auf und überschreitet die Schädelnähte.

Kephalhämatome, sekundär, infolge subperiostaler Blutungen entstanden, überschreiten nicht die Nahtlinien und sind Folgen des Geburtsvorgangs im engen Geburtskanal. Durch die tangentialen Scherkräfte entstehen Zerreißungen kleiner Gefäße im Periost. Die Einblutung erfolgt zwischen Schädelknochen und Knochenhaut (► **Abb. 39.1**). Diese ist am Rande angeheftet und begrenzt darüber die Größe des Kephalhämatoms.

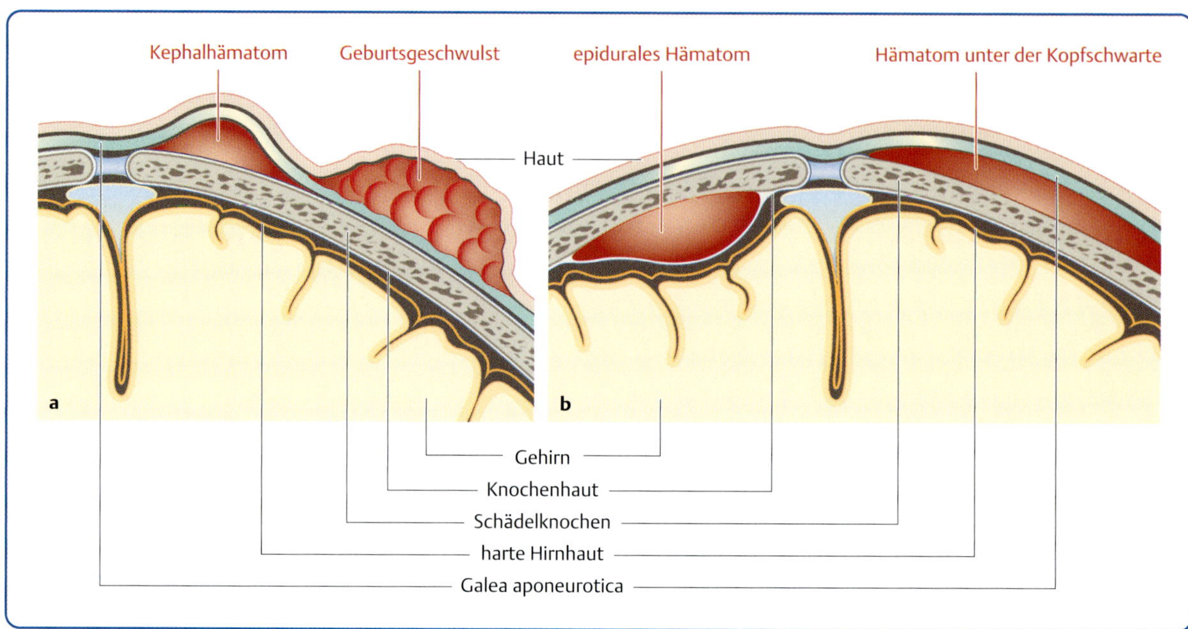

▸ **Abb. 39.1** Kopfgeschwülste – Formen.

39.5

Diagnostisches Vorgehen

Die Unterscheidung der unterschiedlichen Kopffehlformen wird schnell und sicher vom erfahrenen Osteopathen über die **Anamnese** des Geburtsverlaufs und im Rahmen einer durch Listening gestützten **klinischen Untersuchung** gestellt. Gewebespannungsmuster werden hierbei im Verlauf der osteopathischen Therapie regelmäßig kontrolliert und geben wichtige Hinweise auf mögliche Verschlechterungen der Textur, bedingt durch erneute oder ausgedehntere Einblutung.

Ergänzend dienen bildgebende Verfahren wie Ultraschall, Kopf-CT sowie MRT dazu, eine rasche und zielgerichtete Therapie einleiten zu können.

Die Labordiagnostik ergänzt bei ausgeprägten Kephalhämatomen das Screening, sodass Bilirubinkontrollen und die Hyperbilirubinämie schnell zu einer eventuellen therapieunterstützenden Fototherapie führen. ▸ Abb. 39.2.

Literatur

[1] Carreiro JE. An osteopathic approach to children. 2nd ed. Edinburgh: Churchill Livingstone; 2009

[2] Kane AA, Mitchell LE, Craven KP et al. Observations on a recent increase in plagiocephaly without synostosis. Pediatrics 1996; 97: 877–885

[3] Mulliken JB, Van der Woude DL, Hansen M et al. Analysis of posterior plagiocephaly: deformational versus synostotic. Plast Reconstr Surg 1999; 103(2): 371–380

[4] Passos-Bueno MR, Serti Eacute AE, Jehee FS et al. Genetics of craniosynostosis: genes, syndromes, mutations and genotype-phenotype correlations. Front Oral Biol 2008; 12: 107–143

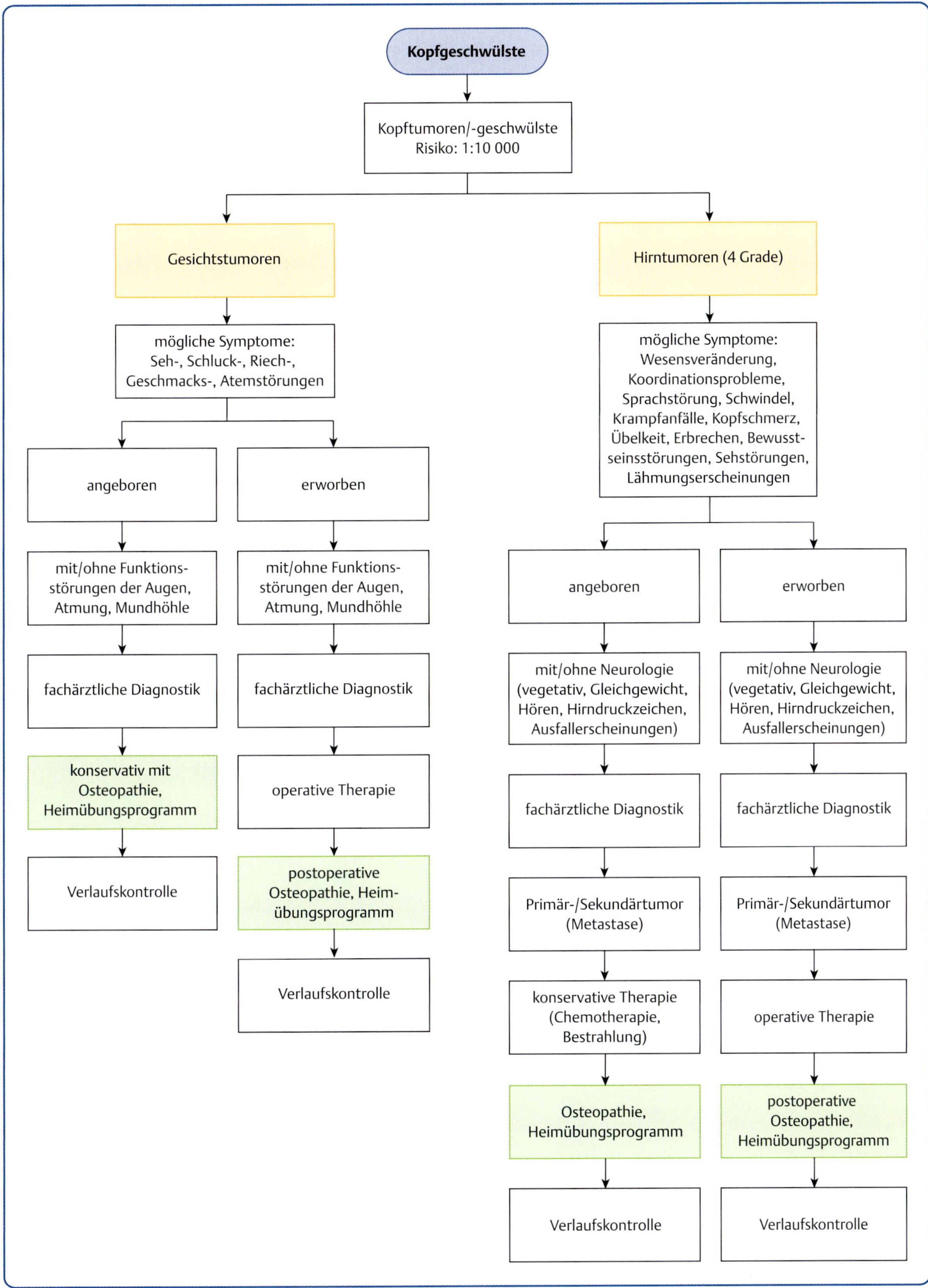

► **Abb. 39.2** Algorithmus Kopfgeschwülste.

40 Körpertemperaturschwankungen (Hitze/Kälte – Tages-/Nachtzeit)

Gudrun Wagner

40.1 Wichtiges im Überblick

Körpertemperaturschwankungen stellen ein komplexes Wechselspiel dar und dienen dazu, den Sollwert der Körperkerntemperatur zu erhalten. Sie sind hormonell beeinflusst und unterliegen einem zirkadianen Rhythmus.

40.2 Definition

Damit alle Stoffwechselprozesse effizient ablaufen, benötigt der Mensch einen bestimmten Bereich der **Körpertemperatur**. Dieser ist nie ganz konstant, sondern unterliegt natürlichen Schwankungen, die von vielen Faktoren beeinflusst werden wie von der Tageszeit oder von körperlicher Aktivität. Rund 37 °C ist die Temperatur, die von vielen Menschen als „normale" Körpertemperatur bezeichnet wird.

Die **Körperkerntemperatur** entspricht der Temperatur im Inneren des Körpers und beträgt 36,5–37,4 °C, die Höhe variiert im physiologischen Ausmaß bedingt durch Schwankungen der Stoffwechselaktivitäten, der Tageszeit und der Durchblutungsbedingungen. Wenn man von Körpertemperatur spricht, meint man im Regelfall die Körperkerntemperatur.

Von dieser zu unterscheiden ist die **Oberflächentemperatur**, gemessen an der Haut und den Extremitäten. Diese ist von der Außentemperatur abhängig und schwankt stärker (zwischen 28 und 33 °C).

40.3 Anatomie – Physiologie – Pathophysiologie

Die Temperaturregulation ist komplex und wird über verschiedene Rezeptoren vermittelt. In der Haut befinden sich periphere Thermorezeptoren. Eine Reizung von **Kälterezeptoren** in der Peripherie kündigt einen Wärmeverlust an. Dies hat zur Folge, dass der hypothalamische Schwellenwert gehoben wird, der die Wärmeabgabe anregt, das Verhalten beeinflusst wird, z. B. durch Aufsuchen wärmerer bzw. kältegeschützter Orte, und die Wärmeproduktion (Kältezittern, hormonelle Umstellung) angeregt wird. Bei einer Reizung von **Wärmerezeptoren** in der Haut regen zentrale Wärmerezeptoren (Hypothalamus) die Wärmeabgabe an (kutane Vasodilatation) und fördern eine Verhaltensänderung (Benetzung der Haut, Aufsuchen kühlerer Orte etc.).

Die **Bildung von Wärmeenergie** im Körper kann auf verschiedenste Weise erfolgen: einmal durch den Zellstoffwechsel, verstärkt durch Schilddrüsenhormone und unter nervöser und humoraler Kontrolle („non-shivering thermogenesis"), daneben aus braunem Fettgewebe, in dem Noradrenalin aus sympathischen Nervenfasern, Irisin aus Muskelzellen und natriuretische Peptide aus dem Herzen eine Entkopplung der Energieübertragung auf Adenosintriphosphat in den Mitochondrien bewirken, wodurch Wärmeenergie entsteht. Auch im Muskelgewebe kann Noradrenalin eine Entkopplung der Energieübertragung und dadurch kontraktionsunabhängig eine Wärmebildung bewirken. Wärme wird zudem durch mechanische Tätigkeit der Skelettmuskeln generiert, wobei die motorischen Einheiten beim Kältezittern („shivering") nicht gleichzeitig, sondern asynchron aktiviert werden und so keine koordinierten Kontraktionen erfolgen (wie bei Halte- und Bewegungsabläufen). Dieser Vorgang wird im Hirnstamm gesteuert.

Die **Abgabe von Wärme** erfolgt durch Radiation (Infrarotstrahlung), Konduktion (Wärmeleitung von Haut auf umgebende Luft, Flüssigkeit oder Gegenstände), Evaporation (Verdunstung, Verdampfung) von Wasser auf der Haut (Verdampfen von 1 l Wasser verbraucht 560 kcal Energie) – besonders bedeutsam, wenn die anderen Formen der Wärmeabgabe nicht ausreichen (körperliche Arbeit, Sonneneinstrahlung, heiße Umgebung) – sowie Konvektion (Bewegung des die Haut umgebenden Mediums, meist Wind), die die Wärmeabgabe über Leitung und Verdampfung (der konvektive Wärmetransfer ist in Wasser ca. 100 × größer als in Luft) unterstützt.

Sind die (innere und äußere) Wärmezufuhr und Wärmeabgabe (an die Umgebung) in Balance, bleibt auch die Körpertemperatur unverändert. Ein großer Teil der erzeugten Wärmeenergie wird über den Blutkreislauf auf die gesamte Körperoberfläche verteilt und hauptsächlich über die Strahlung und Schweißverdampfung abtransportiert.

Anhaltende Kälte regt den Stoffwechsel über eine gesteigerte Schilddrüsenaktivität an und erhöht die Wärmeproduktion. Nimmt die Körpertemperatur akut ab und wird der hypothalamische Sollwert deutlich unterschritten, kommt es zum Kältezittern. In kalter Umgebung wird der Sympathikus aktiviert (Kälterezeptoren in der Haut und im Hypothalamus), wodurch sich der Wärmeverlust infolge einer Vasokonstriktion verringert. Der Nachteil ist eine geringe Perfusion, was v. a. an den Akren kritisch werden kann.

Bei **Fieber** kann es zu „Schüttelfrost" kommen: Die rasche Erhöhung des Sollwerts entsteht durch Pyrogene, also körpereigene Zytokine (Interleukin 1, Interleukin 6, Tumornekrosefaktor), die v. a. von Leukozyten infolge der Abwehr bakterieller Infektionen gebildet werden. Diese pyrogenen Zytokine gelangen über die Blutbahn ins Gehirn und treten in das Organum vasculosum laminae terminalis über (das nicht der Blut-Hirn-Schranke unterliegt), binden dort an Rezeptoren und bewirken die Freisetzung von Prostaglandin E_2. Dieses führt im vorderen Hypothalamus (Area praeoptica) – dem Zentrum für die Wärmeregulation, in dem die Information der Kälte- und Wärmerezeptoren konvergiert – zu einer Sollwertverstellung.

Eine Steigerung der Körpertemperatur auf 38–41 °C geht einher mit einer verstärkten Aktivität von Mechanismen, die für die angeborene sowie die adaptive Immunabwehr wichtig sind. Auch in der Krebsbekämpfung scheint erhöhte Temperatur hilfreich sein zu können. Fieber dient insgesamt einer verbesserten Immunabwehr und beruht auf einer fein abgestimmten Kommunikation zwischen dem Immun- und dem Nervensystem. Eine erhöhte Körpertemperatur belastet allerdings auch den Stoffwechsel und Kreislauf.

Die fieberverursachenden Mechanismen erfolgen sequenziell (2-gipfliger Verlauf), sind selbstbegrenzend (Temperaturanstieg nicht über 41 °C – z. B. wirkt Vasopressin, das bei Fieber vermehrt sezerniert wird, über V1-Rezeptoren fieberdämpfend) und unterliegen u. a. tageszeitlichen Schwankungen.

Verschwinden die Pyrogene wieder aus dem Blut, so wird die Körpertemperatur als zu hoch empfunden, da der ursprüngliche („richtige") Sollwert zurückkehrt; die Wärmeabgabe steigt (erhöhte Hautdurchblutung durch Drosselung des Sympathikus, „Gesundschwitzen"), bis der Körper wieder abgekühlt ist.

Die **Koordination der Wärmeregulation** findet im Hypothalamus statt. Seine Wärmerezeptoren messen die Bluttemperatur (etwa 37 °C) und reagieren auf eine Überschreitung des Schwellenwerts mit einem Auslösen von Mechanismen, die zur vermehrten Wärmeabgabe führen wie Schwitzen und erhöhter Hautdurchblutung. Bei Unterschreitung des Schwellwerts wird zunächst das Verhalten adaptiert (Aufsuchen wärmerer Orte); ist dies nicht ausreichend, muss sich der Körper selber erwärmen und zusätzliche Energie in Wärme umwandeln (durch Aktivierung der Skelettmuskulatur, s. o.). Das primäre motorische Zentrum liegt im hinteren Hypothalamus und wird normalerweise durch den thermosensiblen vorderen Hypothalamus inhibiert. Die Reizung wird durch die Formatio reticularis mit den Raphekernen und dem Locus caeruleus (Nucleus subcaeruleus) sowie den Tractus spinothalamicus lateralis und das zentrale Höhlengrau moduliert, letztlich erfolgt dadurch eine Aktivierung der α-Motoneurone und das Zittern der Muskulatur (abwechselnde Aktivierung motorischer Einheiten zur Wärmegewinnung).

40.4 Ursachen

Erhöhte Temperatur kann bedingt sein durch eiweißreiche Kost, aber auch bei starker körperlicher Betätigung kann die Temperatur auf bis zu 40 °C (Marathon) ansteigen.

Ist die Temperatur stark erhöht, spricht man von Fieber. Hier kann man mäßiges (38,6–39 °C) von hohem (39,1–39,9 °C) und von sehr hohem (über 40 °C) Fieber unterscheiden. Daneben gibt es akute und chronische Formen, was zu anderen Untersuchungsschwerpunkten führt (Kap. 14).

Erniedrigte Temperatur wird hervorgerufen durch Unterkühlung, und der Körper reagiert sofort mit Ortsveränderung oder Zittern. Es besteht die Gefahr der Auskühlung.

Schwankungen der Temperatur liegen auch im Rahmen des Monatszyklus um ca. 0,5 °C vor. Im Tagesverlauf schwankt die Temperatur um ca. 1 °C, wobei sie zwischen 2 und 4 Uhr morgens am niedrigsten ist.

40.5 Diagnostisches Vorgehen

Es ist wichtig, anamnestisch ein Bild zu erhalten, wie sich der Temperaturverlauf in den letzten Tagen gestaltet hat oder ob ein einmaliges Ereignis vorliegt.

> **Cave**
> **Eine sehr hohe Temperatur, mit oder ohne andere Symptome, bedarf einer ärztlichen Abklärung (Kap. 14).**

Die erhobenen Werte des Temperaturmessens stellen vor dem anamnestischen Hintergrund die Ausgangslage für die weitere Diagnosefindung bzw. Behandlung dar, die so vielfältig sein kann wie die Ursachen.

40.6 Algorithmus

Da Körpertemperaturschwankungen zumeist physiologische Faktoren zugrunde liegen und häufig Fieber begleitend zu weiteren Erkrankungen auftritt, sei an dieser Stelle auf den Algorithmus zum Fieber verwiesen (► **Abb. 14.1**).

- Behandlung der HWS, der vordere Halsfaszien, des Os hyoideum und des Mundbodens

▶ Abb. 41.1

Literatur

[1] Becker W, Naumann HH, Pfaltz CR. Hals-Nasen-Ohren-Heilkunde. 2. Aufl. Stuttgart: Thieme; 1983

[2] Carreiro JE. Osteopathie bei Kindern und Jugendlichen. 2. Aufl. München: Elsevier; 2011

[3] Furger P, Schaufelberger M, Hrsg. Algorithmen quick für den Hausarzt. Stuttgart: Thieme; 2012

[4] Gortner L, Meyer S, Sitzmann FC. Pädiatrie. 4. Aufl. Stuttgart: Thieme; 2011

[5] Kliegman RM, Stanton BF, St. Geme JW, Schor NF, Behrman RE, Eds. Nelson Textbook of Pediatrics. 19. ed. Philadelphia: Elsevier Saunders; 2011

[6] Kraemer R, Schöni MH, Hrsg. Berner Datenbuch Pädiatrie. 7.Aufl. Bern: Hans Huber; 2007

[7] Lenarz T, Boenninghaus HG. HNO. 14. Aufl. Berlin, Heidelberg: Springer; 2012

[8] Liem T, Schleupen A, Altmeyer P, Zweedijk R, Hrsg. Osteopathische Behandlung von Kindern. Stuttgart: Hippokrates; 2010

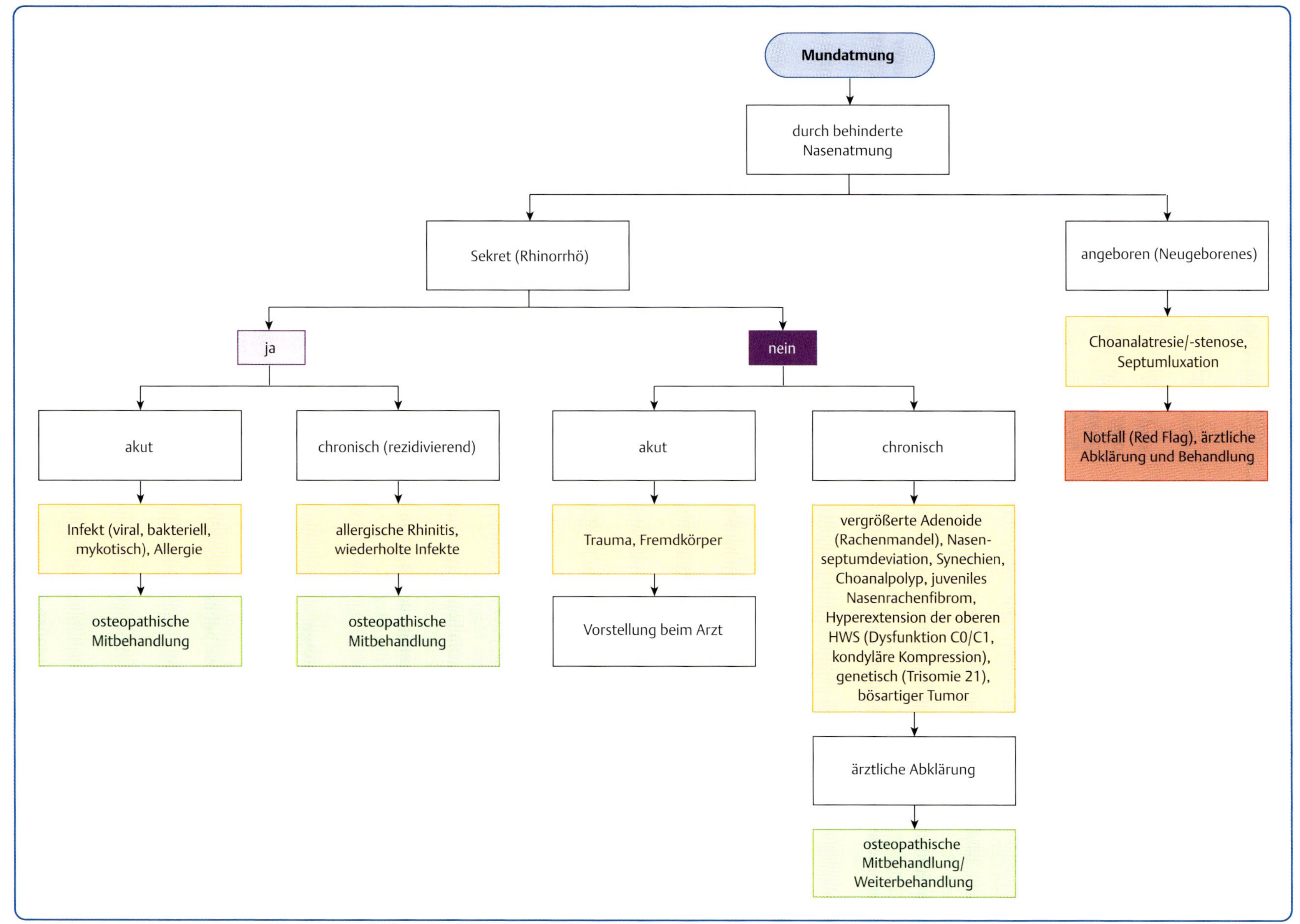

▸ **Abb. 41.1** Algorithmus Mundatmung.

Abgabe eigener Flüssigkeit wird in ihm selbst ausbalanciert. Kulturelle Eigenheiten (Trinkmengenempfehlungen, kulturelles Miktionsverhalten, Getränkezusammensetzungen) und die körpereigene Regulation (endokrinologische Funktion) haben Belastungstoleranzen und Kompensationsgrenzen. Diese können durch die Umgebungseinflüsse oder den Körper selbst überschritten werden (z. B. Proportionsstörung durch exogenen Mangel an Trinkwasser oder endogenen Aszites; Funktionsstörung durch exogene Trinkvorschriften oder endokrin aktive Tumoren; Soziationsstörung durch exogene Zufuhr dehydrierender Getränke oder ein nephrotisches Syndrom).

Wichtig sind folgende organische und endokrinologische Zusammenhänge:

- ADH bewirkt eine Wasserrückresorption: Hypothalamus (ADH-Bildung) – Neurohypophyse (ADH-Speicherung) – ADH im Blut mit peripherer Wirkung auf die Nieren (Förderung der Wasserrückresorption in den renalen Sammelrohren). Die Regulation der Bildung und Ausschüttung von ADH erfolgt über Osmorezeptoren des Hypothalamus und über Barorezeptoren im rechten Herzvorhof und Aortenbogen, die bei arteriellem Volumenmangel die ADH-Sekretion stimulieren.
- ADH-Beziehung zur Stressachse: Über den hypophysären Portalkreislauf wirkt ADH auf die Adenohypophyse und nimmt so Einfluss auf die Bildung von Kortikotropin-Releasing-Hormon (CRH) und adrenokortikotropem Hormon (ACTH) und damit auf die Endokrinologie der Nebennierenrinde.
- ADH-Wirkung auf Arterien: V1-Rezeptoren der Gefäße werden durch ADH stimuliert und führen zu vermehrter Gefäßkontraktion.
- RAAS: Renin aus dem juxtaglomerulären Apparat der Nieren spaltet aus dem in der Leber gebildeten Angiotensinogen das Angiotensin I ab. Dieses wird durch das Angiotensin konvertierende Enzym (aus Endothelzellen der Lungen- und Nierengefäße) in das blutdrucksteigernde Angiotensin II umgewandelt. Angiotensin II bewirkt in der Nebenniere eine vermehrte Aldosteronsekretion und in der Hypophyse eine vermehrte Sekretion von ADH. In den Nieren bewirkt Aldosteron eine Natriumretention und ADH eine Wasserretention. Der Blutdruck und das effektiv zirkulierende Volumen steigen. Blutdruck, Angiotensin II und Aldosteron hemmen wiederum die Sekretion von Renin. Gegenspieler des Angiotensin II ist das natriuretische Peptid aus dem Myokard.

43.4 Ursachen

Einer Polydipsie können folgende Ursachen zugrunde liegen:

- Verhaltensstörungen
- Mundtrockenheit (z. B. bei gestörter Nasenatmung aufgrund Tonsillenhyperplasie, obstruktives Schlafapnoe-Syndrom)
- Organerkrankungen mit vermehrtem Flüssigkeitsverlust (z. B. Diarrhö, Erbrechen, Nierenerkrankungen mit Polyurie)
- endokrinologische Störungen (z. B. Syndrom der inadäquaten ADH-Sekretion, Diabetes mellitus, Diabetes insipidus, Hyperparathyreoidismus, Cushing-Syndrom, Hyperthyreose)
- Elektrolytstörungen (isoton, hyperton, hypoton) durch einseitige Getränkezusammensetzung, vermehrtes Schwitzen, parenterale Flüssigkeitszufuhr
- Polydipsie bei Hirnschädigungen
- Medikamente
- genetische Syndrome (z. B. renales Fanconi-Syndrom)

43.5 Diagnostisches Vorgehen

Die **Anamnese** umfasst folgende Aspekte:

- Abklärung von Zeitdauer und Progredienz des Symptoms
- Abklärung von Begleitsymptomen:
  - Polydipsie und Durst (Durst vermehrt → wahrscheinlich endokrine Osmoregulationsstörung; ohne vermehrten Durst → eher Verhaltensstörung, Zwangsstörungen, Schizophrenie, beginnende Anorexia nervosa)
  - Polydipsie und Miktion (Polyurie → wahrscheinlich endokrine Osmoregulationsstörung, Nierenerkrankung; unauffällig → sonstiger Flüssigkeitsverlust durch Schwitzen, Fieber, Erbrechen, Diarrhö oder Flüssigkeitseinlagerung)
  - Stuhlgang (vermehrte Flüssigkeitssekretion?)
  - Veränderungen des Gewichts (Gewichtsverlust bei Diabetes mellitus, Anorexie; Gewichtszunahme bei Retentionsstörung)

> **Cave**
> **Adynamie, Gangstörungen, Kopfschmerzen, Synkopen, Arrhythmien und Sprechstörungen können auf eine Elektrolytstörung oder Flüssigkeitsmangel hinweisen.**

- ggf. zusätzliche Untersuchungen:
  - Urinanalyse (Teststreifen: spezifisches Gewicht, pH-Wert, Glukose, Keton, Proteine, Hämoglobin, Leukozyten, Bilirubin, Urobilinogen, Nitrit)

- bei entsprechender Indikation:
  - Blutlabor: Kreatinin, Harnstoff, Natrium, Kalium, Kalzium, Phosphat (der Natriumwert kann nur bei normalen Glukose-, Triglyzerid-, und Eiweißwerten als osmolaler Maßstab genommen werden, ggf. gezieltes endokrinologisches Labor)
  - Sonografie des Abdomens

Bei der **Inspektion und Palpation** ist auf den Flüssigkeitsstoffwechsel von Haut (Schwitzen, Austrocknung) und Schleimhäuten (Salivation) zu achten. Die Palpation des Turgors erfolgt auf dem Niveau der Haut (stehende Hautfalten, Elastizität, Kompressionsreaktion) und dann in tieferen Gewebeschichten. Eine erste Einschätzung des Verhältnisses von Volumen und Osmolalität ist durch Beachten der Transpiration im Verhältnis zum Turgor möglich.

Diese Ergebnisse werden in Relation zu den Miktions- und Urinbefunden gebracht und ggf. durch Blutuntersuchungen und Abdomensonografie ergänzt (fachärztliche Untersuchung).

Das mögliche Vorgehen bei der **osteopathischen Untersuchung** umfasst folgende Schritte:

- globales Listening: Kommunikation bei Berührung (Körpertemperatur, trocken – feucht; Flüssigkeitsaufnahme – Transpiration – Flüssigkeitsabsonderung)
- globales Listening mit Induktion anatomischer und entwicklungsbiologischer Fragen:
  - Disproportion (Verteilung) der flüssigen Körperkompartimente:
    - intrazelluläre und interstitielle Flüssigkeitsverteilung
    - Turgor der Gewebe und Organe
    - spezialisierte Flüssigkeitsbereiche des Darmsystems, der Gallenblase, der Harnblase, der Liquorräume
  - Dysfunktion:
    - Flüssigkeitskommunikation der Gewebe auf Grundlage von lokalen und systemischen Flüssigkeitsströmungen und deren Rhythmen

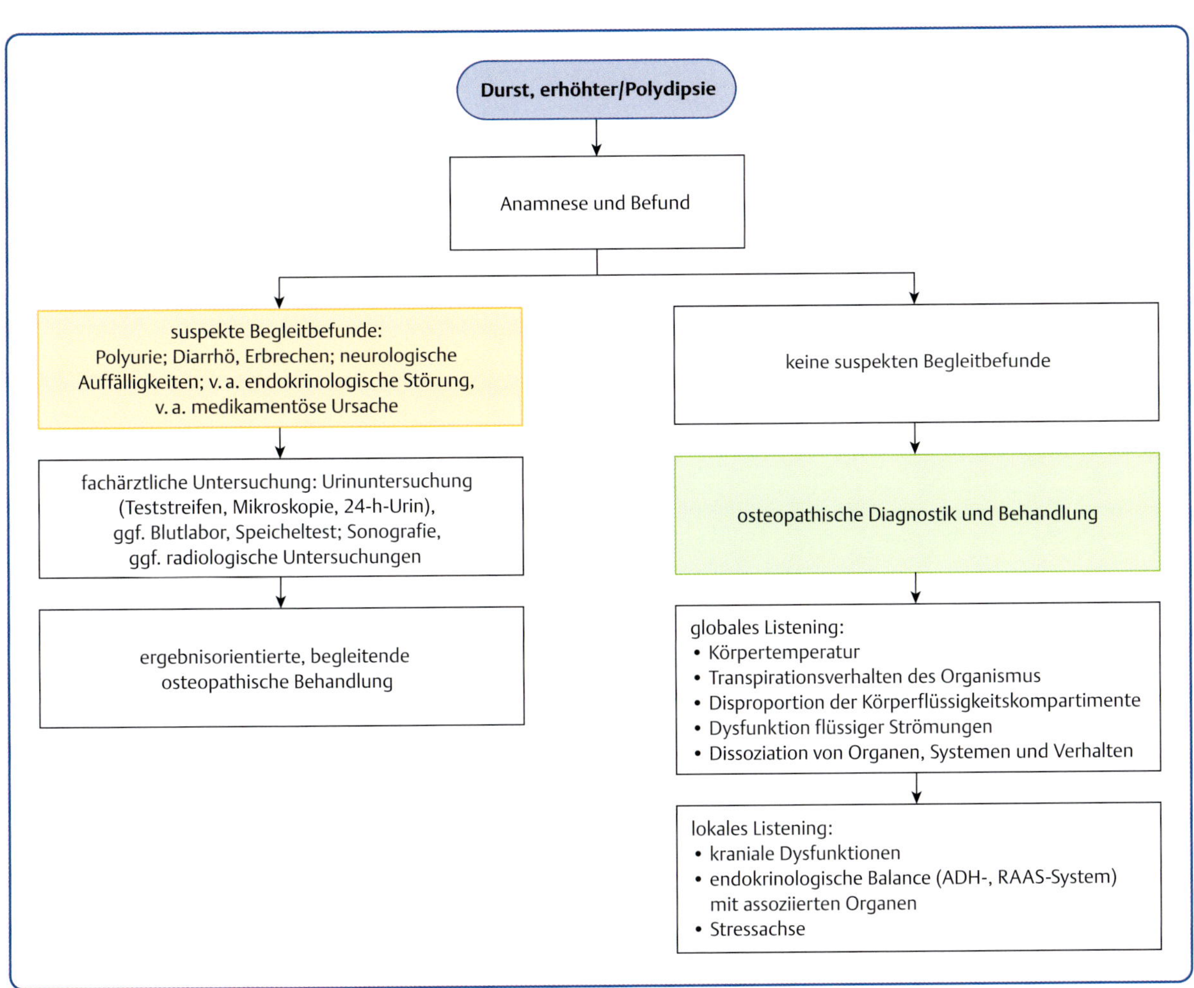

▶ **Abb. 43.1** Algorithmus Nahrungsaufnahme, Veränderungen der – Durst, erhöhter/Polydipsie.

  - Dissoziation:
    - strukturelle und funktionelle Integration von Organen
    - familiäres und kulturelles Trinkverhalten
    - selbstreflektierendes Verhalten in Bezug auf Flüssigkeitsaufnahme und -abgabe
- lokales Listening mit struktureller und funktioneller Induktion der aufgefallenen Bereiche (Organbereiche und deren Mobilität, Motilität, Stoffwechselaktivität)
- explizites lokales Listening der Bereiche und Organe, die die Osmolalität, das Flüssigkeitsvolumen, den Durst und das Trinkverhalten regulieren:
  - RAAS mit Nieren, Leber, Lunge
  - ADH-System mit Hypothalamus, Hypophyse, Nieren, Nebennieren, Gefäßspannung
  - Insulin-Glukagon-System mit Pankreas
  - Glandula thyroidea: Intensität des gesamten Stoffwechsels, Körpertemperatur
  - Durstzentrum: Hypothalamus, Subfornikalorgan
  - Bereiche des Verhaltens: limbisches System, präfrontaler Kortex
- Einschätzung von latenten Zuständen, die unter Belastung dekompensieren können (durch Dysfunktion einseitig eingeschränkte Kompensationsfähigkeit, z. B. bei latentem Diabetes mellitus)

▸ **Abb. 43.1**

Literatur

[1] Haas CS. Hyponatriämie – Differenzialdiagnose und Therapie. Internist 2014; 55: 1427–1442

[2] Luft FC. Salz- und Wasserhaushalt für den klinischen Alltag. Internist 1998; 39: 804–809

44 Nasenatmung, gestörte

Marion Kohlmann, Harald Kohlmann

44.1 Wichtiges im Überblick

Nasenatmung ist in den ersten 2–3 Lebensmonaten obligat, danach bezeichnet man die Nasenatmung als physiologisch, jedoch kann im Falle einer verlegten Nase (z. B. Schnupfen) auf Mundatmung ausgewichen werden (Kap. 41).

Häufig liegen anatomische Befunde/Ursachen vor, die im zeitlichen Verlauf alle Symptomstufen hervorrufen können (laufende/verstopfte und trockene Nase). Liegt eine Störung der Nasenatmung vor, sollte gerade bei Kindern immer an Fremdkörper gedacht werden (verstopfte oder laufende Nase, Schmerzen). Ohne geeignetes Equipment sollten keine eigenen Entfernungsversuche erfolgen (Gefahr der Aspiration). Bei gestörter Nasenatmung ist zudem immer eine endoskopische, fachärztliche Abklärung erforderlich.

44.2 Definition

Liegt ein Missverhältnis zwischen benötigter Schleimbildung und Schleimproduktion der Nase vor, ist die Nasenbefeuchtung gestört. Diese geht einher mit einer Störung der Selbstreinigungsfunktion der Nase.

Bei **gestörter Nasenatmung** ist die Luftpassage zum Atmen zu gering mit der Folge einer vermehrten Mundatmung (Kap. 41).

44.3 Anatomie – Physiologie – Pathophysiologie

Das Septum stellt eine Wachstumszone mit Knorpel und Knochengerüst dar. Die knöcherne Nase ist aus verschiedenen Knochen zusammengesetzt: Maxilla, Os sphenoidale, Os nasale, Os frontale, deren Suturen im Kindesalter noch weich sind. Nasennebenhöhlen sind im Kleinkindalter noch nicht angelegt (daher keine Sinusitis im Kleinkindalter).

Die Schutzfunktion der Nasenschleimhaut beruht auf dem Anwärmen, Befeuchten und Reinigen der Atemluft. Der Sekretfilm läuft in 10–20 min vom Naseneingang zu den Choanen.

Die Nase ist als Reflexorgan (Riechfunktion) mit Haut, Lunge, Bronchien, Herz und Kreislauf sowie Stoffwechselorganen verbunden. Daraus ergibt sich die Gefahr eines reflektorischen Atemstillstands (positiv: Babyschwimmen möglich).

Sie erfüllt außerdem eine Funktion bei der Lautbildung: Bei den Lauten „m“, „n“ und „ng“ ist die Nase offen, bei den Vokalen durch das Gaumensegel vom Resonanzraum der Mundhöhle abgetrennt.

44.4 Ursachen

Es gibt verschiedene Ursachen für eine gestörte Nasenatmung/-befeuchtung:

- Infekt
- Fremdkörper
- Septumdeviation
- Muschelhyperplasie
- Nasentrauma (z. B. Nasenfraktur, Septumfraktur, Septumhämatom)
- Septumperforation (im Kindesalter selten)
- gestörte Nasenreinigung
- pathologischer Muschelzyklus (wechselseitiges An- und Abschwellen der Nasenmuscheln)
- Medikamentenwirkung
- allergische Rhinitis
- Adenoide
- Tumoren
- mukoziliäre Dysfunktion
- vasomotorische Rhinitis („non allergic rhinitis with eosinophilia syndrome“)

44.5 Diagnostisches Vorgehen

Die **Diagnostik** umfasst folgende Schritte:

- Mund schließen – Atmung prüfen (ggf. Nasenlöcher einzeln zuhalten): Nase frei?
- HWS prüfen: bei Hyperextension/dorsaler Tonuserhöhung häufig Nasenschleimhautschwellung, Anosmie und behinderte Nasenatmung (besonders bei Kopfgelenkstörungen, Okziput bis C 3)
- HNO-ärztliche Untersuchung:
  - anteriore endoskopische Untersuchung mindestens mit Nasenspekulum unter Ausleuchtung der Nasenhaupthöhle, ggf. nach medikamentöser Abschwellung
  - Nasenrachenendoskopie – flexibel transnasal oder mit Endoskop oder Spiegel

45 Nasenbluten/Epistaxis

Marion Kohlmann, Harald Kohlmann

45.1 Wichtiges im Überblick

Nasenbluten ist ein häufiges Symptom internistischer Erkrankungen ohne direkten Zusammenhang mit der Nase (Bluthochdruck, Gerinnungsstörung, paraneoplastisches Syndrom etc.).

Die Sicherung der Atemwege, ggf. Nasentamponade, und eine internistische bzw. allgemeinmedizinische Abklärung haben Vorrang vor der endoskopischen HNO-Untersuchung. Es besteht die Gefahr der Aspiration, bei der durch unbemerkten Blutfluss in den Rachen große Mengen an Blut verschluckt werden können.

> **Cave**
> **Bei unstillbarem Nasenbluten besteht Lebensgefahr!**

45.2 Definition

Bei einer **Epistaxis** handelt es sich um akute Blutung aus der Nase durch eine oder beide Nasenhaupthöhlen in den Rachen. Unstillbares Nasenbluten liegt vor, wenn eine Blutung trotz Tamponade nicht versiegt (→ HNO-Klinik).

Rezidivierende oder okkulte Sickerblutung können als Ursache einer Anämie infrage kommen.

45.3 Anatomie – Physiologie – Pathophysiologie

Die häufigste Blutungsquelle liegt im Naseneingangsbereich am vorderen Septumdrittel. Dieses Gebiet bezeichnet man als Locus Kieselbachii. Die Schleimhaut am Locus Kieselbachii ist sehr zart, fest mit der knorpeligen Unterlage verbunden und wenig anpassungsfähig an mechanische und funktionelle Belastungen.

Weitere Blutungsquellen sind entzündliche oder tumoröse Erkrankungen, Fremdkörper sowie Traumata, Blutungskrankheiten und Gerinnungsstörungen.

45.4 Ursachen

Nasenbluten können folgende Ursachen zugrunde liegen:

- Trauma (manipulativ), z. B. im Schlaf durch zu lange Fingernägel
- trockene Nasenschleimhaut
- Nasentrauma (z. B. Nasenfraktur, Septumfraktur, Septumhämatom)
- Fremdkörper
- Leukämien und andere Störungen des hämatopoetischen Systems
- Gerinnungsstörung (Von-Willebrand-Syndrom, Leukämien, Thrombozytopathien etc.)
- Septumdeviation/Fehlstellung
- Medikamentenwirkung
- Tumoren (z. B. juveniles Nasenrachenfibrom)
- Teleangiektasien (z. B. Morbus Osler)
- Septumperforation (im Kindesalter selten)

45.5 Diagnostisches Vorgehen

Die **Diagnostik** umfasst folgende Untersuchungen:

- Anamnese:
  - Handelt es sich um ein akutes bzw. rezidivierendes Nasenbluten?
  - Gibt es Hinweis für Fremdkörper?
  - Liegt Schnupfen oder eine Entzündung vor?
  - Bestehen allgemeine Krankheitshinweise für eine systemische Erkrankung?
- Inspektion:
  - Gibt es Hinweise für ein Trauma, Fremdkörper?
  - Bestehen Hinweise für Blutungskrankheit am restlichen Körper?

> **Cave**
> **Vorsicht ist geboten bei einer palpatorischen Untersuchung wegen der Gefahr der weiteren Verletzung beim Vorliegen von Fremdkörpern.**

- HNO-ärztliche Untersuchung:
  - anteriore endoskopische Untersuchung mindestens mit Nasenspekulum unter Ausleuchtung der Nasenhaupthöhle, ggf. nach medikamentöser Abschwellung
  - Nasenrachenendoskopie – flexibel transnasal oder mit Endoskop oder Spiegel

- In Ausnahmefällen mit MRT (da ohne Strahlenbelastung), ggf. konventionelles Röntgen
- CT nur im Ausnahmefall (Gefahr der Strahlenkatarakt)

Therapeutische Ansätze bestehen in folgenden Maßnahmen:

- Erste Hilfe:
  - Nasenflügel komprimieren, Kälteanwendung im Nacken – Kopf nach vorne und Blut ausspucken lassen
  - bei erfolgreichem Blutungsstopp unter Kompression – Rachenkontrolle, um eine Blutung der hinteren Nasenhöhle auszuschließen
- Ursache (z. B. Fremdkörper) beseitigen, Blutdruckregulation, Verödung, falls unvermeidbar: Tamponade
- HNO-fachärztliche Vorstellung zur Endoskopie und Identifizierung der Blutungsquelle
- operative Therapie nur zurückhaltend bei Kindern indiziert

Literatur

[1] Becker W, Naumann HH, Pfaltz CR. Hals-Nasen-Ohren-Heilkunde. 2. Aufl. Stuttgart: Thieme; 1983

[2] Carreiro JE. Osteopathie bei Kindern und Jugendlichen. 2. Aufl. München: Elsevier; 2011

[3] Furger P, Schaufelberger M, Hrsg. Algorithmen quick für den Hausarzt. Stuttgart: Thieme; 2012

[4] Gortner L, Meyer S, Sitzmann FC. Pädiatrie. 4. Aufl. Stuttgart: Thieme; 2011

[5] Kliegman RM, Stanton BF, St. Geme JW, Schor NF, Behrman RE, Eds. Nelson Textbook of Pediatrics. 19. ed. Philadelphia: Elsevier Saunders; 2011

[6] Kraemer R, Schöni MH, Hrsg. Berner Datenbuch Pädiatrie. 7.Aufl. Bern: Hans Huber; 2007

[7] Lenarz T, Boenninghaus HG. HNO. 14. Aufl. Berlin, Heidelberg: Springer; 2012

[8] Liem T, Schleupen A, Altmeyer P, Zweedijk R, Hrsg. Osteopathische Behandlung von Kindern. Stuttgart: Hippokrates; 2010

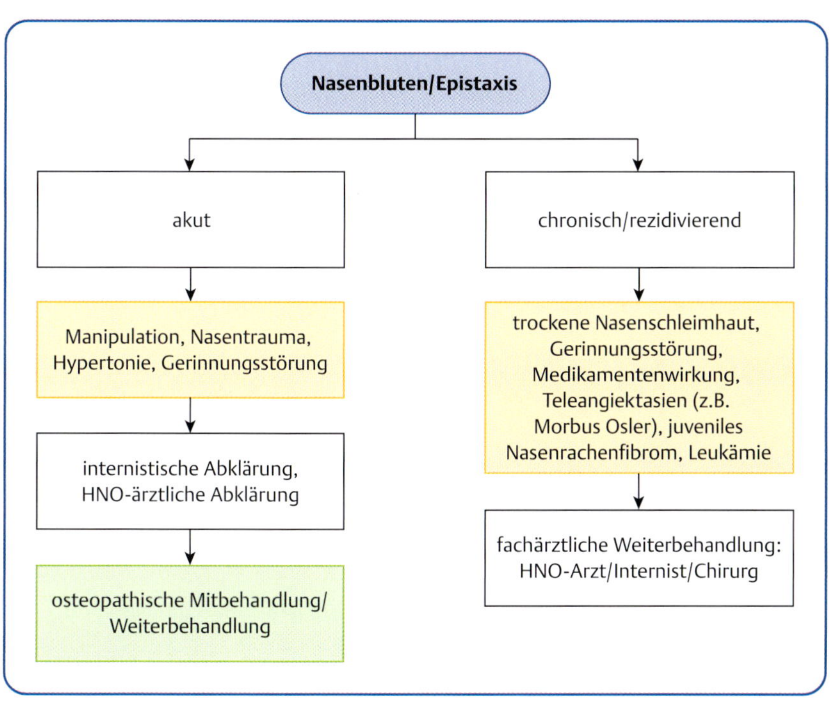

▶ **Abb. 45.1** Algorithmus Nasenbluten/ Epistaxis.

46 Niesen

Marion Kohlmann, Harald Kohlmann

46.1 Wichtiges im Überblick

Ein Niesreiz wird durch Irritation der Nasenschleimhaut hervorgerufen. Bei Säuglingen dient Niesen oft der physiologischen Nasenreinigung.

46.2 Definition

Niesen ist ein explosionsartiges, heftiges Ausatmen durch die Nase mit Spitzengeschwindigkeiten des Atemstroms von bis zu 160 km/h.

46.3 Anatomie – Physiologie – Pathophysiologie

Die parasympathische Stimulation (vermehrte Sekretion und Vasodilatation) und sympathische Stimulation (Vasokonstriktion) der Nasenschleimhaut erfolgt über den N. canalis pterygoideus. Das Nieszentrum wird im verlängerten Rückenmark vermutet.

Aufgabe der Nase ist die Regulierung des Atemstroms sowie das Erwärmen, Anfeuchten und Reinigen(!) der Atemluft. Bei Irritation der Nasenschleimhaut, z. B. durch Staub, Allergene oder bei Infektionen im Nasenbereich, entsteht ein Niesreiz. Beim Niesen erfolgt ein tiefes, reflexartiges Einatmen, dann verschließt das Gaumensegel die Verbindung zwischen Rachen und Nase, und es erfolgt bei Kompression der Bauch- und Brustkorbmuskulatur ein explosionsartiges Ausatmen über die Nase.

46.4 Ursachen

Niesen kann aufgrund folgender Ursachen auftreten:

- reflektorisch bei Irritation durch mechanische Ursachen oder z. B. durch kalte Füße
- allergische Rhinitis:
  - Ursache: Pollen, Tierhaare, Hausstaub, Schimmelpilze, Duftstoffe
  - Symptome: klares Sekret, Niesreiz, eventuell Konjunktivitis, Asthma
  - Therapie: Expositionsprophylaxe, lokale und systemische Gabe von Antiallergika, ggf. Hyposensibilisierung, ggf. Abklärung von Lebensmittelallergien und Darmsanierung, osteopathische Behandlung
- infektiöse Rhinitis/Rhinosinusitis:
  - Ursache: viraler oder bakterieller Infekt; Pilzinfektion (selten, v. a. bei abwehrgeschwächten Patienten)
  - Symptome: Sekret weißlich bis gelbgrün, Krankheitsgefühl, Fieber, nasale Sprache, Schleimstraße an der Rachenhinterwand, Klopf- und/oder Druckschmerz über der Stirnhöhle oder den Kieferhöhlen
  - Therapie: vorübergehend abschwellende Nasentropfen (falls erforderlich), Nasenpflege mit Salzwasserspray oder öligen Nasentropfen, Salzwasserinhalationen, schleimlösende Maßnahmen, antibiotische oder antimykotische Therapie bei schwereren oder komplizierten Verläufen, osteopathische Maßnahmen

46.5 Diagnostisches Vorgehen

- Inspektion der Nase (geschwollene Nasenschleimhaut, entzündete Haut am Naseneingang)
- Sekret?
- Racheninspektion
- Untersuchung der HWS und oberen Halsmuskulatur (Myogelosen, Blockierungen, Gewebequalität der Halsfaszien)
- je nach Symptomatik:
  - Allergietest
  - Abstrich der Nasenschleimhaut
  - Sonografie der Nasennebenhöhlen

Osteopathische Behandlungsansätze umfassen folgende Maßnahmen:

- Behandlung der SSB (Dekompression)
- Behandlung von Os nasale, Os ethmoidale, Os sphenoidale und Vomer
- Prüfung und Behandlung des N. trigeminus
- Behandlung der HWS (C 0/C 1)
- Prüfung/Behandlung des Sympathikus (Ganglion cervicale superius) und Parasympathikus
- Behandlung des Lymphsystems

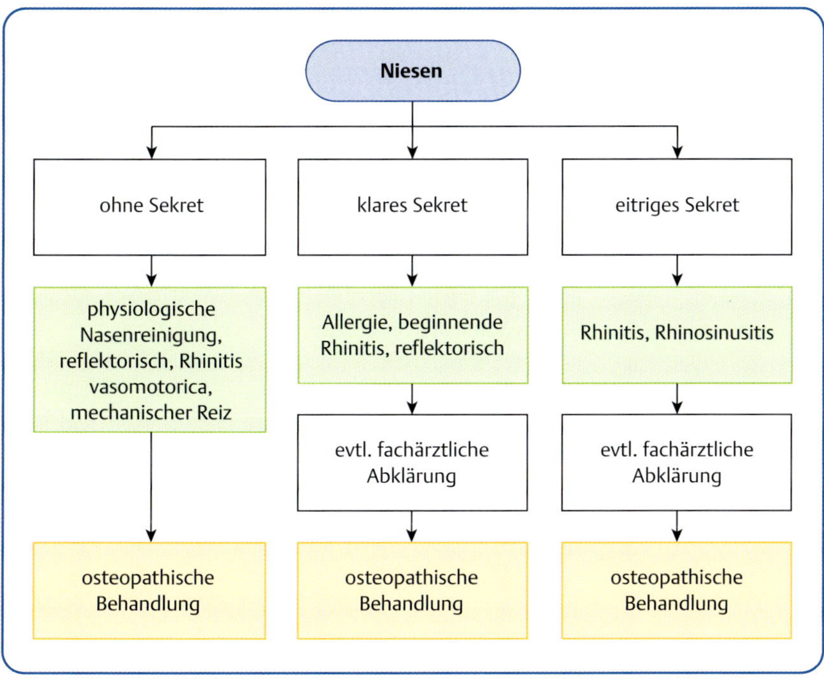

▶ **Abb. 46.1** Algorithmus Niesen.

Literatur

[1] Becker W, Naumann HH, Pfaltz CR. Hals-Nasen-Ohren-Heilkunde. 2. Aufl. Stuttgart: Thieme; 1983

[2] Carreiro JE. Osteopathie bei Kindern und Jugendlichen. 2. Aufl. München: Elsevier; 2011

[3] Furger P, Schaufelberger M, Hrsg. Algorithmen quick für den Hausarzt. Stuttgart: Thieme; 2012

[4] Gortner L, Meyer S, Sitzmann FC. Pädiatrie. 4. Aufl. Stuttgart: Thieme; 2011

[5] Kliegman RM, Stanton BF, St. Geme JW, Schor NF, Behrman RE, Eds. Nelson Textbook of Pediatrics. 19. ed. Philadelphia: Elsevier Saunders; 2011

[6] Kraemer R, Schöni MH, Hrsg. Berner Datenbuch Pädiatrie. 7.Aufl. Bern: Hans Huber; 2007

[7] Lenarz T, Boenninghaus HG. HNO. 14. Aufl. Berlin, Heidelberg: Springer; 2012

[8] Liem T, Schleupen A, Altmeyer P, Zweedijk R, Hrsg. Osteopathische Behandlung von Kindern. Stuttgart: Hippokrates; 2010

47 Ödem

Gudrun Wagner

47.1 Wichtiges im Überblick

Ödeme sind Flüssigkeitsansammlungen im interstitiellen Raum, die nicht ausreichend rückresorbiert werden können; sie können generalisiert, symmetrisch lokalisiert oder streng lokalisiert sein. Sie werden häufig durch Nieren- und Herzprobleme oder lokale Ereignisse hervorgerufen.

47.2 Definition

Ein **Ödem** bezeichnet eine vermehrte Anreicherung von Flüssigkeit im interstitiellen Raum. Es kann generalisiert, symmetrisch lokalisiert (Hände, Extremitäten) oder isoliert, also an nur einem Bereich des Körpers, vorkommen.

47.3 Anatomie – Physiologie – Pathophysiologie

Die Entstehung eines Ödems beruht entweder auf einem erhöhten hydrostatischen Druck in den Lymphgefäßen und/oder Venen, auf einem verminderten intravaskulären onkotischen Druck oder auf einer erhöhten vaskulären Permeabilität.

47.4 Ursachen

Erhöhter hydrostatischer Druck kann bedingt sein durch Nieren- oder Herzinsuffizienz, aber auch durch eine (versehentliche) Wasser- oder Salzintoxikation.

Verminderter onkotischer Druck, also Eiweißmangel, kann hervorgerufen sein durch Eiweißverlust bei nephrotischem Syndrom, durch verminderte Eiweißzufuhr (Hunger, Anorexie) oder durch eine verminderte Eiweißsynthese bei Leberfunktionsstörung.

Ödeme, die durch eine **gesteigerte Kapillarpermeabilität** hervorgerufen werden, beruhen auf einer akuten Glomerulonephritis (generalisiertes Ödem) oder einer allergischen, entzündlichen, posttraumatischen Reaktion (streng lokalisiertes Ödem).

Beim Lymphödem führt eine **verminderte Lymphdrainage** zur Ödembildung.

Auch Arzneimittel können Ödeme auslösen wie Kontrazeptiva, nichtsteroidale Antirheumatika oder Glukokortikoide.

Des Weiteren kann man **angeborene von erworbenen Ödemen** unterscheiden, die generalisiert oder lokal vorliegen können:

- Ein angeborenes generalisiertes Ödem (eigentlich ein Hydrops congenitus universalis) ist eine sehr schwere Form mit Beteiligung der Körperhöhlen, und oft sind diese Kinder nicht überlebensfähig (Rhesusunverträglichkeit, Tumoren, stoffwechselbedingt oder kardial). Lokalisierte angeborene Ödeme findet man bei einer Reihe von chromosomalen Erkrankungen, z. B. dem Klippel-Trénaunay-Weber-Syndrom und Ullrich-Turner-Syndrom.
- Erworbene generalisierte Ödeme findet man bei Herz- und Niereninsuffizienz, Wasserintoxikation, Hunger, Zöliakie, zystischer Fibrose und Verbrennungen. Lokalisierte erworbene Ödeme lassen sich oft auf allergische Reaktionen, Insektenstiche, Schlangenbisse und Tropenkrankheiten (Filariose) zurückführen oder treten nach Venenthrombosen (bei Kindern mit onkologischen Erkrankungen) und infolge von infektiösen und entzündlichen Prozessen auf.

Die ▸ **Abb. 47.1** vermittelt eine Übersicht über die Ursachen von Ödemen.

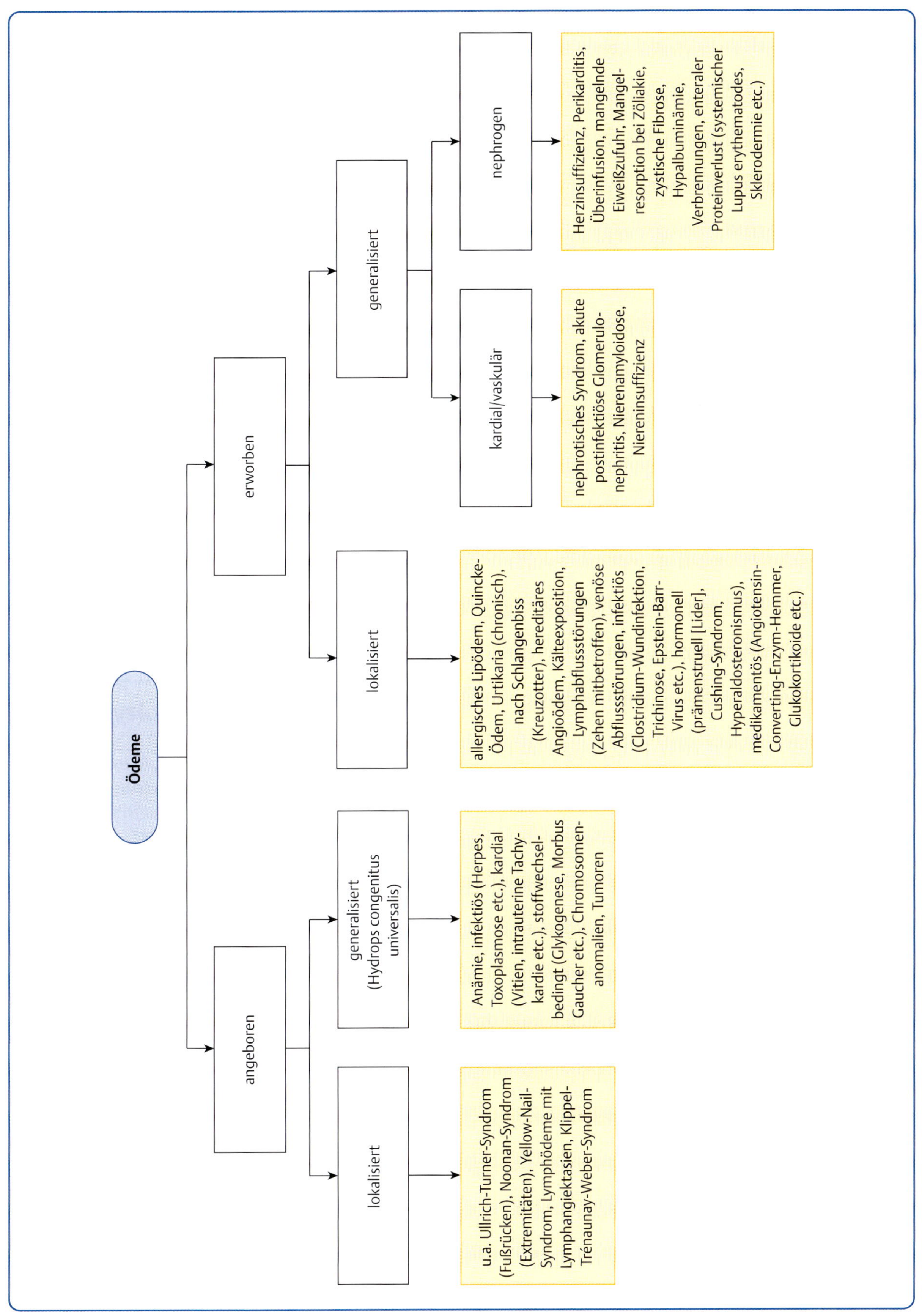

▸ **Abb. 47.1** Ursachen von Ödemen.

48.5 Diagnostisches Vorgehen

Zur Untersuchung erfolgt die **Inspektion** und **Palpation** folgender Bereiche:

- Inspektion (Bläschenbildung äußeres Ohr, Kopfhaut, Schwellung hinter dem Ohr, Schwellung am Hals, Rötung periaurikulär oder am Ohrknorpel)
- Druck auf Tragus/Mastoid, Zug an der Ohrmuschel
- Inspektion äußerer Gehörgang/Trommelfell mittels Otoskop
- Inspektion des Rachenraumes
- Palpation der Lymphknoten am Hals, an den Kieferwinkeln, retroaurikulär
- Untersuchung der Kiefergelenke, des Tonus der Kaumuskulatur, des Mundbodens, der Mundmotorik
- Untersuchung der HWS, Tonus der Muskulatur, Blockierungen
- intraossäre Strains der Schädelknochen, Suturen, PRM

Osteopathische Behandlungsansätze umfassen folgende Maßnahmen:

- bei zervikalen Problemen oder CMD-Beschwerden: myofasziale Ketten, Blockierungen/Verspannungen an der Wirbelsäule, SSB, Suturen, Spannungsmembranen, Kiefergelenke u. a.
- bei entzündlichen Erkrankungen: Mitbehandlung des lymphatischen Abflusses, des Immunsystems, der Diaphragmen, des PRM, des 4. Ventrikels (CV-4)
- bei Neuralgien: zusätzlich spezielle Nerventechniken

▶ Abb. 48.1

Literatur

[1] Becker W, Naumann HH, Pfaltz CR. Hals-Nasen-Ohren-Heilkunde. 2. Aufl. Stuttgart: Thieme; 1983

[2] Carreiro JE. Osteopathie bei Kindern und Jugendlichen. 2. Aufl. München: Elsevier; 2011

[3] Furger P, Schaufelberger M, Hrsg. Algorithmen quick für den Hausarzt. Stuttgart: Thieme; 2012

[4] Gortner L, Meyer S, Sitzmann FC. Pädiatrie. 4. Aufl. Stuttgart: Thieme; 2011

[5] Kliegman RM, Stanton BF, St. Geme JW, Schor NF, Behrman RE, Eds. Nelson Textbook of Pediatrics. 19. ed. Philadelphia: Elsevier Saunders; 2011

[6] Kraemer R, Schöni MH, Hrsg. Berner Datenbuch Pädiatrie. 7.Aufl. Bern: Hans Huber; 2007

[7] Lenarz T, Boenninghaus HG. HNO. 14. Aufl. Berlin, Heidelberg: Springer; 2012

[8] Liem T, Schleupen A, Altmeyer P, Zweedijk R, Hrsg. Osteopathische Behandlung von Kindern. Stuttgart: Hippokrates; 2010

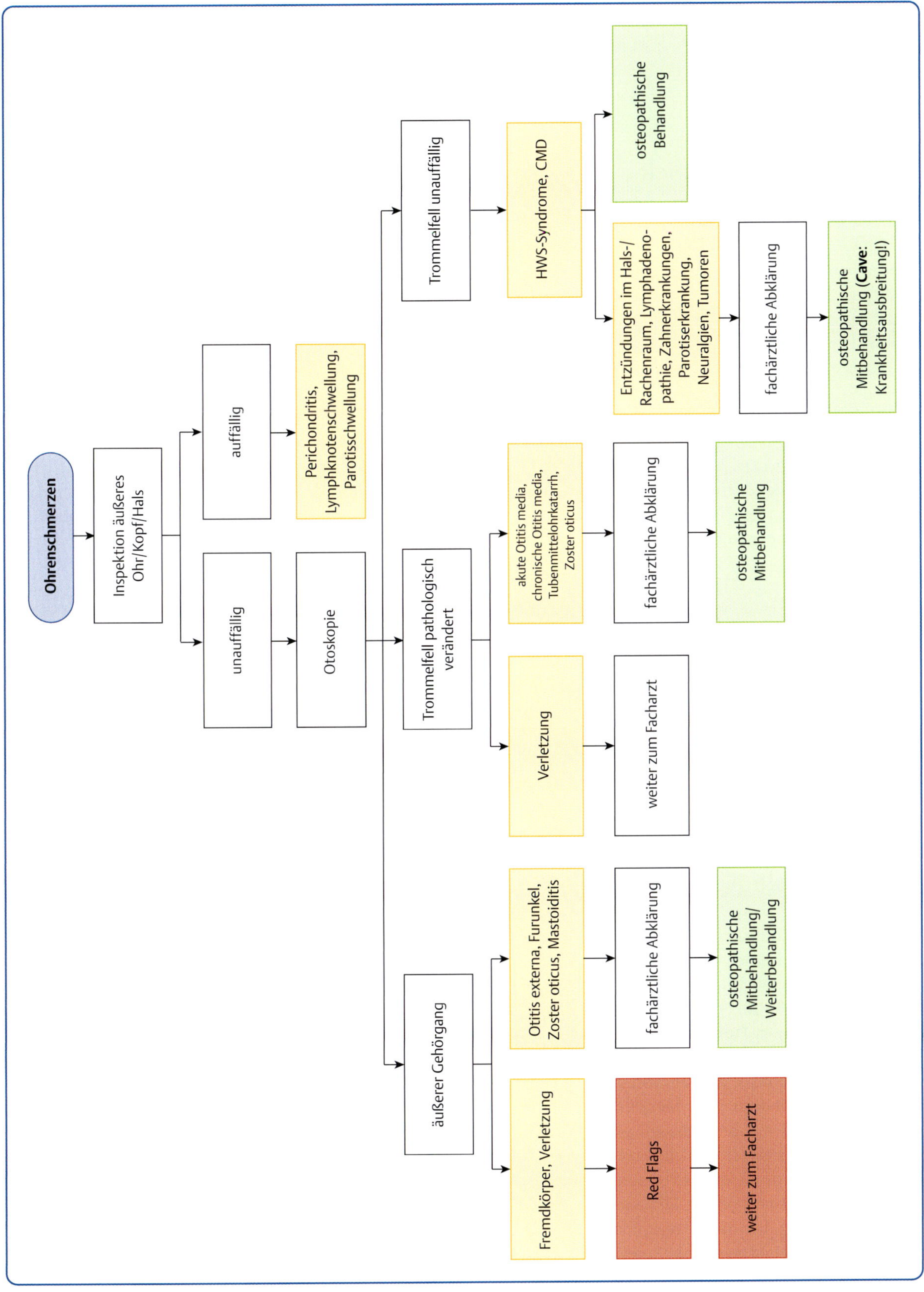

▸ **Abb. 48.1** Algorithmus Ohrenschmerzen.

49 Okklusionsstörung

Kerstin Herre

49.1 Wichtiges im Überblick

Das Kiefergelenk ist an vielen Funktionen im orofazialen Bereich direkt oder indirekt beteiligt. So ist ein reibungsloser Ablauf der lebenserhaltenen Funktionen wie Kauen, Schlucken, Saugen und auch Atembewegung und Mimik abhängig von einem funktionsfähigen Gelenkspiel, einem neuronal korrekt angesteuerten umliegenden myofaszialen Gewebe und einer guten Positionierung der gesichtsbildenden Schädelknochen zueinander.

Obwohl intrauterin die Grundsteine für eine optimale Positionierung der beteiligten Strukturen gelegt werden, ist gerade die Gesichts- und Schädelregion prä-, peri- und postnatal im kindlichen Aufrichtungsprozess vielen Kräften ausgesetzt, die zu Dysbalancen und daraus folgenden Dysfunktionen führen können.

49.2 Definition

Unter einer **Okklusionsstörung** versteht man den Zustand der Dysgnathie, der durch Abweichungen der Lagebeziehung und der Okklusionsfähigkeit von Ober- und Unterkiefer ausgelöst wird.

49.3 Anatomie – Physiologie – Pathophysiologie

Der anatomische Aufbau des Kiefergelenks ist bei den Kiefergelenkbeschwerden beschrieben (Kap. 37).

Während des embryonalen Wachstums der Kiefer- und Gesichtsregion sind die ersten beiden Pharyngealbögen, die zugehörigen Furchen und Schlundtaschen des sog. Kiemenapparats, die in der 3. Woche der Embryonalentwicklung ausgebildet werden, von großer Bedeutung. Der 1. Pharyngealbogen (sog. Meckel-Knorpel) steht in enger Verbindung mit der Schädelbasis und bildet die beiden Gehörknöchelchen Malleus und Inkus. Eingeleitet durch das Aussprossen des N. trigeminus werden das Mandibularwachstum und die Bildung von Maxilla und Zygoma induziert. Aus der ersten pharyngealen Furche bilden sich Mittelohrregion, äußerer Gehörgang und Trommelfell [14]. Der 2. Pharyngealbogen (Hyalbogen) bildet den Steigbügel, den Proc. styloideus, das Lig. stylohyoideum sowie anteilig das Hyoid mit der dazugehörigen Muskulatur.

Zunächst umschließen die beiden Mandibularbögen mit dem sog. Stirnfortsatz noch eine einheitliche Mund-Nasen-Höhle. Durch weitere Wachstumsprozesse vereinigen sich die Gesichtswülste zum primären Gaumen und schließen die Mundhöhle nach kranial ab. Mögliche pathologische Spaltbildungen entstehen in dieser Periode (Kap. 49.4).

Die Lagebeziehung zwischen Oberkiefer und Unterkiefer zeigt bis zur 6. Woche embryonal eine **Retrogenie** (Unterkiefer in Rücklage). Nach Schluss des Gaumendachs entwickelt sich vorübergehend eine **Progenie** (Unterkiefer in Vorlage), die bis zur Geburt wieder in eine **2. Retrogenie** (Regelbiss bei Neugeborenen) umgebildet wird.

Der Prozess des kraniofaszialen Wachstums erfolgt nicht linear und gleichmäßig, sondern ist abhängig und bestimmt von unterschiedlichen Wachstums- bzw. Gestaltungsfaktoren, die zu unterschiedlichen Zeiten mit eigener Intensität und in unterschiedlichen Richtungen wirksam sind [9]. Die Steuerung des Knochenwachstums im Mittelgesicht erfolgt über die Wachstumsfelder der Suturen und Synchondrosen, v. a. der SSB, Synchondrosis sphenoethmoidalis, Synchondrosis sphenofrontalis, Tubera maxillae und der Proc. alveolares. Auch die funktionellen Kräfte der zugehörigen Muskulatur (M. temporalis, M. masseter, Mm. pterygoideus lateralis und medialis, M. constrictor pharyngis) und die übrige supra- und infrahyoidale Muskulatur beeinflussen die Entwicklung der knöchernen Vorsprünge und Ausformungen. Die Aktivität der Zunge hat einen großen Einfluss auf das transversale Wachstum des Mittelgesichts. Der N. trigeminus ist entscheidend an der Induktion des mandibulären Wachstums beteiligt. Die **Odontogenese** (Kap. 94) beeinflusst ebenfalls maßgeblich die Position der Kieferbögen zueinander.

Ein wichtiger Faktor zur Wachstumsstimulation des Unterkiefers in Richtung Normalokklusion ist die Saugbewegung beim Stillen ([2], [4], [6]).

Die möglichen **Abweichungen der Okklusion** lassen sich in folgende 3 Gruppen einteilen:

- Bei **transversalen Abweichungen** kommt es zu einer Okklusionsverschiebung in bukkaler (wangenseitiger) oder lingualer (zungenseitiger) Richtung. Man spricht von der **Kreuzbissbildung** (► Abb. 49.1). Sie kann durch maxilläre oder mandibuläre Fehlstellungen, aber auch durch dentoalveoläre Wachstumsdysfunktionen verursacht werden [9]. Meist gehen diese Abweichungen mit Gesichtsasymmetrien einher, die wiederum von Fehlstellungen in den Wachstumsfeldern der Suturen und Synchondrosen ausgelöst werden könnten.

- Die Einteilung **sagittaler Abweichungen** erfolgt nach E. H. Angle und bezieht sich auf die Verzahnungsposition des Sechsjahresmolars (Kap. 94) oder wird im Milchgebiss an den bleibenden Eckzähnen beurteilt (► **Tab. 49.1**). Diese Abweichungen können skelettal und/oder dentoalveolär ausgelöst werden. Zugrunde liegen hier häufig bestimmte Lutschhabits (Daumen/Schnullerhabits).

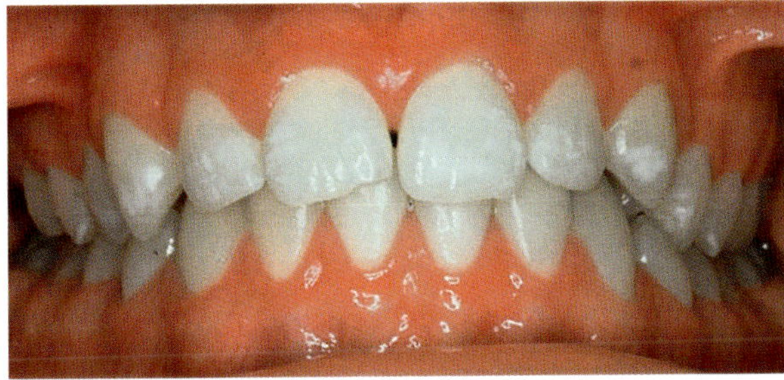

► **Abb. 49.1** Kreuzbiss. (Wichelhaus A, Eichenberg T. Behandlung des lateralen Kreuzbisses im Milchund frühen Wechselgebiss. In: Wichelhaus A, Hrsg. Farbatlanten der Zahnmedizin – Kieferorthopädie – Therapie, Bd. 1. 2. Aufl. Thieme; 2017)

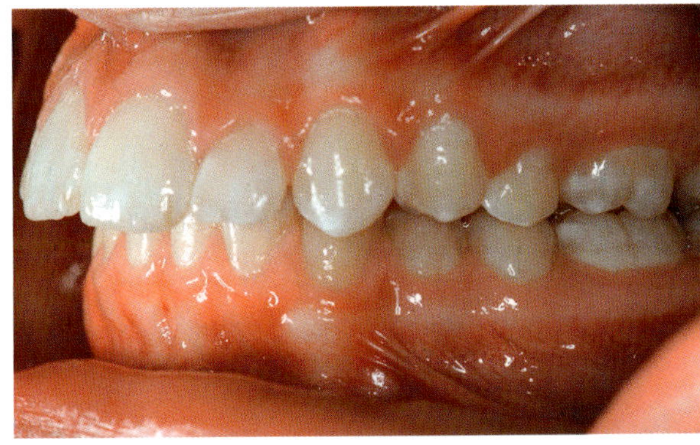

► **Abb. 49.2** Overjet. (Wichelhaus A, Eichenberg T. Herbst-Apparatur. In: Wichelhaus A, Hrsg. Farbatlanten der Zahnmedizin – Kieferorthopädie – Therapie, Bd. 1. 2. Aufl. Thieme; 2017)

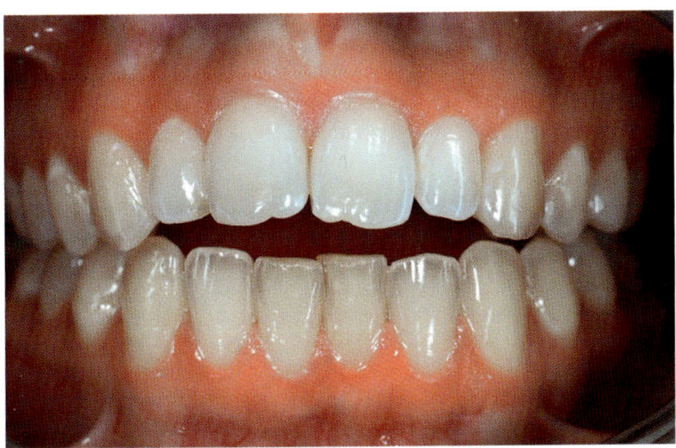

► **Abb. 49.3** Offener Biss. (Wichelhaus A, Eichenberg T. Extraktionstherapie. In: Wichelhaus A, Eichenberg T, Hrsg. Farbatlanten der Zahnmedizin – Kieferorthopädie – Therapie Bd. 1. Thieme; 2013)

► **Tab. 49.1** Einteilung sagittaler Abweichungen der Okklusion nach Angle.

Einteilung	Beschreibung
Klasse I – Neutralbiss	Regelverzahnung – Sechsjahresmolar liegt mit seinem mesiobukkalen Höcker in der 1. Hauptfissur des 1. unteren Molars, der obere Eckzahn füllt die Loge zwischen unterem Eckzahn und 1. Prämolar; durchgängig alternierende Verzahnung
Klasse II – Distalbiss	Vorverlagerung des Oberkiefers und/oder Rückverlagerung des Unterkiefers
Klasse II1 – Overjet (► **Abb. 49.2**)	plus Vergrößerung der sagittalen Stufe
Klasse II2	plus Verkleinerung der sagittalen Stufe bis hin zur Kopfbiss- oder Kreuzbissbildung
Klasse III – Mesialbiss	mit Vorverlagerung des Unterkiefers und/oder Rückverlagerung des Oberkiefers

- Man unterscheidet bei den **vertikalen Abweichungen** den Tiefbiss (vergrößerter Overbite) und den offenen Biss (verkleinerter Overbite). Ein offener Biss kann sich frontal (► **Abb. 49.3**) oder seitlich ausbilden. Als Auslöser kommen hier ebenfalls sowohl funktionelle Dyskinesien wie Lutschhabits und/oder Zungendysfunktionen als auch dentoalveoläre Wachstumsprozesse infrage.

49.4 Ursachen

Orofaziale Dysfunktionen

Saugstörungen: In den ersten 2 Lebenswochen sollte sich eine schon intrauterin ausgebildete Saugbewegung in ein nährendes Saugen umwandeln. Wichtig ist hier eine möglichst gut aufeinander abgestimmte Bewegung, ausgeführt von den umliegenden myofaszialen Strukturen im Bereich von Maxilla, Mandibula und des Hyoids. Laut Carreiro besteht sie zyklisch aus ca. 10–30 Saugbewegungen mit anschließenden 1–4 Schluckbewegungen [5]. Hier bestehende Dysfunktionen könnten z. B. sein:

- Dyskoordination der Zungen- und/oder hyoidalen Muskeln
- Dysfunktionen von Hyoid, Mandibula/Gesichtsschädelknochen und ihrer suturalen Verbindungen
- Entrapment des N. hypoglossus, N. glossopharygeus oder des N. vagus
- intrauterin fehlendes Ausbilden von nicht nährendem Saugen (z. B. bei Frühgeburt)
- zu kurzes Frenulum

Im weiteren Verlauf könnten Saugstörungen (Kap. 54) besonders sagittale und vertikale Okklusionsabweichungen begünstigen.

Lutschhabits: Schon intrauterin und in den ersten Lebensjahren ist die orale Lutschphase ein wichtiger, für eine physiologisch gesunde Entwicklung unumgänglicher Abschnitt. Rund um das 3. Lebensjahr sollte die Phase beendet sein [13]. Es werden v. a. die Entwicklung von skelettalen und dentoalveolären Abweichungen in sagittaler und vertikaler Richtung durch Lutschhabits begünstigt [9].

Viszerales Schlucken: Beim Neugeborenen ist der viszerale oder infantile Schluckvorgang physiologisch. Aufgrund der noch fehlenden Zähne wird der für den Schluckvorgang nötige Zahnkontakt durch den Vorschub der Zunge zwischen die Kieferwülste und Lippen kompensiert. Mit Beginn der Dentition bis zum Ende des 4. Lebensjahres sollte das viszerale Schluckmuster durch ein somatisches Schluckmuster, d. h. eine Okklusionsfähigkeit mit Zungenkontakt am oberen Gaumen und dorsal gerichtetem Impuls beim Schluckvorgang, ersetzt werden. Geschieht das nicht oder nicht vollständig, können aufgrund des großen Einflusses der Zungenmuskulatur auf das Kieferwachstum (Kap. 49.3) Abweichungen in allen 3 Ebenen begünstigt werden.

Mundatmung: Man unterscheidet eine habituelle Mundatmung (ca. 80 % der Fälle) von einer organisch bedingten Mundatmung (ca. 20 % der Fälle) aufgrund einer Dysfunktion der Nasenventilation [18] (Kap. 41). Hier sollte immer zunächst eine HNO-ärztliche Abklärung erfolgen. Es kommt gehäuft zu Infektionen der Atemwege, Kariesdisposition und möglicher Ausbildung von Dysfunktionen in der neuromuskulären Koordination der Zungen-, Kiefer- und Wangenmuskulatur [10]. Vor allem Abweichungen in transversaler und vertikaler Richtung werden hier begünstigt. (Kreuzbissentstehung).

Sigmatismus: Meist ausgelöst durch Ansteuerungsprobleme der Zungenmuskulatur kommt es zur fehlerhaften Aussprache der S-Laute. Hierdurch kann ein negativer Reiz für die Okklusionsfähigkeit aufrechterhalten werden.

Prä-, peri- und postnatale Dysfunktionen: Die möglichen Ursachen von traumatischen Kräften, mit denen das Kind in diesem Zeitraum konfrontiert werden kann, sind zahlreich. Besonders zu erwähnen sind in Bezug auf die Kiefergelenkpositionierung größere Krafteinwirkungen auf den Säuglingsschädel durch intrauterine Lageanomalien, sehr schnelle oder sehr langsame Geburtsvorgänge sowie Saugglocken- oder Zangengeburten, die traumatisierende Einflüsse auf die betroffenen Weichteile hinterlassen.

Aufsteigende Dysfunktionen: Auch Traumata der unteren Extremität, angeborene oder erworbene Fußfehlstellungen, Dysbalancen der Beinachsen sowie Verzögerungen der Hüftgelenkreifung können im kindlichen, noch im Aufrichtungsprozess befindlichen Organismus Dysfunktionen in die oberen Wirbelsäulenabschnitte, den Kiefer-Kopf-Komplex oder die oberen Extremitäten weiterleiten.

Angeborene Fehlentwicklungen: Häufiger in der kinderosteopathischen Praxis anzutreffen sind z. B. folgende Fehlentwicklungen. Beim **Down-Syndrom** findet man ausgelöst durch retardierte Entwicklung des nasomaxillären Komplexes mit Makroglossie und Dentitio tarda (verzögerter Zahndurchbruch) oft Dysfunktionen in der Okklusionsfähigkeit und der Mundschlussfähigkeit. Durch ausgebliebenen vollständigen Verschluss der Gaumen und Nasenwülste in der embryonalen Gesichtsentwicklung entstehen **Lippen-Kiefer-Gaumen-Spalten** in unterschiedlichen Ausprägungen. Je nach Schweregrad sind aufwendige Operationen und eine Schienentherapie indiziert, die die Mundschluss- und Okklusionsfähigkeit wiederherstellen soll. Beim **Pierre-Robin-Syndrom** besteht eine angeborene Trias von mandibulärer Rücklage sowie Retro- und Mikrogenie, die zu Atemwegsstörungen sowie Schluck- und Saugstörungen führen können. Die angeborenen Fehlentwicklungen werden meist pädiatrisch und kieferorthopädisch/chirurgisch betreut.

49.5 Diagnostisches Vorgehen

In Bezug auf die Ursachenfindung von Störungen der Okklusion sind bei der **Anamnese** folgende Informationen besonders wichtig:

- allgemeine Grunderkrankungen
- Ablauf/Komplikationen Geburtsvorgang
- momentaner Stand der kindlichen Entwicklung
- intrauterine Lageanomalien
- Ernährungsgewohnheiten
- orofaziale Dysfunktionen (Kap. 49.4)
- Allergien

Neben der globalen **osteopathischen Untersuchung** aller 3 Systeme (viszeral, kranial und parietal) zur Diagnosefindung mit allen im Einzelfall angebrachten klinischen Tests sind folgende Aspekte genauer zu betrachten:

Posturale Dysfunktionen:

- So könnte ein durch die Okklusionsstörung ausgelöster Hypertonus der Nackenmuskulatur Dysfunktionen in die HWS oder BWS weiterleiten. Durch eine nötige Gegenregulation der ventralen myofaszialen Kette von supra- und infrahyoidaler Muskulatur könnte es als Folge zur Positionsveränderung des Hyoids und in weiterer Folge zur Verlagerung der Zunge nach posterior kommen. Eine Hyperaktivität der retrohyoidalen Kette und des M. temporalis (Pars posterior) wäre eine mögliche Folge.
- Ebenso wäre über die suprahyoidale Muskulatur eine Einflussnahme auf die skapulothorakale Beweglichkeit möglich.
- Es sollte auf Hinweise für subokzipitale Kompressionsdysfunktionen geachtet werden, z. B. Stauungszeichen der ab- und zufließenden Gefäße, Restriktionen und

Dysfunktionen der umliegenden Schädelknochen und Wirbel.

- So könnte eine Dysfunktion der oberen Halswirbel über eine Stimulation der Nn. cervicales 1–3 zu abnormer Spannung der infrahyoidalen Muskulatur führen (Kap. 49.4).
- Auch eine Stimulation des N. accessorius (XI) mit Tonusveränderungen des M. sternocleidomastoideus könnte durch Bewegungseinschränkung des Os temporale Veränderungen der Kiefergelenkstellung zur Folge haben [10].
- Nach Bahnemann kann eine Hyperlordose der HWS sagittale Abweichungen wie einen Distalbiss begünstigen. Ebenso könnte eine gestreckte/kyphotische HWS eher Mesialbisse verstärken [1].
- Skoliotische Abweichungen der Wirbelsäule sowie Beinlängendifferenzen könnten über myofasziale Verbindungen Kreuzbisse begünstigen. Ein mögliche Folge wären Veränderungen der thorakolumbalen Faszie, die zu subokzipital weitergeleiteten Dysfunktionen führen könnten (Kap. 49.4).

Kraniale Dysfunktionen: In der osteopathischen Untersuchung der Gesichts- und Hirnschädelregion sollte ein besonderer Fokus auf den in Kap. 49.3 genannten Regionen der Gestaltungsfelder (Synchondrosen, Suturen und zugehörige Gewebe), auf dem umliegenden myofaszialen Gewebe inklusive seiner Versorgungsäste und den zugehörigen Hirnnervenverläufen des N. trigeminus, N. facialis, N. vagus und des N. glossopharyngeus liegen.

Nasopharyngeale Dysfunktionen: Ausgelöst durch hypertrophe Mandeln oder Polypenbildung kann es zu Verengungen im oberen Atemwegsbereich kommen. Eine in der Folge ausgeführte Vorwärtsneigung und Extension des Kopfes, um den Raum zu vergrößern, könnte wiederum sagittale Abweichungen im Kiefer begünstigen (HNO-ärztliche Abklärung und Behandlung wichtig).

Orofaziale Dysfunktionen: Ein zu kurzes Lippen- oder Zungenbändchen könnte die Funktionsweise der zugehörigen Muskeln verändern. Das Erkennen von Schluck-/Saugstörungen sowie der Schlucktest zum Ausschluss eines persistierenden viszeralen Schluckmusters (Kap. 49.4) ist ebenso wichtig wie der Überblick über den aktuellen Okklusionsstatus und den Stand der Dentition (Kap. 94). Bei Auffälligkeiten sollte eine zahnärztliche und/oder kieferorthopädische Abklärung erfolgen. ▶ **Abb. 49.4.**

Literatur

[1] Bahnemann F. Der Bionator in der Kieferorthopädie. Grundlagen und Praxis. Heidelberg: Haug; 1993

[2] Bueno SB, Bittar TO, de Lima Vazquez F et al. Association of breastfeeding, pacifier use, breathing pattern and malocclusions in preschoolers. Dental Press J Orthod 2013; 18(1): 30. e1–e6

[3] Bumann A, Lotzmann U. Funktionsdiagnostik und Therapieprinzipien. Bd. 12. Stuttgart: Thieme; 2000

[4] Caramez da Silva F, Justo Giugliani ER, Capsi Pires S. Duration of breastfeeding and distocclusion in the deciduous dentition. Breastfeed Med 2012; 7(6): 464–468

[5] Carreiro JE. Pädiatrie aus osteopathischer Sicht: Anatomie, Physiologie und Krankheitsbilder. München: Elsevier; 2004: 187ff.

[6] Castillo-Morales R. Die Orofaziale Regulationstherapie. 2. Aufl. München: Pflaum; 1998

[7] Drews U. Taschenatlas der Embryologie. Stuttgart: Thieme; 1993

[8] Harzer W. Kieferorthopädie. Stuttgart: Thieme; 2011

[9] Kahl-Nieke B. Einführung in die Kieferorthopädie. 3. Aufl. Köln: Deutscher Zahnärzte Verlag; 2010

[10] Liem T. Praxis der Kraniosakralen Osteopathie: Lehrbuch. 3. Aufl. Stuttgart: Haug; 2010

[11] Liem T. Kraniosakrale Osteopathie: Ein praktisches Lehrbuch. 7. Aufl. Stuttgart: Haug; 2018

[12] Liem T, Schleupen A, Altmeyer P, Zweedijk R, Hrsg. Osteopathische Behandlung von Kindern. Stuttgart: Hippokrates; 2010

[13] Möckel E, Mitha N. Handbuch der pädiatrischen Osteopathie. 2. Aufl. München: Elsevier; 2009: 463ff.

[14] Rohen JW. Morphologie des menschlichen Organismus. 2. Aufl. Stuttgart: Verlag Freies Geistesleben; 2002

[15] Rohen JW, Lütjen-Drecoll E. Funktionelle Embryologie. 2. Aufl. Stuttgart: Schattauer; 2003: 121ff.

[16] Springer L, Schrey-Dern D, Hrsg. Orofaziale Dysfunktionen im Kindesalter. Grundlagen, Klinik, Ätiologie, Diagnostik und Therapie. Stuttgart: Thieme; 2003

[17] Thomas EB, Cangussu MC, Assis AM. Maternal breastfeeding, parafunctional oral habits and malocclusion in adolescents: a multivariate analysis. Int J Pediatr Otorhinolarynol 2012; 76 (4): 500–506

[18] Van Caille P. Kursunterlagen Osteopathie in der KFO, Teil I und II. Hamburg: OSD Hamburg; 2014

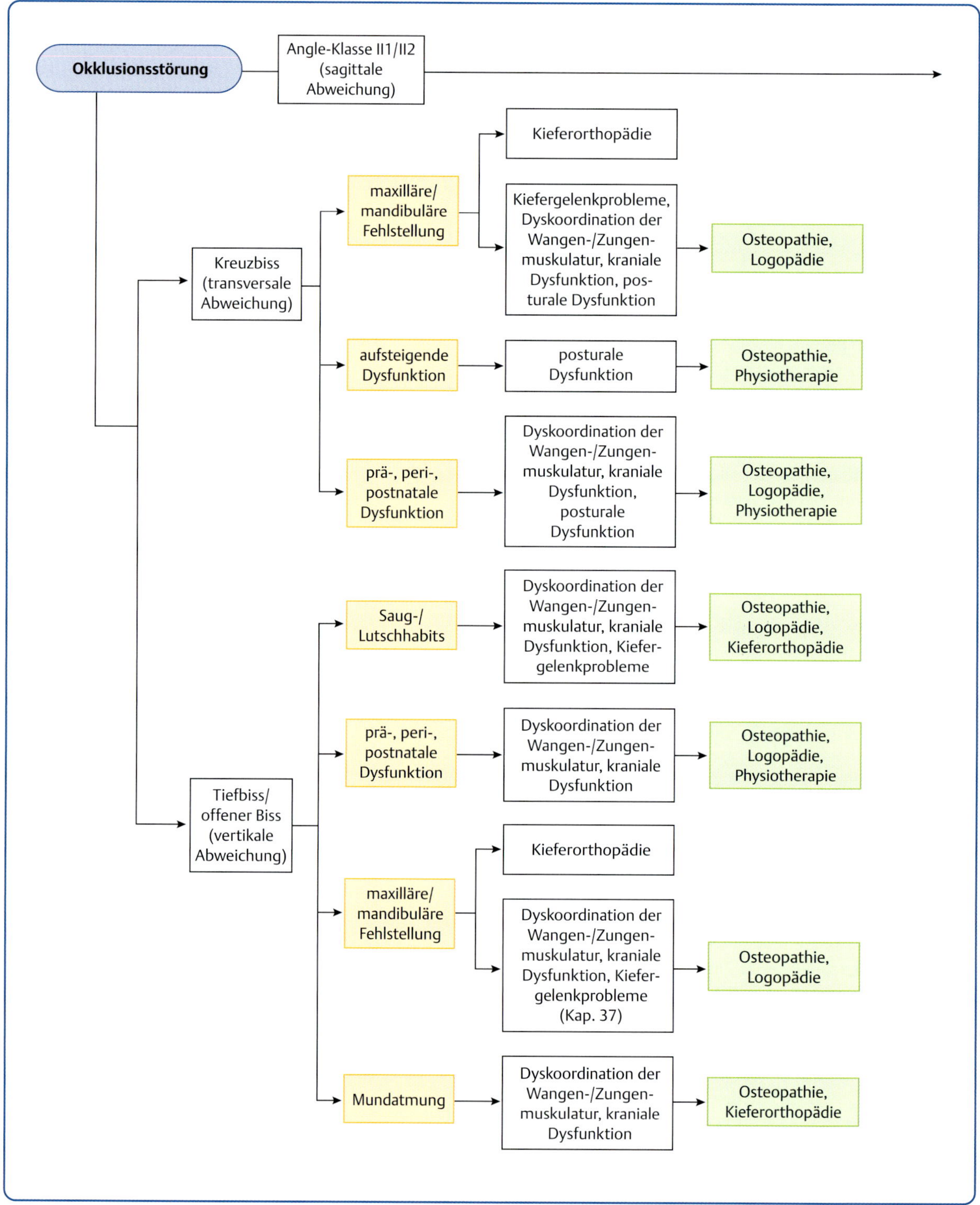

▶ **Abb. 49.4** Algorithmus Okklusionsstörung, Teil 1.

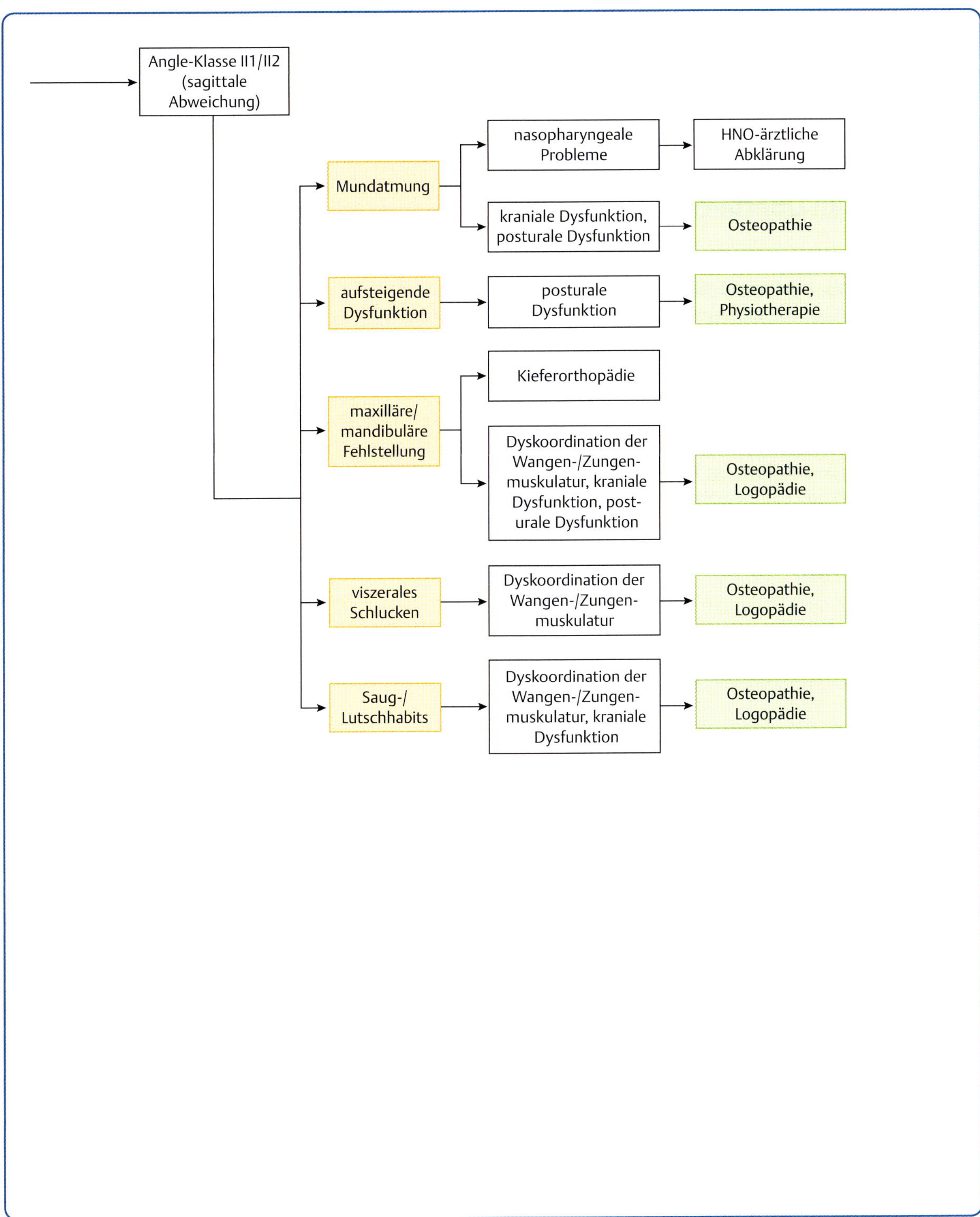
Angle-Klasse II1/II2 (sagittale Abweichung)
Mundatmung
nasopharyngeale Probleme
HNO-ärztliche Abklärung
kraniale Dysfunktion, posturale Dysfunktion
Osteopathie
aufsteigende Dysfunktion
posturale Dysfunktion
Osteopathie, Physiotherapie
maxilläre/ mandibuläre Fehlstellung
Kieferorthopädie
Dyskoordination der Wangen-/Zungen-muskulatur, kraniale Dysfunktion, post-urale Dysfunktion
Osteopathie, Logopädie
viszerales Schlucken
Dyskoordination der Wangen-/Zungen-muskulatur
Osteopathie, Logopädie
Saug-/ Lutschhabits
Dyskoordination der Wangen-/Zungen-muskulatur, kraniale Dysfunktion
Osteopathie, Logopädie

Teil 2.

Belastung der Knie, insbesondere bei übergewichtigen Patienten, resultiert. Meniskusverletzungen, die sich aufgrund repetitiver biomechanischer Fehlbelastung entwickeln können, zählen zu den häufigen Erkrankungen der Kniegelenke.

Der recht komplexe Aufbau des **Fußes** mit seinen 28 Knochen und insgesamt 33 Gelenken ist in erster Linie darauf angewiesen, dass die lotrelevanten Muskeln beim aufrechten Gehen und Stehen physiologisch maximalkräftig zusammenwirken. Andernfalls entwickeln sich lokal Störungen mit Erkrankungen des Fußes im Bereich der Knochen, Sehnen und Bänder und die bereits oben erwähnten aufsteigenden Einflüsse auf die Beinachse, mit den daraus resultierenden Problemen für Knie, Hüfte, Becken und Wirbelsäule bis zur Kopfebene. Die 4 Fußgewölbe entwickeln sich mit zunehmender Intensität des aufrechten Gehens kontinuierlich bis zum Alter von ca. 3 Jahren.

Typische Pathologien der Füße sind die Kompression des Tarsaltunnels mit seinen durchziehenden Strukturen, Supinationstraumata durch Schwächen der Peronealmuskulatur und Metatarsalgien im Übergang zum Vorfuß, bedingt durch ein Abflachen des vorderen Quergewölbes durch intensive mechanische Belastung und muskuläre Dysbalancen des Rück- und Mittelfußes.

51.4 Ursachen

Reelle (strukturelle) Beinlängendifferenzen können sich bereits intrauterin im Rahmen einer Osteochondrodysplasie kongenital entwickelt haben. Störungen des Knochenwachstums sind hierbei in den Epiphysen, Metaphysen, periostal oder endostal zu finden. Verstärktes oder auch vermindertes knöchernes Wachstum ist die Folge. Ebenso können tumorähnliche oder tumoröse Erkrankungen der unteren Extremität zu einer reellen Beinlängendifferenz führen. Traumata in der Kindheit wie Wachstumsfugenverletzungen und Knochenbrüche (Frakturen) stellen die häufigste Ursache für eine Beinlängendifferenz dar. Seltener führen (v. a. bakterielle) Entzündungen zu relevantem Knochenabbau und neuroorthopädischen Erkrankungen über Lähmungen (Paresen) zu einer ernährungsbedingten Wachstumsproblematik des knöchernen Skeletts. Stoffwechselerkrankungen und iatrogene Schäden nach Radiatio ergänzen zudem die möglichen Ursachen einer strukturellen anatomischen Beinlängendifferenz.

Funktionelle Beinlängendifferenzen können sich ohne anatomische Längenunterschiede intrauterin oder nach der Geburt im Wachstumsprozess entwickeln. Hierzu zählen Fußdeformitäten, Kontrakturen und Luxationen der Hüfte oder der Kniegelenke (Kap. 51.3).

51.5 Diagnostisches Vorgehen

Sobald es aufgrund zunehmender Alterscompliance bei der Untersuchung der Patienten möglich ist, willkürliche Anspannung von Muskeln zu testen, wird empfohlen, die Maximalkraft mit und ohne Biss zu untersuchen. Hierbei wird deutlich, dass das Wechselgebiss oder v. a. ein bleibendes Gebiss die Maximalkraft von Muskeln relevant schwächen und darüber eine spürbare Lotveränderung der Beinachse mitbedingen kann. Im interdisziplinären Team sollte dann auch schon früh über eine Bissbalance mittels orthopädischer **Aufbissschienentherapie** nachgedacht werden. Die Schnelllebigkeit unseres Alltags lässt die Kinder und Jugendlichen häufig ihre Zähne aufeinander pressen, um sich tagsüber zu verwurzeln und nächtliche emotionale Hygiene beim Träumen zu ermöglichen.

Die **Untersuchung der Beinlänge** sollte orientierend, wenn möglich im Stehen über die Untersuchung der Beckenkämme, im Liegen bei gestreckter unterer Extremität nach zuvor einmaligem Aufrichten des Oberkörpers und Rollen über die Sitzbeine und anschließendem Wiederablegen des Oberkörpers, erfolgen. Ein zusätzliches Anbeugen der Knie bis zur Vertikalisierung der Schienbeine ermöglicht in der Seitenansicht eine Beurteilung der Oberschenkellänge zueinander und in der Aufsicht auf die Kniescheiben einen Eindruck über die Länge der Unterschenkelröhrenknochen im Seitenvergleich. Beinlängendifferenzen von etwa 0,5 cm und mehr können das Kompensationsvermögen der Patienten aufbrauchen und symptomatisch werden.

Durch den Längenunterschied der Röhrenknochen im Ober- und/oder Unterschenkel neigen sich das Becken und die Hüfte im Gang/Stand zur Seite des kürzeren Beins. Die Wirbelsäule wird mit einer konsekutiven Fehlhaltung reagieren und aufsteigende spannungsrelevante Einflüsse werden die Stellung der Schultern und des Kopfes mitbedingen. Das Becken, als Drehscheibe aller Kräfte beim Gehen und Stehen unseres Körpers, wird von aufsteigenden Problemen der Beine (u. a. Beinlängendifferenz), von segmentalen Einflüssen der Beckenorgane und von absteigenden Kräften aus dem Rumpf, dem Kopf und der oberen Extremität (Kap. 50) beeinflusst.

Eine exakte **Bestimmung der Beinlänge** kann röntgenologisch beim stehfähigen Kind im Rahmen einer Ganzbeinstandaufnahme erfolgen. Hierbei verbessert ein integrierter oder angelegter Messstab die Maßgenauigkeit. Klinisch können Asymmetrien des Beckens und der Beine durch eine direkte Längenbestimmung zwischen der Spina iliaca anterior oder des Trochanter major bis zum Malleolus lateralis untersucht werden.

Festgestellte Beinlängendifferenzen sollten im Rahmen der körperlichen Untersuchung den Blick für mögliche weitere Pathologien schärfen und ggf. zusätzliche fachärztliche Untersuchungen zur Folge haben.

Die **Therapieoptionen** der Beinlängendifferenz richtet sich nach der Ätiologie und dem Ausmaß der Differenzen.

Reelle Beinlängendifferenzen bis ca. 0,5 cm werden in der Regel gut kompensiert und führen selten zu relevanten Beschwerden. Um die Spätschäden im Bereich der Wirbelsäule mit Skoliose und degenerativen Veränderungen durch eine anatomische Beinlängendifferenz möglichst gering zu halten, kann die frühzeitig diagnostizierte Beinlängendifferenz über einen Beinlängenausgleich balanciert werden. Spitzfußstellungen auf der Verkürzungsseite und Kniebeugehaltungen auf der längeren Seite können somit schnell unterbunden werden. Nach Abklärung der Ursache und – wenn möglich – nach Einleitung einer gezielten längenwachstumsinduzierenden Intervention an verkürzten Röhrenknochen, sollte der Beinlängenausgleich engmaschig auf die Effektivität und den Nutzen überprüft werden. Operative Verlängerungen von Röhrenknochen über Marknagelungen oder einen Fixateur externe zur Einflussnahme auf die spätere Länge des Knochens, stellen weitere Therapieoptionen dar.

Eine **funktionelle Beinlängendifferenz** ist bedingt durch das Ungleichgewicht der in das Becken inserierenden und ausstrahlenden muskulären Kräfte. Diese verursachen eine Verkippung und Verdrehung des Beckenrings mit veränderter Stellung der Hüftpfannen zueinander. Eine erste symptomatische Anbehandlung in diesen Fällen mit Kräftigung der schwachen und Dehnung der verkürzten Muskulatur durch osteopathische Techniken vermittelt schnell einen Eindruck der Besserung oder des Fortbestehens der Fixationen in der Fehlhaltung. Die Ursachen der muskulären Dysbalancen sollten über Komplementärdiagnoseverfahren (z. B. Applied Kinesiology, Elektroakupunktur nach Voll) weiter abgeklärt werden. Im Behandlungsverlauf ist bei unklaren oder verschlechterten Befunden und einem „unguten Bauchgefühl" die Vorstellung dieser Patienten in einer erfahrenen Schwerpunktklinik empfehlenswert, um im interdisziplinären Team und bezüglich der eingeschlagenen Behandlung sicher und verantwortungsbewusst zu handeln. ▸ **Abb. 51.1.**

Literatur

[1] Prätorius O. Die Einflüsse der Kieferorthopädie auf die Haltung des Menschen aus orthopädisch/osteopathischer Sicht. Umwelt Medizin Gesellschaft 2015; 28(3): 172–178

[2] Still A. Philosophy of osteopathy. Kirksville, MO: AT Still; 1899

ker und Behandler aber allzu oft nicht benennen können, sollte unser Blick häufiger auf den ganzen Menschen gerichtet sein, indem wir einen Schritt zurücktreten und das gesamte System „Mensch“ betrachten. Dadurch wird es möglich, über den „Tellerrand“ hinausblickend in anderen Fachgebieten die eigentlichen primären Läsionen (Ursachen) für die zu behandelnde Symptomatik (z. B. Tortikollis) zu finden und darüber kausal zu therapieren.

52.5 Diagnostisches Vorgehen

Angeborene Strukturauffälligkeiten von HWS und Schädel werden fachärztlich mittels röntgenologischer Bildgebung, bei starker Deformität und festerer Fixation der Weichteile ergänzt um eine 3D-CT, diagnostiziert und behandelt.

Die osteopathische Untersuchung ermöglicht im Team ein sehr differenziertes Vorgehen, das die Austestung des segmentalen Endgefühls und die Listening-gesteuerte Behandlung der Primärläsionen beinhaltet. Nach Anbehandlung und Gewebereaktion kann dann interdisziplinär das optimale weitere diagnostische und therapeutische Vorgehen festgelegt werden. Ein tiefer Haaransatz, ein kurzer Hals und eine relevante Einschränkung der HWS-Beweglichkeit findet sich häufig als Trias beim Klippel-Feil-Syndrom, einer Segmentationsstörung. Häufig finden sich Kombinationen mit Organsystemfehlbildungen des urogenitalen und kardiopulmonalen Systems, die dann im Rahmen der fachärztlichen Konsiliaruntersuchungen mit beurteilt werden können.

Die Austestung der Säuglingsreflexe kann richtungsweisende Befunde für ZNS-Störungen liefern (Rollmanöver, Moro-Reflex, asymmetrisch-tonischer Nackenreflex). Sobald die Patienten Aufforderungsmotorik erbringen können (ab dem 3.–4. Lebensjahr), fördert die Austestung von Maximalkraft einzelner Muskeln oder Muskelgruppen gewinnbringende Befunde zutage. Die mit und ohne maximale Interkuspidation (MIC) getestete Kraft kann sich relevant unterscheiden, sodass auf diese Weise ein Hinweis auf eine möglicherweise im dentalen Bereich vorliegende Pathophysiologie gewonnen werden kann. Über die Applied Kinesiology können weitere Ideen und Orientierungshilfen ausgetestet werden, um muskuläre Schwächen, die durch kranke oder gestörte Organsysteme bedingt sind, zu finden und ursächlich zu behandeln.

Die embryologische Entwicklung hilft uns bei der systemübergreifenden Diagnostik, sodass wir muskuläre Schwächen über viszerosomatisch bedingte Störungen erklären und gezielt behandeln können. Darüber werden rein symptomatisch orientierte „Sisyphus-Behandlungen“ stark reduziert werden können.

Eine ergänzende Überprüfung der Rippenmechanik hinsichtlich Fehlfunktionen durch Dysfunktionen der Mm. scaleni sollte aufgrund der anzutreffenden Häufigkeit regelmäßig erfolgen.

> **Cave**
> **In diesem Zusammenhang ist Vorsicht geboten vor einer möglichen Verwechslung von Tortikollis und Plagiozephalien, da die daraus abzuleitende Therapie eine andere Vorgehensweise erfordert (Kap. 55).**

Die Austestung des Gelenkspiels und das Bewegungsausmaß („range of motion“) der HWS helfen bei einer differenzierten Diagnostik.

So einfach die Diagnose einer Einblutung in die Halsmuskulatur des M. sternocleidomastoideus, des M. trapezius oder der Mm. scaleni geburtsbedingt ist und zu einem angeborenen Schiefhals führen kann, so schwierig ist die kausale Therapie eines erworbenen Tortikollis, der bedingt sein kann durch primäre Störungen im HNO- und zahnmedizinischen Bereich. Über entlegene Afferenzen können die Efferenzen der genannten Erfolgsmuskulatur inhibiert sein und kann sich darüber eine Lotproblematik durch Verlust an Muskelkraft entwickeln. Das Lot ist eine symmetrische Kraft der stabilisierenden Muskulatur, sodass eine Fehlhaltung immer – bedingt durch die Schwerkraft – in einen schwachen Muskel „hinein“ verändert wird.

Funktionelle angeborene und erworbene Schiefhalsdeformitäten profitieren ebenso von der interdisziplinären Diagnostik im Team. Je schneller die Primärursache (okulär, organisch, dental etc.) gefunden und behandelt wird, desto geringer sind die später fortbestehenden Asymmetrien in der Kopf- und Halsregion.

Von einer vorschnell gestellten monokausalen Ursachendiagnose der idiopathischen Verkürzung des M. sternocleidomastoideus, die über eine operative Tenotomie behandelt wird, ist abzuraten. Im menschlichen Körper führen häufiger multifaktorielle Einflüsse zum „Überlaufen des Fasses“ bzw. zum Kompensationsverlust einer Körperregion mit Ausbildung einer entsprechenden Symptomatik wie der des Schiefhalses.

Das gleichzeitige Auftreten von CMD-Symptomen im Wechselgebiss (trigeminale Afferenz inhibiert im ZNS ipsilateral die Efferenz des M. sternocleidomastoideus) und chronischen Infekten der Nasennebenhöhlen umweltbiologisch durch Schimmelpilz- und/oder allergene Belastung kann ebenso einen Schiefhals bedingen. Eine einseitige vorbestehende Hör- oder Sehschwäche, die oftmals frühzeitig schwer zu diagnostizieren ist, begünstigt zudem die Schiefhalssituation.

Bereitet das Auffinden der „primären Dysfunktion“ Probleme, kann eine Anbehandlung der Schädelbasismechanik mit entsprechenden kraniosakralen Techniken andere Schädelbefunde mit normalisieren helfen, da die Schädelbasis häufig Grund für eine sekundäre Dysfunktion des Schädeldaches ist.

Subokzipitale Muskeln können in ihrer Funktion gestört sein, ausgelöst durch Providerafferenzen aus den Nasennebenhöhlen, die einen trigeminozervikalen Reflex zur Folge haben (Fazilitation durch übertragenen Schmerz).

Ein spastischer Tortikollis und Vertigo (paroxysmaler Schwindel) lassen ursächlich an ein laterales Spannungsmuster denken und werden effektiv durch Listening-unterstützte Techniken abgearbeitet.

Ein Erfahrungshinweis zur **Therapie** sei an dieser Stelle des Kapitels erlaubt:

- Passive und isometrische Muskeldehnungsprinzipien, z. B. Strain-Counterstrain- und Muskel-Energie-Techniken (MET), werden bei älteren Kindern/Jugendlichen, die Aufforderungen bereits umsetzen und befolgen können, gerne zur Anwendung gebracht.
- Bei Säuglingen und Kleinkindern sind v. a. osteopathische Techniken wie die Balanced Ligamentous Tension (BLT) und „indirekte" Techniken gewinnbringend anzuwenden, da aufgrund des Alters noch keine Aufforderungsmotorik genutzt werden kann.
- Eine Überprüfung des Behandlungserfolgs erfolgt unabhängig von den angewendeten Techniken über eine veränderte und balanciertere Gewebetextur.
- Den Menschen osteopathisch systemisch zusammenhängend zu behandeln und nicht nur „lokal am Symptom-Ort", sollte Teil unserer täglichen Arbeit sein.
- Gemeinsames diagnostisches Vorgehen und Therapieren ermöglicht dann Synergieeffekte, die mit einer Steigerung der Lebensqualität der Patienten einhergehen.

► **Abb. 52.1**

Literatur

[1] Hamanishi C, Tanaka S. Turned head-adducted hip-truncal curvature syndrome. Arch Dis Child 1994; 70(6): 515–519

[2] Happle C, Wetzke M, Hermann EJ et al. „Cases against KiSS": Ein diagnostischer Algorithmus des frühkindlichen Torticollis. Klin Padiatr 2009; 221(7), 430–435

[3] Prätorius O. Die Einflüsse der Kieferorthopädie auf die Haltung des Menschen aus orthopädisch/osteopathischer Sicht. Umwelt Medizin Gesellschaft 2015; 28(3): 172–178

[4] Still A. Philosophy of osteopathy. Kirksville, MO: AT Still; 1899

Ziel ist die Verbesserung der Akzeptanz und die Bewältigung der Skoliosen mit allen sekundären Begleiterkrankungen sowie die Optimierung des Umgangs mit den zum Teil erforderlichen Hilfsmitteln (u. a. Schulung zum Erlernen von nächtlicher Überdruckbeatmung bei Postpoliosyndrom). Zum Teil werden diese therapeutischen Interventionen nur im Rahmen eines **stationären Aufenthalts** in Spezialkliniken erarbeitet werden können (insbesondere bei schweren Lungenfunktionsstörungen und Cor pulmonale). Der Erfahrungsaustausch unter den Betroffenen ist gerade in der Adoleszenz im Rahmen von gruppendynamischen Prozessen zu fördern.

Die Klassifikationen für die **Behandlungsindikationen** ermöglichen eine leitlinienunterstützte Vorgehensweise für den Behandler. Wichtig ist hierbei, dass wir nicht nur Studien glauben (hoher Evidenzgrad), sondern v. a. unsere eigenen Beobachtungen und Erfahrungen im Praxisalltag in die Therapien mit einfließen lassen. Erfahrenes Listening-gesteuertes Anbehandeln mit osteopathischen Techniken kann einen lotunterstützenden nachhaltigen Einfluss auf die skoliotische Wirbelsäule haben.

Wünschenswert ist hierbei eine enge Zusammenarbeit im Team. Die osteopathische Arbeit wird unterstützt durch den vertrauten Kinderarzt, Fachärzte wie Orthopäde und Gastroenterologe sowie Zahnarzt und Kieferorthopäde, die den obersten Anteil des Verdauungstrakts, den Mundraum, in systemischem Zusammenhang mit dem Restkörper, mitbetreuen sollten.

Zusätzliche **ergänzende Diagnoseverfahren**, schulmedizinisch und ergänzend komplementär, helfen bei chronischer Symptomatik dabei, individuelle Ernährungsempfehlungen auszutesten (Lymphozytentransformationstest über Blutanalyse, Applied Kinesiology) und nur biokompatible Zahnersatzmaterialien und Versiegelungskunststoffe für die Zähne zu verwenden. Dies hilft, einen „sensiblen“ Magen-Darm-Trakt dauerhaft antientzündlicher und parasitenresistenter zu balancieren und kann ein wichtiger weiterer Schritt sein, um im interdisziplinären Team Alleinstellungsmerkmale zu entwickeln.

Grundsätzlich gilt: Je multifaktorieller die Diagnostik und daraus resultierende Therapie im Team stattfindet, desto nachhaltiger kann der Osteopath endgültige, bis zuletzt verbliebene Spannungsmuster und Störungen der Selbstheilung im Körper der Patienten erfolgreich und nachhaltig abarbeiten. ▶ **Abb. 53.3**.

Literatur

[1] Garten H. Das Muskeltestbuch. München: Urban & Fischer; 2008

[2] Kapp-Simon KA, Speltz ML, Cunningham ML et al. Neuro-development of children with single suture craniosynostosis: a review. Childs Nerv Syst 2007; 23(3): 269–281

[3] Machnide M. Cause of idiopathic scoliosis. Spine 1999; 24: 2576–2583

[4] Phillippi H, Faldun A, Jung T et al. Patterns of postural asymmetry in infants: a standardized video-based analysis. Eur J Pediatr 2006; 165(3): 158–164

[5] Phillippi H, Faldun A, Schleuper A et al. Infantile postural asymmetry and osteopathic treatment: a randomized therapeutic trial. Dev Med Child Neurol 2006; 48(1): 5–9

[6] Prätorius O. Die Einflüsse der Kieferorthopädie auf die Haltung des Menschen aus orthopädisch/osteopathischer Sicht. Umwelt Medizin Gesellschaft 2015; 28(3): 172–178

[7] Still A. Philosophy of osteopathy. Kirksville, MO: AT Still; 1899

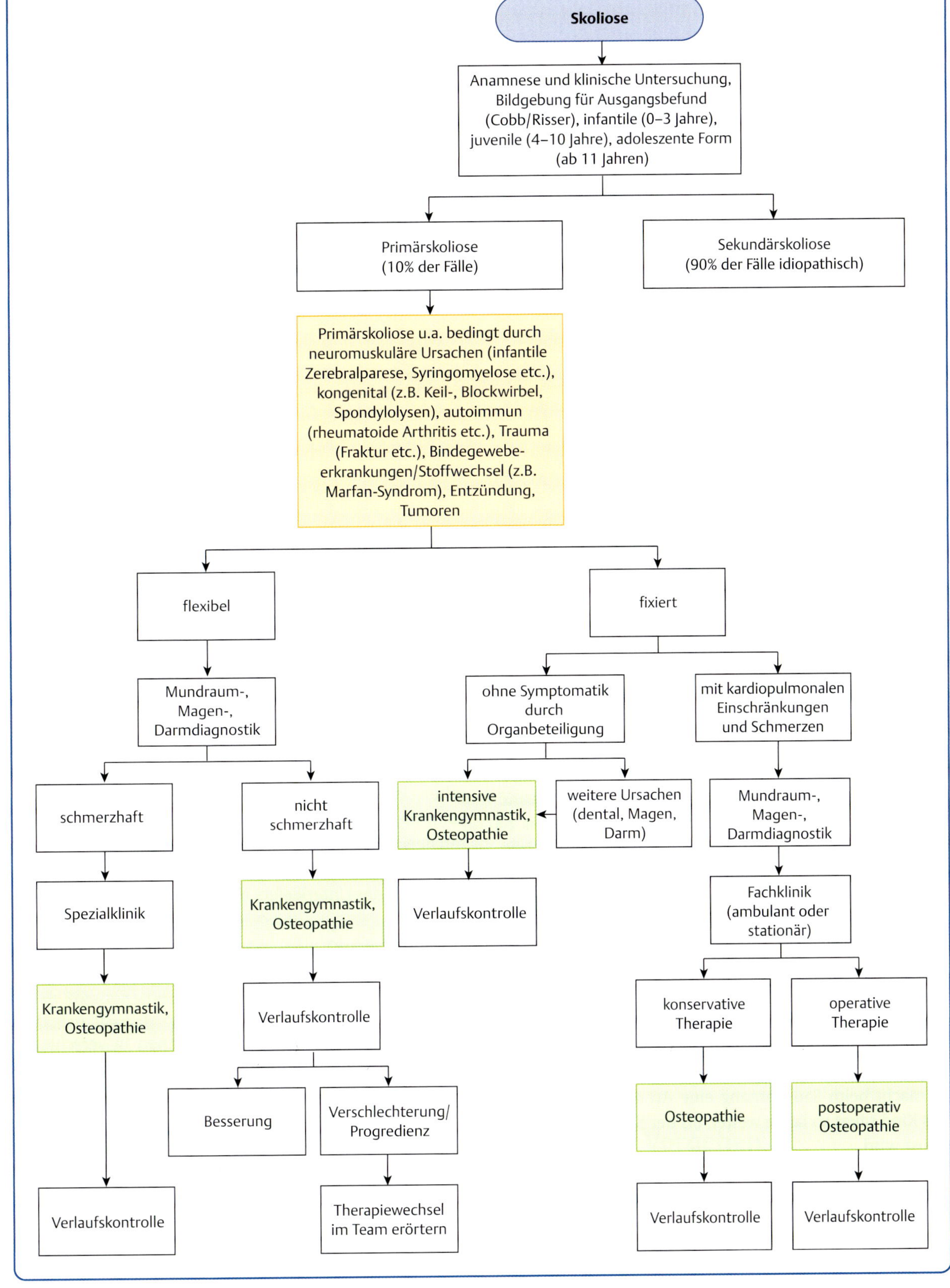

▶ **Abb. 53.3** Algorithmus posturale Auffälligkeiten – Skoliose.

[11] Krauss L. Case study: infant's inability to breast-feed. Chiropr Pediatr 1994; 1(3): 27

[12] Kvivik G, Kvivik-Côte L. Auswirkung des Stillens auf die Schädelentwicklung. In: Liem T, Schleupen A, Altmeyer P, Zweedijk R, Hrsg. Osteopathische Behandlung von Kindern. Stuttgart: Hippokrates; 2010: 268–304

[13] Mahdi S. Osteopathische Therapie von Neugeborenen mit Saugstörungen. Osteopathische Medizin 2006; 7(1): 9–12

[14] Möckel E, Mitha N. Handbuch der pädiatrischen Osteopathie. 2. Aufl. München: Elsevier; 2009

[15] Mohrbacher N, Stock J. Handbuch für die Stillberatung. München: La Leche Liga Deutschland e. V.; 2000

[16] Nationale Stillkommission. Wunde Brustwaren in der Stillzeit – Ursachen, Prävention und Therapie. Berlin: Bundesinstitut für Risikobewertung (BfR); 2007

[17] Nehlsen E. Die erste Höchstleistung des orofacialen Apparates: Stillen und Stillprobleme und die Rolle der MT. Interdisziplinärer Kongress der EWMM. 20. und 21. Mai 2005. Bochum: Ruhruniversität Bochum; 2005

[18] Niessen K-H. Pädiatrie. 2. Aufl. New York: Edition Medizin VCH; 1998

[19] Palmer M, Crawley K, Blanco I. Neonatal Oral-Motor Assessment Scale: a reliability study. J Perinatol 1993; 13(1): 28–35

[20] Przyrembel H. Entscheidungshilfen für das Stillen. Die Vorteile der Muttermilch. In: Przyrembel H, Hrsg. Stillen und Muttermilchernährung. Grundlage, Erfahrungen und Empfehlungen. Köln: Bundeszentrale für gesundheitliche Aufklärung (BZgA); 2001

[21] Sacher R. Perinatale Risikofaktoren für die Entstehung von frühkindlichen Kopfgelenksfunktionsstörungen. Päd 2004; (10): 275–278

[22] Schliefenhövel G. Stillen und richtiges Schlucken, myofunktionale und evolutionsbiologische Zusammenhänge. Stillnachrichten 1994; (1): 5–9

[23] Sergueef N. Die Kraniosakrale Osteopathie bei Kindern. Kötzting: Verlag für ganzheitliche Medizin; 1995

[24] Upledger J. Applications of craniosacral therapy in newborn and infants part I. Massage Today 2003; 3(5): 1–4

[25] Wagner L. Management of disturbances in infant feeding. J Am Osteopath Assoc 1971; 70: 115–121

55 Schädeldeformitäten

Cristian Ciranna-Raab, Torsten Liem

55.1 Wichtiges im Überblick

Schädeldeformitäten gehören zur Geschichte der Entwicklung der Menschheit. In der Vergangenheit wurden Deformationen sogar aus sozialen, ästhetischen oder religiösen Gründen verursacht. Erste Belege dafür stammen aus der Zeit der Neandertaler, um 45 000 v. Chr. [5].

Heutzutage beschäftigen sich Osteopathen v. a. mit einer lagerungsbedingten Schädelasymmetrie („positional plagiocephaly") des Neugeborenen, da fast alle anderen Deformitäten primär medizinisch oder chirurgisch zu versorgen sind. Konservative Behandlungen einer lagerungsbedingten Plagiozephalie sind laut Steinberg et al. [4] sehr effektiv. Die Differenzialdiagnostik bei Schädelasymmetrien ist sehr wichtig, um zeitnah die richtige therapeutische Maßnahme zu treffen. So gelingen z. B. chirurgische Eingriffe besser, wenn die Pathologie früh erkannt wird.

55.2 Definition

Schädeldeformitäten betreffen grundsätzlich die Suturen des Schädels und führen zu einem asymmetrischen Aussehen des Kopfes, mit oder ohne direkte Auswirkungen auf das optische, das kognitive System oder die weitere Entwicklungen des Körpers.

Bis zum 6. Lebensjahr ist das intrasuturale Gewebe noch sehr locker, mobil und in Entwicklung. Die Stabilität und Integrität des Schädels wird in diesem Stadium noch zum größten Teil durch die Duralmembran aufrechterhalten. Ab dem 6./7. Lebensjahr ist das intrasuturale Gewebe ausreichend straff, um die Funktion der Stabilität und gleichzeitig der Mobilität und Anpassung der Schädelknochen zu ermöglichen. In diesem Stadium verbleibt die Sutur bis ins hohe Alter.

An den Stellen, an denen die Knochen sich voneinander entfernen (z. B. am Schädeldach), wirkt die Sutur als zugadaptive Wachstumszone (Ausdehnungsgelenk). Synchondrosen behalten hingegen selbst bei Druck noch ihre Wachstumsaktivität und wirken so, durch Auseinanderwachsen der Knochen, als druckadaptive Wachstumszone.

Das Wachstum der Suturen ist hauptsächlich von Zugkräften abhängig. Die spätere postnatale Entwicklung der Suturen kann auch von der Ernährung, von statischen (Gravitation) und dynamischen Kräften (Fortbewegung) sowie von Kauvorgängen beeinflusst werden. Wenn die Trennungskräfte im Bereich der Suturen nachlassen, z. B. durch Abschluss des Hirnwachstums, beginnt der langsame Verschluss der Hirnschädelsuturen.

Ein physiologisches Wachstum der Synchondrosen (Synchondrosis sphenooccipitalis, sphenoethmoidalis, sphenofrontalis) ist wesentlich für eine normale Entwicklung des Mittelgesichts und orofazialer Strukturen, inklusive Kiefergelenk. Die Ossifikation der SSB beginnt bereits im Alter zwischen 6 und 13 Jahren. Vollständig ossifiziert ist die SSB zwischen dem 13. und 17. Lebensjahr.

Gesichtssuturen bleiben länger offen als Hirnschädelsuturen (bis zum 60.–80. Lebensjahr). Definitive Aussagen zu Fusionen des nasomaxillären Bereichs sind gegenwärtig nicht zu machen. Die Fusion verläuft über Jahre, in Abhängigkeit von funktionellen Anforderungen (z. B. von Sinus, Muskeln und Zähnen). Die Sutura incisiva verknöchert bereits prä-, spätestens aber postnatal, die Suturae palatina mediana und transversa etwa ab dem 30. Lebensjahr und die Sutura frontozygomatica erst ab dem 80. Lebensjahr [3].

Das Wort **Plagiozephalie** (griech. „plagios" = schräg, „kephalé" = Kopf) wird allgemein benutzt, um Verformungen des Schädels zu beschreiben, unabhängig von deren Ursachen (vgl. Kap. 39.2).

55.3 Anatomie – Physiologie – Pathophysiologie

Durch Störungen der verschiedenen Entwicklungsphasen des Schädels kommt es zu klinisch relevante Erkrankungen. Die Suturen stellen die Artikulationsflächen zwischen den unterschiedlichen Schädelknochen dar, die bei der Geburt noch relativ große Bewegungsmöglichkeiten zeigen, da die Verformung während des vaginalen Geburtsprozesses wichtig ist und um sich später dem Wachstum des Gehirns anpassen zu können.

Zu den Schädeldeformitäten gehören die Vergrößerung (Makrozephalie) und Verkleinerung des Kopfes (Mikrozephalie) sowie Schädelverformung (Plagiozephalie). Plagiozephalien lassen sich weiter unterteilen in nichtsynostotische und synostotische Formen.

Bei der lagerungsbedingten posterioren Plagiozephalie (► **Abb. 55.1**) handelt es sich um eine **nichtsynostotische Form**, die mit einer Verformung des Okziputs (unilateral oder bilateral) einhergeht, ohne dass eine Verknöcherung der Suturen vorliegt.

56 Schielen

Burkhard Schulz-Gebhard

56.1 Wichtiges im Überblick

> *„So wie man nicht die Augen ohne den Kopf und den Kopf nicht ohne den Körper heilen sollte, so sollte man den Körper nicht ohne die Seele heilen."*
>
> Sokrates

Bei einem Schielkind sollte immer die Posturologie beachtet und so nach propriozeptiven Störungen gefahndet werden, v. a. aus den Sakroiliakalgelenken, dem Okziput-Atlas-Axis-Komplex (OAA-Komplex), und damit nach Störungen am Kranium. Die Kopfhaltung kann kompensatorisch verändert sein, um beim Schielen das Binokularsehen aufrechtzuerhalten und Doppelbilder zu vermeiden [7]. Bei einem plötzlich aufgetretenen Schielen muss auch immer an einen pathologischen intrakraniellen Prozess gedacht werden. Eine Zusammenarbeit mit dem Augenarzt, dem Kinderarzt und einem Radiologen ist somit obligat.

Die mechanischen Auswirkungen der Geburt auf den Schädel können Einfluss nehmen auf den Augapfel, die Augenmuskeln, die Augenhöhle und die Hirnnerven für die Augenmuskeln. Neben diesen mechanischen Ursachen werden neurophysiologische Faktoren diskutiert wie eine Störung der binokularen Sensorik im sensorischen Fusionszentrum in der Hirnrinde.

Die ophthalmologischen Therapieansätze sind zum einen konservativ: Brillenverordnungen bei Fehlsichtigkeit und Astigmatismus, Prismengläser und Abdecken („Okklusion") des gesunden Auges zur Vermeidung einer Schwachsichtigkeit (Amblyopie). Zum anderen erfolgen operative Korrekturen an den Augenmuskeln.

Eine osteopathische Therapie am Kranium inklusive der Augäpfel und der Augenmuskeln, am OAA-Komplex, an den Sakroiliakalgelenken, aber auch an den Viszera, die die Posturologie beeinflussen, nehmen einen günstigen Einfluss auf den Strabismus, v. a. den latenten Strabismus und den Strabismus concomitans (Begleitschielen; [8], [12]). Der Strabismus muss daher ganz im osteopathischen Sinne als ein ganzheitliches Geschehen aufgefasst werden. Jedes Schielkind sollte daher möglichst in Zusammenarbeit mit einem Augen- und Kinderarzt osteopathisch betreut werden.

56.2 Definition

Das **Schielen** (Strabismus) ist ein Stellungsfehler der Augen. Dabei ist nur ein Auge auf das fixierte Objekt gerichtet, während das andere Auge abweicht. Diese Abweichung des Auges kann nach einwärts, also zur Nase hin, nach auswärts, nach oben oder nach unten erfolgen.

Es ist der latente Strabismus vom manifesten Strabismus zu unterscheiden, wobei sich letzterer aufgliedert in ein Begleitschielen und ein Lähmungsschielen. Jedes Kind wird als potenzieller Schieler geboren. In 80 % der Fälle tritt das Schielen vor dem 2. Lebensjahr auf.

56.3 Anatomie – Physiologie – Pathophysiologie

Die **knöcherne Augenhöhle (Orbita)** hat die Form einer Pyramide. Die Orbitaachsen, die vom Ende des Sehnervenkanals zur Mitte des Orbitaldurchmessers verlaufen, konvergieren in einem Winkel von 45° zu einem Schnittpunkt etwa an der Sella turcica. Die Wände der Orbita werden von 7 Knochen, dem Os frontale, Os sphenoidale, Os maxillare, Os lacrimale, Os ethmoidale, Os zygomaticum und Os palatinum, gebildet. Diese Knochen besitzen über die große Anzahl von Schädelnähten eine relativ hohe Beweglichkeit und Anpassungsfähigkeit; sie nehmen damit Einfluss auf die Position der Augäpfel und ihrer Achsen. Die Verlängerung der lateralen Orbitawände in Richtung Schädelinneres schneiden sich etwa auf halbem Weg zwischen Orbitaspitze und Sella turcica in einem Winkel von 90°. Beim Neugeborenen kann die konvergente Orientierung der Achsen zu einem funktionellen Innenschielen führen. Ohne jedes Eingreifen kann es von allein verschwinden, sobald im Laufe der Zeit die Augenhöhle ihre Pyramidenform annimmt und sich somit die Orientierung der Achsen normalisiert [3] – wenn dieser physiologische Vorgang nicht durch andere osteopathische Läsionen behindert wird.

Eine **Heterophorie**, die eine Asymmetrie der Augenhöhlen widerspiegelt, lässt sich osteopathisch behandeln [3].

Bei Kindern unter 8 Monaten wird eine Spannung fast ausschließlich durch die Membranen ausgelöst, wobei die Knochen diese kompensieren. Danach sind die knöchernen Komponenten meist von größerer Bedeutung für die Spannungsmuster [3].

Bei Frühgeburten ist besonders auf intraossäre Kompressionen und Scherkraftmuster am Os sphenoidale zu achten, da sich das Prä- und das Postsphenoid erst kurz vor der Geburt zu einem einteiligen Korpus verbinden [9].

Wird bei einem Lateral Strain rechts das Corpus ossis sphenoidalis nach rechts verschoben und in seiner vertikalen Achse nach links gedreht, weichen die Achsen von Augenhöhle und Augapfel nach links ab. Kompensatorisch spannen sich am linken Auge der M. rectus medialis (N. oculomotorius) und am rechten Augen der M. rectus lateralis (N. abducens) an, um die Augenposition „geradeaus" zu halten [8].

Intraossäre Läsionen am Korpus und an der Ala major ossis sphenoidalis während der ersten 7–8 Monate nehmen zum einen Einfluss auf die Positionen und die Mobilität des Augapfels, da sie sich auf den Zinn-Sehnenring (Anulus tendineus communis) und damit auf die Spannung der geraden Augenmuskeln und des M. obliquus superior, die dort entspringen, auswirken. Insbesondere kann der M. obliquus superior durch eine CMD mit Okklusionstörung in Mitleidenschaft gezogen werden: Durch ein Blockieren des Vomers wird die Beweglichkeit des Os ethmoidale eingeschränkt, mit der Folge einer intrasossären Spannung der Fovea trochlearis und damit einer Spannung der Trochlea und einer Dysfunktion der Sehne des M. obliquus superior zum Augapfel. Zum anderen führen sie zu Restriktionen an der Fissura orbitalis superior. Mögliche Folgen sind eine Erhöhung des Augeninnendrucks durch Störung des venösen Blutflusses über die V. ophthalmica und die V. retinalis in den Sinus cavernosus sowie eine Störung der Hirnnerven, die durch den Zinn-Sehnenring verlaufen, mit der Folge einer Hyperfunktion der okulomotorischen Nerven und einem späteren Schielen [8].

Geburtstraumata an den Kopfgelenken (OAA-Komplex) mit Störung der Mm. suboccipitales, die mit den Augenmuskeln verschaltet sind, sowie intraossäre Läsionen am Os occipitale (Hinterhauptslage!) tragen oft zum Entstehen eines Schielens bei [8].

56.3.1 Innervation des Auges und der Augenmuskeln

Der **Sehnerv** (N. opticus – Hirnnerv II) verläuft im Canalis opticus in der Ala minor ossis sphenoidalis, der die mittlere Schädelgrube mit der Orbita verbindet. Seine Hirnhautschichten setzen sich in der Sklera des Augapfels fort [1].

Alle **Augenmuskelnerven** – N. oculomotorius (III), N. trochlearis (IV), N. abducens (VI) – verlaufen durch den Sinus cavernosus und in der ca. 20 mm langen und bis zu 6 mm breiten Fissura orbitalis superior, die ebenfalls die mittlere Schädelgrube mit der Orbita verbindet. Der N. oculomotorius versorgt die Augenmuskeln Mm. recti medialis, superior und inferior sowie den M. obliquus inferior. Der N. trochlearis versorgt lediglich den M. obliquus superior und der N. abducens lediglich den M. rectus lateralis. Die Kerngebiete der 3 für die Augenmuskeln verantwortlichen Hirnnerven werden miteinander verbunden und koordiniert durch den Fasciculus longitudinalis medialis, der gleichzeitig auch Impulse aus dem Kern des N. vestibularis und aus subkortikalen Zentren für horizontalen Blickbewegungen vermittelt.

Das Vestibulozerebellum vermittelt nicht nur Informationen über die Lage und Bewegung des Körpers an die okulomotorischen Zentren der Formatio reticularis und zum Teil direkt an die Augenmuskelkerne, es nimmt auch indirekten Einfluss auf die Stützmotorik des Rumpfes und damit auf die Stabilisierung des Stands und Gangs und deren Koordination mit dem Gleichgewichtsorgan [15].

Die **externen Augenmuskeln** und die Vestibulariskerne sind über den Lemniscus medialis mit der **autochthonen Wirbelsäulenmuskulatur** verbunden. So sind die Mm. recti laterales der Augen und die Mm. intertransversarii sowie die Mm. recti mediales und die Mm. transversospinales homonym innerviert. Propriozeptive Halsafferenzen gewinnen über direkte Verschaltungen einen ungefilterten Kontakt zu vestibulospinalen und vestibulo-okulomotorischen Neuronen sowie zu Neuronen des vestibulären Kerngebiets [5]. Hiermit sind die engen wechselseitigen Verbindungen zwischen dem „Bewegungsapparat" des Körpers und dem der Augen dargestellt.

Auch wenn die Sehbahnen bis zum 4. Lebensmonat noch nicht funktional sind, wird die Entwicklung des visuellen Systems durch frühe visuelle Erfahrungen beeinflusst. Das Optimum wird zwischen 1 und 3 Jahren erreicht [4]. Bis zu einem Alter von 4 Wochen sind die äußeren Augenmuskeln noch nicht koordiniert [3].

56.3.2 Hauptfunktionen der Augenmuskeln

Der M. rectus medialis führt fast ausschließlich eine Adduktion (Einwärtswendung) und der M. rectus lateralis fast ausschließlich eine Abduktion (Auswärtswendung) aus. Der M. rectus superior ist der wichtigste Heber (Supraduktion), trägt aber auch zur Adduktion und Einwärtsrollung bei. Der M. rectus inferior ist der wichtigste Senker (Infraduktion) und trägt zur Adduktion und Auswärtsrollung bei.

Von den schrägen Augenmuskeln sorgt der M. obliquus superior für die Einwärtsrollung (Inzykloduktion) in der Hauptfunktion und in der Nebenfunktion für die Senkung, die mit der Adduktion zunimmt. Dagegen ist der M. obliquus inferior in seiner Hauptfunktion für die Auswärtsrollung (Exzykloduktion) und in seiner Nebenfunktion für die Hebung verantwortlich. Beide schrägen Augenmuskeln arbeiten antagonistisch als Vertikalmotoren, synergistisch als Horizontalmotoren.

- Asymmetrie der Orbita, inklusive der Fissura orbitalis superior, durch Dysfunktion der 7 die Orbitawände bildenden Knochen (Kap. 56.3) sowie der Alae majores und minores ossis sphenoidalis
- Strain-, Torsions- und Rotationsmuster an der SSB
- Lateral Strain am Corpus ossis sphenoidalis und an der Ala major
- Dysfunktionen Os temporale und Sutura petrosphenoidale
- Dysfunktionen Os occipitale und Tentorium cerebelli (Felsenbeinkante, N. oculomotorius!)
- CMD

Das Schielen kann neben dem ophthalmologischen Krankheitsbild auch ein Symptom sein für andere schwerwiegende Krankheitsbilder, die der Osteopath auch immer „im Auge" haben muss und die eine Zusammenarbeit mit dem Augenarzt, dem Kinderarzt und dem Nervenarzt/Neurochirurgen obligat erfordern:

- Traumata:
  - Schädel-Hirn-Traumata (häufig Trochlearisparese)
  - Orbitabodenfraktur
  - Oberkieferfraktur
  - Jochbeinfraktur
- intrakranielle Druckerhöhungen:
  - Hydrozephalus
  - subdurales Hämatom (der N. oculomotorius wird gegen die Felsenbeinkante komprimiert)
  - Stauung des Sinus cavernosus, durch den die Augenmuskelnerven verlaufen
  - Tumoren, intrakraniell und in der Augenhöhle
- Entzündungen:
  - Meningitis (v. a. Trochlearisparese)
  - Enzephalitis
  - parasellärer Abszess
  - Mastoiditis
  - Petrositis (z. B. nach Otitis media, mit Störung des N. abducens und des 2. Trigeminusastes)
- Augapfel:
  - Retinopathie
  - Glaskörperanomalie
- Augenmuskeln:
  - Sehnensyndrom des M. obliquus superior nach Brown (Verdickung der Sehne proximal oder distal der Trochlea)
  - Spasmus des M. obliquus superior (Ursache unbekannt)
  - Fibrose der Augenmuskeln
- Augenmuskelstörungen bei Schädelmissbildungen:
  - Plagiozephalie bei vorzeitigem Verschluss der Koronarnaht mit Höherstand des Auges und der Orbita auf der befallenen Seite und Parese des M. obliquus superior
  - kraniofasziale Dysostose (Crouzon-Syndrom) mit Überfunktion der Mm. obliquii inferiores und Exophthalmus
  - CMD und Bruxismus: Kaukräfte wirken sich auf die Mechanik der 7 Knochen, die die Wände der Augenhöhle bilden, und auf das Os temporale mit der Pars petrosa (Ganglion trigeminale!) aus. Dadurch kann es auch zu einer Dysfunktion an der Fissura orbitalis superior und zu einer Stauung im Sinus cavernosus kommen. Durch beide Strukturen ziehen folgende Hirnnerven: N. oculomotorius, N. abducens und N. trochlearis.
- neurologische Erkrankungen (Kap. 56.3):
  - internukleäre Augenmuskellähmung durch Störung der Verschaltungen der Hirnnervenkerne untereinander
  - als Komplikationen nach Lumbalpunktion und Spinalanästhesie
  - okuläre motorische Apraxie nach Cogan: Störung der willkürlichen horizontalen Augenbewegungen, die meist auffällt, wenn der Säugling sitzt. Um zur Seite zu schauen, wird eine typische schleudernde, überschießende und übermäßige Kopfbewegung zur betreffenden Seite ausgeführt. Bei einer Kopfbewegung, z. B. nach rechts, wird dabei das Objekt mit einem Linksblick fixiert.
  - Klivuskantensyndrom: Bei Hirndruck kommt es zu einer Schädigung des N. oculomotorius an der Klivuskante und zusätzlich zu einer einseitigen mydriatischen Pupillenstarre
  - Nothnagel-Syndrom: Okulomotoriusparese und ipsilaterale Hemiataxie
  - Benedikt-Syndrom: Okulomotoriusparese und kontralaterale Hemiataxie
  - Weber-Syndrom: Okulomotoriusparese und kontralaterale Hemiparese
- systemische Erkrankungen:
  - Lyme-Borreliose (Zeckenbiss!)
  - Intoxikationen
  - Rheuma
  - Hyperthyreose mit endokriner Myopathie

56.5 Diagnostisches Vorgehen

Bei der **Anamnese** ist aus osteopathischer Sicht zu klären, ob Hinweise für die Entwicklung von kraniosakralen Läsionen mit mechanischen, neurologischen und vegetativen Folgen, aber auch deren Rückwirkungen auf das kraniosakrale System vorliegen:

- Verlauf der Geburt:
  - Kaiserschnitt: notfallmäßig oder geplant?
  - Geburtslage
  - Saugglocke, Geburtszange?
  - Lag die Nabelschnur um den Hals?
  - Wie schnell wurde die Nabelschnur durchtrennt?
  - Hat das Kind gleich geatmet?

- Schreikind? Dreimonatskoliken? Häufiges Spucken? Schlechtes Essverhalten?
- Häufiger Kopfschmerzen, Bauchschmerzen, Bronchitiden, Mittelohrentzündungen?
- Hat das Kind gekrabbelt? Beginn des Laufens?
- Beginn des Sprechens? Sprechstörungen? Legasthenie?
- Kann es Gegenstände zielsicher greifen?
- Traten andere schwere Erkrankungen auf? Allergien, Asthma?
- Unfälle?
- Operationen?

Die **ophthalmologische Anamnese** umfasst folgende Fragen:

- Wann hat das Schielen begonnen?
- Fällt der Schielbeginn zusammen mit Erkrankungen (Masern, Keuchhusten etc.; psychisches Trauma)?
- Hat sich das Schielen verstärkt?
- Welches Auge schielt: Immer dasselbe Auge oder abwechselnd? Ein einseitiges allmählich zunehmendes Schielen ist ein Hinweis auf einen dekompensierenden Mikrostrabismus.
- Wurde bei Schielbeginn ein Auge zugedrückt? – Hinweis auf Doppelbilder bei normosensorischen Spätschielern
- Wird bei hellem Licht ein Auge zugedrückt? – Hinweis auf Strabismus divergens intermittens
- Kopfhaltung: Bei Augenmuskellähmungen wird der Kopf so gedreht, dass der paretische Muskel möglichst nicht in Aktion treten muss, damit Doppelbilder vermieden werden. 70 % der Kinder mit Schielbeginn in den ersten Lebensmonaten zeigen eine Schiefhaltung des Kopfes [7]. Die Fehlhaltung des Kopfes verschwindet durch Schlafen (keine Doppelbilder – keine Fehlhaltung) und entwickelt sich erst wieder im Wachsein. Hilfreich: Kinderfotos zeigen lassen!
- Welche augenärztliche Diagnose wurde gestellt und welche Therapie schon ausgeführt?

Es schließt sich die **ophthalmologische klinische Untersuchung** an:

- Augenhöhlen: Symmetrie in Größe, Form, Position
- Form der Lidspalten: Eine Asymmetrie kann ein Schielen vortäuschen (Pseudostrabismus).
- Welches Auge schielt in welche Richtung?
- Augäpfel: Exophthalmus? Enophthalmus?
- Nystagmus?
- Pupillenreaktion auf Licht: zum Ausschluss einer Schädigung des Sehnervs, einer Verlagerung der Linse, einer Katarakt
- Lichtreflexe auf der Kornea: Eine Asymmetrie weist auf diskretes Schielen hin.
- Augenbeweglichkeit mit Erfassung der Konvergenz- und Divergenzfähigkeit, des konjugierten Sehen und der Akkommodation: Folgen die Augen des Kindes bei ruhig gehaltenem Kopf einem interessanten Gegenstand, der durch sein nahes Gesichtsfeld geführt wird?
- Treffversuch: Kann das Kind sicher mit dem Zeigefinger ein Ziel berühren?
- Kopfhaltung: Bestehen Auffälligkeiten? Liegt eine anomale Kopfhaltung zur Vermeidung von Doppelbildern vor? Eine Drehung in die Gegenrichtung führt zu Doppelbildern [14].
- Alternierender Abdecktest (Cover-Test) – ab einem Alter von 10 Monaten: Durch abwechselndes Abdecken eines Auges wird die das Schielen kompensierende Fusion unterbrochen und ein latentes Schielen „offensichtlich". Bei schon manifestem Schielen vergrößert sich der Schielwinkel.

Die **Untersuchung der Augenmuskeln** erfolgt durch die 6 diagnostischen Blickrichtungen (▶ **Abb. 56.1**; [3], [7], [8]):

- **M. rectus lateralis:** Bei Ausfall zeigt das betroffene Auge eine Adduktion. Die Kopfwendung ist häufig zur gelähmten Seite.
- **M. rectus medialis:** Der Muskel zeigt oft nur eine partielle Lähmung, die erst mit dem Abdecktest erkannt wird: Das gelähmte Auge geht unter der abdeckenden Hand in Divergenzstellung. Wird dann mit dem gelähmten Auge fixiert, weicht das nun abgedeckte gesunde Auge durch den Konvergenzimpuls stark nach innen ab. Der Kopf ist leicht angehoben, da der Blick nach unten physiologischerweise die kompensierende Konvergenz unterstützt.
- **M. rectus superior:** In Primärstellung weicht das gelähmte Auge nach unten und etwas temporal ab. Bei Fixierung mit dem gelähmten Auge weicht nun das gesunde Auge nach oben und leicht temporal ab.
- **M. rectus inferior:** In Primärstellung weicht das Auge nach oben und etwas nach außen ab. Bei Fixierung mit diesem Auge weicht das gesunde Auge nach unten und außen ab. Die Kopfhaltung zeigt eine leichte Senkung des Kinns.

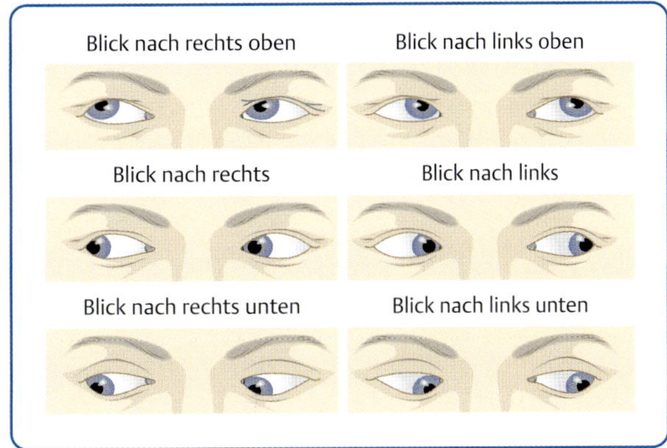

▶ **Abb. 56.1** Augenstellungen in den 6 diagnostischen Blickrichtungen (Schema nach Hering). (Schünke M, Schulte E, Schumacher U. Prometheus. LernAtlas der Anatomie. Kopf, Hals und Neuroanatomie. Illustrationen von M. Voll und K. Wesker. 4. Aufl. Stuttgart: Thieme; 2015: 173, E)

- **M. obliquus superior:** In Primärstellung zeigt das gelähmte Auge nach oben innen, v. a. in Adduktion. Die Fixierung mit dem gelähmten Auge führt zu einer Blicksenkung des gesunden Auges. Die Kopfhaltung ist typisch: Der Kopf ist zur gesunden Seite geneigt und gedreht, das Kinn ist gesenkt.
- **M. obliquus inferior:** In Primärstellung weicht das gelähmte Auge etwas nach unten und innen ab. Wird mit diesem Auge fixiert, wandert das gesunde Auge nach oben und innen. Keine typische Kopfhaltung.

Speziell bei **Hirnnervenparesen** sind ophthalmologisch folgende Befunde zu differenzieren:

- **erworbene Trochlearisparese:**
  - Kopfdrehung zur gesunden Seite mit nach unten gerichtetem Kinn (okulärer Schiefhals)
  - Differenzialdiagnose zur kongenitalen Trochlearisparese: Hier besteht seit Kindheit ein kompensatorischer Schiefhals zur Vermeidung von Doppelbildern, die oft erst im Erwachsenenalter, z. B. bei Ermüdung, auftreten.
- **erworbene Parese des N. abducens:** Innenschielen mit Drehung des Kopfes zur kranken Seite
- **Erworbene Okulomotoriusparese:** Diese ist eine Besonderheit, da hier die Doppelbilder durch die komplette Ptose des Augenlides mit Verdeckung des Auges nicht wahrgenommen werden und somit keine kompensatorische Kopfwendung erforderlich ist. Aber wegen der Überfunktion des M. rectus lateralis weicht das Auge nach außen ab, es kann nicht nach oben, unten und innen bewegt werden. Die Pupille ist erweitert (Mydriasis) durch die Unterbrechung der zur Iris führenden parasympathischen Fasern mit Verlust der Akkommodation durch Lähmung des M. ciliaris.
- **Kongenitaler Strabismus:** Auch dieser ist eine Besonderheit, da die Schiefhaltung des Kopfes hier nicht der Vermeidung von Doppelbildern dient, sondern vermutlich auf dem Nystagmus und der Zyklorotation der Augäpfel beruht. Typisch ist die „Fixation über Kreuz", nämlich die Wendung des Gesichts zur Seite des fixierenden Auges:
  - „Blick nach links": Fixierung mit dem rechten Auge in Adduktion und Kopfwendung nach rechts.
  - „Blick nach rechts": Fixierung mit dem linken Auge in Adduktion und Kopfwendung nach links; bei älteren Kindern häufig mit Kopfneigung zur Seite des fixierenden Auges
  - „Blick geradeaus": Hier zeigen sich Unterschiede zwischen dem konvergenten und divergenten Strabismus:
    - **Strabismus convergens:** Bei Fixierung mit dem rechten Auge ist der Kopf nach rechts geneigt und nach rechts gedreht. Bei Fixierung mit linkem Auge ist der Kopf nach links geneigt und nach links gedreht.
    - **Strabismus divergens:** Bei Fixierung mit rechtem Auge ist der Kopf nach links geneigt und nach links gedreht. Bei Fixierung mit linkem Auge ist der Kopf nach rechts geneigt und nach rechts gedreht.

Bei der **osteopathischen Inspektion und Untersuchung** werden die Posturologie (Einbeinstand!) und die globale Beweglichkeit der Wirbelsäule sowie ihrer einzelnen Abschnitte beurteilt:

- **parietale Untersuchung:**
  - OAA-Komplex
  - Sakroiliakalgelenke und Hüftgelenkbeweglichkeit
  - auf- oder absteigende Ursache-Folge-Ketten
- **globale viszerale Untersuchung:**
  - Lungen und Mediastinum (Anamnese: Bronchitiden, Asthma, Allergien):
    - Störungen der Lungenfunktion beeinflussen über das Zwerchfell und die obere Thoraxöffnung den PRM und den zervikothorakalen Übergang.
    - Spannungen der Ligg. pleurovertebralia beeinflussen die Mobilität der 1. Rippe (Ganglion stellatum), das Schlüsselbein und damit über den M. sternocleidomastoideus des Os temporale.
    - Das Mediastinum mit Bronchien und Perikard nimmt über fasziale Verbindungen Einfluss auf die Schädelbasis.
  - Nieren:
    - Eine Mobilitätsstörung der Nieren nimmt Einfluss auf die Mechanik des Zwerchfells und den M. psoas. Eine Spannung des M. psoas (Hüftgelenke!) kann direkt das Sakroiliakalgelenk blockieren. Über seinen „reaktiven Partner", den kontralateralen M. sternocleidomastoideus [5], kann der M. psoas indirekt zu einer Läsion des Os temporale führen.
- **kraniale Untersuchung:**
  - PRM
  - Os temporale und Sutura petrosphenoidale [1]
  - CMD
  - Form der Orbita und die Mobilität der 7 die Orbitawände bildenden Knochen, darüber hinaus die Mobilität von Oberkiefer und Os palatinum [3]
  - dynamischer der Test der Mobilität der Augenhöhlen: Extension der Augenhöhlen in der Inhalationsphase und Flexion in der Exhalationsphase; Vergleich der Amplituden und der Symmetrie [8]:
    - okzipito-mastoidea-orbitale Relation: In der Inhalationsphase mit Flexion des Os occipitale und Außenrotation des Os temporale rotiert die Augenhöhle nach außen, in der Exhalationsphase nach innen.
    - Augäpfel: Mobilität der Augäpfel, bulbäre Spannungen
    - SSB: Kompressions- oder Strain-, Torsions-, Rotationsmuster

- intraossäre Läsionen: Ala major und Corpus ossis sphenoidalis; Strain-Muster zwischen Ala major und Ala minor mit der dazwischenliegenden Fissura orbitalis superior (Hirnnerven III, IV, VI) [6]
- Tentorium cerebelli (Sinus cavernosus) und Okziput [1]

In der Regel waren die Kinder wegen des Schielens zuerst schon beim Augenarzt, wenn dieses augenfällig ist. Latentes Schielen ist allerdings nicht unbedingt offensichtlich, sodass die Kinder dem Osteopathen aus anderen Gründen vorgestellt werden. Diese Gründe können den Blick auf ein mögliches Schielsyndrom lenken, das der Osteopath diagnostisch erfassen sollte, um das Kind bei Bedarf **vor** einer Behandlung zum Augenarzt zu schicken. Damit sich eine gute Zusammenarbeit mit dem Augenarzt aufbauen lässt, bietet es sich an, die erhobenen Befunde mitzugeben. Die Diagnose kann so einerseits fachärztlich verifiziert (Synergieeffekt), andererseits die ophthalmologischen Verbesserungen (Schielwinkel) dokumentiert werden.

Bei den sehr komplexen Ursachen und Hintergründen des Symptoms „Schielen" hat der Augenarzt natürlich sowohl aus medizinischen wie auch aus juristischen Gründen die erste Präferenz. Aber gerade ein Osteopath kann mit seinem Wissen und seiner Erfahrung im ganzheitlichen Sinne wertvolle und unverzichtbare Beiträge zur Pathogenese des Schielens leisten! Denn viszerale, parietale/posturale und kraniosakrale Dysfunktionen einerseits und das Schielen als Symptom andererseits stehen in aller Regel in einer wechselwirkenden Beziehung. Daher sollte immer eine vertrauensbildende und sich gegenseitig wertschätzende Zusammenarbeit angestrebt werden:

1. Der Osteopath gibt seine ophthalmologisch relevanten und fundierten Befunde kooperativ an den Augenarzt weiter.
2. Der Augenarzt bezieht diese Befunde in seine ophthalmologische Diagnostik mit ein.
3. Augenarzt und Osteopath besprechen und entwickeln ein ganzheitliches ophthalmologisches Therapiekonzept.

► Abb. 56.2

Literatur

[1] Barral J-P, Croibier A. Manipulation kranialer Nerven. München: Urban & Fischer/Elsevier; 2008

[2] Burde RM, Savino PJ, Trobe JD. Neuroophthalmologie. Symptome – Diagnose – Therapie. Stuttgart: Kohlhammer; 1989

[3] Carreiro JE. Pädiatrie aus osteopathischer Sicht: Anatomie, Physiologie und Krankheitsbilder. München: Elsevier; 2004

[4] Fischer H. Entwicklung der visuellen Wahrnehmung. Weinheim: Beltz; 1995

[5] Garten H. Lehrbuch Applied Kinesiology. München: Elsevier; 2004

[6] Kaufmann H. Strabismus. 2. Aufl. Stuttgart: Thieme; 2004

[7] Lang J. Strabismus. Diagnostik, Schielformen, Therapie. 5. Aufl. Bern: Hans Huber; 2003

[8] Liem T, Schleupen A, Altmeyer P, Zweedijk R, Hrsg. Osteopathische Behandlung von Kindern. Stuttgart: Hippokrates; 2010

[9] Möckel E, Mitha N. Handbuch der pädiatrischen Osteopathie. 2. Aufl. München: Elsevier; 2009

[10] Prodinger-Glöckl D. CMD in der Osteopathie. Interdisziplinäre Zusammenarbeit mit der Kieferorthopädie. Stuttgart: Haug; 2013

[11] Sachsenweger R, Hrsg. Neuroophthalmologie. 2. Aufl. Leipzig: VEB Georg Thieme; 1977

[12] Schulz-Gebhard B. Über den Einfluss der craniosacralen Therapie, der Manipulation der Kopfgelenke und der Sacroiliacalgelenke auf den Schielwinkel bei Kindern [Diplomarbeit]. Gent: International Academy of Osteopathy (IAO); 2008

[13] Schultz-Zehden W, Bischof F. Auge und Psychosomatik. Köln: Deutscher Ärzte-Verlag; 1986

[14] Thömke F. Augenbewegungsstörungen. Ein klinischer Leitfaden. Stuttgart: Thieme; 2001

[15] Trepel M. Neuroanatomie. Struktur und Funktion. 5. Aufl. München: Elsevier; 2012

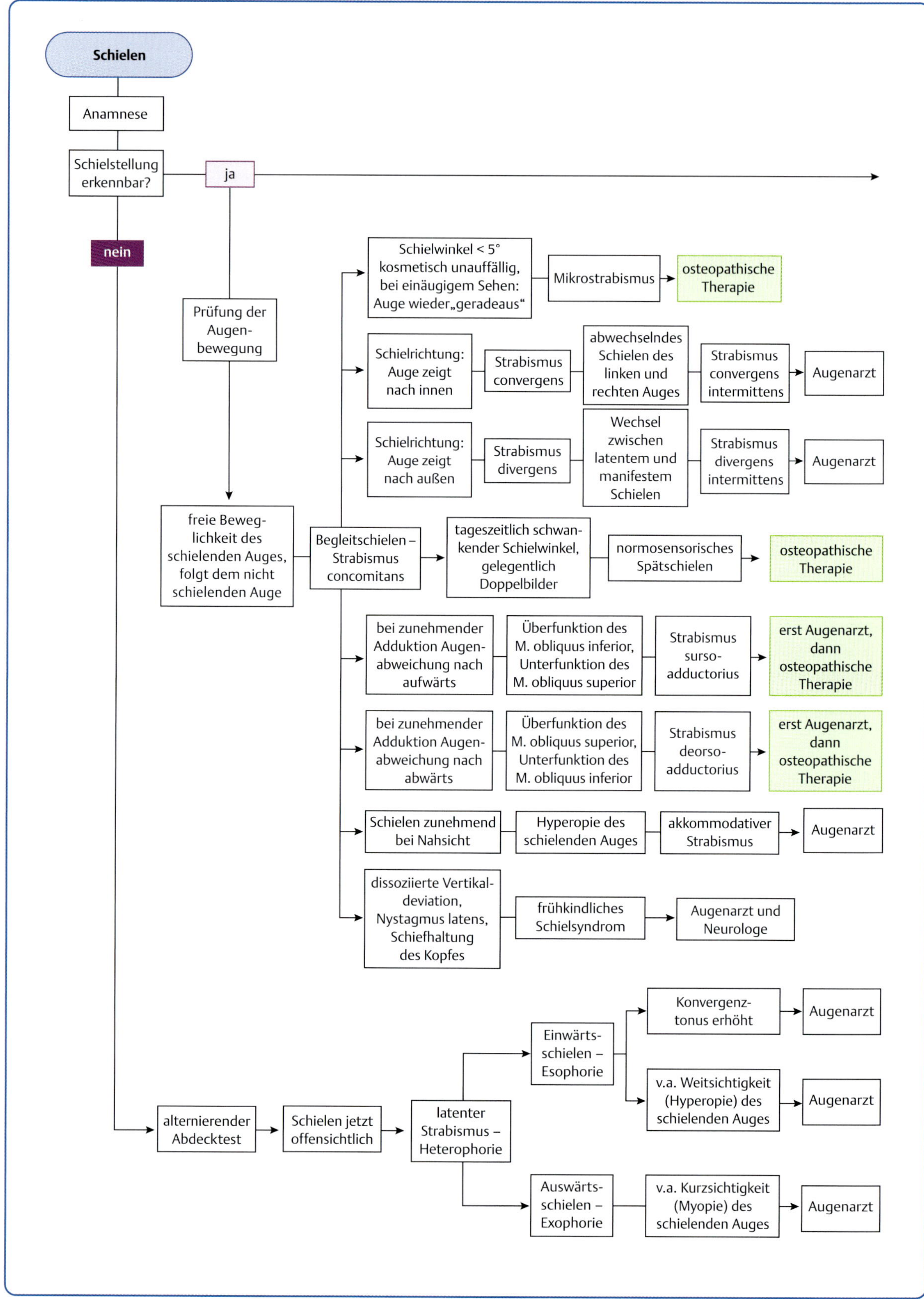

▶ **Abb. 56.2** Algorithmus Schielen, Teil 1.

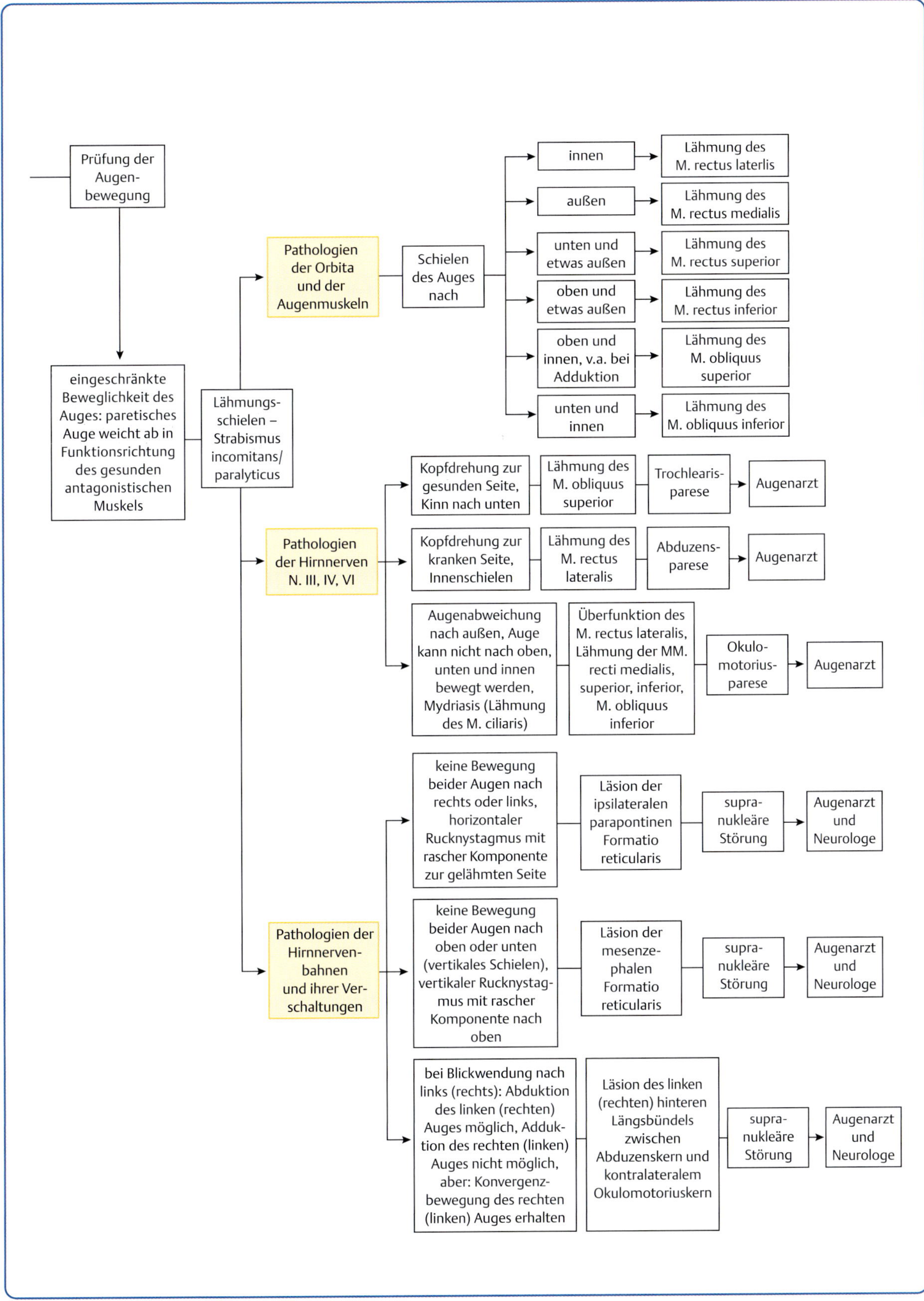
Prüfung der Augenbewegung
eingeschränkte Beweglichkeit des Auges: paretisches Auge weicht ab in Funktionsrichtung des gesunden antagonistischen Muskels
Lähmungsschielen – Strabismus incomitans/paralyticus
Pathologien der Orbita und der Augenmuskeln
Schielen des Auges nach
innen
Lähmung des M. rectus laterlis
außen
Lähmung des M. rectus medialis
unten und etwas außen
Lähmung des M. rectus superior
oben und etwas außen
Lähmung des M. rectus inferior
oben und innen, v.a. bei Adduktion
Lähmung des M. obliquus superior
unten und innen
Lähmung des M. obliquus inferior
Pathologien der Hirnnerven N. III, IV, VI
Kopfdrehung zur gesunden Seite, Kinn nach unten
Lähmung des M. obliquus superior
Trochlearisparese
Augenarzt
Kopfdrehung zur kranken Seite, Innenschielen
Lähmung des M. rectus lateralis
Abduzensparese
Augenarzt
Augenabweichung nach außen, Auge kann nicht nach oben, unten und innen bewegt werden, Mydriasis (Lähmung des M. ciliaris)
Überfunktion des M. rectus lateralis, Lähmung der MM. recti medialis, superior, inferior, M. obliquus inferior
Okulomotoriusparese
Augenarzt
Pathologien der Hirnnervenbahnen und ihrer Verschaltungen
keine Bewegung beider Augen nach rechts oder links, horizontaler Rucknystagmus mit rascher Komponente zur gelähmten Seite
Läsion der ipsilateralen parapontinen Formatio reticularis
supranukleäre Störung
Augenarzt und Neurologe
keine Bewegung beider Augen nach oben oder unten (vertikales Schielen), vertikaler Rucknystagmus mit rascher Komponente nach oben
Läsion der mesenzephalen Formatio reticularis
supranukleäre Störung
Augenarzt und Neurologe
bei Blickwendung nach links (rechts): Abduktion des linken (rechten) Auges möglich, Adduktion des rechten (linken) Auges nicht möglich, aber: Konvergenzbewegung des rechten (linken) Auges erhalten
Läsion des linken (rechten) hinteren Längsbündels zwischen Abduzenskern und kontralateralem Okulomotoriuskern
supranukleäre Störung
Augenarzt und Neurologe

Teil 2.

57 Schmerz – Kopf und Gesicht

Cristian Ciranna-Raab

57.1 Wichtiges im Überblick

Schmerzen in der Gesichts- und Kopfregion können schwer zu diagnostizieren sein, v. a. wenn das Kind noch nicht in der Lage ist, genau Schmerzen zu beschreiben. Im früheren Kindesalter werden diese meistens durch respiratorische (Infekte der oberen Atemwege) oder traumatische Probleme verursacht.

57.2 Definition

Schmerzen werden international als ein „unangenehmes Sinnes- oder Gefühlserlebnis" definiert, hier bezogen auf die Gesichts- und Kopfregion [1].

57.3 Anatomie – Physiologie – Pathophysiologie

Schmerzen aus der Gesichts- und Kopfregion werden vorwiegend über das trigeminale System geleitet. Die peripheren Rezeptoren und Sensibilitätsrezeptoren stammen aus folgenden Bereichen:

- Kornea
- oberflächliche Gewebe der Mund- und Nasenregion
- Mund- und Nasenschleimhäute
- paranasale Nebenhöhlen
- Zunge (anteriore ⅔)
- Zähne und Zahnfleisch
- Dura der anterioren mittleren Fossa cranialis
- Haut des Gesichts (Vertex bis Angulus mandibulae)
- Teile des Außenohrs

Auch obere zervikale Segmente können bei der Schmerzleitung involviert sein, z. B. über Reizungen des nervalen Okzipitalsystems.

57.4 Ursachen

Schmerzrezeptoren reagieren auf mechanische, thermische oder chemische Belastungen. Das heißt, bei Kindern sind entweder Entzündungsprozesse (chemische und mechanische Belastung, z. B. während eines Infekts) oder eine Gewebeschädigung, die dann wieder zu einem Entzündungsprozess führt, die Ursachen der Schmerzen.

Kopfschmerzen bei Kindern, die z. B. verbunden mit Fieber auftreten, können auf eine einfache Erkältung hinweisen. Spannungskopfschmerzen und Migräne kommen ebenfalls bei Kindern und Jugendlichen vor. Kinder, die öfters Kopfschmerzen beschreiben, sollten unbedingt tiefer medizinisch untersucht werden. Auch Infekte wie eine Meningitis können Kopfschmerzen auslösen (v. a. zervikal und okzipital) und gelten als medizinische Notfälle.

Gesichtsschmerzen können von verschiedenen Mechanismen ausgelöst und regional differenziert werden, wie folgende Beispiele zeigen:

- Zahnschmerzen:
  - Gingivitis
  - Karies
- Ohrenschmerzen:
  - Otitis media
  - Otitis externa
- Augenschmerzen:
  - Konjunktivitis
- Nasenschmerzen:
  - Sinusitis
  - Rhinitis
- Stirnschmerzen:
  - Sinusitis
  - Herpes zoster
- Kopfschmerzen:
  - frontale/orbitale Kopfschmerzen oder nach anterior ausstrahlend

57.5 Diagnostisches Vorgehen

Bei der **Anamnese** der Schmerzen ist eine genaue Abklärung folgender Punkte notwendig:

- genaue anatomische Lokalisation der Schmerzen (eventuell durch Palpation)
- Natur der Schmerzen (ausstrahlend, pochend, brennend, tief, dumpf usw.)
- Dauer der Schmerzen
- Ausstrahlungen
- Tagesablauf
- Erleichterungsfaktoren
- Verschlimmerungsfaktoren

In der Regel erfordern Kopfschmerzen im Kindesalter zunächst eine **klinische Diagnostik**. Klare Zeichen eines Entzündungsprozesses (Rötungen und Schwellungen) sowie Schmerzen, die über eine konventionelle pharmakologische Behandlung (z. B. Antirheumatika) keinerlei Besserung zeigen, sollten umgehend ärztlich abgeklärt werden. Weiterhin sollte beachtet werden, dass keine neurologischen Zeichen wie Parästhesien und Dysästhesien im Gesichtsbereich oder motorische Zeichen (meistens ersichtlich in der Gesichtsmimik über Defizite der Hirnnerven) vorhanden sind, die als Red Flags gelten. Kardiovaskuläre Zeichen wie erhöhter Blutdruck, Schwindel und veränderte Herz- und Atmungsfrequenz verbunden mit den Gesichts-/Schädelschmerzen sollten ebenfalls umgehend medizinisch abgeklärt werden, auch wenn diese im Kindesalter eher untypisch sind.

Bei der **osteopathischen Untersuchung** sollte man reflektorische Mechanismen beobachten. So können z. B. Dysfunktionen der HWS Schmerzen im Gesichts- oder Schädelbereich verursachen oder Triggerpunkte aus dysfunktionellen myofaszialen Strukturen typische Ausstrahlungsmuster aufweisen. Dysfunktionen des Kiefergelenks können ebenfalls Schmerzen auslösen, deshalb sollten das Temporomandibulargelenk und das Kausystem genau untersucht werden. Aus kraniosakraler Sicht erscheinen fast alles Schädelstrukturen in diesem Zusammenhang wichtig und sollten deshalb im Detail berücksichtigt werden, bei Kindern gilt dies insbesondere für die membranösen und duralen Strukturen. ▶ **Abb. 57.1**.

Literatur

[1] Merskey H, Bogduk N (IASP Task Force on Taxonomy), Eds. Classification of chronic pain, second edition. Part III: Pain terms, a current list with definitions and notes on usage. Seattle: IASP Press; 1994: 209–214

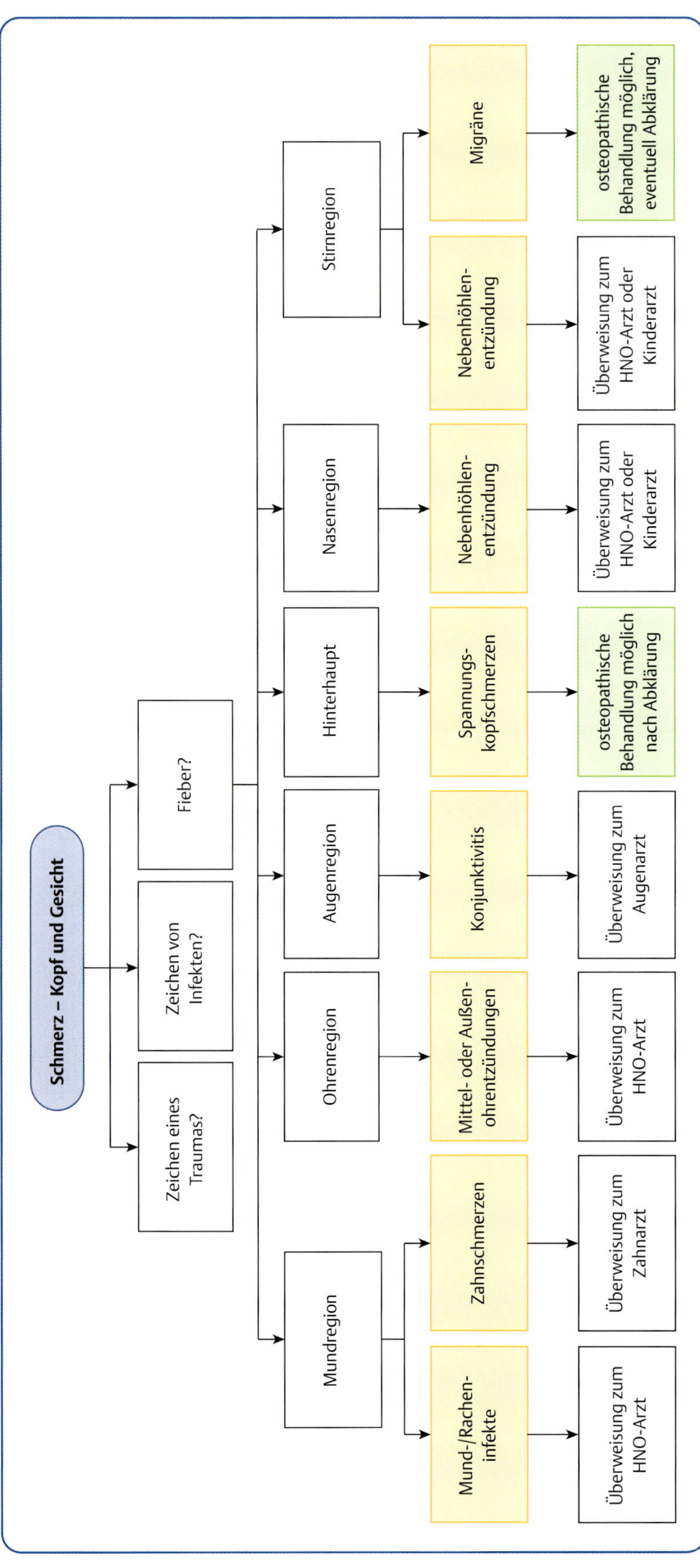

▶ **Abb. 57.1** Algorithmus Schmerz – Kopf und Gesicht.

58 Schmerz, Arten des – akuter, chronischer, Belastungs- und Ruheschmerz

Sontka Tamm

58.1 Wichtiges im Überblick

Schmerzen sind ein Hauptgrund, weshalb Patienten bei einem Arzt/Osteopathen vorstellig werden. Deshalb ist es von großer Bedeutung, den Schmerz so genau wie möglich zu charakterisieren und zu hinterfragen. Ein Schmerz, der nur in Ruhe auftritt und unter Belastung verschwindet, hat in der Regel einen anderen klinischen Hintergrund als ein Schmerz, der sich erst unter Belastung bemerkbar macht oder verstärkt.

58.2 Definition

Schmerz (lat. „dolor") ist eine komplexe Sinneswahrnehmung unterschiedlicher Qualität (z. B. stechend, ziehend, drückend), die in der Regel durch Störung des Wohlbefindens als lebenswichtiges „Frühwarnsystem" von Bedeutung ist. Unterschieden werden akute und chronische Schmerz, die bei Belastung oder in Ruhe auftreten können:

- Als **akuter Schmerz** wird ein plötzlich auftretender Schmerz bezeichnet, der nicht länger als 14–21 Tage vorherrscht. Der Schmerz hat Signalcharakter und weist auf eine akute Verletzung oder Störung hin. Die Intensität ist dabei variabel. In der Regel helfen hier Schmerzmedikamente sowie lokale Maßnahmen wie Kühlung, Ruhigstellung, Schonung.
- Als **chronische Schmerzen** werden Schmerzen bezeichnet, die länger als 6 Monate bestehen oder immer wieder auftreten, dann mehr als 15 Tage im Monat. Dabei kann das Schmerzgedächtnis aktiviert werden, der Schmerz verliert seinen Signalcharakter. Reine Schmerzmedikamente helfen hier in der Regel nicht mehr. Begleiterkrankungen wie Schlafstörungen oder Depressionen können auftreten.
- **Belastungsschmerzen** entstehen nur bei Belastung des betroffenen Areals, sie treten in der Regel aber mit anderen Schmerzen kombiniert auf. Wichtig ist dabei die Intensität im Verhältnis zum anderen Schmerz.
- Der **Ruheschmerz** bezeichnet einen Schmerz, der nur in Ruhe auftritt. Dieser ist häufig mit anderen Schmerzarten kombiniert. Wichtig ist dabei die Intensität.

58.3 Anatomie – Physiologie – Pathophysiologie

Die spezielle Anatomie, Physiologie und Pathophysiologie wird zu den einzelnen Schmerzsymptomen dargelegt (Kap. 57, Kap. 59 bis Kap. 71) und an dieser Stelle nicht eingehend ausgeführt.

58.4 Ursachen

Es gibt verschiedene Ursachen für die Entstehung von Schmerzen. Sie können durch die Anamnese und Untersuchung relativ gut voneinander unterschieden werden und sind wichtig für die Erstellung eines Behandlungskonzepts (▶ **Tab. 58.1**).

Folgende Ursachen können den verschiedenen Schmerzarten zugrunde liegen:

- **akuter Schmerz:**
  - traumatisch: Frakturen, Prellung, Zerrung, Luxationen, Hämatome, Schwellung
  - Entzündung: Gelenkentzündungen, Osteomyelitis (Knochenentzündung), Rheuma, bakterielle Infektionen, reaktiv: Lyme-Krankheit (Borreliose durch Zeckenbiss), reaktive Arthritis nach Streptokokken- oder viralen Infektionen, Hüftschnupfen, maligne oder benigne Tumoren
  - vaskulär: avaskuläre Knochennekrosen (Morbus Perthes [Kap. 68], Morbus Osgood-Schlatter am Schienbein, Morbus Panner am Ellenbogengelenk, Morbus Köhler I und II am Fuß, Morbus Scheuermann am Rücken), Osteochondrosis dissecans (am häufigsten Kniegelenk und oberes Sprunggelenk [OSG])
  - ECF (Kap. 68)
  - funktionelle Ursachen: Überlastung ohne Nachweis einer strukturellen Schädigung, Ursache-Folge-Ketten (z. B. Ilium anterior rechts bei Zäkumdysfunktion, absteigende Kette mit vorderem Knieschmerz rechts)
- **chronischer Schmerz:**
  - Entzündung: Gelenkentzündungen, Osteomyelitis (Knochenentzündung), Rheuma, bakterielle Infektionen, reaktiv: Lyme-Krankheit (Borreliose durch Zeckenbiss), reaktive Arthritis nach Streptokokken- oder viralen Infektionen, Hüftschnupfen, maligne oder benigne Tumoren

▸ **Tab. 58.1** Entstehung von Schmerzen: Ursachen und Behandlungskonzepte.

	mögliche Ursachen (Beispiele)	**Behandlungskonzept**
Schmerz durch Reizung/Erregung von Schmerzrezeptoren und Weiterleitung an das ZNS (Schmerzleitung)	Knochenfraktur, Kapselschwellung am Gelenk, Hämatom im Weichteilgewebe, Prellungen, aber auch Tumoren, Verletzungen von inneren Organen, akute Blinddarmentzündung, Kompressionssyndrome	Hier ist die weitere Abklärung mithilfe der schulmedizinischen Diagnostik vorrangig.
neuropathischer Schmerz infolge einer Schädigung des peripheren Nervensystems oder des ZNS	Verletzungen des Rückenmarks (Querschnittslähmung), infantile Zerebralparese, Schlaganfall, Herpes zoster (Gürtelrose), Polyneuropathien (Alkohol, Diabetes), Zustand nach Amputationen („Phantomschmerz"), postvirale Schmerzsyndrome nach Virusinfektionen (Masern, Mumps, Röteln) oder nach Zeckenbissen (Borreliose, Frühsommer-Meningoenzephalitis)	Die Osteopathie kann langfristig das Remodeling der verletzen Strukturen unterstützen. Eine vorausgegangene schulmedizinische Untersuchung ist obligat.
Schmerz infolge funktioneller Störungen	Migräne durch Gefäßspasmen, Rückenschmerzen durch muskuläre Dysbalancen, psychosomatische Schmerzen (Sympathikusaktivierung bei Stress, Angst mit Erhöhung des Muskeltonus), psychosoziale Faktoren (Schmerz als Vermeidungsstrategie, Krankheitsgewinn durch Zuneigung, Kopfschmerzen in der Schule bei Überforderung)	Hier findet sich ein großes Potenzial in der osteopathischen Behandlung, da die Struktur in der Regel noch nicht geschädigt ist.

- vaskulär: Morbus Perthes (Kap. 68), avaskuläre Knochennekrosen (Morbus Osgood-Schlatter am Schienbein, Morbus Panner am Ellenbogengelenk, Morbus Köhler I und II am Fuß, Morbus Scheuermann am Rücken), Osteochondrosis dissecans (am häufigsten Kniegelenk und OSG)
- ECF (Kap. 68)
- neuropathischer Schmerz
- psychosomatischer/psychosozialer Schmerz
- funktionelle Ursachen: Überlastung ohne Nachweis einer strukturellen Schädigung, Ursache-Folge-Ketten (z. B. Ilium anterior rechts bei Zäkumdysfunktion, absteigende Kette mit vorderem Knieschmerz rechts)

- **Belastungsschmerz:**
  - traumatisch: Verletzungen, ossäre Fissuren, Hämatome, Schwellung
  - Entzündung: Gelenkentzündungen, Osteomyelitis (Knochenentzündung), Rheuma, bakterielle Infektionen, reaktiv: Lyme-Krankheit (Borreliose durch Zeckenbiss), reaktive Arthritis nach Streptokokken- oder viralen Infektionen: Hüftschnupfen, maligne oder benigne Tumoren
  - vaskulär: Morbus Perthes (Kap. 68), avaskuläre Knochennekrosen (Morbus Osgood-Schlatter am Schienbein, Morbus Panner am Ellenbogengelenk, Morbus Köhler I und II am Fuß, Morbus Scheuermann am Rücken), Osteochondrosis dissecans (am häufigsten Kniegelenk und OSG)
  - ECF (Kap. 68)
- **Ruheschmerz:**
  - Entzündung: Gelenkentzündungen, Osteomyelitis (Knochenentzündung), Rheuma, bakterielle Infektionen, reaktiv: Lyme-Krankheit (Borrelien durch Zeckenbiss), reaktive Arthritis nach Streptokokken oder viralen Infektionen, Hüftschnupfen, maligne oder benigne Tumoren

- vaskulär: Morbus Perthes (Kap. 68), avaskuläre Knochennekrosen (Morbus Osgood-Schlatter am Schienbein, Morbus Panner am Ellenbogengelenk, Morbus Köhler I und II am Fuß, Morbus Scheuermann am Rücken), Osteochondrosis dissecans (am häufigsten Kniegelenk und OSG)
- ECF (Kap. 68)
- neuropathischer Schmerz
- psychosomatischer/psychosozialer Schmerz
- funktionelle Ursachen: Überlastung ohne Nachweis einer strukturellen Schädigung, Ursache-Folge-Ketten (z. B. Ilium anterior rechts bei Zäkumdysfunktion, absteigende Kette mit vorderem Knieschmerz rechts)

58.5 Diagnostisches Vorgehen

Schmerzen sind immer ernst zu nehmende Signale des Körpers und können auf eine mögliche bedrohliche Erkrankung/Verletzung hinweisen. Sie sollten deshalb immer schulmedizinisch abgeklärt werden.

Es gibt verschiedene Möglichkeiten, Schmerzen und ihren Verlauf zu erfassen und zu dokumentieren. Ein häufig eingesetztes Instrument ist die **visuelle Analogskala (VAS)**, auf der die Schmerzintensität mit Zahlenwerten von 0 bis 10 auf einer eindimensionalen Skala quantifiziert wird. Dabei steht 0 für „kein Schmerz" und 10 für „stärkste vorstellbare Schmerzen". **Symbolische Ratingskalen** wie eine Smiley-Skala (lachender Smiley = „kein Schmerz"; sehr trauriger Smiley = „stärkste vorstellbare Schmerzen"), bei denen anstelle von Zahlen Symbole Verwendung finden, sind insbesondere für Kinder geeignet, die (noch) nicht lesen und schreiben können oder eine diesbezügliche kognitive Einschränkung aufweisen. Die betroffenen Patienten können so ihren Schmerz mithilfe der Zahlen oder Symbole zum Ausdruck bringen. Daneben wurden für Neugeborene bzw. Säuglinge Skalen wie die Kindliche Unbehagens- und Schmerz-Skala (KUSS) entworfen, die es einem Beobachter ermöglichen, den Schmerz anhand des Verhaltens der Kinder mithilfe eines Punktesystems abzuschätzen.

Die Diagnostik ist zu den organ- bzw. extremitätenspezifischen Pathologien ausgeführt (Kap. 57, Kap. 59 bis Kap. 71).

Das **osteopathische Management** umfasst in Abhängigkeit von der Schmerzart folgende Maßnahmen:

- Bei **akuten Schmerzen** kann nach vorheriger Abklärung der schulmedizinischen Ursache begleitend osteopathisch behandelt werden. So kann bei Frakturen eine intraossäre Behandlung die Frakturheilung begünstigen, bei einer vaskulären Problematik die osteopathische Behandlung der Gefäßachsen, der angrenzenden Gelenke, des Knochens, der Begleitstrukturen etc. die Ausheilung/Regeneration gefördert werden.
- Bei **chronischen Schmerzen** kann nach vorheriger Abklärung der schulmedizinischen Ursache begleitend osteopathisch behandelt werden. So kann z. B. bei einer vaskulären Problematik die osteopathische Behandlung der Gefäßachsen, der angrenzenden Gelenke, des Knochens, der Begleitstrukturen etc. die Ausheilung/Regeneration gefördert werden. Bei neuropathischen Schmerzen kann eine Verbesserung/Regeneration der neuropathischen Schmerzkomponente erreicht werden, um eine Reduzierung des Schmerzes zu erzielen. Durch eine verbesserte Balance des vegetativen Nervensystems kann ein psychosomatischer Schmerz verringert werden.
- **Belastungsschmerzen** können auch Folge einer osteopathischen Dysfunktion sein, vorrangig ist die schulmedizinische Abklärung. Bei Belastungsschmerzen kann nach vorheriger Abklärung der schulmedizinischen Ursache begleitend osteopathisch behandelt werden.
- Bei Vorliegen eines alleinigen **Ruheschmerzes** ohne Belastungsschmerzen finden sich häufig osteopathische Dysfunktionen, die in der Folge meist durch Kongestion des angrenzenden Gewebes zu einem milden Ruheschmerz führen. Dieser verschwindet häufig innerhalb von 10–20 min fast vollständig. Die Patienten sind in der Regel nicht wesentlich in ihrer Aktivität eingeschränkt. Eine schulmedizinische Diagnostik zeigt keine Auffälligkeiten.

► Abb. 58.1

Literatur

[1] Anderson P, Hall C, Evans R, Hayward R et al. The feet in Apert's syndrome. J Pediatr Orthop 1999; 19: 504–507

[2] Aronsson DD, Loder RT, Breur GJ et al. Slipped capital femoral epiphysis: current concepts. J Am Acad Orthop Surg 2006; 14 (12): 666–679

[3] Bacino CA, Hecht JT. Etiopathogenesis of equinovarus foot malformations. Eur J Med Genet 2014; 57(8): 473–479

[4] Banskota B, Banskota AK, Regmi R et al. The Ponseti method in the treatment of children with idiopathic clubfoot presenting between five and ten years of age. Bone Joint J 2013; 95-B(12): 1721–1725

[5] Blauth W. Über die Behandlung angeborener Fußfehlbildungen. Z Orthop 1989; 127(1): 3–14

[6] Carreiro JE. An osteopathic approach to children. 2nd ed. Edinburgh: Churchill Livingstone; 2009

[7] Garten H. Lehrbuch Applied Kinesiology. München: Elsevier; 2004

[8] Hefti F. Kinderorthopädie in der Praxis. 2. Aufl. Berlin, Heidelberg: Springer; 2006

[9] Hutchinson B. Pediatric metatarsus adductus and skewfoot deformity. Clin Podiatr Med Surg 2010; 27(1): 93–104

[10] von Lanz T, Wachsmuth W. Praktische Anatomie, Bd. 4. Teil I: Bein und Statik. Berlin, Heidelberg: Springer; 1972

[11] Mosca VS. Calcaneal lengthening for valgus deformity of the hindfoot. Results in children who had severe, symptomatic flatfoot and skewfoot. J Bone Joint Surg Am 1995; 77(4): 500–512

[12] Pasciak M, Stoll TM, Hefti F. Relation of femoral to tibial torsion in children measured by ultrasound. J Pediatr Orthop B 1996; 5: 268–272

[13] Rethlefsen SA, Kay RM. Transverse plane gait problems in children with cerebral palsy. J Pediatr Orthop 2013; 33(4): 422–430

[14] Spindler B, Baumgärtner W, Hartung J. Pathological and histopathological findings in the joints of fattening turkeys. Dtsch Tierarztl Wochenschr 2006; 113(3): 84–88

[15] Still AT. Das große Still-Kompendium. Kandern: Narayana; 2012

[16] Tönnis D. Skewfoot. Orthopäde 1986; 15(3): 174–183

[17] Williams C, Tinley PD, Curtin M et al. Foot and ankle characteristics of children with an idiopathic toe-walking gait. J Am Podiatr Med Assoc 2013; 103(5): 374–379

[18] Yoon G, Chernos J, Sibbald B et al. Association between congenital foot anomalies and gestational age at amniocentesis. Prenat Diagn 2001; 21: 1137–1141

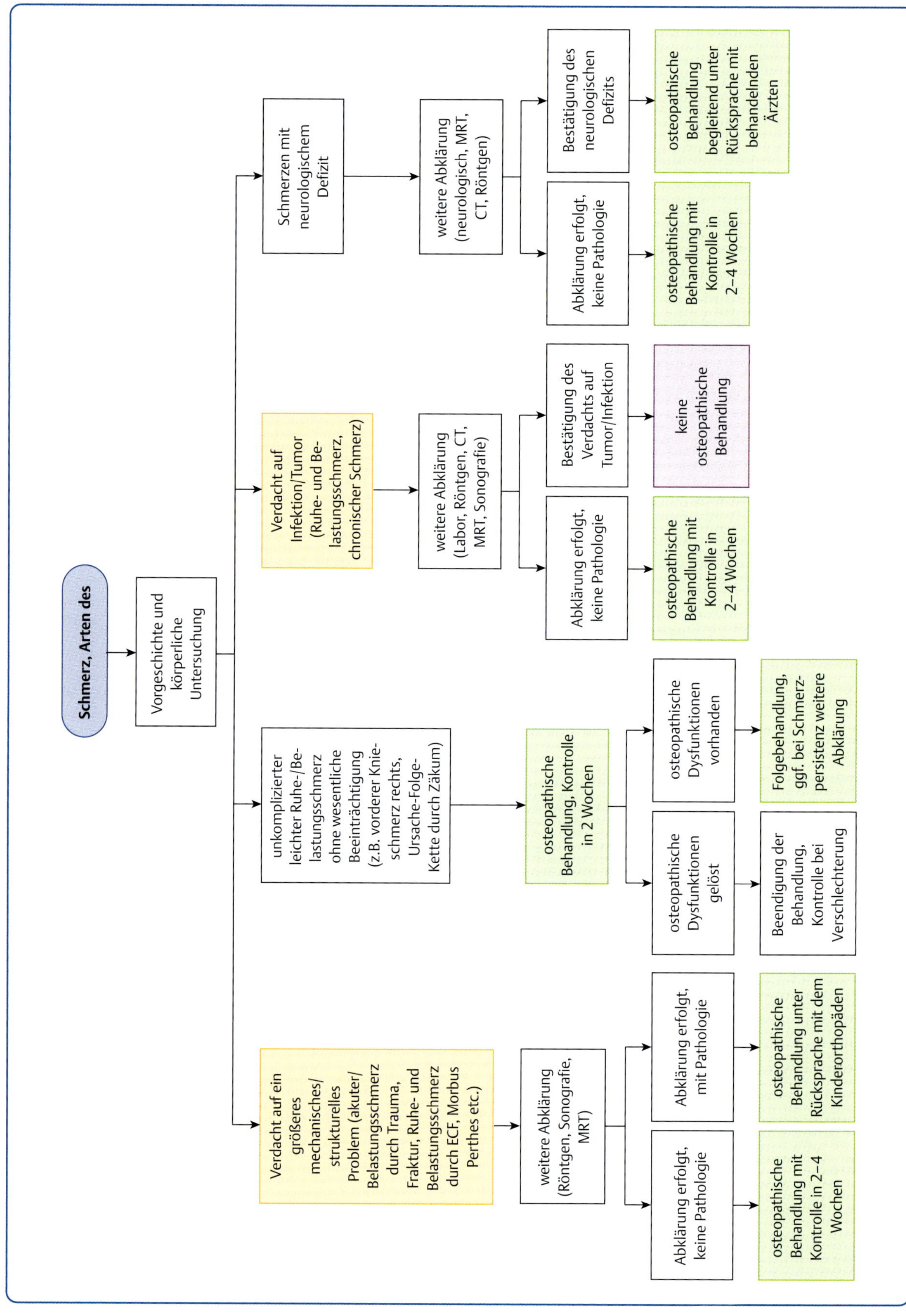

► **Abb. 58.1** Algorithmus Schmerz, Arten des – akuter, chronischer, Belastungs- und Ruheschmerz.

59 Schmerz, regional – Arm

Sontka Tamm

59.1 Wichtiges im Überblick

Armschmerzen treten bei Kindern ohne vorausgegangenes Trauma eher selten auf. Ist ein Unfall eingetreten, so können insbesondere kleinere Kinder den Schmerz häufig nicht gut lokalisieren. Wichtig ist ein vorsichtiges Herangehen, um dem Kind möglichst wenig Schmerzen zu bereiten (z. B. Funktionsprüfung des nicht betroffenen Arms). Bei Verdacht auf Knochenverletzungen (Schmerzen, Schwellung, Überwärmung, Schonung des Arms) ist eine weitere Diagnostik notwendig. Armschmerzen aufgrund eines Bandscheibenvorfalls der HWS sind extrem selten, dabei findet sich eine segmentale Zuordnung des Schmerzes entlang der betroffenen Nervenwurzel. Eine Parese oder eine Hypästhesie muss nicht zwangsweise vorliegen. Viel häufiger sind Kompressionssyndrome, bedingt durch die anatomischen Engstellen im Hals-/Schulterbereich, der Wechselbeziehungen zu weiter distal liegenden Nerven, des Sympathikusgrenzstrangs oder über den N. phrenicus zum Zwerchfell und den Oberbauchorganen.

Die Anamnese sowie eine sorgfältige Befunderhebung gibt nähere Aufschlüsse zur vorliegenden Diagnose. Bei Verdacht auf strukturelle Veränderungen sollten diese zunächst weiter abgeklärt werden. Differenzialdiagnostisch muss ggf. auch an eine Tumorerkrankung gedacht werden, auch wenn diese sehr selten ist. Dabei finden sich am häufigsten als gutartige Tumoren Enchondrome, daneben die malignen Chondrosarkome oder das Ewing-Sarkom.

Das Potenzial der osteopathischen Behandlung liegt zum einen in der Möglichkeit, eine individuelle, auf die betroffene Struktur bezogene Behandlung durchzuführen, insbesondere wenn aus schulmedizinischer Sicht ein Schaden noch nicht nachweisbar ist. Zum anderen können auf osteopathischem Weg strukturell veränderte Gewebe und Systeme direkt behandelt werden, um eine Regeneration zu fördern.

59.2 Definition

Schmerz (lat. „dolor“) ist eine komplexe Sinneswahrnehmung unterschiedlicher Qualität (z. B. stechend, ziehend, drückend), die in der Regel durch Störung des Wohlbefindens als lebenswichtiges „Frühwarnsystem“ von Bedeutung ist. Hier ist der **Schmerz im Arm** lokalisiert.

59.3 Anatomie – Physiologie – Pathophysiologie

Bei der Betrachtung eines Schmerzgeschehens ist insbesondere die Nervenversorgung des Arms zu berücksichtigen.

Der **Plexus brachialis** besteht aus den Rami ventrales der unteren Zervikal- (C 5–C 8) und oberen Thorakalnerven (Th 1). Die Spinalnerven C 5–C 8 schließen sich in der Tiefe des seitlichen Halsdreiecks zusammen. Der 1. Thorakalnerv verläuft hinter der Pleurakuppel zu den Rippen. Die Spinalnerven von C 5–Th 1 verlaufen gemeinsam mit der A. subclavia durch die Skalenuslücke (gebildet vom M. scalenus anterior, M. scalenus medius und der 1. Rippe), um oberhalb der Klavikula folgende 3 Primärstämme zu bilden:

- Truncus superior (C 5 und C 6)
- Truncus medius (C 7)
- Truncus inferior (C 8 und Th 1)

Die hier abgehenden Nerven bilden die Pars supraclavicularis. Unterhalb des Schlüsselbeins formieren sich 3 Sekundärstränge, die nach ihrer Lage zur A. axillaris bezeichnet werden:

- Fasciculus lateralis (C 5–C 7): N. musculocutaneus, N. medianus, Radix lateralis
- Fasciculus medialis (C 8–Th 2): N. cutaneus brachii medialis, N. cutaneus antebrachii medialis, N. ulnaris, N. medianus, Radix medialis
- Fasciculus posterior (C 5–C 8): N. axillaris, N. radialis

Der supraklavikuläre Teil des Plexus brachialis befindet sich hinter der oberflächlichen Halsfaszie in der Grube über dem Schlüsselbein und wird von dem M. sternocleidomastoideus, der mittleren Halsfaszie und dem M. omohyoideus bedeckt. Der infraklavikuläre Teil des Plexus brachialis liegt hinter dem oberen Schlüsselbeinrand. Durch den M. subclavius und seiner Faszie von der Klavikula getrennt verläuft er über der 1. Rippe und dem M. serratus anterior.

Anastomosen bestehen zu folgenden Strukturen:

- Plexus cervicalis: Der Spinalnerv des Segments C 5 (Plexus brachialis) anastomosiert mit dem Spinalnerv von C 4 des Plexus cervicalis (N. phrenicus)
- Grenzstrangganglien des Sympathikus: Die Spinalnerven der Segmente C 5 und C 6 ziehen zum Ganglion cervicale mediale, die Spinalnerven der Segmente C 5–C 8 und Th 1 ziehen zum Ganglion cervicale inferius.

- Der Spinalnerv des Segments C 5 zieht zum Spinalnerv des Segments Th 2.
- Das Segment Th 1 enthält Fasern mit irisdilatierender Wirkung (Miosis bei Irritation).

Wechselbeziehungen von zervikalen sympathischen Ganglien mit dem Plexus brachialis lassen Symptome wie Tinnitus, Schmerzsyndrome im HWS- und Armbereich, Augenprobleme und Sehstörungen erklären.

Der Bewegungsapparat des Arms kann detailliert in gängigen Fachbüchern der beschreibenden Anatomie nachgelesen werden. Auf Ellenbogen, Hand und Schulter wird in gesonderten Kapiteln näher eingegangen (Kap. 64.3, Kap. 67.3, Kap. 70.3).

Wichtige **Orientierungspunkte** sind folgende Strukturen:

- Querfortsätze der HWS und oberen BWS
- supraklavikuläres Dreieck: Der Armplexus nimmt dort den hinteren Teil bis zum M. scalenus posterior ein.
- Bereich unterhalb der Klavikula: Hier reicht der Armplexus bis an die 1. Rippe heran.
- M. pectoralis minor und M. pectoralis major als ventrale Begrenzung des weiter nach distal ziehenden Armplexus

59.4 Ursachen

Es können folgende strukturelle Ursachen für Armschmerzen vorliegen:

Die **Klavikulafraktur** macht ca. 10 % aller Brüche aus. Sie ist das häufigste geburtstraumatische Ereignis. Daneben tritt sie durch Unfälle auf und verläuft in der Regel ohne Komplikationen, eine operative Therapie ist nur in Ausnahmefällen notwendig. Bei Neugeborenen erfolgt die Frakturheilung extrem schnell (1 Woche). Bei 5- bis 10-Jährigen beträgt sie etwa 2 Wochen, bei über 10-Jährigen 2–3 Wochen. In seltenen Fällen kann sie eine Läsion des Plexus brachialis verursachen. Osteopathisch sollte die intraossäre Struktur mit begleitenden Faszien und Muskeln sowie das verursachende Trauma behandelt werden.

Bei einer **Erb-(Duchenne-)Lähmung** oder **oberen Armplexusläsion** sind Anteile der Segmente C 5/C 6 des Plexus brachialis betroffen. Sie kommt gehäuft bei der vaginalen Entbindung großer Neugeborener vor. Die Ursache ist meist eine Überdehnung des kindlichen Kopf-Hals-Bereichs unter der Geburt. Weitere Risikofaktoren stellen die Zangenentbindung und die Vakuumextraktion dar. Eine Erb-Lähmung kann mit einer Fazialisparese, einer Klavikulafraktur, einem Horner-Syndrom und einem angeborenen Schiefhals (Kap. 52) auftreten. Bei Vorliegen einer oberen Armplexusläsion zeigt der betroffene Arm eine schlaffe Armhaltung mit adduzierter, innenrotierter Schulter und Innenrotation des Unterarms. Aus osteopathischer Sicht ist die Behandlung der intraossären Strukturen, der angrenzenden Muskeln und Fasziensysteme, des Plexus brachialis, der A. und V. subclavia sowie aller überregional verknüpfenden Systeme zum Ausgleich von Bedeutung.

Die **Humerusfrakturen** werden nach ihrer Lokalisation in proximale, Schaft- und distale Humerusfrakturen eingeteilt. In Abhängigkeit vom Alter der Patienten können dislozierte Frakturen bis zu einem bestimmten Grad der Achsabweichung konservativ behandelt werden. Bei größeren Dislokationen oder Nervenverletzungen (N. radialis bei Schaftfrakturen, N. ulnaris bei distalen Humerusfrakturen) muss ggf. eine operative Therapie erfolgen.

Ein **zervikaler Bandscheibenvorfall** ist bei Säuglingen, Kleinkindern und Schulkindern ohne vorausgegangenes Trauma sehr unwahrscheinlich, bei Jugendlichen möglich. Typisch ist die einseitige radikuläre Schmerzsymptomatik im zugehörigen Dermatom des betroffenen Segments. Eine weitere Abklärung ist obligat. Eine osteopathische Behandlung richtet sich nach den betroffenen Strukturen (Wirbelsäule, Nervenwurzel, Segment mit Muskeln, Faszien, somatosensorische und somatoviszerale Afferenzen).

59.5 Diagnostisches Vorgehen

Zunächst sollte **diagnostisch** der Schmerz im Arm – wenn möglich – näher eingegrenzt werden. Bei isoliertem Ellenbogen-, Hand- und Schulterschmerz s. Kap. 64.5, Kap. 67.5, Kap. 70.5.

Ein Armschmerz ohne vorausgegangenes Trauma ist aus orthopädischer Sicht in der Regel ein fortgeleiteter Nervenschmerz, entweder entlang einer Nervenwurzel (radikulär) oder eines peripheren Nervs. Da sowohl die Klavikula- wie auch die Humerusfraktur schmerzbedingt eine Schonhaltung des Arms bedingen, können sie eine Lähmung vortäuschen. Es kann aber bei schwerer Verletzung zusätzlich eine Nervenläsion vorliegen.

Bei Verdacht auf eine Nervenverletzung oder eine Fraktur muss eine weitere Abklärung erfolgen. Dabei kommen neben einer weiteren klinischen Untersuchung auch Röntgenaufnahmen, eine neurologische Untersuchung und ggf. MRT-Diagnostik infrage.

Bei reiner, milder Schmerzsymptomatik des Arms ohne Schmerzverstärkung unter Provokation (Provokationstests von HWS, Schulter und Arm) und ohne neurologische Schädigung kann osteopathisch behandelt werden. Ansonsten wird nach erfolgter weiterer Abklärung osteopathisch begleitend therapiert.

Die **osteopathische Behandlung** richtet sich allgemein nach der übergeordneten Läsion (▶ **Tab. 59.1**). Bei Plexusläsionen orientiert sie sich an den Strukturen (Vorgehen z. B. nach Carreiro). Bei Frakturen kann ein intraossärer Ausgleich, bei Wulst-/Grünholzfrakturen ein vorsichtiges

▶ **Tab. 59.1** Mögliche übergeordnete Läsionen bei Armschmerz.

Bereich der übergeordneten Läsion	Therapie
parietales System	Behandlung der Strukturen des Schultergürtels und Arms
viszerales System	Behandlung des Organsystems
kraniosakrales System	Behandlung der irritierten Struktur, der Fluktuation des PRM, der ausdehnenden Kraft des Gehirns und des Nervensystems sowie der biodynamischen Kräfte
embryologisches System	Zeitpunkt der Entwicklung
neurovegetatives System	Korrektur des peripheren Systems (Sympathikus/Parasympathikus), Korrektur des zentral-vegetativen und des hormonellen (endokrinen) Systems (Hypothalamus/Hypophyse), Plexus brachialis mit angrenzenden Strukturen
vaskuläres System	Korrektur der Gefäßachsen (arteriell/venös), des Lymphsystems (Cisterna chyli), des Zwerchfells
Querstrukturennetz oder im Bereich anderer mathematischer Achsen/Meridiane	Querstrukturen in Korrespondenz mit sämtlichen Diaphragmen

Annähern in die Achskorrektur in der Geschwindigkeit der intraossären Strukturen (Listening) erfolgen. Dabei ist zu beachten, dass die Korrektur keine wesentlichen Schmerzen verursacht ▶ **Abb. 59.1**.

Literatur

[1] Anderson P, Hall C, Evans R, Hayward R et al. The feet in Apert's syndrome. J Pediatr Orthop 1999; 19: 504–507

[2] Aronsson DD, Loder RT, Breur GJ et al. Slipped capital femoral epiphysis: current concepts. J Am Acad Orthop Surg 2006; 14 (12): 666–679

[3] Bacino CA, Hecht JT. Etiopathogenesis of equinovarus foot malformations. Eur J Med Genet 2014; 57(8): 473–479

[4] Banskota B, Banskota AK, Regmi R et al. The Ponseti method in the treatment of children with idiopathic clubfoot presenting between five and ten years of age. Bone Joint J 2013; 95-B(12): 1721–1725

[5] Blauth W. Über die Behandlung angeborener Fußfehlbildungen. Z Orthop 1989; 127(1): 3–14

[6] Carreiro JE. An osteopathic approach to children. 2nd ed. Edinburgh: Churchill Livingstone; 2009

[7] Garten H. Lehrbuch Applied Kinesiology. München: Elsevier; 2004

[8] Hefti F. Kinderorthopädie in der Praxis. 2. Aufl. Berlin, Heidelberg: Springer; 2006

[9] Hutchinson B. Pediatric metatarsus adductus and skewfoot deformity. Clin Podiatr Med Surg 2010; 27(1): 93–104

[10] von Lanz T, Wachsmuth W. Praktische Anatomie, Bd. 4. Teil I: Bein und Statik. Berlin, Heidelberg: Springer; 1972

[11] Mosca VS. Calcaneal lengthening for valgus deformity of the hindfoot. Results in children who had severe, symptomatic flatfoot and skewfoot. J Bone Joint Surg Am 1995; 77(4): 500–512

[12] Pasciak M, Stoll TM, Hefti F. Relation of femoral to tibial torsion in children measured by ultrasound. J Pediatr Orthop B 1996; 5: 268–272

[13] Rethlefsen SA, Kay RM. Transverse plane gait problems in children with cerebral palsy. J Pediatr Orthop 2013; 33(4): 422–430

[14] Spindler B, Baumgärtner W, Hartung J. Pathological and histopathological findings in the joints of fattening turkeys. Dtsch Tierarztl Wochenschr 2006; 113(3): 84–88

[15] Still AT. Das große Still-Kompendium. Kandern: Narayana; 2012

[16] Tönnis D. Skewfoot. Orthopäde 1986; 15(3): 174–183

[17] Williams C, Tinley PD, Curtin M et al. Foot and ankle characteristics of children with an idiopathic toe-walking gait. J Am Podiatr Med Assoc 2013; 103(5): 374–379

[18] Yoon G, Chernos J, Sibbald B et al. Association between congenital foot anomalies and gestational age at amniocentesis. Prenat Diagn 2001; 21: 1137–1141

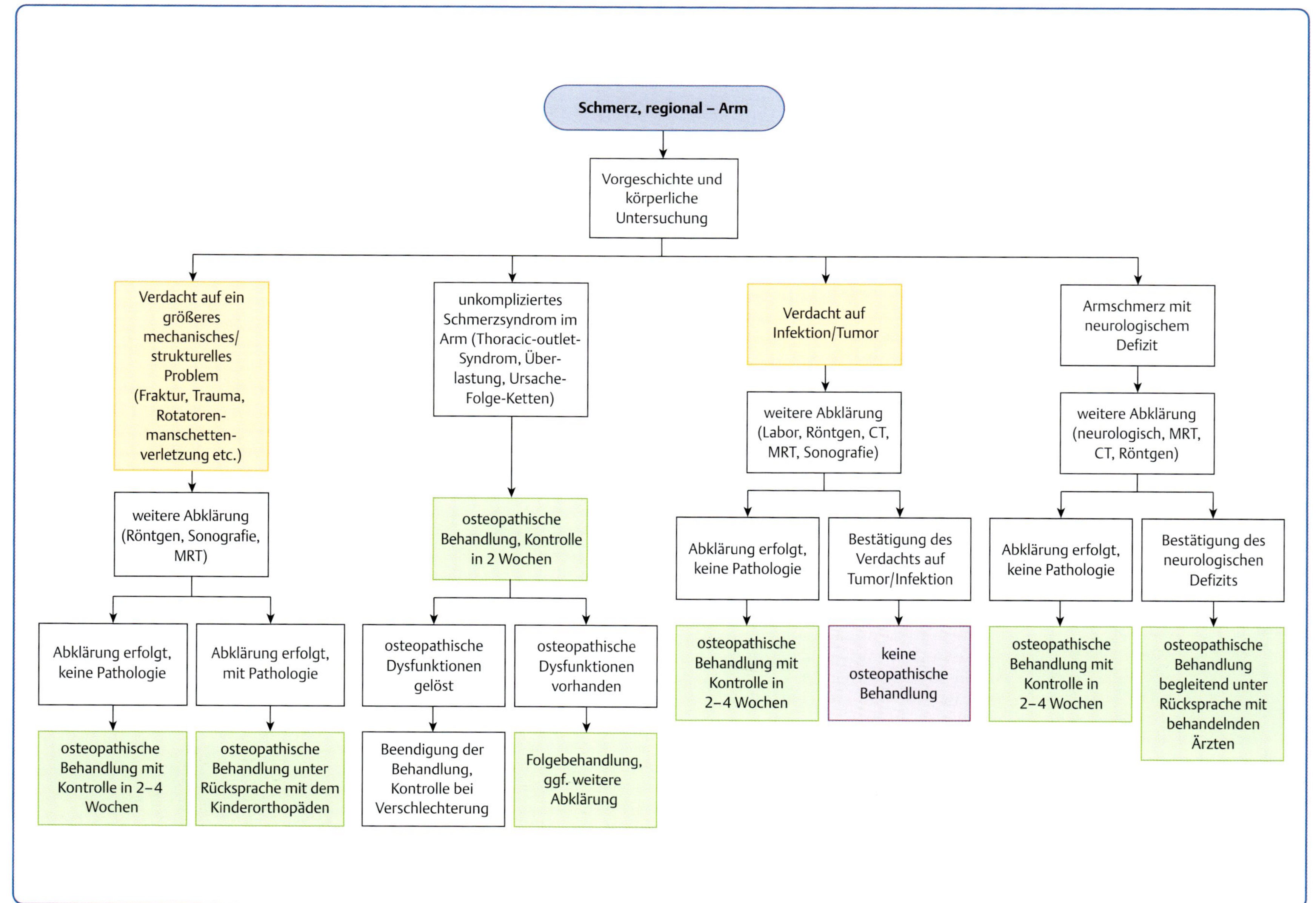

▸ **Abb. 59.1** Algorithmus Schmerz, regional – Arm.

60 Schmerz, regional – Bauchschmerzen

Peter Striebel

60.1 Wichtiges im Überblick

Bauchschmerzen sind das am häufigsten geklagte Schmerzsymptom des Kindes. In den ersten Lebensjahren sind sie meist unspezifisch periumbilikal, im Laufe des reifenden Wachstums werden sie immer spezifischer lokalisiert und gedeutet. Faustregel für ältere Kinder: Je weiter die Schmerzen vom Nabel entfernt sind, desto eher findet sich ein organisches Korrelat.

Alters- und verhaltensabhängig kann Bauchschmerz ein Symptom sowohl der Nachahmung, der situativen Kommunikation als auch der körperlich-somatischen und seelisch-somatoformen Eigenwahrnehmung sein. Ein wertendes Urteil sollte im Rahmen der Diagnostik zurückhaltend gefällt und jederzeit revidiert werden.

Dysfunktionen und Dissoziationen im Rahmen des Reifens und Wachsens spiegeln sich häufig nicht in Laborwerten und bildgebenden Verfahren wider. Die explizite Frageinduktion und implizite Fragehaltung sind bewusste Instrumente der interpersonellen Synchronisation, die eine phänomenologische Perzeption für inhärente Wachstumsvorgänge ermöglichen (Kap. 35, Kap. 90).

Notfallsituationen, die eine pädiatrische oder chirurgische Intervention erfordern, müssen ausgeschlossen werden. Führt die wiederholte Untersuchung funktioneller Abdominalbeschwerden durch den erfahrenen Osteopathen zu keinem therapeutischen Ansatz, ist die Einleitung einer interdisziplinären, multimodalen Therapie sinnvoll (Ausweitung der kommunikativen Dissoziation).

60.2 Definition

Die **Rom-III-Konsensus-Kriterien** wurden 2006 in Rom von Gastroenterologen erarbeitet und stellen Kriterien zur Diagnostik funktioneller Störungen des Verdauungstrakts dar (Kap. 60.4).

In der **interdisziplinären multimodalen Therapie** werden Eltern und Kind (je nach Alter) über Schmerz und Schmerzentstehung inklusive affektiver und kognitiver Aspekte aufgeklärt, realistische Therapieziele entwickelt, Schmerzbewältigungsstrategien vermittelt (Bewegung, Veränderung der Eigenwahrnehmung), familiäre Muster entkoppelt und neu verknüpft sowie weitere Therapieoptionen eröffnet (z. B. Kunst-, Psycho-, Ergo-, Balneo-, Physio- und medikamentöse Therapie).

60.3 Anatomie – Physiologie – Pathophysiologie

Das Abdomen ist der Ort der intensivsten substanziellen und soziokulturellen Auseinandersetzung mit der Umgebung. Dies gilt bereits beim embryonalen Übergang von der histiotrophen Eigenversorgung zur plazentar-hämatotrophen Versorgung über den Nabel. Die weitere postnatale Differenzierung kann als substanzielle und das Verhalten individualisierende Dissoziation beschrieben werden: Die laktogene Phase (Übernahme der Sauerstoffversorgung durch die Lungen, Ernährung über die Muttermilch) geht allmählich in die Ernährung durch außermenschliche Substanzen (Abbau von und Ernährung mittels Fremdsubstanz – fremd-alimentäre Phase) und zunehmende Eigenauswahl sowie ggf. auch Kultivierung der Nahrungsmittel in Anbau und Zubereitung über. Dieser Weg (von der Ernährung über Gewebesubstanz – über den Nabel – über Muttermilch – über die eigene Kultivierung von Lebensmitteln) ist ein Weg von innen nach außen, der sich in der emotionalen Entwicklung wiederfindet: das körperlich-seelische Einssein mit der Umgebung, die Nachahmungsphase, die Phase der Identifikation mit Mutter und Vater, die Phase der kommunikativen Auseinandersetzung, die pubertär-abgrenzende Phase der Adoleszenz bis zur selbstständigen Kulturphase. Die körperliche Entwicklung und die seelische Entwicklung können so als dynamische Dissoziation inhärenten Wachstums in Konfrontation mit der gegenständlich-anorganischen Welt beschrieben werden (Kap. 90).

Die Organe der Stoffverwandlung (Verdauung), die Organe der Eigensubstanzabsonderung (Nieren, Harntrakt) und die Organe der substanziellen Fruchtbarkeit (Geschlechtsorgane) sind alle im Abdomen und Becken lokalisiert. Über die Rhythmen der Blutzirkulation und Atmung werden sie mit den wahrnehmungsbetonten Organbereichen des bildschaffenden Menschen (Sinnesnervensystem) ausbalanciert.

Die zu den Ursachen (Kap. 60.4) aufgeführte osteopathische Checkliste bedarf des ausführlichen anatomischen Studiums und kann hier nicht weiter ausgeführt werden.

60.4
Ursachen

Zu beachten sind bei abdominellen Schmerzen die folgenden Checklisten. Die osteopathische Checkliste verdeutlicht in Kurzform wesentliche Zusammenhänge, die bei der Ursachenfindung wichtig sind. Die somatische Checkliste bietet Oberbegriffe zur raschen Orientierung. Die Checkliste somatoformer Erkrankungen kann unter den in Kap. 60.3 genannten Gesichtspunkten der substanziellen soziokulturellen Entwicklung individualisiert werden.

Es folgen vorab einzelne Punkte, die hilfreich sein können und nicht übersehen werden sollten:

- zur Häm-Bilirubin-Porphyrin-Balancierung und Interpretation von Laborbefunden s. Kap. 35
- Appendizitis: Je jünger das Kind ist, desto eher können die bekannten Appendizitiszeichen vollständig fehlen. Plötzliche Besserung bei zuvor heftigen Schmerzen können Zeichen einer Perforation sein.
- Traumaspätfolgen: Organkontusion mit Blutung und intraabdominale Blutungen können verzögert (Tage, Wochen) zu Symptomen führen, sodass das traumatische Ereignis nicht in Zusammenhang gebracht oder erinnert wird (z. B. 2-zeitige Milzruptur).
- Säuglingsalter, Kleinkinder: Invagination, nekrotisierende Enterokolitis, Harnwegsinfekte
- Jungen: Hodentorsion, stielgedrehte Hydatide
- Mädchen: Menarche, stielgedrehte Ovarialzyste, Schwangerschaft

Osteopathische Checkliste:

- psychologische Dynamiken (z. B. Mobbing/Bullying, Angstsyndrome) in Beziehung zu Körperbewegung, Verhalten und Organplastizität
- eingeschränkte Gleitbeweglichkeit (von viszeroviszeralen und viszeroparietalen Anteilen des Peritoneums)
- ligamentäre Mobilitätseinschränkungen
- Synchronisation von Strukturen und Diaphragmen
- ossäre Dysfunktionen (Wirbelsäule, Rippen, Becken) und Bezüge zu extraabdominellen Organen, Segmentanatomie
- arterielle Dysfunktionen (z. B. Truncus-coeliacus-Kompressionssyndrom = Dunbar-Syndrom)
- nervale Dysfunktionen
- endokrine Dysfunktionen (humoral, lokale Gewebshormone, Urolithiasis bei Hyperparathyreoidismus)
- immunologische Dysfunktionen (Mikroökologie des Darms, Allergene, Toxine)
- Dysfunktionen im Rahmen des Wachstums (Reifungsdifferenzierung, Reifungsdissoziation s. Kap. 90)

Checkliste somatischer Erkrankungen:

- Dysmorphie – Störungen der Gestalt: angeborene Fehlbildungen, Stenosen, Atresien, Tumoren
- lokale Dysfunktion – Störungen der funktionellen Gewebeeigenschaften: Mekoniumileus – Cave: zystische Fibrose, Volvulus, Invagination, Morbus Hirschsprung, inkarzerierte Hernien –, pulmoabdominelle Druckrelation, intestinale Obstruktion, Obstipation, Dysmenorrhö, paralytischer Ileus, hereditäres Angioödem
- systemische Dysfunktion – Störungen der körpereigenen Systemintegration: Stoffwechselerkrankungen – z. B. Ketoazidose bei Diabetes mellitus, Häm-Bilirubin-Porphyrin-Balancierung, Morbus Still, Morbus Gaucher
- Dissoziation – Störungen der Auseinandersetzung mit der Umgebung: Säuglingskoliken, nekrotisierende Enterokolitis, Nahrungsmittelunverträglichkeit, Nahrungsmittelallergie, virale und bakterielle Infektionen von Darm/Lunge/Harnwegen, Protozoenerkrankungen, Intoxikationen, mesenteriale Lymphadenitis, hämolytisch-urämisches Syndrom, Purpura Schoenlein-Henoch etc., traumatische Verletzungen, kommunikative Störungen in der Familie, Schule und mit der Kultur

Checkliste somatoformer Erkrankungen (funktionelle gastrointestinale Störungen nach den Rom-III-Kriterien für Kinder über 4 Jahre):

- **funktionelle Dyspepsie** (alle der folgenden Kriterien sind mindestens 1 × pro Woche seit mindestens 2 Monaten vor Diagnosestellung erfüllt):
  1. anhaltend oder wiederkehrend auftretende Schmerzen oder Missempfindungen mit Schwerpunkt im Oberbauch (oberhalb des Nabels)
  2. keine Erleichterung durch Defäkation, keine Assoziation mit dem Beginn einer Änderung von Stuhlfrequenz oder -form (d. h. kein Reizdarmsyndrom, s. u.)
  3. keine Anzeichen für einen entzündlichen, anatomischen, metabolischen oder neoplastischen Prozess, der die Symptome des Patienten erklärt
- **funktionelle Bauchschmerzen** (alle der folgenden Kriterien sind mindestens 1 × pro Woche seit mindestens 2 Monaten vor Diagnosestellung erfüllt):
  1. episodischer oder kontinuierlicher Bauchschmerz
  2. unzureichende Kriterien für andere funktionelle gastrointestinale Störungen
  3. keine Anzeichen für einen entzündlichen, anatomischen, metabolischen oder neoplastischen Prozess, der die Symptome erklärt
- **Syndrom der funktionellen Bauchschmerzen** (die Kriterien für funktionelle Bauchschmerzen im Kindesalter müssen in mindestens 25 % der Zeit erfüllt sein und mindestens eines der folgenden Kriterien vorhanden sein):
  1. Beeinträchtigung alltäglicher Funktionen
  2. zusätzliche somatische Symptome wie Kopfschmerzen, Gliederschmerzen oder Schlafstörungen

- **Reizdarmsyndrom** (alle der folgenden Kriterien sind mindestens 1 × pro Woche seit mindestens 2 Monaten vor Diagnosestellung erfüllt):
  1. abdominelle Missempfindungen (eine unangenehme Empfindung, die nicht als Schmerz beschrieben wird) oder Schmerzen, die mindestens in 25 % der Zeit mit 2 oder mehr der folgenden Kriterien assoziiert sind:
     a) Besserung durch Defäkation
     b) Auftreten ist mit einer Änderung der Stuhlfrequenz assoziiert.
     c) Auftreten ist mit einer Änderung der Form (des Aussehens) des Stuhlgangs assoziiert.
  2. keine Anzeichen für einen entzündlichen, anatomischen, metabolischen oder neoplastischen Prozess, der die Symptome des Patienten erklärt
- **abdominelle Migräne** (alle Kriterien sind mindestens 2 × in den letzten 12 Monaten erfüllt):
  1. anfallsartige Episoden mit heftigen, akuten periumbilikalen Schmerzen, die für mindestens 1 h andauern
  2. zwischenzeitlich Perioden mit normalem Gesundheitszustand über Wochen bis Monate
  3. Der Schmerz beeinträchtigt normale Aktivitäten.
  4. Der Schmerz ist mit mindestens 2 der folgenden Symptome assoziiert: Appetitlosigkeit, Übelkeit, Erbrechen, Kopfschmerzen, Lichtscheu, Blässe.
  5. keine Anzeichen für einen entzündlichen, anatomischen, metabolischen oder neoplastischen Prozess, der die Symptome des Patienten erklärt

60.5 Diagnostisches Vorgehen

Das diagnostische Vorgehen umfasst folgende Befunderhebungen:

- **Anamnese:**
  - Charakterisierung des Schmerzes (Lokalisation, Intensität, Art, Dauer, auslösende Faktoren), ggf. Charakterisierung mittels Smiley-Skala, bei kleineren Kindern mittels KUSS (Kap. 58.5)
  - Schmerzausstrahlung (z. B. bei hepatobiliärer Erkrankung → Schmerzausstrahlung in Richtung Skapula und Schulter, bei Pankreatitis → gürtelförmiger Schmerz in den Rücken)
  - Begleitsymptome: Übelkeit, Erbrechen, galliges Erbrechen, Obstipation, Diarrhö, Meläna, Hämatochezie, Hämaturie, Dysurie, Fieber, Veränderung des Appetits, vermehrtes oder vermindertes Durstgefühl, Somnolenz
  - Hintergrundinformationen: Operationen, Infektionsquellen (Auslandsreisen, Infekte in der Umgebung), Traumata, Disstress, Stand der genitalen Reife (Phimose, Hodenhochstand, Menarche), familiäre Erkrankungen (z. B. Diabetes mellitus)
- **Inspektion:**
  - Körperhaltung, Gangbild, Motorik beim Ausziehen/auf die Liege klettern (Fokus des Schmerzes?)
  - Hautfarbe (Skleren!), Hautturgor, Schwitzen, Prellmarken, Verletzungszeichen
  - Infektzeichen (Fieber, Entzündung der Tonsillen, Zeichen einer Otitis)
  - genitale Inspektion (Entwicklung des äußeren Genitales, Entzündung im Bereich des Anus, Marisken?)
- **kompressionsfreie Palpation – Listening:**
  - globales Listening
  - Tonus und Atembewegung der Pleura- und Peritonealhöhle und deren Bewegungsbalancierung/-kompensation auf Zwerchfellhöhe
  - lokales Listening
  - inhärente Gewebeatmung (primäre Atmung) der palpierten Region, respiratorische Mitbewegung des palpierten Organs (sekundäre Atmung)
- **Auskultation** von Abdomen und Lunge
- **lokale Palpation:**
  - Lymphknotenstatus, Splenomegalie
  - Ausschluss von Hernien (Leisten-, Abdominal-, Nabelhernie)
  - Gestaltpalpation unter Einbeziehung des Listening- und Auskultationsbefunds (Organform, Gewebekonsistenz)
  - Funktionspalpation: Mobilität, gegenseitige Verschieblichkeit der Organe, Gewebeelastizitätsreserve in Abhängigkeit vom Füllungszustand (Magen, Dünn- und Dickdarm, Gallenblase, Harnblase) und Tonus des Organs (Leber, Milz, Nieren, Pankreas), Inhibitionstests

Die erhobenen Befunde werden auf der Grundlage von somatoformen oder somatogenen Störungen (Kap. 60.4) reflektiert und dann die Entscheidung über die Notwendigkeit weiterer Diagnostik getroffen:

- Urin-, Stuhldiagnostik
- Blutuntersuchung (Entzündungs-, Allergieparameter)
- Sonografie
- ggf. Allergietests
- ggf. weitere apparative Abklärung

Cave

Bei unklarem akutem Abdomen ist eine fachärztliche Kontrolle oder Klinikeinweisung erforderlich. Es sollte keine Gabe von Analgetika oder Spasmolytika vor der fachärztlichen Kontrolle (Befundverschleierung!) erfolgen.

Unklare **chronisch rezidivierende Abdominalschmerzen** bedürfen der weiteren Abklärung. Zu prüfen ist zunächst, ob eine komplette Diagnostik einschließlich Sonografie und Laboruntersuchung vorliegt. Osteopathisch sind folgende Störungen zu klären (Kap. 35.5):

▶ **Tab. 61.1** Ursachen für Schmerzen im Becken.

mögliche Ursache	osteopathische Befunde	klinische Befunde mit weiterer Abklärung
faszial	viszeral (kleine Beckenorgane, abdominelle Organe); häufig rechts: Zäkuminvagination, Ovar; häufig links: urogenital (Niere), Ovar	strukturelle Störungen der abdominellen Organe (z. B. Nephritis, Hepatitis, Appendizitis) oder der kleinen Beckenorgane; Senkungsabszesse (M. iliopsoas)
ZNS	Störungen des PRM, der intra- und extrakraniellen Membranen, der Schädelknochen, des Rückenmarks, des Gehirns („Wachstumsschmerzen" als Nervendehnungsschmerz)	spastische Parese, MS, Tumoren, Syrinx oder andere Rückenmarksveränderungen
peripheres Nervensystem	Plexus lumbalis, Plexus lumbosacralis (N. ischiadicus), Plexus sacralis (Innervation), Spinalnerven, periphere Nerven des Beckens und der unteren Extremitäten aus dem Plexus lumbalis und Plexus sacralis	Tumoren der Nerven (Neurinom, Neuroblastom, Metastase), Bandscheibenvorfall, Neuritis, Plexusparese
autonomes Nervensystem	Dysregulation von Sympathikus – Grenzstrang oder Parasympathikus – N. vagus, Plexus sacralis, N. phrenicus, ZNS: Hypothalamus	Tumoren, Störung der Schweißsekretion (sympathisch), Metastasen
endokrines System	ZNS: Hypothalamus/Hypophyse, Erfolgsorgane, Gewebequalität, (Nor-)Adrenalin, Kortisol (ACTH), Thyroxin, Parathormon (Knochen), Wachstumshormon (GH), Serotonin, Sexualhormone, ADH	Tumoren im ZNS (Hypothalamus, Hypophyse), peripher in Erfolgsorganen, messbare Über- und Unterfunktionen der hormonellen Drüsen/Drüsenorgane
muskulär/ossär/artikulär	Blockaden des Beckens oder der distalen Gelenke, Störung des Wachstums (Wachstumsfugen), Überlastung, Distorsion, Stauchung, Apophysenreizungen, Bänderzerrung, Laktatazidose,Verletzungen, endokrin, neuronal, entzündlich, Reizung des Tractus iliotibialis	**Säugling (0–2 Jahre):** eitrige Koxitis (Fieber!), Hüftluxation **Kleinkind/Kind (2–10 Jahre):** Coxitis fugax, Luxation/Dysplasie, Morbus Perthes, eitrige Koxitis/Osteomyelitis, juvenile rheumatische Erkrankungen, Tumor, Fraktur **Jugendlicher (ab 10 Jahre):** ECF, Hüftdysplasie, Apophysenverletzungen, Tumor, juvenile rheumatische Koxitis, eitrige Koxitis/Osteomyelitis, Femurkopfnekrose, Bursitis pectinea, Psoasschmerz, Fraktur
vaskulär	venös-lymphatischer Stau ohne Störungen der Organfunktionen, Parasympathikus/Sympathikus (Adrenalin), periphere Hypotonie	Thrombose, Embolie, Tumor, Gefäßverschluss, Morbus Perthes, Femurkopfnekrose

des Parathormons oder des Thyroxins zu Knochen- oder Muskelschmerzen führen.

Mögliche Ursachen für Schmerzen im Becken zeigt die ▶ Tab. 61.1.

61.5 Diagnostisches Vorgehen

Nach ausführlicher Anamnese und Befunderhebung sollte die Diagnose über die Therapie entscheiden.

Eine osteopathische Dysfunktion sollte osteopathisch behandelt werden. Hierzu zählen sämtliche Funktionsstörungen der Iliosakralgelenke, der Sakroiliakalgelenke und des Sakrums sowie mögliche daraus resultierende Ursache-Folge-Ketten (▶ Tab. 61.2).

Nach stattgefundenen Traumata sollte zunächst abgeklärt werden, ob schulmedizinischer Handlungsbedarf (z. B. operative Stabilisierung einer Fraktur) besteht. Begleitend sollte auch hier die osteopathische Behandlung (mit dem Verletzungsgebiet angepassten Techniken) durchgeführt werden.

Bei Tumoren wird aufgrund der möglichen Verstreuung von Tumorzellen zunächst keine Osteopathie angewendet.

Bei allen anderen Erkrankungen kann zusätzlich osteopathisch behandelt werden. Dabei sollte eine Behandlung auf interdisziplinärer Ebene stattfinden.

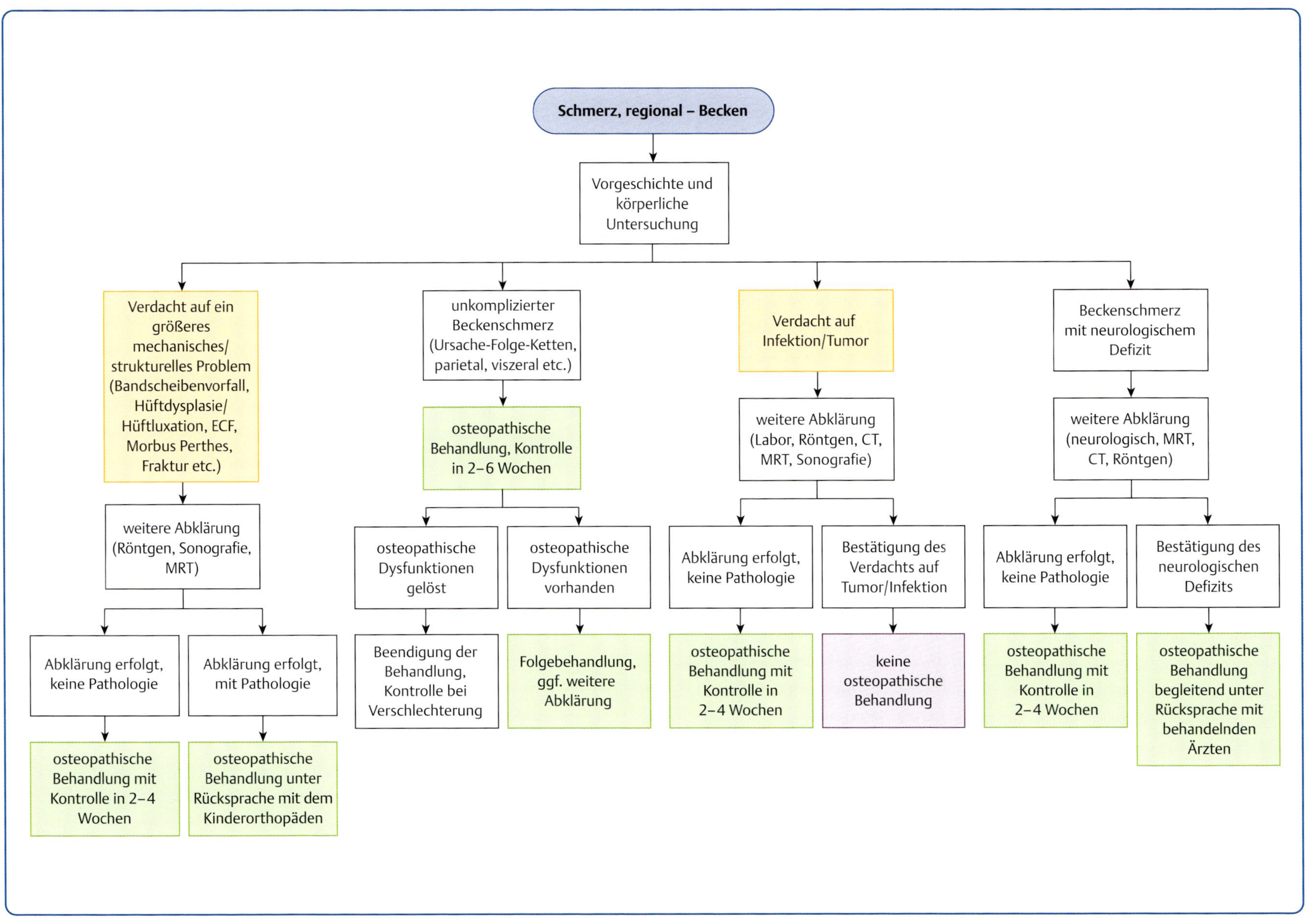

▶ **Abb. 61.1** Algorithmus Schmerz, regional – Becken.

► **Tab. 61.2** Mögliche übergeordnete Läsionen bei Beckenschmerz.

Bereich der übergeordneten Läsion	Therapie
parietales System	Behandlung der Strukturen des Beckens
viszerales System	Behandlung des Organsystems mit anschließender Kontrolle auf Spannungsausgleich
kraniosakrales System	Behandlung der irritierten Struktur, der Fluktuation des PRM, der ausdehnenden Kraft des Gehirns und des Nervensystems sowie der biodynamischen Kräfte
embryologisches System	zeitlicher Zusammenhang
neurovegetatives System	Korrektur des peripheren Systems (Sympathikus/Parasympathikus), Korrektur des zentral-vegetativen und des hormonellen (endokrinen) Systems (Hypothalamus/ Hypophyse), Plexus lumbalis/sacralis mit angrenzenden Strukturen
vaskuläres System	Korrektur der Gefäßachsen (arteriell/venös), des Lymphsystems (Cisterna chyli), des Zwerchfells
Querstrukturennetz oder im Bereich anderer mathematischer Achsen/Meridiane	Querstrukturen in Korrespondenz mit sämtlichen Diaphragmen über korrespondierende Strukturen im Meridianverlauf

Literatur

[1] Anderson P, Hall C, Evans R, Hayward R et al. The feet in Apert's syndrome. J Pediatr Orthop 1999; 19: 504–507

[2] Aronsson DD, Loder RT, Breur GJ et al. Slipped capital femoral epiphysis: current concepts. J Am Acad Orthop Surg 2006; 14 (12): 666–679

[3] Bacino CA, Hecht JT. Etiopathogenesis of equinovarus foot malformations. Eur J Med Genet 2014; 57(8): 473–479

[4] Banskota B, Banskota AK, Regmi R et al. The Ponseti method in the treatment of children with idiopathic clubfoot presenting between five and ten years of age. Bone Joint J 2013; 95-B(12): 1721–1725

[5] Blauth W. Über die Behandlung angeborener Fußfehlbildungen. Z Orthop 1989; 127(1): 3–14

[6] Carreiro JE. An osteopathic approach to children. 2nd ed. Edinburgh: Churchill Livingstone; 2009

[7] Garten H. Lehrbuch Applied Kinesiology. München: Elsevier; 2004

[8] Hefti F. Kinderorthopädie in der Praxis. 2. Aufl. Berlin, Heidelberg: Springer; 2006

[9] Hutchinson B. Pediatric metatarsus adductus and skewfoot deformity. Clin Podiatr Med Surg 2010; 27(1): 93–104

[10] von Lanz T, Wachsmuth W. Praktische Anatomie, Bd. 4. Teil I: Bein und Statik. Berlin, Heidelberg: Springer; 1972

[11] Mosca VS. Calcaneal lengthening for valgus deformity of the hindfoot. Results in children who had severe, symptomatic flatfoot and skewfoot. J Bone Joint Surg Am 1995; 77(4): 500–512

[12] Pasciak M, Stoll TM, Hefti F. Relation of femoral to tibial torsion in children measured by ultrasound. J Pediatr Orthop B 1996; 5: 268–272

[13] Rethlefsen SA, Kay RM. Transverse plane gait problems in children with cerebral palsy. J Pediatr Orthop 2013; 33(4): 422–430

[14] Spindler B, Baumgärtner W, Hartung J. Pathological and histopathological findings in the joints of fattening turkeys. Dtsch Tierarztl Wochenschr 2006; 113(3): 84–88

[15] Still AT. Das große Still-Kompendium. Kandern: Narayana; 2012

[16] Tönnis D. Skewfoot. Orthopäde 1986; 15(3): 174–183

[17] Williams C, Tinley PD, Curtin M et al. Foot and ankle characteristics of children with an idiopathic toe-walking gait. J Am Podiatr Med Assoc 2013; 103(5): 374–379

[18] Yoon G, Chernos J, Sibbald B et al. Association between congenital foot anomalies and gestational age at amniocentesis. Prenat Diagn 2001; 21: 1137–1141

62 Schmerz, regional – Bein

Sontka Tamm

62.1 Wichtiges im Überblick

Kinder werden häufig aufgrund von Beinschmerzen vorgestellt. Ausgeschlossen werden müssen Ursachen, die eine strukturelle Veränderung nach sich ziehen, z. B. Morbus Perthes oder ECF am Hüftgelenk (Kap. 68), Tumoren, Bandscheibenvorfälle mit radikulärer Symptomatik oder Schmerzen nach Traumata. Häufig sind vorübergehende nächtliche Schienbeinschmerzen, die nach Ausschluss anderer Erkrankungen als Wachstumsschmerzen (Kap. 89) bezeichnet werden. Allgemein muss darauf hingewiesen werden, dass insbesondere junge Kinder den Schmerz nicht genau lokalisieren können (z. B. „Knieschmerzen" bei Hüftproblemen). Auch dürfen Achsfehlstellungen der Beine in varus oder valgus nicht übersehen werden.

Osteopathisch findet man häufig Dysfunktionen im Bereich der abdominellen Organe, die absteigende Ursache-Folge-Ketten entstehen lassen. Prinzipiell kann jede osteopathische Läsion einen Beinschmerz zur Folge haben, hierbei orientiert sich der Osteopath am Befund.

62.2 Definition

Schmerz (lat. „dolor") ist eine komplexe Sinneswahrnehmung unterschiedlicher Qualität (z. B. stechend, ziehend, drückend), die in der Regel durch Störung des Wohlbefindens als lebenswichtiges „Frühwarnsystem" von Bedeutung ist. Hier ist der **Schmerz im Bein** lokalisiert.

62.3 Anatomie – Physiologie – Pathophysiologie

Das Bein setzt sich aus folgenden knöchernen Strukturen zusammen:

- Hüftgelenk (Anteile aus Os ilium, Os ischii, Os pubis und Femur)
- Oberschenkel (Femur)
- Kniegelenk (Anteile aus Femur, Patella, Tibia, Fibula)
- Unterschenkel (Tibia, Fibula)
- OSG (Tibia, Fibula, Talus)
- USG (Talus, Kalkaneus)
- Fuß, mit Gelenken, bestehend aus:
  - Fußwurzel (Talus, Os naviculare, Ossa cuneiformia, Os cubiodeum)
  - Mittelfuß (Ossa metatarsi)
  - Vorfuß (Ossa digitorum pedis)

Die Beine übertragen das Gewicht des Rumpfes während des aufrechten Gangs. Das Hüftgelenk hat eine enge Beziehung zum Abdomen, Becken und Bein. Die Faszien verlaufen kontinuierlich vom Abdomen in die Beine, weshalb sich osteopathische Dysfunktionen des Rumpfes häufig in Form von Beinschmerzen ausdrücken. Tonusveränderungen des M. psoas und/oder des M. iliacus sind dabei nicht selten.

Bei einem Bandscheibenvorfall zeigen sich Beinschmerzen entlang der betroffenen Nervenwurzel radikulär, auch können Sensibilitäts- und motorische Ausfälle im betroffenen Gebiet vorliegen. Am häufigsten betroffen sind die Nervenwurzeln der beiden unteren Segmente (L 4)/L 5 und S 1.

62.4 Ursachen

Der Schmerz als fortgeleiteter Schmerz entsteht in der Regel durch eine Reizung des Plexus lumbalis (ventraler Oberschenkel) oder einer Reizung des Plexus sacralis (dorsaler Oberschenkel, Unterschenkel, Fuß). Die Reizung kann über (Organ-)Faszien, Muskelspannungen, Gelenkblockierungen o. Ä. hervorgerufen werden:

- Liegen fasziale Ursachen vor, entsteht der Schmerz im Bein durch Druck auf Nerven des Plexus sacralis oder Plexus lumbalis und wird über periphere Nerven fortgeleitet.
- Bei einer Beeinträchtigung über das ZNS erfolgt die Schmerzfortleitung über das Rückenmark (spinale Symptomatik) oder über periphere Nerven aus dem Plexus lumbalis und Plexus sacralis.

Davon abzugrenzen sind Schmerzen, die eine lokale Ursache (Entzündung, Verletzung, Tumor) haben.

Bei einem funktionellen Defizit nimmt der Schmerz in der Regel unter moderater Belastung wieder ab.

Mögliche Ursachen für Schmerzen im Bein zeigt die ▶ Tab. 62.1.

► **Tab. 62.1** Ursachen für Schmerzen im Bein.

mögliche Ursache	osteopathische Befunde	klinische Befunde mit weiterer Abklärung
faszial	viszeral (Abdomen, Zwerchfell, Thorax); häufig rechts: Zäkuminvagination; häufig links: urogenital (Niere); Shin-Splint-Syndrom (mediales/laterales)	strukturelle Störungen der abdominellen Organe (z. B. Nephritis, Hepatitis, Appendizitis), Senkungsabszesse (M. iliopsoas)
ZNS	Störungen des PRM, der intra- und extrakraniellen Membranen, der Schädelknochen, des Rückenmarks, des Gehirns („Wachstumsschmerzen" als Nervendehnungsschmerz)	spastische Parese, MS, Tumoren
peripheres Nervensystem	Plexus lumbalis, Spinalnerven, periphere Nerven, Shin-Splint-Syndrom	Tumoren (aneurysmatische Knochenzysten, Osteoidosteom, maligne Tumoren, Metastase), Bandscheibenvorfall, Neuritis, Peroneusparese
endokrines System	ZNS: Hypothalamus/Hypophyse, Erfolgsorgane, Gewebequalität, (Nor-)Adrenalin, Kortisol (ACTH), Thyroxin, Parathormon (Knochen), GH, Serotonin, Sexualhormone, ADH	Tumoren im ZNS (Hypothalamus, Hypophyse), peripher in Erfolgsorganen, messbare Über- und Unterfunktionen der hormonellen Drüsen/Drüsenorgane
muskulär/ossär/artikulär	Blockaden des Beckens oder der distalen Gelenke, Störung des Wachstums (Wachstumsfugen), Überlastung, Distorsion, Stauchung, Bänderzerrung, Laktatazidose, Verletzungen, endokrin, neuronal, entzündlich	Morbus Perthes, ECF, avaskuläre Knochennekrosen, Verletzungen mit Frakturen im Bereich des Beckens oder der Beine, Bänderrupturen, Tumoren, Myasthenie, Muskeldystrophien, genetische Atrophien, Osteomyelitis, eitrige Arthritis
vaskulär	venös-lymphatischer Stau ohne Störungen der Organfunktionen, lokal: Membrana interossea, Parasympathikus/Sympathikus (Adrenalin), periphere Hypotonie	Thrombose, Embolie, Tumor, Gefäßverschluss

62.5 Diagnostisches Vorgehen

Die **Anamnese** und der erhobene Befund sollten relevante strukturelle Veränderungen sicher ausschließen. Bei Unklarheit sollte immer eine weitere Abklärung erfolgen, in der Regel folgt die Vorstellung bei einem Kinderorthopäden.

Cave

Bei Verdacht auf Entzündung, Tumor, Fraktur/Luxation oder knöcherner Durchblutungsstörung nicht behandeln, sondern die weitere Abklärung abwarten.

Die **osteopathische Behandlung** richtet sich nach dem Befund (► Tab. 62.2). ► Abb. 62.1.

► **Tab. 62.2** Mögliche übergeordnete Läsionen bei Beinschmerz.

Bereich der übergeordneten Läsion	Therapie
parietales System	Behandlung der Strukturen des Beins (ossär, faszial, muskulär, ligamentär) und angrenzender Ursache-Folge-Ketten
viszerales System	Behandlung des Organsystems
kraniosakrales System	Behandlung der irritierten Struktur, der Fluktuation des PRM, der ausdehnenden Kraft des Gehirns und des Nervensystems sowie der biodynamischen Kräfte
embryologisches System	Zeitpunkt der Entstehung
neurovegetatives System	Korrektur des peripheren Systems (Sympathikus/Parasympathikus), Korrektur des zentral-vegetativen und des hormonellen (endokrinen) Systems (Hypothalamus/Hypophyse), Plexus lumbalis/sacralis mit angrenzenden Strukturen
vaskuläres System	Korrektur der Gefäßachsen (arteriell/venös), des Lymphsystems (Cisterna chyli), des Zwerchfells
Querstrukturennetz oder im Bereich anderer mathematischer Achsen/Meridiane	Querstrukturen in Korrespondenz mit sämtlichen Diaphragmen

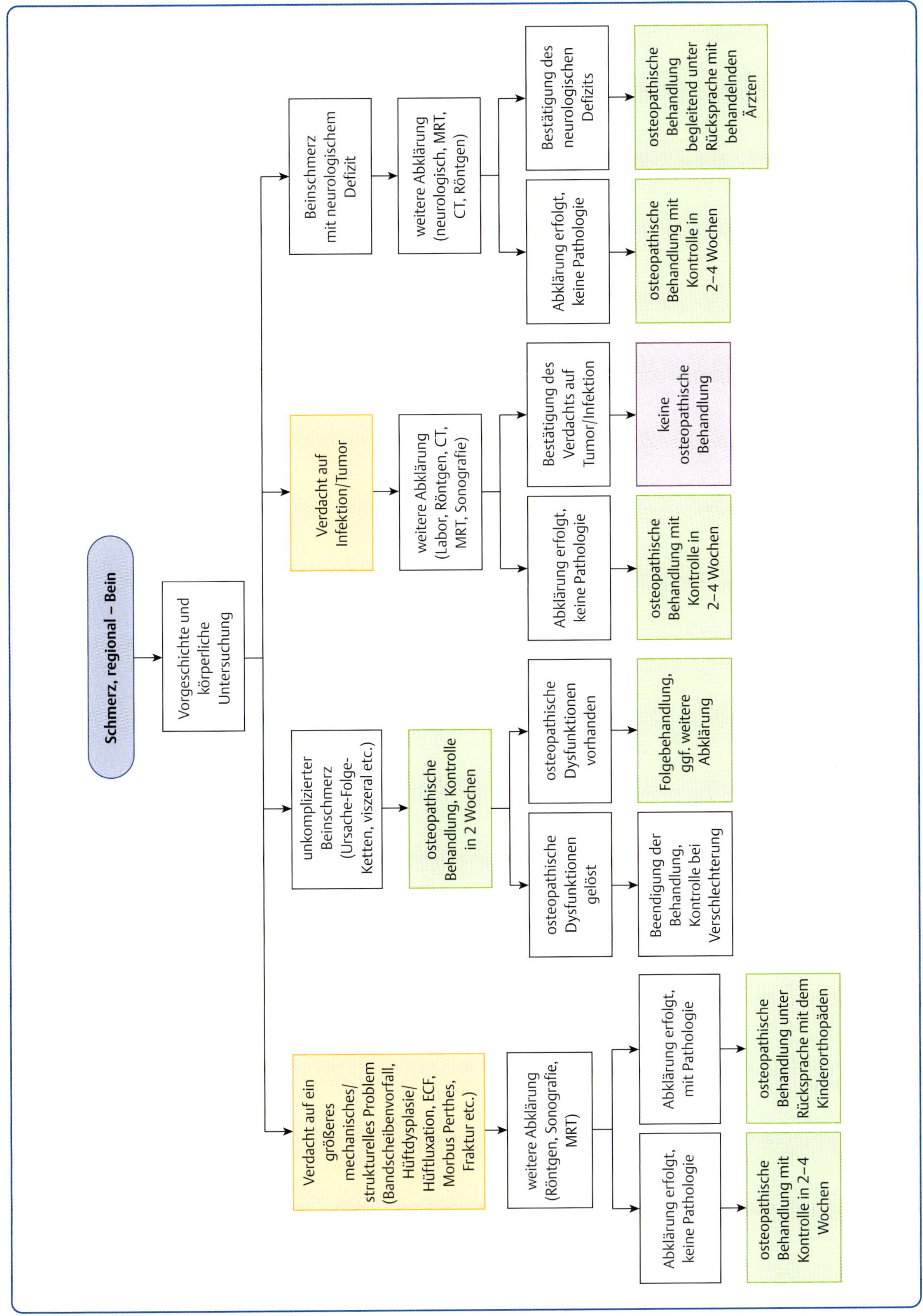

▶ **Abb. 62.1** Algorithmus Schmerz, regional – Bein.

Literatur

[1] Anderson P, Hall C, Evans R, Hayward R et al. The feet in Apert's syndrome. J Pediatr Orthop 1999; 19: 504–507

[2] Aronsson DD, Loder RT, Breur GJ et al. Slipped capital femoral epiphysis: current concepts. J Am Acad Orthop Surg 2006; 14 (12): 666–679

[3] Bacino CA, Hecht JT. Etiopathogenesis of equinovarus foot malformations. Eur J Med Genet 2014; 57(8): 473–479

[4] Banskota B, Banskota AK, Regmi R et al. The Ponseti method in the treatment of children with idiopathic clubfoot presenting between five and ten years of age. Bone Joint J 2013; 95-B(12): 1721–1725

[5] Blauth W. Über die Behandlung angeborener Fußfehlbildungen. Z Orthop 1989; 127(1): 3–14

[6] Carreiro JE. An osteopathic approach to children. 2nd ed. Edinburgh: Churchill Livingstone; 2009

[7] Garten H. Lehrbuch Applied Kinesiology. München: Elsevier; 2004

[8] Hefti F. Kinderorthopädie in der Praxis. 2. Aufl. Berlin, Heidelberg: Springer; 2006

[9] Hutchinson B. Pediatric metatarsus adductus and skewfoot deformity. Clin Podiatr Med Surg 2010; 27(1): 93–104

[10] von Lanz T, Wachsmuth W. Praktische Anatomie, Bd. 4. Teil I: Bein und Statik. Berlin, Heidelberg: Springer; 1972

[11] Mosca VS. Calcaneal lengthening for valgus deformity of the hindfoot. Results in children who had severe, symptomatic flatfoot and skewfoot. J Bone Joint Surg Am 1995; 77(4): 500–512

[12] Pasciak M, Stoll TM, Hefti F. Relation of femoral to tibial torsion in children measured by ultrasound. J Pediatr Orthop B 1996; 5: 268–272

[13] Rethlefsen SA, Kay RM. Transverse plane gait problems in children with cerebral palsy. J Pediatr Orthop 2013; 33(4): 422–430

[14] Spindler B, Baumgärtner W, Hartung J. Pathological and histopathological findings in the joints of fattening turkeys. Dtsch Tierarztl Wochenschr 2006; 113(3): 84–88

[15] Still AT. Das große Still-Kompendium. Kandern: Narayana; 2012

[16] Tönnis D. Skewfoot. Orthopäde 1986; 15(3): 174–183

[17] Williams C, Tinley PD, Curtin M et al. Foot and ankle characteristics of children with an idiopathic toe-walking gait. J Am Podiatr Med Assoc 2013; 103(5): 374–379

[18] Yoon G, Chernos J, Sibbald B et al. Association between congenital foot anomalies and gestational age at amniocentesis. Prenat Diagn 2001; 21: 1137–1141

63 Schmerz, regional – Brustkorb

Aidan Spencer

63.1 Wichtiges im Überblick

Die Schmerzen können in unterschiedlichen Bereichen des Brustkorbs lokalisiert sein, bei Kindern meist anterior. Dieses Symptom taucht in der Pädiatrie mit moderater Häufigkeit auf, in der Regel akut und meist im vorpubertären und pubertären Alter [2]. Meist sind die Ursachen harmloser und selbstbegrenzender Natur, doch müssen potenziell ernsthafte respiratorische und andere Pathologien ausgeschlossen werden, bevor eine primäre Manifestation im Bereich des Bewegungsapparats angenommen werden kann.

63.2 Definition

Hierbei handelt es sich um unterschiedliche Schmerzempfindungen im Thoraxbereich, die sich direkt auf eine symptomatische Stelle beziehen können, von einer viszeralen Ursache herrühren können, die sich oberflächlich manifestiert, oder psychosomatischer Natur sein können.

63.3 Anatomie – Physiologie – Pathophysiologie

Seine relativ feste knöcherne Struktur macht den Brustkorb anfällig für Strains im Bereich der Weichteilgewebe und Gelenke. Diese Anfälligkeit kann bei abnormen Restriktionen im Thoraxbereich verstärkt sein, z. B. bei Atemwegserkrankungen wie Asthma.

Aus osteopathischer Sicht gilt es zu prüfen, ob ein fokaler Strain auf ein Haltungsproblem zurückzuführen ist, das adressiert werden muss, um die Symptome erfolgreich zu behandeln. Die autonome sensorische Innervierung der Viszera kann dazu führen, dass tiefer liegende Schmerzen durch viszerosomatische Konvergenz auf die Körperoberfläche übertragen werden. Strain-Muster im Bewegungsapparat können wiederum durch eine Störung der autonomen Innervierung einen Einfluss auf die Viszera haben. Die sympathischen Efferenzen des Rückenmarks verlaufen über den Thorax, weshalb dieser Bereich osteopathisch von besonderer Bedeutung ist.

63.4 Ursachen

- **Bewegungsapparat:**
  - unmittelbare Verletzung des Brustgewebes, gebrochene Rippen oder Strains im Bereich der Rippen
  - Überanstrengung von Weichteilgeweben aufgrund ungewohnter körperlicher Aktivitäten oder einer neuen Sportart: kann mit einem Tag Verzögerung zu entsprechenden Symptomen führen
  - Strains im Bereich der Rippen und ihrer Verbindungen zur Wirbelsäule und zum Brustbein: insbesondere sekundär bei Immobilität des Thorax, eventuell verbunden mit Irritation des Spinalnervs; hier ist die Entwicklung der Haltung im Zusammenhang mit der physiologischen Wirbelsäulenkrümmung im Brustbereich zu beachten.
  - Kostochondritis (durch Trauma, nach Husten oder viral bedingt), möglicherweise mit fokal empfindlicher Schwellung am kostochondralen Übergang
  - präkordiales Catch-Syndrom: plötzlich einsetzender, kurzzeitiger, scharfer, linksseitiger Schmerz im anterioren Brustbereich; taucht in der Regel in der Kindheit auf und wird mit schlechter Körperhaltung in Verbindung gebracht; kann im Ruhezustand auftreten und sich durch tiefes Atmen verschlimmern
  - Deformationen der Thoraxwand (Pectus excavatum oder Pectus carinatum), die mit Schmerz verbunden sein können
  - Marfan-Syndrom: eine Bindegewebsstörung mit Prädisposition für Pneumothorax und Aortendissektion
- **Atmung:**
  - Asthma: Die Schmerzen sind in der Regel verbunden mit einem Gefühl von Enge, in Verbindung mit unterschiedlichen Symptomen wie Kurzatmigkeit, Tachypnoe, Husten oder Keuchen.
  - Hyperventilation (Kap. 34)
  - krampfartiger oder starker Husten: kann zu Strains im Bereich des Muskel-Skelett-Systems der Thoraxwand führen
  - schwere Lungenerkrankung wie Pneumonie, Pleuraerguss oder Pneumothorax
  - Pneumomediastinum mit starken zentralen Brustschmerzen und Atemnot: tritt in der Pädiatrie selten auf, meist nur in Verbindung mit starkem Asthma, besonders bei hoch aufgeschossenen männlichen Jugendlichen, sowie beim Pneumothorax

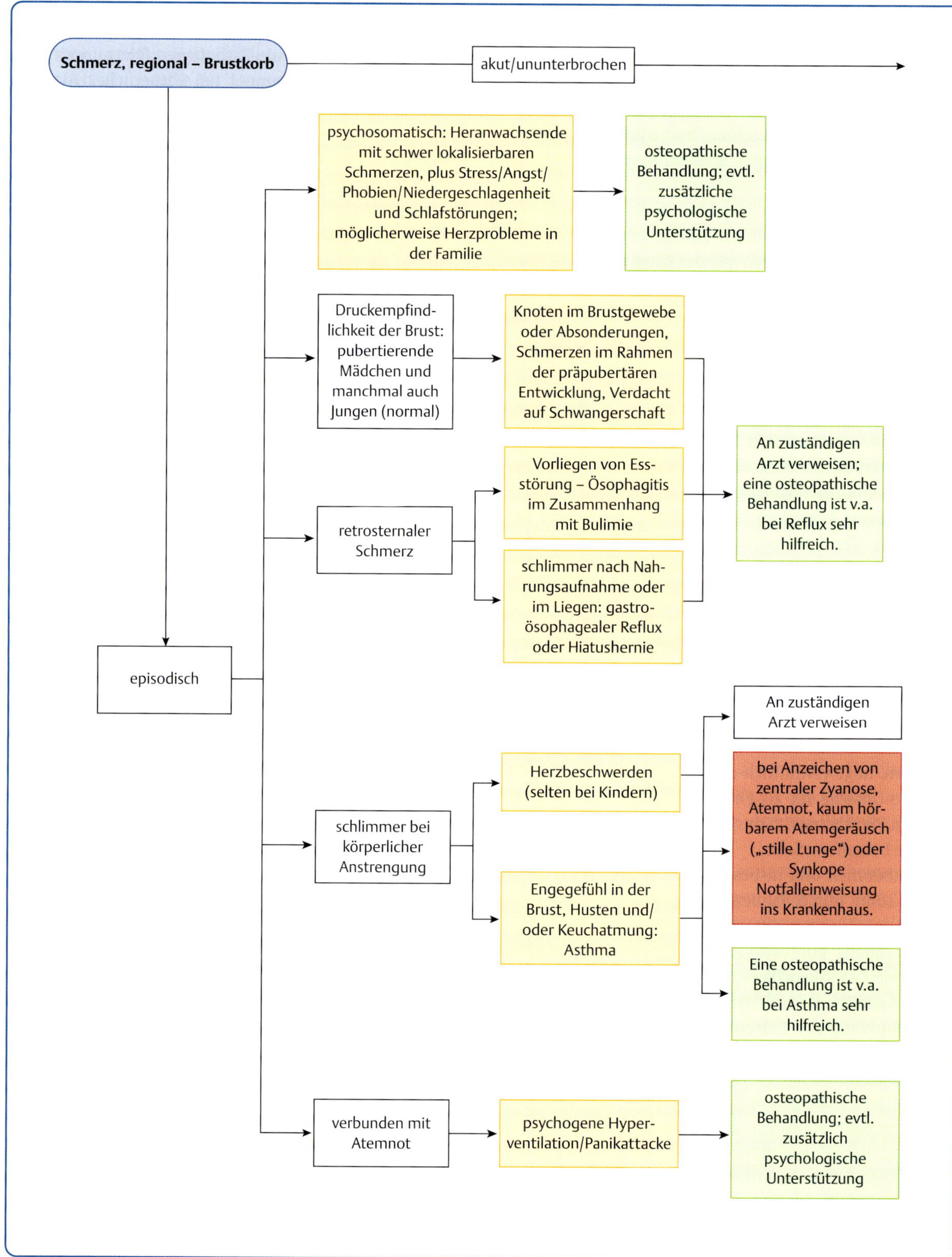

▶ **Abb. 63.1** Algorithmus Schmerz, regional – Brustkorb, Teil 1.

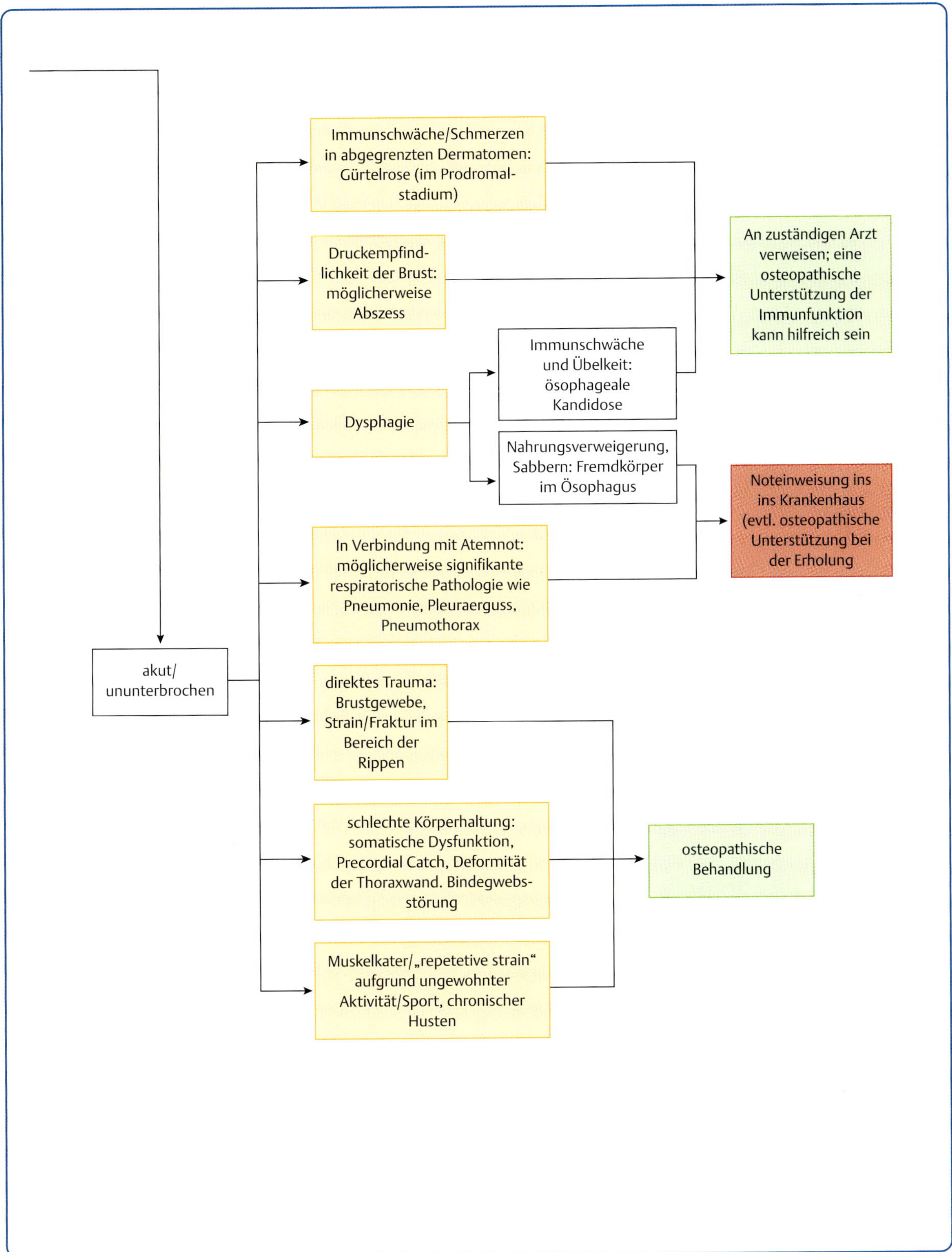
akut/ ununterbrochen
Immunschwäche/Schmerzen in abgegrenzten Dermatomen: Gürtelrose (im Prodromal-stadium)
Druckempfind-lichkeit der Brust: möglicherweise Abszess
Dysphagie
Immunschwäche und Übelkeit: ösophageale Kandidose
Nahrungsverweigerung, Sabbern: Fremdkörper im Ösophagus
In Verbindung mit Atemnot: möglicherweise signifikante respiratorische Pathologie wie Pneumonie, Pleuraerguss, Pneumothorax
direktes Trauma: Brustgewebe, Strain/Fraktur im Bereich der Rippen
schlechte Körperhaltung: somatische Dysfunktion, Precordial Catch, Deformität der Thoraxwand. Bindegewebs-störung
Muskelkater/„repetetive strain“ aufgrund ungewohnter Aktivität/Sport, chronischer Husten
An zuständigen Arzt verweisen; eine osteopathische Unterstützung der Immunfunktion kann hilfreich sein
Noteinweisung ins ins Krankenhaus (evtl. osteopathische Unterstützung bei der Erholung
osteopathische Behandlung

Teil 2.

64 Schmerz, regional – Ellenbogen

Sontka Tamm

64.1 Wichtiges im Überblick

Das Ellenbogengelenk als Drehscharniergelenk ist häufig Ort von verletzungsbedingten Schmerzen. Am häufigsten finden sich Verletzungen mit Frakturen des distalen Humerus, Radiusköpfchens oder Vorderarms (Monteggia-Fraktur). Im Kleinkindalter ist die wichtigste Differenzialdiagnose die Radiusköpfchenluxation durch Zug am ausgestreckten Arm mit daraus resultierender Schonhaltung des Arms in Streckung und Pronation (Pronatio dolorosa, Nurse Elbow). Die Anamnese sollte hier Klarheit schaffen.

Osteopathische Dysfunktionen betreffen überwiegend übergeordnete Systeme (Ursache-Folge-Ketten) oder finden sich lokal im faszialen Bereich, z. B. nach rezidivierenden Luxationen des Radiusköpfchens.

64.2 Definition

Schmerz (lat. „dolor") ist eine komplexe Sinneswahrnehmung unterschiedlicher Qualität (z. B. stechend, ziehend, drückend), die in der Regel durch Störung des Wohlbefindens als lebenswichtiges „Frühwarnsystem" von Bedeutung ist. Hier ist der **Schmerz im Ellenbogen** lokalisiert.

64.3 Anatomie – Physiologie – Pathophysiologie

Das Ellenbogengelenk besteht aus 3 Gelenken, dem Humeroulnargelenk (Extension und Flexion), dem Radioulnargelenk (Pro- und Supination) sowie dem Humeroradialgelenk (theoretisch bestehend aus Rotationsbewegungen).

Das Radiusköpfchen ist subkapital über ein Halteband, das Lig. anulare, an der Ulna fixiert. Dieses ist insbesondere im Kleinkindalter noch nicht stabil. Seitliche Abstützung erfährt das Ellenbogengelenk über die Kollateralbänder.

Zwischen Radius und Ulna liegt die **Membrana interossea**, sie dient als Kraftüberträger, bietet neben den Knochen Ansatzstellen für die Muskulatur und liefert Durchtrittsstellen für Nerven und Gefäße, weshalb sie für den Osteopathen von großer Bedeutung ist.

Der N. radialis und der N. medianus verlaufen in tieferen Schichten der Muskulatur, der N. ulnaris hingegen liegt im Sulcus ulnaris relativ frei und ist anfälliger für lokale Kompressionssyndrome.

Die Muskulatur des Ober- und Unterarms setzt breitflächig am Knochen und an der Membrana interossea an. Muskelrupturen kommen im Kindesalter so gut wie nicht vor. Gelenkergüsse finden sich nach Frakturen oder bei entzündlich-rheumatischen Prozessen. Schmerzen ohne intraartikulären Erguss zeigen sich häufig nach mechanischen Überlastungen im Bereich der Epikondylen („Tennis-, Golferellenbogen"). Osteopathisch findet sich neben einer Radiusköpfchenblockade häufig eine Problematik im Bereich der Membrana interossea.

Besonders hervorzuheben ist der **Morbus Panner**, eine Form der Osteochondrosis dissecans im Ellenbogengelenk. Sie tritt häufig beidseitig auf. Ein zusätzlicher Befall beider Kniegelenke ist nicht selten. Die Ursache ist unbekannt, aus osteopathischer Sicht findet sich eine vermehrte Spannung der Trabekelstruktur entgegen der eigentlichen Wachstumsrichtung nach distal, was möglicherweise zu einer lokalen Minderdurchblutung an der Knochen-Knorpel-Grenze führt.

64.4 Ursachen

Mögliche Ursachen für Schmerzen im Ellenbogen zeigt die ▸ **Tab. 64.1**.

64.5 Diagnostisches Vorgehen

Bei osteopathischen Befunden ohne Hinweise auf weitere klinische (strukturelle) Auffälligkeiten kann unmittelbar eine osteopathische Behandlung erfolgen (▸ **Tab. 64.2**).

Finden sich allein oder zusätzlich Hinweise auf klinische Erkrankungen, die im Rahmen der osteopathischen Vorstellung erstmals auffallen, sollten diese zunächst weiter abgeklärt werden. Sind die Erkrankungen bekannt, kann zusätzlich osteopathisch am Befund behandelt werden. ▸ **Abb. 64.1**.

▶ **Tab. 64.1** Ursachen für Schmerzen im Ellenbogen.

mögliche Ursache	osteopathische Befunde	klinische Befunde mit weiterer Abklärung
faszial	viszeral (thorakale und abdominelle Organe, Zwerchfell, N. vagus, N. phrenicus, Querstrukturen), embryologisch (Wachstum), lokal: Membrana interossea, Aufsuchen der faszialen Verkettungen	strukturelle Störungen der abdominellen Organe (z. B. Lungenemphysem, Nephritis, Hepatitis, Myo-/Endokarditis); Schmerzleitung z. B. über Head'sche Zonen
ZNS	Störungen des PRM, der intra- und extrakraniellen Membranen, der Schädelknochen, des Rückenmarks, des Gehirns	spastische Parese, MS, Tumoren, Meningitis, Migräne
peripheres Nervensystem	Plexus brachialis, Thoracic-outlet-Syndrom, periphere Nerven	Tumoren (Pancoast-Tumor, Metastase), Bandscheibenvorfall, Neuritis, Sulcus-ulnaris-Syndrom
endokrines System	ZNS: Hypothalamus/Hypophyse, Erfolgsorgane, Gewebequalität, (Nor-)Adrenalin, Kortisol (ACTH), Thyroxin, Parathormon (Knochen), GH, Serotonin, Sexualhormone, ADH; Fortleitung über hormonelle Bahnen → Erfolgsorgan → Faszienspannung	Tumoren im ZNS (Hypothalamus, Hypophyse), peripher in Erfolgsorganen, messbare Über- und Unterfunktionen der hormonellen Drüsen/Drüsenorgane
muskulär/ossär/artikulär	Subluxationen im Radioulnargelenk, Radiusköpfchenblockade, Störung des Wachstums, Überlastung, Distorsion, Stauchung, Laktatazidose, Parese (zentral/peripher), genetisch (Muskelatrophien), Verletzungen, endokrin, neuronal, entzündlich	Luxation des Radiusköpfchens (Pronatio dolorosa), Epicondylitis medialis und lateralis, Arthritis, Morbus Panner, Verletzungen mit Frakturen im Bereich des distalen Humerus, des Radius, der Ulna, Monteggia-Fraktur, Tumoren, Myasthenie, Muskeldystrophien, genetische Atrophien, Osteomyelitis
vaskulär	venös-lymphatischer Stau ohne Störungen der Organfunktionen, lokal: Membrana interossea, Sympathikus/Parasympathikus (Adrenalin), periphere Hypotonie	Thrombose, Embolie, Tumor, Gefäßverschluss

▶ **Tab. 64.2** Mögliche übergeordnete Läsionen bei Ellenbogenschmerz.

Bereich der übergeordneten Läsion	Therapie
parietales System	Behandlung der Strukturen des Ellenbogens (ossär, faszial, muskulär, ligamentär) und angrenzender Ursache-Folge-Ketten
viszerales System	Behandlung des Organsystems (Organ, Thorax, Zwerchfell, Abdomen, Versorgungsachse, benachbarte Organe, intrinsische/extrinsische Motilität, Mobilität, Motrizität) mit anschließender Kontrolle auf Spannungsausgleich (energetisch, BLT, Still-Point)
kraniosakrales System	Behandlung der irritierten Struktur, der Fluktuation des PRM, der ausdehnenden Kraft des Gehirns und des Nervensystems sowie der biodynamischen Kräfte
embryologisches System	Frage an das Gewebe: Zu welchem Zeitpunkt der Entwicklung trat die Störung auf? Welche Strukturen entwickelten sich in dieser Zeit? Ist die Störung geburtstraumatisch bedingt? Überprüfen der Motilität, Korrektur und Spannungsausgleich (BLT)
neurovegetatives System	Korrektur des peripheren Systems (Sympathikus/Parasympathikus), Korrektur des zentral-vegetativen und des hormonellen (endokrinen) Systems (Hypothalamus/Hypophyse), Plexus brachialis mit angrenzenden Strukturen
vaskuläres System	Korrektur der Gefäßachsen (arteriell/venös), des Lymphsystems (Cisterna chyli), des Zwerchfells, faszialer Begleitstrukturen, Spannungsausgleich (BLT, Still-Point)
Querstrukturennetz oder im Bereich anderer mathematischer Achsen/Meridiane	Querstrukturen in Korrespondenz mit sämtlichen Diaphragmen (Haupt- und Nebendiaphragmen) über korrespondierende Strukturen im Meridianverlauf, Spannungsausgleich (BLT, Still-Point)

65 Schmerz, regional – Fuß

Sontka Tamm

65.1 Wichtiges im Überblick

Fußschmerzen sind, sofern kein Trauma vorliegt, selten, auch wenn z. B. eine deutliche Fußfehlstellung vorliegt. Das bedeutet, dass das Vorliegen eines Knick-Senkfußes in der Regel nicht allein für einen Fußschmerz verantwortlich gemacht werden kann. Beurteilt werden sollte, ob

- eine Fußfehlform vorliegt (Kap. 16),
- der Zehenspitzenstand und Fersengang demonstrierbar sind,
- der Fuß in allen Gelenken beweglich ist,
- die Unterschenkelmuskulatur seitengleich ausgebildet ist,
- Schwellungen oder Erguss vorliegen,
- ein Trauma stattgefunden hat.

Häufige osteopathische Dysfunktionen im Fußbereich sind Blockierungen nach Umknicken, Metatarsalgien nach Überlastung des Fußlängsgewölbes z. B. durch Blockierung der Talonavikulargelenks, Fersen- oder plantare Schmerzen durch auf- und absteigende Ursache-Folge-Ketten mit Beziehungen zu anderen osteopathischen Systemen.

Solange der Fuß nicht belastet wird (Säugling), verursacht er in der Regel keine Schmerzen, es sei denn, es findet sich eine traumatische, entzündliche, vaskuläre oder neoplastische Genese.

65.2 Definition

Schmerz (lat. „dolor“) ist eine komplexe Sinneswahrnehmung unterschiedlicher Qualität (z. B. stechend, ziehend, drückend), die in der Regel durch Störung des Wohlbefindens als lebenswichtiges „Frühwarnsystem“ von Bedeutung ist. Hier ist der **Schmerz im Fuß** lokalisiert.

65.3 Anatomie – Physiologie – Pathophysiologie

Siehe Fußfehlformen (Kap. 16).

65.4 Ursachen

Mögliche Ursachen für Schmerzen im Fuß zeigt die ▸ **Tab. 65.1**.

65.5 Diagnostisches Vorgehen

Sind verletzungsbedingte Schädigungen oder andere strukturelle Veränderungen ausgeschlossen, so kann eine osteopathische Behandlung in Abhängigkeit vom Befund durchgeführt werden (▸ **Tab. 65.2**). ▸ **Abb. 65.1**.

► **Tab. 65.1** Mögliche Ursachen für Schmerzen im Fuß.

mögliche Ursache	osteopathische Befunde	klinische Befunde mit weiterer Abklärung
viszeral	Abdomen, Zwerchfell, Thorax; häufig rechts: Zäkuminvagination, dann über rechtes Bein als absteigende Kette zum OSG/Talus; häufig links: urogenital (Niere)	strukturelle Störungen der abdominellen Organe (z. B. Nephritis, Hepatitis, Appendizitis), Senkungsabszesse (M. iliopsoas)
ZNS	Störungen des PRM, der intra- und extrakraniellen Membranen, der Schädelknochen, des Rückenmarks, des Gehirns („Wachstumsschmerzen" als Nervendehnungsschmerz fortgeleitet)	spastische Parese, MS, Tumoren
peripheres Nervensystem	Plexus lumbalis, Spinalnerven, periphere Nerven, Tarsaltunnelsyndrom	Tumoren (Neurinom, Neuroblastom, Metastase), Bandscheibenvorfall, Neuritis, Plexusparese
endokrines System	ZNS: Hypothalamus/Hypophyse, Erfolgsorgane, Gewebequalität, (Nor-)Adrenalin, Kortisol (ACTH), Thyroxin, Parathormon (Knochen), GH, Serotonin, Sexualhormone, ADH; Schmerzweiterleitung als absteigende Kette über die Erfolgsorgane (faszial, nerval, muskulär)	Tumoren im ZNS (Hypothalamus, Hypophyse), peripher in Erfolgsorganen, messbare Über- und Unterfunktionen der hormonellen Drüsen/Drüsenorgane
muskulär/ossär/artikulär, parietale Strukturen	Blockaden des Beckens oder der distalen Gelenke, Störung des Wachstums (Wachstumsfugen), Überlastung, Distorsion, Stauchung, Bänderzerrung, Laktatazidose, Verletzungen, endokrin, neuronal, entzündlich, Shin-Splint-Syndrom (mediales/laterales), Tarsaltunnelsyndrom, Fasziitis plantaris, „osteopathischer Plattfuß"	**Säugling (0–2 Jahre):** Trauma, Fraktur, Infektion (Fieber) **Kleinkind/Kind/Jugendlicher:** Trauma, Fraktur, Fußfehlstellungen, Sehnenentzündung, Beinlängendifferenzen, Achsfehlstellungen, Osteochondrosis dissecans (Talus), avaskuläre Knochennekrosen (Morbus Köhler I und II), juvenile idiopathische Arthritis, Tumor, Osteomyelitis, Apophysitis calcanei
vaskulär	venös-lymphatischer Stau ohne messbare Störungen der Organfunktionen, lokal: Membrana interossea, Tarsaltunnel, Plantarfaszie, Parasympathikus/Sympathikus (Adrenalin), periphere Hypotonie	Thrombose, Embolie, Tumor, Gefäßverschluss

► **Tab. 65.2** Mögliche übergeordnete Läsionen bei Fußschmerz.

Bereich der übergeordneten Läsion	Therapie
parietales System	Behandlung der Strukturen des Fußes (ossär, faszial, muskulär, ligamentär) und angrenzender Ursache-Folge-Ketten
viszerales System	Behandlung des Organsystems
kraniosakrales System	Behandlung der irritierten Struktur, der Fluktuation des PRM, der ausdehnenden Kraft des Gehirns und des Nervensystems sowie der biodynamischen Kräfte
embryologisches System	Im Rahmen der embryologischen Entwicklung entstandene Störung z. B. über „embryologic pathways" aufsuchen und auflösen. Dabei ist von Bedeutung, dass das kindliche Wachstum nicht kontinuierlich, sondern schubweise stattfindet. Auch wenn eine osteopathische Dysfunktion aufgelöst werden konnte, kann sie durch den Wachstumsreiz wiederkehren.
neurovegetatives System	Korrektur des peripheren Systems (Sympathikus/Parasympathikus), Korrektur des zentral-vegetativen und des hormonellen (endokrinen) Systems (Hypothalamus/Hypophyse), Plexus lumbalis/sacralis mit angrenzenden Strukturen
vaskuläres System	Korrektur der Gefäßachsen (arteriell/venös), des Lymphsystems (Cisterna chyli), des Zwerchfells
Querstrukturennetz oder im Bereich anderer mathematischer Achsen/Meridiane	Querstrukturen in Korrespondenz

66 Schmerz, regional – Hals

Sontka Tamm

66.1 Wichtiges im Überblick

Die HWS stellt die Verbindung vom Kopf zum Rumpf her. Daher ist es verständlich, dass insbesondere Störungen im Kopfbereich einen Einfluss auf die HWS haben. Bei einer Schädelasymmetrie (Kap. 55) oder anderen Störungen des Kopfes findet man häufig Spannungsmuster an den Kopfgelenken (ein- oder beidseitige kondyläre Kompression) oder einen Tortikollis (Kap. 52). Weiter kaudal setzen sich Spannungsmuster in die Wirbelsäule fort. Daher ist eine Auffälligkeit im Bereich der HWS in der Regel nicht allein, sondern in Kombination mit anderen Veränderungen zu betrachten.

Strukturelle Veränderungen – außer verletzungs- und tumorbedingten Störungen – sind z. B. Block- oder Halbwirbel, Halsrippen oder ein anatomisch bedingter muskulärer Schiefhals mit einseitiger Verkürzung des M. sternocleidomastoideus. Dieser ist häufig assoziiert mit anderen kongenitalen Anomalien, z. B. der kongenitalen Hüftdysplasie und dem Klumpfuß.

66.2 Definition

Schmerz (lat. „dolor“) ist eine komplexe Sinneswahrnehmung unterschiedlicher Qualität (z. B. stechend, ziehend, drückend), die in der Regel durch Störung des Wohlbefindens als lebenswichtiges „Frühwarnsystem“ von Bedeutung ist. Hier ist der **Schmerz im Halsbereich** lokalisiert.

66.3 Anatomie – Physiologie – Pathophysiologie

Von kinderorthopädischer Bedeutung ist der Hals in erster Linie über die HWS und die dorsale HWS-Muskulatur. Die Nerven und Gefäße des Kopf- und Halsbereichs werden vonseiten der HNO-Ärzte und der Neurologen behandelt, weshalb im Folgenden hauptsächlich auf die HWS und die dorsale Muskulatur eingegangen wird.

Die HWS besteht aus den beiden Kopfgelenken, dem Atlantookzipitalgelenk, das vom Atlas in Artikulation mit den Kondylen der Pars condylaris des Okziputs gebildet wird, und dem Atlantoaxialgelenk zwischen Atlas und Axis, sowie den 5 weiteren Halswirbeln.

Die autochthone Muskulatur (Innervation über Rami dorsales der Spinalnerven) stabilisiert neben den dorsalen Bändern (Lig. supraspinale, Ligg. interspinalia und intertransversaria) die HWS von dorsal. Wichtig ist hier die enge Beziehung zwischen den oberen Halswirbeln, der oberen Kopf- und Halsmuskulatur und der Dura mater. Ventral der Wirbelkörper verläuft das vordere Längsband (Lig. longitudinale anterius), intraspinal, dorsal der Wirbelkörper das hintere Längsband (Lig. longitudinale posterius) als Fortsetzung der Membrana tectoria. Ebenfalls intraspinal laufen zwischen den Wirbelbögen die Ligg. flava. Dorsal liegen über der autochthonen Muskulatur der M. trapezius und der M. sternocleidomastoideus, die beide vom N. accessorius (XI) innerviert werden. Die anatomischen Verhältnisse der ventralen Halsstrukturen werden gesondert zu den Saugstörungen beschrieben (Kap. 54).

Unter der Geburt können sich verschiedene strukturelle Läsionen und osteopathische Dysfunktionen entwickeln. Dabei ist insbesondere bei den osteopathischen Dysfunktionen nicht so sehr von Bedeutung, ob das Trauma von außen betrachtet schwerwiegend war oder nicht. Vielmehr kann auch ein anscheinend kleines Trauma behandlungsbedürftig sein. Deshalb ist von großer Wichtigkeit, dass aus osteopathischer Sicht alle Säuglinge neben den vorgeschriebenen Kinder- und Jugenduntersuchungen in den ersten 2 Lebenswochen einmalig osteopathisch untersucht werden sollten, um eine osteopathische Dysfunktion rechtzeitig zu erkennen und zu behandeln.

66.4 Ursachen

Beim Säugling finden sich neben dem kongenitalen muskulären Schiefhals häufig begleitend Kopfrotationen, Hüftreifestörungen und Skoliosen, wobei die Ursache unbekannt ist. Bei älteren Kindern muss neben traumatisch bedingten Störungen (HWS-Schleudertrauma mit Verletzung von Bändern, Muskeln und Wirbelkörperfrakturen) auch an Tumoren und Fehlbildungen der Wirbelkörper gedacht werden. Zudem können strukturelle Veränderungen im Spinalkanal (z. B. Arnold-Chiari-Malformation) ursächlich für Schmerzen im HWS-Bereich verantwortlich sein.

Neben den kinderorthopädischen Ursachen finden sich wesentlich häufiger Halsschmerzen bei Veränderungen im Bereich der Atemwege. Dabei spielen Infektionen, Hyperplasien der Adenoide und Tonsillen- („kissing tonsils“) sowie Lymphknotenschwellungen eine große Rolle.

Mögliche Ursachen für Schmerzen im Hals zeigt die ▶ Tab. 66.1.

66.5
Diagnostisches Vorgehen

Bei in Deutschland geborenen und lebenden Säuglingen kann man davon ausgehen, dass die gesetzlich vorgeschriebenen klinischen Untersuchungen stattgefunden haben. In der Regel werden die Säuglinge wegen Anpassungsstörungen im weiteren Sinne (Neigungshaltung, Trinkschwäche, Schreckhaftigkeit, Schreien) beim Osteopathen vorgestellt.

Bei der **Anamnese**, die bei Säuglingen und Kindern auch über die Eltern erfolgt, sind alle Informationen betreffend der Schwangerschaft, der Geburt und der ersten Lebenstage von entscheidender Bedeutung. Bei älteren Kindern kann es hilfreich sein, einige Zeit allein mit dem Kind zu verbringen, da die Eltern häufig schon selbst eine Meinung über die Krankheit des Kindes haben und eine neutrale Beurteilung erschwert wird.

Die Behandlung richtet sich nach dem erhobenen Befund. In der ▶ Tab. 66.2 werden mögliche osteopathische Dysfunktionen und ihre Therapie aufgelistet. ▶ Abb. 66.1.

▶ **Tab. 66.1** Ursachen für Schmerzen im Hals.

mögliche Ursache	osteopathische Befunde	klinische Befunde mit weiterer Abklärung
viszeral	obere Thoraxapertur, Thoraxorgane, Zwerchfell (C 3–C 5)	strukturelle Störungen der thorakalen Organe
ZNS	Störungen des PRM, der intra- und extrakraniellen Membranen, der Schädelknochen, des Rückenmarks, des Gehirns, die enge Beziehung zwischen oberem Halswirbel, Okziput und Dura mater als Spannungsfeld, Sutura occipitomastoidea	spastische Parese, MS, Tumoren, Meningitis, Migräne, intraspinale Veränderungen (Arnold-Chiari-Malformation, Syrinx), neurologische Erkrankungen
peripheres Nervensystem	Plexus brachialis, Spinalnerven, periphere Hals-/Armnerven, Thoracic-outlet-/Thoracic-inlet-Syndrom	Tumoren (Neurinom, Neuroblastom, Metastase), Bandscheibenvorfall, Neuritis, Plexusparese
autonomes Nervensystem	Dysregulation von Sympathikus – Grenzstrang oder Parasympathikus – Sutura occipitomastoidea: N. vagus, N. hypoglossus; HWS (C 3–C 5): N. phrenicus, Plexus sacralis, ZNS: Hypothalamus	Tumoren, Störung der Schweißsekretion (sympathisch), Metastasen
endokrines System	ZNS: Hypothalamus/Hypophyse, Erfolgsorgane, Gewebequalität, (Nor-)Adrenalin, Kortisol (ACTH), Thyroxin	Tumoren im ZNS (Hypothalamus, Hypophyse), peripher in Erfolgsorganen, messbare Über- und Unterfunktionen der hormonellen Drüsen/Drüsenorgane
muskulär/ossär/artikulär, parietale Strukturen	Blockaden der Kopfgelenke, der Segmente C 3–C 7, Überlastung, Distorsion, Stauchung, Bänderzerrung, Laktatazidose, Verletzungen, endokrin, neuronal, entzündlich, Skoliose	**Säugling (0–2 Jahre):** Trauma, Fraktur, Infektion (Fieber) **Kleinkind/Kind/Jugendlicher:** Trauma, Fraktur, Fehlbildungen von Wirbeln (Block-, Keilwirbel), Fehlstellungen, Skoliose, Säuglingsskoliose, juvenile idiopathische Arthritis, Tumor, Osteomyelitis, Tortikollis mit einseitiger Verkürzung des M. sternocleidomastoideus
vaskulär	venös-lymphatischer Stau ohne messbare Störungen der Organfunktionen, vasovagale Reaktion, Parasympathikus/Sympathikus (Adrenalin), periphere Hypotonie	Thrombose, Embolie, Tumor, Gefäßverschluss

67 Schmerz, regional – Hand

Sontka Tamm

67.1 Wichtiges im Überblick

Das Handgelenk ist ein komplexes, aus 3 Anteilen zusammengesetztes Gelenk. Es wird über feste Bandverbindungen stabil gehalten. Schmerzen treten häufig aufgrund von Instabilitäten, Verletzungen, Überlastungen oder selten durch Tumoren (am häufigsten gutartige Enchondrome) oder avaskuläre Knochennekrosen (Os scaphoideum) auf.

Osteopathisch relevant ist die Problematik der chronischen Überlastung mit resultierender Schwellung und gestörtem Lymphabfluss im Bereich des Karpaltunnels, ohne dass eine messbare strukturelle Schädigung nachweisbar ist.

67.2 Definition

Schmerz (lat. „dolor") ist eine komplexe Sinneswahrnehmung unterschiedlicher Qualität (z. B. stechend, ziehend, drückend), die in der Regel durch Störung des Wohlbefindens als lebenswichtiges „Frühwarnsystem" von Bedeutung ist. Hier ist der **Schmerz in der Hand** lokalisiert.

67.3 Anatomie – Physiologie – Pathophysiologie

Das Handgelenk ist ein aus vielen verschiedenen Knochen aufgebautes sehr komplexes Gelenk. Es wird funktionell untergliedert in ein proximales und distales Handgelenk sowie in ein distales Radioulnargelenk. Dadurch erlangt das Handgelenk seine Beweglichkeit, die in einer Extension/Flexion, Pro-/Supination, Radial-/Ulnarduktion sowie karpalen konvexen/konkaven Beweglichkeit besteht.

Zwischen den Knochen gibt es feste Bandverbindungen, die einen karpalen Kollaps verhindern. Muskelansätze hingegen liegen weiter distal oder proximal des Handgelenks. Zum Schutz der langstreckig verlaufenden Sehnen sind diese von Sehnenscheiden umgeben, dorsal unterteilt in Strecksehnenfächer, palmar geschützt durch das kräftige Retinaculum flexorum. In diesem läuft auch der N. medianus, der häufig Druckschädigungen aufweist (Karpaltunnelsyndrom). Diese Strukturen sind anfällig für Überlastungssyndrome, ebenso wie die interossären Bänder und der Discus triangularis, der im proximalen Handgelenk liegt.

67.4 Ursachen

Mögliche Ursachen für Schmerzen im Handgelenk zeigt die ► **Tab. 67.1**.

67.5 Diagnostisches Vorgehen

Bei osteopathischen Befunden ohne Hinweise auf weitere klinische (strukturelle) Auffälligkeiten kann unmittelbar eine osteopathische Behandlung erfolgen (► **Tab. 67.2**).

Finden sich allein oder zusätzlich Hinweise auf klinische Erkrankungen, die im Rahmen der osteopathischen Vorstellung erstmals auffallen, so sollten diese zunächst weiter abgeklärt werden. Sind die Erkrankungen bekannt, kann zusätzlich osteopathisch am Befund behandelt werden. ► **Abb. 67.1**.

▶ **Tab. 67.1** Ursachen für Schmerzen im Handgelenk.

mögliche Ursache	osteopathische Befunde	klinische Befunde mit weiterer Abklärung
faszial	viszeral (thorakale und abdominelle Organe, Zwerchfell, N. vagus, N. phrenicus, Querstrukturen), embryologisch (Wachstum), lokal: Membrana interossea	strukturelle Störungen der abdominellen Organe (z. B. Lungenemphysem, Nephritis, Hepatitis, Myo-/Endokarditis)
ZNS	Störungen des PRM, der intra- und extrakraniellen Membranen, der Schädelknochen, des Rückenmarks, des Gehirns, Fortleitung möglich über Faszien, periphere Nerven (Schmerzleitung), Meridiane	spastische Parese, MS, Tumoren, Meningitis, Migräne, Fortleitung möglich über Faszien, periphere Nerven, Meridiane
peripheres Nervensystem	Plexus brachialis, Thoracic-outlet-Syndrom, periphere Nerven	Tumoren (Pancoast-Tumor, Metastase), Bandscheibenvorfall, Neuritis, Karpaltunnelsyndrom
autonomes Nervensystem	Dysregulation von Sympathikus – Grenzstrang oder Parasympathikus – N. vagus, N. phrenicus, ZNS: Hypothalamus	Tumoren, Störung der Schweißsekretion (sympathisch), Metastasen
endokrines System	ZNS: Hypothalamus/Hypophyse, Erfolgsorgane, Gewebequalität, (Nor-)Adrenalin, Kortisol (ACTH), Thyroxin, Parathormon (Knochen), GH, Serotonin, Sexualhormone, ADH	Tumoren im ZNS (Hypothalamus, Hypophyse), peripher in Erfolgsorganen, messbare Über- und Unterfunktionen der hormonellen Drüsen/Drüsenorgane
muskulär/ossär/artikulär	Blockaden des proximalen und distalen Handgelenks, Störung des Wachstums, Überlastung, Distorsion, Stauchung, Bänderzerrung, Laktatazidose, Verletzungen, endokrin, neuronal, entzündlich	avaskuläre Knochennekrose des Os scaphoideum, Verletzungen mit Frakturen im Bereich des distalen Radius, der Ulna, Monteggia-Fraktur, Handwurzelfraktur, Bänderrupturen (besonders Lig. interosseum scapholunatum), Tumoren, Myasthenie, Muskeldystrophien, genetische Atrophien, Arthritis, Osteomyelitis
vaskulär	venös-lymphatischer Stau ohne Störungen der Organfunktionen, lokal: Membrana interossea, Parasympathikus/Sympathikus (Adrenalin), periphere Hypotonie	Thrombose, Embolie, Tumor, Gefäßverschluss

▶ **Tab. 67.2** Mögliche übergeordnete Läsionen bei Handschmerz.

Bereich der übergeordneten Läsion	Therapie
parietales System	Behandlung der Strukturen des Unterarms und der Hand (ossär, faszial, muskulär, ligamentär) und angrenzender Ursache-Folge-Ketten
viszerales System	Behandlung des Organsystems
kraniosakrales System	Behandlung der irritierten Struktur, der Fluktuation des PRM, der ausdehnenden Kraft des Gehirns und des Nervensystems sowie der biodynamischen Kräfte
embryologisches System	Zeitpunkt der Entwicklung
neurovegetatives System	Korrektur des peripheren Systems (Sympathikus/Parasympathikus), Korrektur des zentral-vegetativen und des hormonellen (endokrinen) Systems (Hypothalamus/Hypophyse), Plexus brachialis mit angrenzenden Strukturen
vaskuläres System	Korrektur der Gefäßachsen (arteriell/venös), des Lymphsystems (Cisterna chyli), des Zwerchfells
Querstrukturennetz oder im Bereich anderer mathematischer Achsen/Meridiane	Querstrukturen in Korrespondenz mit sämtlichen Diaphragmen

68 Schmerz, regional – Hüfte

Sontka Tamm

68.1 Wichtiges im Überblick

Schmerzen im Hüftgelenk finden sich bei Kindern jedes Alters häufig. Pathologien, die kinderärztlich bzw. -orthopädisch abgeklärt werden müssen, sind jede Form schmerzhafter Bewegungseinschränkungen, sichtbare Schwellungen, Belastungsschmerzen oder Schmerzen mit begleitendem Unwohlsein (Fieber, Nachtschweiß).

Bei Säuglingen ist bei Hüftproblemen auf eine Symmetrie der Genitalfalten und auf die Abspreizung im Seitenvergleich zu achten, da eine Hüftdysplasie vorliegen kann. Das Ortolani-Manöver kann bei einer dislozierten Hüfte ein Klackgeräusch beim Zurückschnappen verursachen. Die Hüftdysplasie verursacht beim Säugling keine Schmerzen und wird in der Regel in Deutschland im Rahmen der Vorsorgeuntersuchungen durch Sonografien festgestellt. Bei Grenzbefunden ist eine osteopathische Behandlung wegen der anatomischen Zusammenhänge von großer Bedeutung.

68.2 Definition

Schmerz (lat. „dolor") ist eine komplexe Sinneswahrnehmung unterschiedlicher Qualität (z. B. stechend, ziehend, drückend), die in der Regel durch Störung des Wohlbefindens als lebenswichtiges „Frühwarnsystem" von Bedeutung ist. Hier ist der **Schmerz im Hüftgelenk** lokalisiert.

68.3 Anatomie – Physiologie – Pathophysiologie

Das Hüftgelenk wird aus dem Azetabulum, das aus den 3 Beckenanteilen Os ilium, Os ischii und Os pubis besteht, und dem Femurkopf gebildet. Durch den M. iliopsoas und Faszien besteht eine kontinuierliche Verbindung in den Bauchraum, weshalb osteopathische Läsionen von dort auch Einfluss auf die Funktion des Hüftgelenks nehmen und umgekehrt.

Beim Säugling ist das Hüftgelenk noch knorpelig, der Femurkopfkern beginnt erst nach ca. einem Jahr zu verknöchern. Daher erfolgen die technischen Untersuchungen des Hüftgelenks in den ersten Lebensmonaten durch Ultraschall oder MRT. Schmerzen mit Fieber im Hüftgelenk (auch in anderen Gelenken) sind insbesondere im 1. Lebensjahr so lange als septisch anzusehen, bis das Gegenteil bewiesen ist. Eine hämatogene Streuung über fugenkreuzende Gefäße ist in diesem Alter möglich.

68.4 Ursachen

Strukturelle Ursachen im Hüftgelenk können bei fehlerhafter Behandlung schwerwiegende Folgen haben. Sie sollten vor einer osteopathischen Behandlung abgeklärt worden sein. Insbesondere bei Hüftschmerzen ohne strukturelle Veränderungen liegt häufig eine osteopathische Dysfunktion vor.

Altersabhängig können lokal am Hüftgelenk verschiedene strukturelle Ursachen vorliegen, die man auf keinen Fall übersehen sollte. Hierzu gehören maligne Tumoren, eine septische Koxitis (in der Regel mit Fieber auftretend) sowie der Morbus Perthes (Durchblutungsstörung des Hüftkopfes) des jüngeren Kindes und die ECF beim Jugendlichen (groß, sehr sportlich oder übergewichtig, häufiger bei Jungen als bei Mädchen auftretend). Hier findet sich in der Regel ein positives Drehmann-Zeichen (bei Hüftbeugung Außenrotation im Hüftgelenk).

Mögliche Ursachen für Schmerzen in der Hüfte zeigt die ▶ **Tab. 68.1**.

68.5 Diagnostisches Vorgehen

Bei Störungen der Durchblutung am Hüftgelenk (z. B. Morbus Perthes) kann der Verlauf der Erkrankung durch osteopathische Behandlungen positiv beeinflusst werden (▶ **Tab. 68.2**).

Sind operative Verfahren aufgrund einer Fraktur oder einer ECF notwendig, so kann der Osteopath das traumatisierte Gewebe entspannen und den Heilungsverlauf begünstigen. Bei einem malignen Tumor oder einer akuten Arthritis ist eine osteopathische Behandlung kontraindiziert. ▶ **Abb. 68.1**.

▶ **Tab. 68.1** Ursachen für Schmerzen in der Hüfte.

mögliche Ursache	osteopathische Befunde	klinische Befunde mit weiterer Abklärung
faszial	viszeral (Abdomen, Zwerchfell, Thorax); häufig rechts: Zäkuminvagination; häufig links: urogenital (Niere); Shin-Splint-Syndrom (mediales/laterales)	strukturelle Störungen der abdominellen Organe (z. B. Nephritis, Hepatitis, Appendizitis), Senkungsabszesse (M. iliopsoas)
ZNS	Störungen des PRM, der intra- und extrakraniellen Membranen, der Schädelknochen, des Rückenmarks, des Gehirns („Wachstumsschmerzen" als Nervendehnungsschmerz)	spastische Parese, MS, Tumoren, Meningitis, Migräne
peripheres Nervensystem	Plexus lumbalis, Spinalnerven, periphere Nerven, Shin-Splint-Syndrom	Tumoren (Neurinom, Neuroblastom, Metastase), Bandscheibenvorfall, Neuritis, Plexusparese
autonomes Nervensystem	Dysregulation von Sympathikus – Grenzstrang oder Parasympathikus – N. vagus, N. phrenicus, ZNS: Hypothalamus	Tumoren, Störung der Schweißsekretion (sympathisch), Metastasen
endokrines System	ZNS: Hypothalamus/Hypophyse, Erfolgsorgane, Gewebequalität, (Nor-)Adrenalin (Nebenniere, Grenzstrang) Kortisol (ACTH, Nebenniere), Thyroxin (Schilddrüse), Parathormon (Nebenschilddrüse, Knochen), GH, Serotonin, Sexualhormone (Nebenniere), ADH; Fortleitung von Schmerzen über Erfolgsorgane (meist linke Niere, Leber, Ovarien) → Fasziensysteme → Nerven; Achsrotation meist durch Sympathikusgrenzstrang verursacht	Tumoren im ZNS (Hypothalamus, Hypophyse), peripher in Erfolgsorganen, messbare Über- und Unterfunktionen der hormonellen Drüsen/Drüsenorgane
muskulär/ossär/artikulär	Blockaden des Beckens oder der distalen Gelenke, Störung des Wachstums (Wachstumsfugen), Überlastung, Distorsion, Stauchung, Bänderzerrung, Laktatazidose,Verletzungen, endokrin, neuronal, entzündlich, Reizung des Tractus iliotibialis	**Säugling (0–2 Jahre):** eitrige Koxitis (Fieber!) **Kleinkind/Kind (2–10 Jahre):** Coxitis fugax, Morbus Perthes, eitrige Koxitis/Osteomyelitis, juvenile rheumatische Koxitis, Tumor, Fraktur **Jugendlicher (ab 10 Jahre):** ECF, Hüftdysplasie, Tumor, juvenile rheumatische Koxitis, eitrige Koxitis/Osteomyelitis, Femurkopfnekrose, Bursitis pectinea, Psoasschmerz, Fraktur
vaskulär	venös-lymphatischer Stau ohne Störungen der Organfunktionen, lokal: Membrana interossea, Parasympathikus/Sympathikus (Adrenalin), periphere Hypotonie	Thrombose, Embolie, Tumor, Gefäßverschluss, Morbus Perthes, Femurkopfnekrose

▶ **Tab. 68.2** Mögliche übergeordnete Läsionen bei Hüftschmerz.

Bereich der übergeordneten Läsion	Therapie
parietales System	Behandlung der Strukturen des Hüftgelenks (ossär, faszial, muskulär, ligamentär) und angrenzender Ursache-Folge-Ketten
viszerales System	Behandlung des Organsystems
kraniosakrales System	Behandlung der irritierten Struktur, der Fluktuation des PRM, der ausdehnenden Kraft des Gehirns und des Nervensystems sowie der biodynamischen Kräfte
embryologisches System	Zeitpunkt der Entstehung
neurovegetatives System	Korrektur des peripheren Systems (Sympathikus/Parasympathikus), Korrektur des zentral-vegetativen und des hormonellen (endokrinen) Systems (Hypothalamus/Hypophyse), Plexus lumbalis/sacralis mit angrenzenden Strukturen
vaskuläres System	Korrektur der Gefäßachsen (arteriell/venös), des Lymphsystems (Cisterna chyli), des Zwerchfells
Querstrukturennetz oder im Bereich anderer mathematischer Achsen/Meridiane	Querstrukturen in Korrespondenz mit sämtlichen Diaphragmen

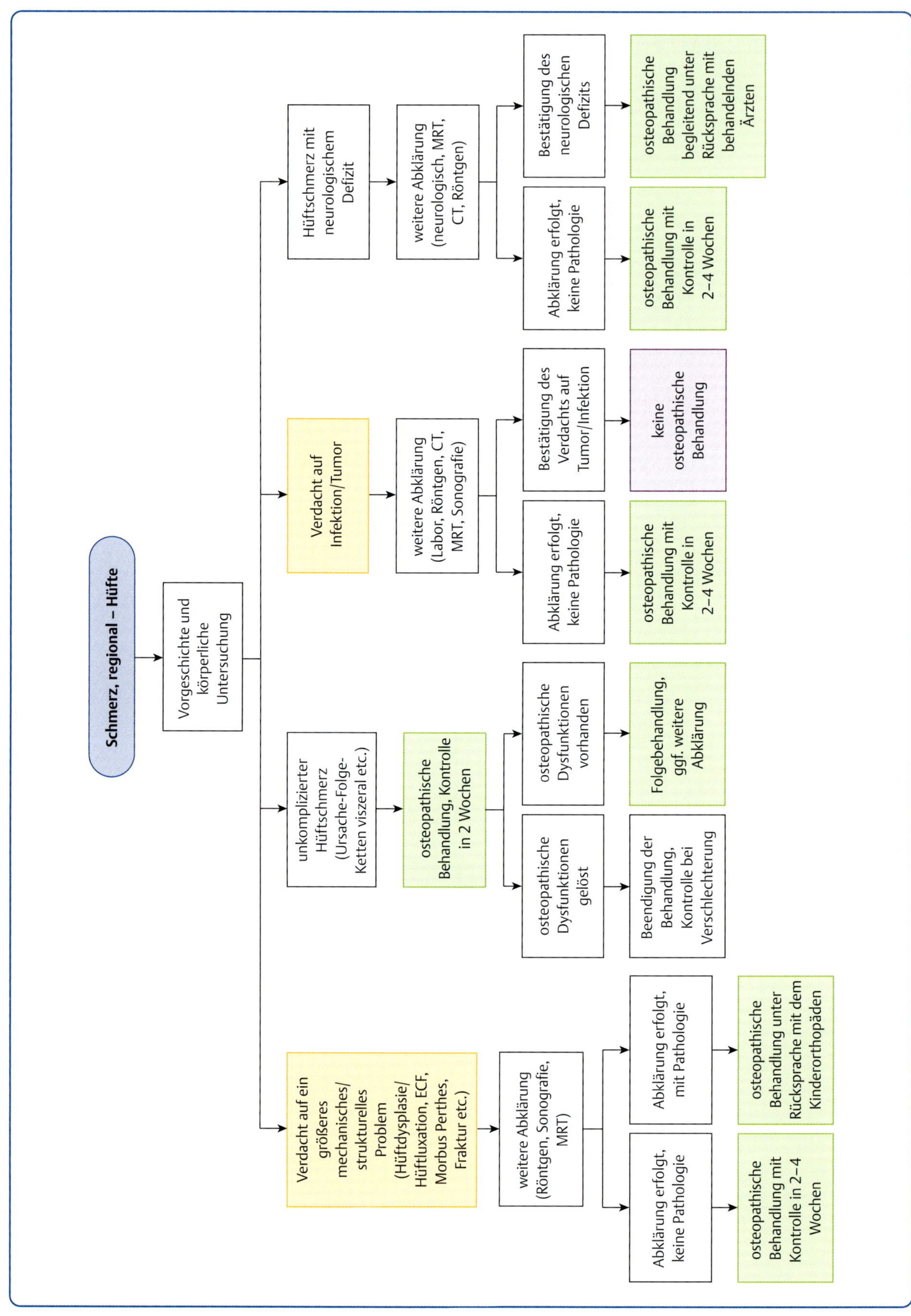

▶ **Abb. 68.1** Algorithmus Schmerz, regional – Hüfte.

Literatur

[1] Anderson P, Hall C, Evans R, Hayward R et al. The feet in Apert's syndrome. J Pediatr Orthop 1999; 19: 504–507

[2] Aronsson DD, Loder RT, Breur GJ et al. Slipped capital femoral epiphysis: current concepts. J Am Acad Orthop Surg 2006; 14 (12): 666–679

[3] Bacino CA, Hecht JT. Etiopathogenesis of equinovarus foot malformations. Eur J Med Genet 2014; 57(8): 473–479

[4] Banskota B, Banskota AK, Regmi R et al. The Ponseti method in the treatment of children with idiopathic clubfoot presenting between five and ten years of age. Bone Joint J 2013; 95-B(12): 1721–1725

[5] Blauth W. Über die Behandlung angeborener Fußfehlbildungen. Z Orthop 1989; 127(1): 3–14

[6] Carreiro JE. An osteopathic approach to children. 2nd ed. Edinburgh: Churchill Livingstone; 2009

[7] Garten H. Lehrbuch Applied Kinesiology. München: Elsevier; 2004

[8] Hefti F. Kinderorthopädie in der Praxis. 2. Aufl. Berlin, Heidelberg: Springer; 2006

[9] Hutchinson B. Pediatric metatarsus adductus and skewfoot deformity. Clin Podiatr Med Surg 2010; 27(1): 93–104

[10] von Lanz T, Wachsmuth W. Praktische Anatomie, Bd. 4. Teil I: Bein und Statik. Berlin, Heidelberg: Springer; 1972

[11] Mosca VS. Calcaneal lengthening for valgus deformity of the hindfoot. Results in children who had severe, symptomatic flatfoot and skewfoot. J Bone Joint Surg Am 1995; 77(4): 500–512

[12] Pasciak M, Stoll TM, Hefti F. Relation of femoral to tibial torsion in children measured by ultrasound. J Pediatr Orthop B 1996; 5: 268–272

[13] Rethlefsen SA, Kay RM. Transverse plane gait problems in children with cerebral palsy. J Pediatr Orthop 2013; 33(4): 422–430

[14] Spindler B, Baumgärtner W, Hartung J. Pathological and histopathological findings in the joints of fattening turkeys. Dtsch Tierarztl Wochenschr 2006; 113(3): 84–88

[15] Still AT. Das große Still-Kompendium. Kandern: Narayana; 2012

[16] Tönnis D. Skewfoot. Orthopäde 1986; 15(3): 174–183

[17] Williams C, Tinley PD, Curtin M et al. Foot and ankle characteristics of children with an idiopathic toe-walking gait. J Am Podiatr Med Assoc 2013; 103(5): 374–379

[18] Yoon G, Chernos J, Sibbald B et al. Association between congenital foot anomalies and gestational age at amniocentesis. Prenat Diagn 2001; 21: 1137–1141

69 Schmerz, regional – Knie

Sontka Tamm

69.1 Wichtiges im Überblick

Insbesondere Schulkinder leiden häufig unter Kniebeschwerden. Die Ursachen sind vielseitig. Fehlt ein Trauma, so findet man häufig eine Kombination aus Überlastung, statischen und anatomischen Ursachen (Genu varum/valgum, Patelladysplasie), fehlender muskulärer Stabilisierung und osteopathischen Dysfunktionen.

Das ganzheitliche Therapiekonzept sollte neben der osteopathischen Behandlung auch die anderen Bereiche mit einbeziehen, um Rezidive zu vermeiden. Kinderorthopädisch wird zunächst Krankengymnastik zur muskulären Stabilisierung des Kniegelenks verordnet, eine Achskorrektur bei leichtem Genu valgum erfolgt über die Einlagenversorgung. Bei rezidivierenden Patellaluxationen wird operativ behandelt, auch bei schwereren Achsdeformitäten, hier bestenfalls bei noch offenen Wachstumsfugen (einseitige Klammerung).

69.2 Definition

Schmerz (lat. „dolor") ist eine komplexe Sinneswahrnehmung unterschiedlicher Qualität (z. B. stechend, ziehend, drückend), die in der Regel durch Störung des Wohlbefindens als lebenswichtiges „Frühwarnsystem" von Bedeutung ist. Hier ist der **Schmerz im Knie** lokalisiert.

69.3 Anatomie – Physiologie – Pathophysiologie

Das Kniegelenk besteht funktionell aus einem Drehscharniergelenk, wobei die Rotation nur in zunehmender Kniebeugung bei entspannten Kollateralbändern möglich ist. In Streckstellung ist das Kniegelenk sehr bandstabil, in Beugung hingegen muss die Stabilität über die Propriozeption der Kreuz- und Kollateralbänder muskulär stattfinden, weshalb die meisten Unfälle in einer Kniebeugung stattfinden. Die Patella überträgt die Kraft des M. quadriceps femoris zur Tuberositas tibiae.

Die Fibula spielt für die Funktion des Kniegelenks bei regelrechter Lage eine untergeordnete Rolle, bei Blockierungen kann sie jedoch die Funktion des Kniegelenks, insbesondere der Tibia, stark beeinträchtigen. Die Tibia dreht bei zunehmender Flexion nach innen, bei Streckung vollzieht sie eine Schlussrotation nach außen. Bei Blockierungen der Tibia in Innen- oder Außenrotation kann das Kniegelenk nicht frei gebeugt oder gestreckt werden, was zu lokalen und fortgeleiteten osteopathischen Dysfunktionen führt. Ebenso ist die Rotation des Femurs von Bedeutung, da er die Verbindung zum Hüftgelenk und Becken in das Abdomen herstellt. Der Fuß hat über Stellungsfehler als aufsteigende Kraft ebenfalls einen großen Einfluss auf das Kniegelenk, sobald das Kind zu laufen beginnt.

69.4 Ursachen

In der ▶ **Tab. 69.1** sind mögliche Ursachen für Knieschmerzen aus funktioneller sowie aus struktureller Sicht aufgelistet. Häufig liegen milde strukturelle Befunde (z. B. leichte Patelladysplasie ohne Luxation) neben osteopathischen Dysfunktionen vor.

Die **osteopathische Behandlung** ist in diesen Fällen zur Entlastung der geschwächten Struktur von großer Bedeutung.

69.5 Diagnostisches Vorgehen

Bei leichten Formen von Knieschmerz, in Ruhe und/oder unter Belastung ohne Beeinträchtigung der Leistungsfähigkeit kann nach Ausschluss struktureller Erkrankungen osteopathisch behandelt werden (▶ **Tab. 69.2**). Häufig sind Tibiatorsionen oder das femoropatellare Schmerzsyndrom. Bei Zweifel über mögliche strukturelle Störungen sollte eine weitere Abklärung erfolgen.

Sind strukturelle Erkrankungen wie Morbus Osgood-Schlatter, Morbus Sinding-Larsen oder Osteochondrosis dissecans bekannt, kann begleitend osteopathisch behandelt werden. Dabei sollte der Fokus auf den Lokalbefund (intraossäre Spannungsmuster, Lymphabfluss, Durchblutung, Faszien, ggf. embryologische Wachstumsachsen) sowie auf weiter entfernt gelegene gestörte Organsysteme mit möglichem Einfluss auf das Gelenk gelegt werden. ▶ **Abb. 69.1**.

▶ **Tab. 69.1** Ursachen für Schmerzen im Knie.

mögliche Ursache	osteopathische Befunde	klinische Befunde mit weiterer Abklärung
faszial	viszeral (Abdomen, Zwerchfell, Thorax); häufig rechts: Zäkuminvagination; häufig links: urogenital (Niere)	strukturelle Störungen der abdominellen Organe (z. B. Nephritis, Hepatitis, Appendizitis), Senkungsabszesse (M. iliopsoas)
ZNS	Störungen des PRM, der intra- und extrakraniellen Membranen, der Schädelknochen, des Rückenmarks, des Gehirns („Wachstumsschmerzen" als Nervendehnungsschmerz)	spastische Parese, MS, Tumoren, Meningitis, Migräne
peripheres Nervensystem	Plexus lumbalis, Spinalnerven, periphere Nerven (besonders N. fibularis über blockiertes Fibulaköpfchen)	Tumoren (Neurinom, Neuroblastom, Metastase), Bandscheibenvorfall, Neuritis, Plexusparese
endokrines System	ZNS: Hypothalamus/Hypophyse, Erfolgsorgane, Gewebequalität, (Nor-)Adrenalin, Kortisol (ACTH), Thyroxin, Parathormon (Knochen), GH, Serotonin, Sexualhormone, ADH; Entstehung des Knieschmerzes über die Erfolgsorgane als absteigende Ketten über Nerven/Faszien/Muskulatur	Tumoren im ZNS (Hypothalamus, Hypophyse), peripher in Erfolgsorganen, messbare Über- und Unterfunktionen der hormonellen Drüsen/Drüsenorgane, Knieschmerz als fortgeleiteter Schmerz
muskulär/ossär/artikulär, parietale Strukturen	Blockaden des Beckens oder der distalen Gelenke, Störung des Wachstums (Wachstumsfugen), Stellungsfehler der Achse, Überlastung, Distorsion, Stauchung, Bänderzerrung, Laktatazidose, Verletzungen, endokrin, neuronal, entzündlich, Shin-Splint-Syndrom (mediales/laterales), Morbus Osgood-Schlatter, Morbus Sinding-Larsen (Patellaspitzensyndrom, „jumper's knee"), Reizung des Tractus iliotibialis	**Säugling (0–2 Jahre):** Trauma, Fraktur, Infektion **Kleinkind/Kind/Jugendlicher:** Patellaluxation, Osteochondrosis dissecans (Femurkondyle), Achsfehlstellungen, Beinlängendifferenzen, juvenile idiopathische Arthritis, Tumor, Morbus Osgood-Schlatter, Morbus Sinding-Larsen, Trauma, Fraktur
vaskulär	venös-lymphatischer Stau ohne Störungen der Organfunktionen, lokal: Membrana interossea, Parasympathikus/Sympathikus (Adrenalin), periphere Hypotonie	Thrombose, Embolie, Tumor, Gefäßverschluss

▶ **Tab. 69.2** Mögliche übergeordnete Läsionen bei Knieschmerz.

Bereich der übergeordneten Läsion	Therapie
parietales System	Behandlung der Strukturen des Kniegelenks (ossär, faszial, muskulär, ligamentär, Menisken) und angrenzender Ursache-Folge-Ketten
viszerales System	Behandlung des Organsystems
kraniosakrales System	Behandlung der irritierten Struktur, der Fluktuation des PRM, der ausdehnenden Kraft des Gehirns und des Nervensystems sowie der biodynamischen Kräfte
embryologisches System	Zeitpunkt der Entstehung
neurovegetatives System	Korrektur des peripheren Systems (Sympathikus/Parasympathikus), Korrektur des zentral-vegetativen und des hormonellen (endokrinen) Systems (Hypothalamus/Hypophyse), Plexus lumbalis/sacralis mit angrenzenden Strukturen
vaskuläres System	Korrektur der Gefäßachsen (arteriell/venös), des Lymphsystems (Cisterna chyli), des Zwerchfells
Querstrukturennetz oder im Bereich anderer mathematischer Achsen/Meridiane	Querstrukturen in Korrespondenz mit sämtlichen Diaphragmen

70 Schmerz, regional – Schulter

Sontka Tamm

70.1 Wichtiges im Überblick

Schmerzen in der Schulter oder im Oberarm treten am häufigsten nach Unfällen auf. Dabei können kindliche Frakturen im Bereich des Humeruskopfes, des Schultereckgelenks, der Klavikula (Kap. 59, Kap. 64) oder des Humerusschafts auftreten. Die zweithäufigste Ursache sind Schulterluxationen. Eine traumatische Schulterluxation liegt selten, habituelle und willkürliche Dislokationen des Schultergelenks dagegen häufig vor. Tumoren und Arthritiden im Schulterbereich sind sehr selten, ebenso wie Anomalien. Man beachte jedoch eine Hypo- oder Aplasie des M. pectoralis (Poland-Syndrom).

Osteopathisch ist die Behandlung von Impingement-Syndromen durch eine Kompression der Supraspinatus- und Bizepssehnen insbesondere bei Sportlern im Jugendalter von Bedeutung. Sie entstehen häufiger bei Kindern mit einer Neigung zu Schulterinstabilitäten, ohne dass bereits eine Luxation stattgefunden hat. Differenzialdiagnostisch sollte der Osteopath an ein Thoracic-outlet-Syndrom (Kap. 64) oder (selten) an eine adhäsive Kapsulitis denken.

70.2 Definition

Schmerz (lat. „dolor") ist eine komplexe Sinneswahrnehmung unterschiedlicher Qualität (z. B. stechend, ziehend, drückend), die in der Regel durch Störung des Wohlbefindens als lebenswichtiges „Frühwarnsystem" von Bedeutung ist. Hier ist der **Schmerz im Schultergelenk/Oberarm** lokalisiert.

70.3 Anatomie – Physiologie – Pathophysiologie

Das Schultergelenk ist per se ein instabiles Gelenk mit einer kleinen, relativ flachen Gelenkpfanne und einem großen, die Gelenkpfanne deutlich überragenden Oberarmkopf. Die Pfanne wird von einem Knorpelring, dem Labrum glenoidale, umringt, das die Fläche der Pfanne etwas vergrößert. Die Gelenkkapsel ist weit und liegt bei herunterhängendem Arm schlaff in der Achselhöhle, wobei sich die inneren Kapselanteile großflächig berühren. Stabilität bietet die Rotatorenmanschette, bestehend aus den Mm. supraspinatus und infraspinatus, M. subscapularis und M. teres minor. Zusätzliche Stabilität kommt aus den Brust- und Oberarmmuskeln (Mm. pectorales major und minor, M. deltoideus und M. biceps humeri) sowie aus dem M. trapezius und den schulterblattstabilisierenden Rückenmuskeln. Der Vorteil dieses nur durch Muskeln und Weichteile stabilisierenden Gelenks liegt in der großen Bewegungsfreiheit, die in dieser Form nur das Schultergelenk bietet.

Von osteopathischer Bedeutung ist die Tatsache, dass die Schulter aufgrund ihrer großen Bewegungsfreiheit Spannungen über fasziales und neuronales Gewebe aus jeder Region des Körpers ausgleichen kann. So kann als Beispiel ein faszialer Zug über der Leber eine Schulterprotraktion begünstigen. Daraus kann sich ein Impingement der Schulter mit Schulterschmerzen entwickeln.

70.4 Ursachen

Mögliche Ursachen für Schmerzen in der Schulter zeigt die ▶ **Tab. 70.1**.

70.5 Diagnostisches Vorgehen

Bei osteopathischen Befunden ohne Hinweise auf weitere klinische (strukturelle) Auffälligkeiten kann unmittelbar eine osteopathische Behandlung erfolgen (▶ **Tab. 70.2**).

Finden sich allein oder zusätzlich Hinweise auf klinische Erkrankungen, die im Rahmen der osteopathischen Vorstellung erstmals auffallen, so sollten diese zunächst weiter abgeklärt werden. Sind die Erkrankungen bekannt, kann zusätzlich osteopathisch am Befund behandelt werden. ▶ **Abb. 70.1**.

▶ **Tab. 70.1** Ursachen für Schmerzen in der Schulter.

mögliche Ursache	osteopathische Befunde	klinische Befunde mit weiterer Abklärung
faszial	viszeral (thorakale und abdominelle Organe, Zwerchfell, N. vagus, N. phrenicus, Querstrukturen), embryologisch (Wachstum)	strukturelle Störungen der abdominellen Organe (z. B. Lungenemphysem, Nephritis, Hepatitis, Myo-/Endokarditis)
ZNS	Störungen des PRM, der intra- und extrakraniellen Membranen, der Schädelknochen, des Rückenmarks, des Gehirns	spastische Parese, MS, Tumoren, Meningitis, Migräne
peripheres Nervensystem	Plexus brachialis, Thoracic-outlet-Syndrom, periphere Nerven	Tumoren (Pancoast-Tumor, Metastase), Bandscheibenvorfall, Neuritis
endokrines System	ZNS: Hypothalamus/Hypophyse, Erfolgsorgane, Gewebequalität, (Nor-)Adrenalin, Kortisol (ACTH), Thyroxin, Parathormon (Knochen), GH, Serotonin, Sexualhormone, ADH	Tumoren im ZNS (Hypothalamus, Hypophyse), peripher in Erfolgsorganen, Über- und Unterfunktionen der hormonellen Drüsen/Drüsenorgane
muskulär/ossär/artikulär	Überlastung, Distorsion, Stauchung, Laktatazidose, zentrale/periphere Parese, genetisch (Muskelatrophien), Verletzungen, endokrin, neuronal, entzündlich	(septische) Arthritis, Muskeldystrophien, genetische Atrophien, Verletzungen mit Ruptur der Rotatorenmanschette, Frakturen, Tumoren, Myasthenie, Osteomyelitis
vaskulär	venös-lymphatischer Stau ohne Störungen der Organfunktionen, erhöhter Sympathikotonus (Adrenalin), periphere Hypotonie	Thrombose, Embolie, Tumor, Gefäßverschluss

▶ **Tab. 70.2** Mögliche übergeordnete Läsionen bei Schulterschmerz.

Bereich der übergeordneten Läsion	Therapie
parietales System	Behandlung der Strukturen des Schultergürtels (ossär, faszial, muskulär, ligamentär) und angrenzender Ursache-Folge-Ketten
viszerales System	Behandlung des Organsystems
kraniosakrales System	Behandlung der irritierten Struktur, der Fluktuation des PRM, der ausdehnenden Kraft des Gehirns und des Nervensystems sowie der biodynamischen Kräfte
embryologisches System	Zeitpunkt der Entstehung
neurovegetatives System	Korrektur des peripheren Systems (Sympathikus/Parasympathikus), Korrektur des zentral-vegetativen und des hormonellen (endokrinen) Systems (Hypothalamus/Hypophyse), Plexus brachialis mit angrenzenden Strukturen
vaskuläres System	Korrektur der Gefäßachsen (arteriell/venös), des Lymphsystems (Cisterna chyli), des Zwerchfells
Querstrukturennetz oder im Bereich anderer mathematischer Achsen/Meridiane	Querstrukturen in Korrespondenz mit sämtlichen Diaphragmen

▸ **Tab. 71.2** Mögliche übergeordnete Läsionen bei Wirbelsäulenschmerz.

Bereich der übergeordneten Läsion	Therapie
parietales System	Behandlung der Strukturen des Kopfes, der HWS und der absteigenden Wirbelsäule (ossär, faszial, muskulär, ligamentär) und angrenzender Ursache-Folge-Ketten
viszerales System	Behandlung des Organsystems
kraniosakrales System	Behandlung der irritierten Struktur, der Fluktuation des PRM, der ausdehnenden Kraft des Gehirns und des Nervensystems sowie der biodynamischen Kräfte
embryologisches System	entlang der Wachstumsachsen
neurovegetatives System	Korrektur des peripheren Systems (Sympathikus/Parasympathikus, Grenzstrang), Korrektur des zentral-vegetativen und des hormonellen (endokrinen) Systems (Hypothalamus/Hypophyse), Plexus brachialis/lumbalis/sacralis mit angrenzenden Strukturen
vaskuläres System	Korrektur der Gefäßachsen (arteriell/venös, auch intraspinal), des Lymphsystems (Cisterna chyli), des Zwerchfells
Querstrukturennetz oder im Bereich anderer mathematischer Achsen/Meridiane	Querstrukturen in Korrespondenz mit sämtlichen Diaphragmen

Literatur

[1] Anderson P, Hall C, Evans R, Hayward R et al. The feet in Apert's syndrome. J Pediatr Orthop 1999; 19: 504–507

[2] Aronsson DD, Loder RT, Breur GJ et al. Slipped capital femoral epiphysis: current concepts. J Am Acad Orthop Surg 2006; 14 (12): 666–679

[3] Bacino CA, Hecht JT. Etiopathogenesis of equinovarus foot malformations. Eur J Med Genet 2014; 57(8): 473–479

[4] Banskota B, Banskota AK, Regmi R et al. The Ponseti method in the treatment of children with idiopathic clubfoot presenting between five and ten years of age. Bone Joint J 2013; 95-B(12): 1721–1725

[5] Blauth W. Über die Behandlung angeborener Fußfehlbildungen. Z Orthop 1989; 127(1): 3–14

[6] Carreiro JE. An osteopathic approach to children. 2nd ed. Edinburgh: Churchill Livingstone; 2009

[7] Garten H. Lehrbuch Applied Kinesiology. München: Elsevier; 2004

[8] Hefti F. Kinderorthopädie in der Praxis. 2. Aufl. Berlin, Heidelberg: Springer; 2006

[9] Hutchinson B. Pediatric metatarsus adductus and skewfoot deformity. Clin Podiatr Med Surg 2010; 27(1): 93–104

[10] von Lanz T, Wachsmuth W. Praktische Anatomie, Bd. 4. Teil I: Bein und Statik. Berlin, Heidelberg: Springer; 1972

[11] Lenke LG, Edwards CC 2nd, Bridwell KH. The Lenke classification of adolescent idiopathic scoliosis: how it organizes curve patterns as a template to perform selective fusions of the spine. Spine (Phila Pa 1976). 2003;28(20): S 199–S 207

[12] Moe JH, Winter RB, Bradford DS, Lonstein JE. Scoliosis and other spinal deformities. Philadelphia, USA: Saunders; 1978

[13] Mosca VS. Calcaneal lengthening for valgus deformity of the hindfoot. Results in children who had severe, symptomatic flatfoot and skewfoot. J Bone Joint Surg Am 1995; 77(4): 500–512

[14] Pasciak M, Stoll TM, Hefti F. Relation of femoral to tibial torsion in children measured by ultrasound. J Pediatr Orthop B 1996; 5: 268–272

[15] Rethlefsen SA, Kay RM. Transverse plane gait problems in children with cerebral palsy. J Pediatr Orthop 2013; 33(4): 422–430

[16] Spindler B, Baumgärtner W, Hartung J. Pathological and histopathological findings in the joints of fattening turkeys. Dtsch Tierarztl Wochenschr 2006; 113(3): 84–88

[17] Still AT. Das große Still-Kompendium. Kandern: Narayana; 2012

[18] Tönnis D. Skewfoot. Orthopäde 1986; 15(3): 174–183

[19] Williams C, Tinley PD, Curtin M et al. Foot and ankle characteristics of children with an idiopathic toe-walking gait. J Am Podiatr Med Assoc 2013; 103(5): 374–379

[20] Yoon G, Chernos J, Sibbald B et al. Association between congenital foot anomalies and gestational age at amniocentesis. Prenat Diagn 2001; 21: 1137–1141

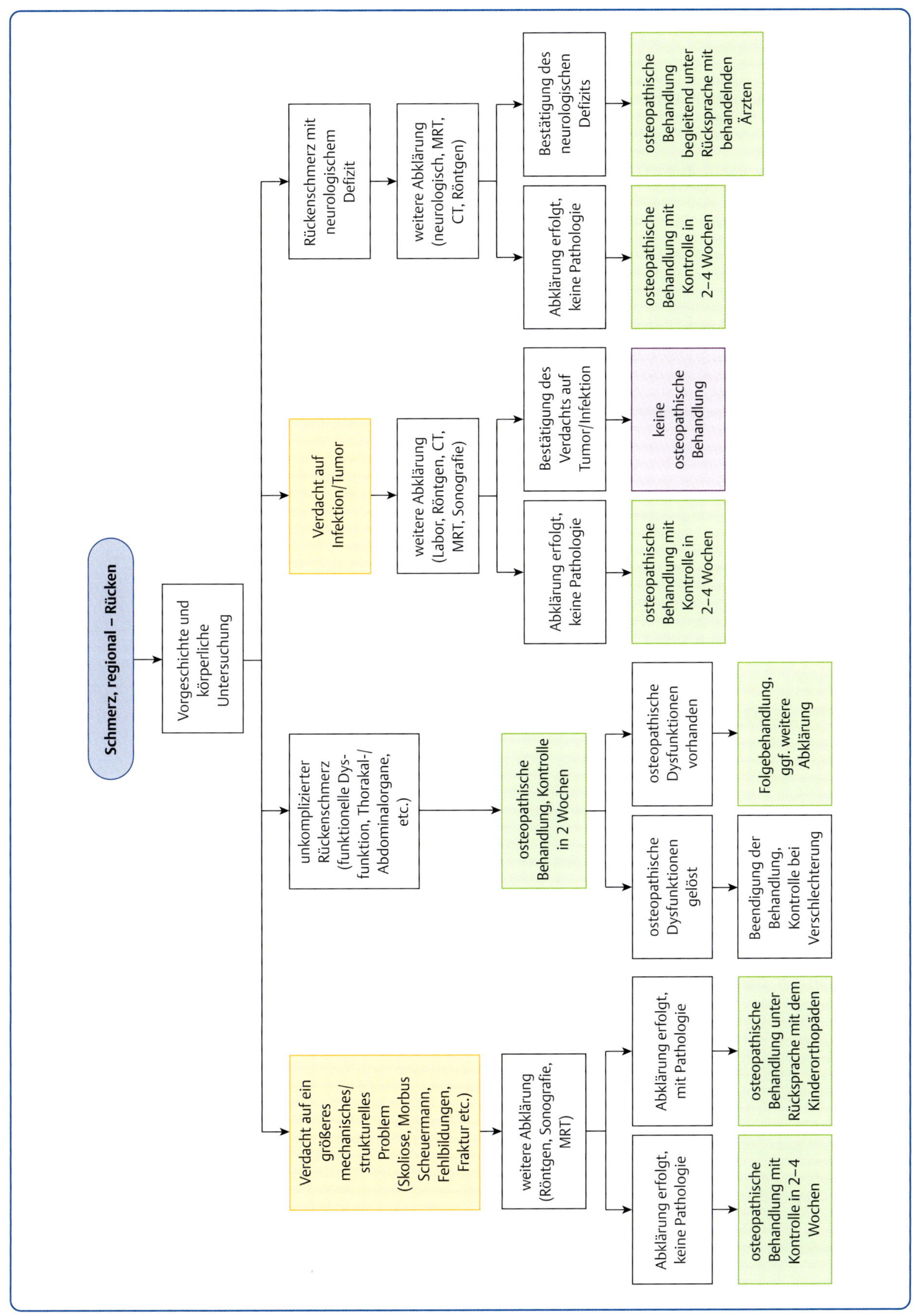

▶ **Abb. 71.1** Algorithmus Schmerz, regional – Wirbelsäule.

72 Schnarchen

Marion Kohlmann, Harald Kohlmann

72.1 Wichtiges im Überblick

Etwa 10 % aller Kinder schnarchen. Wichtig ist es, harmloses Schnarchen von einer schlafbezogenen Atemstörung zu unterscheiden. Schnarchen bei Kindern ist in fast allen Fällen operativ behandelbar – falls dies erforderlich sein sollte. Dies trifft für Erwachsene nicht zu.

Es gibt weitere Schlafstörungen, die hier nicht behandelt werden (Insomnien, Hypersomnien), da sie kein Schnarchen hervorrufen müssen.

72.2 Definition

Schnarchen ist ein über die Norm hinausgehendes lautes Atemgeräusch, das in den oberen Atemwegen erzeugt wird.

72.3 Anatomie – Physiologie – Pathophysiologie

Für das Schnarchen relevant sind folgende anatomische Strukturen im Bereich der oberen Atemwege, die bei krankhaften Veränderungen mögliche Engstellen darstellen können (▶ **Abb. 72.1**):

- Nase mit knöchernem/knorpeligem Septum und den Nasenmuscheln
- Nasen-Rachen-Raum mit Choanen und Tonsillae pharyngeales (Adenoide/„Polypen“)
- weicher Gaumen mit Tonsillae palatinae und Uvula
- Mundraum mit Zunge und Zungengrundmandel (Tonsilla lingualis)
- Mandibula
- Kehlkopf

Ein Schnarchgeräusch tritt im Schlaf auf durch Verwirbelung der Luft bei einer Verengung der oberen Atemwege, z. B. durch Erschlaffung der Zungengrundmuskulatur oder bei entzündlichen Veränderungen z. B. der Nasen- bzw. Mundschleimhaut.

Es gilt, ein – für den Patienten – harmloses Schnarchen von einer schlafbezogenen Atemstörung zu unterscheiden:

- primäres Schnarchen
- Upper-Airway-Resistance-Syndrom
- obstruktive Schlafapnoe
- Hypoventilationssyndrome

72.4 Ursachen

Dem Schnarchen können folgende Erkrankungen zugrunde liegen:

- Übergewicht
- Tonsillenhyperplasie
- adenoide Hyperplasie
- Septumdeviation
- Muschelhyperplasie
- Laryngomalazie
- Choanalatresie
- Zungengrundhyperplasie
- Kieferfehlstellung (z. B. Retrognathie)
- Allergien (v. a. Hausstaubmilben)
- zentrale Atemstörung

72.5 Diagnostisches Vorgehen

Neben der allgemeinen **Anamnese** und einer Aufklärung zu dem Thema „erholsamer vs. nicht erholsamer Schlaf“ stehen folgende **diagnostische Methoden** zur Verfügung, mit denen sowohl strukturelle wie auch Schlafstörungen erfasst werden können:

- anatomisch, endoskopische Untersuchung
- standardisierte Fragebögen (z. B. Messung der Tagesschläfrigkeit mit der Epworth Sleepiness Scale)
- ambulante Polygrafie (Schlaf-Screening)
- Polysomnografie (Schlaflabor)

Therapeutische Ansätze können je nach Ursache z. B. folgende sein:

- Gewichtsreduktion bei Übergewicht
- Verbesserung der Nasenatmung
- Behandlung einer Allergie – bei Hausstaub geeignete Bettwäsche
- Behandlung von Kieferfehlstellungen (Zahnschiene/-spange, operativ)
- Septumplastik/Muschelkappung (Septumplastik bei Heranwachsenden in der Regel nicht indiziert)
- Bei Kindern ist eine operative Therapie wie die Tonsillotomie und Adenotomie vor der Beatmungstherapie (Beatmung mit Überdruckmaske) indiziert.

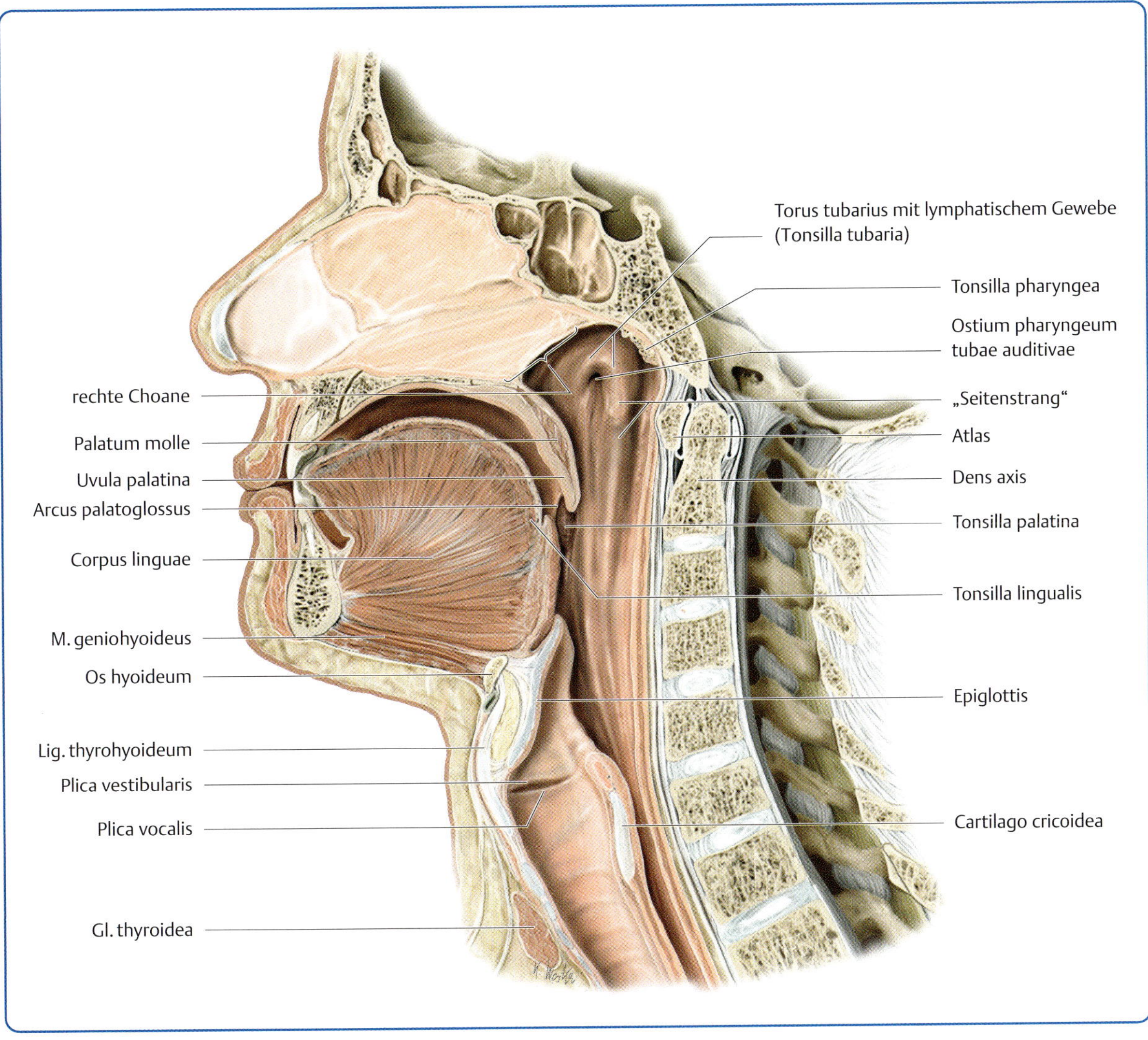

▶ **Abb. 72.1** Mediansagittalschnitt der oberen Atemwege, Ansicht von links. (Schünke M, Schulte E, Schumacher U. Prometheus. LernAtlas der Anatomie. Kopf, Hals und Neuroanatomie. Illustrationen von M. Voll und K. Wesker. 4. Aufl. Stuttgart: Thieme; 2015: 202, A)

Das mögliche **osteopathische Vorgehen** besteht in folgenden Maßnahmen:

- Behandlung der SSB, Frontal Lift, Vomerpumpe
- Untersuchung und Behandlung von Maxilla, Kiefergelenk, Kaumuskulatur, Sutura palatina mediana mit Kreuzungspunkt zur Sutura incisiva und zur Sutura palatina transversa
- Unterstützung des Lymphsystems (Adenoide)
- CV-4-Techniken

▶ Abb. 72.2

Literatur

[1] Stuck B. Leitlinien S 2k: Schnarchen bei Erwachsenen: Diagnostik und Therapie. Registernummer 017–068. Stand: 09.07.2013 (in Überarbeitung), gültig bis 08.07.2018. AWMF Online – Das Portal der wissenschaftlichen Medizin. Im Internet: http://www.awmf.org/leitlinien/detail/ll/017-068.html; Stand: 14.02.2018

- pathologisches Schreien (aufgrund organischer Ursachen, akuter Erkrankung)
- unspezifisches Schreien (nicht bedürfnisorientiert, ohne offensichtliche Pathologie oder Gedeihstörung)

Exzessives Schreien aufgrund normaler, physiologischer Bedürfnisse des Babys sollte durch adäquate Erkennung (der Eltern oder medizinisch-sozialer Berater) und Befriedigung des Bedürfnisses gelindert werden können. Pathologisches Schreien sollte man durch Erkennung (medizinische Diagnostik) und Behandlung der organischen Ursache beheben können. „Unspezifisches" Schreien eines ansonsten gesunden und offensichtlich wohlversorgten Babys kann ein Hinweis auf Anpassungsprobleme des Säuglings in den ersten Lebensmonaten sein, sollte dann (von den Eltern oder medizinisch-sozialen Beratern) als solches erkannt, weiter differenziert und seine jeweiligen Ursachen und Auswirkungen angemessen behandelt werden, um es hoffentlich zu lindern.

In den ersten Lebensmonaten stellen sich dem Baby einige entwicklungsbedingte „Aufgaben" im Sinne von Reifungs- und Anpassungsprozessen, um eine mehr und mehr eigenständige, von der Mutter unabhängige Regulation körperlicher, emotionaler und sozialer Funktionen entwickeln zu können. In der frühen Säuglingszeit betrifft dies besonders die Bereiche der Nahrungsaufnahme und Verdauung, die immunologische Anpassung, die Regulation der Verhaltenszustände wie Schlaf-Wach-Rhythmus sowie die Erregung und Aufmerksamkeitssteuerung. Das Baby passt sein Verhalten hierbei den gegebenen Bedingungen seiner Umgebung an.

In diesen Anpassungsprozessen kann es zu Krisen kommen, was sich als Schrei-, Fütter- oder Schlafstörungen des Babys zeigen kann.

Zwischen 16 und 29% der Säuglinge in westlichen Industrieländern zeigen in den ersten 3 Lebensmonaten exzessives Schreiverhalten und Unruhezustände [7], obwohl sie gesund und augenscheinlich gut versorgt sind.

73.4 Ursachen

Das Symptom des Schreiens und Weinens ist zuerst einmal sehr unspezifisch, deshalb kann die Differenzialdiagnose etwas überwältigend wirken. Durch eine gut fundierte Anamnese und Untersuchung ist es aber auch in der osteopathischen Praxis möglich, sicher Red Flags auszuschließen und ein gutes weiteres Vorgehen zu beschließen.

73.4.1 Physiologisches Schreien

Das Nichterfüllen physiologischer Bedürfnisse eines Babys kann „harmlose" Ursachen haben, z. B. zu geringes Wissen der Eltern/Betreuer über die angemessene Versorgung eines Babys, was meist durch Aufklärung beseitigt werden kann.

Es kann aber auch Anzeichen einer psychischen Überlastung oder von Problemen der Betreuer, besonders der Mutter (z. B. postnatale Depression), sein und sollte dringend frühzeitig als solches erkannt und behandelt werden, um einer schwerwiegenden Vernachlässigung des Babys vorzubeugen. Dieser Bereich kann mit einem Teil des unspezifischen Schreiens (Kap. 73.4.3) überlappen.

Hunger: Ein hungriges Baby kann mit Weinen, Quengeln und Schreien auf das Bedürfnis der nötigen Sättigung reagieren. Durchschnittlich verlangen Babys in den ersten 3 Lebensmonaten alle 2–4 h nach Nahrung. Unzureichende Abgaben von Milch (zu lange Intervalle zwischen Mahlzeiten, zu geringe Menge der einzelnen Mahlzeiten und/oder mangelnde „Qualität" [Nährstoffreichtum] der angebotenen Milch) oder inadäquate Nahrungsaufnahme (aufgrund ineffizienter Saugaktivität oder „Technik" des Milchgebers [stillende Mutter, Art der Flasche] bei der Nahrungsaufnahme [Kap. 54], gastroösophagealer Reflux mit Erbrechen [Kap. 13, Kap. 73.4.3) können dazu führen, dass das Baby trotz angemessener betreuerlicher Zuwendung hungrig bleibt.

Temperaturregulation: Nicht organische Mittel, eine angenehme Körpertemperatur zu bewahren, bestehen aus Kleidung und Raumklima. Babys sollten bei einer Raumtemperatur von 16–18 °C schlafen, in anderen Räumen ist eine Raumtemperatur von ca. 20 °C angemessen. Ein Baby weint häufiger, wenn ihm zu kalt ist, seltener wegen Überhitzung (beides sollte jedoch diagnostisch in Betracht gezogen werden). Kulturelle sowie sozioökonomische (z. B. Heizkosten) Faktoren können eine Rolle bei der Bereitstellung adäquater Kleidung oder Raumtemperatur spielen. Um festzustellen, ob ein Baby friert oder schwitzt, ist es am verlässlichsten, die Temperatur zwischen den Schulterblättern zu fühlen.

Hygiene: Eine störende, da zu enge, nasse oder volle Windel kann ein Baby zum Schreien bringen. Anzeichen, dass Windeln nicht oft genug gewechselt werden, sind Windelausschlag/Rötungen im Windelbereich. Diese können allerdings auch durch die Stuhlbeschaffenheit (z. B. zu sauer), aufgrund generell empfindlicher Haut oder durch fungale oder bakterielle Infektionen verursacht werden. Auch Balanitis, Posthitis und Balanoposthitis können u. a. aufgrund mangelnder Hygiene auftreten.

> **Cave**
> **Das Vorliegen von infektiösen/entzündlichen Erkrankungen, die mit Ausschlägen/Rötungen einhergehen, sollte diagnostisch abgeklärt werden (Kap. 27)!**

Interaktion: Angemessene Interaktion mit einem Säugling beinhaltet das Erkennen seines Bedürfnisses (Hunger, Müdigkeit, Angst, Wunsch nach körperlicher/emotionaler Nähe, nasse Windel, Langeweile, Überstimulation,

Kälte, Wärme) und dessen adäquate Beantwortung durch den Betreuer. Es kann zum exzessiven Schreien kommen, wenn z. B. dem müden Baby statt einer Schlafmöglichkeit Milch angeboten wird (Kap. 73.4.3).

Übermüdung: Ein Baby braucht in den ersten 6 Lebensmonaten ca. 15–18 h Schlaf pro Tag/Nacht, obwohl die Bandbreite hier groß zu sein scheint – manch ein Baby kommt mit 13 h gut aus, ein anderes im selben frühkindlichen Alter braucht 20 h. In den ersten Lebensmonaten folgt der Schlafrhythmus meist nicht dem Tag-Nacht-Wechsel, vielmehr sind die einzelnen Schlafperioden im 2- bis 4-h-Takt über Tag und Nacht gleich. Ab dem 3.–4. Lebensmonat sollte sich ein Tag-Nacht-Rhythmus entwickeln mit ca. 3 kurzen Schlafperioden am Tag (Nickerchen) und etwa 4–5 h langen Schlafintervallen in der Nacht. Ein Baby, das nicht genügend Schlaf findet, leidet an einem Schlafdefizit und Übermüdung, was sich als Weinen, Quengeln und Schreien zeigen kann (Kap. 73.4.3).

73.4.2 Pathologisches Schreien

Die erste Herausforderung liegt darin, zwischen benignen und organischen Ursachen des Schreiens zu unterscheiden. Obwohl organische Ursachen des Schreiens nur etwa 5 % der ärztlich vorstelligen Babys betreffen [5], muss die Unterscheidung pathologischer von nicht pathologischen Ursachen unbedingt erfolgen.

Akutes Auftreten des Schreien, selbst wenn es sich noch in einem durchschnittlichen zeitlichen Rahmen (Kap. 73.2) bewegt, ist weitaus besorgniserregender als exzessives Schreien, das schon seit einigen Wochen mit relativ stabiler Frequenz besteht.

Generell muss jedes Baby, das neben dem Schreien und Unruhe Anzeichen einer akuten Krankheit wie abnorme Körpertemperatur (erhöht oder verringert), Verhaltensveränderungen (Lethargie, aber auch Hyperaktivität; akut neues Schreien und/oder Unruhe, schlechter oder fehlender Augenkontakt und Interaktion mit der Umgebung), Nahrungsverweigerung, vorgewölbte oder eingesunkene Fontanelle, Hyper- oder Hypoventilation, erhöhte Pulsfrequenz, Zyanose oder Anzeichen schlechter Durchblutung zeigt, gleich zur ärztlichen Abklärung überwiesen werden. Auch Säuglinge, die mit dem Schreien Anzeichen von schlechtem Wachstum oder verzögerter Entwicklung zeigen, sollten zunächst ärztlich abgeklärt werden.

Ein **Trauma** kann pathologische Ursache kindlichen Schreiens sein. Hierbei muss versucht werden, zwischen traumatischen Folgen von Unfall oder Misshandlung zu unterscheiden. Blutergüsse (Kap. 29) sind bei Babys, die noch nicht laufen können, rar; Blutergüsse vom Fallen sind bei Babys meist auf knöchernen Erhebungen an der Außenseite des Körpers zu finden, besonders blaue Flecken über Ohren, im Urogenital- oder Gesäßbereich sollten Verdacht auf schuldhafte Verletzungen wecken. Generell sollten alle Verletzungen (Bluterguss, Weichgewebeverletzung, Fraktur, Abschürfungen, Verbrennungen), die nicht mit dem dargestellten Hergang übereinstimmen, Verdacht auf Misshandlung erregen. Die entwicklungsbedingten Fähigkeiten des Babys sollten bei Eruierung der Plausibilität des Hergangs bedacht werden.

Weitere Detaillierungen organischer Ursachen von exzessivem (und meist akutem) Schreien und Unruhe sind in ▶ Tab. 73.1 dargestellt, da sie meist obige Anzeichen tragen und damit eine sofortige medizinische Überweisung und Betreuung (Arzt/Krankenhaus) und vorerst kein weiteres osteopathisches Management notwendig sind.

▶ **Tab. 73.1** Differenzialdiagnose häufiger Pathologien für exzessives Schreien und Unruhe im Säuglingsalter (adaptiert nach Herman u. Le, 2007).

Körpersystem	Pathologie	spezielle Anzeichen nebst Schreien/Unruhe
Kopf, Augen, Ohren, Nase, Rachen	Fremdkörper in Auge/Nase/Ohr	unter dem Augenlid, im Nasenloch, im äußeren Gehörgang
	Auge: Glaukom/Infektion/Allergie	persistierender Tränenausfluss, Ödem
	Korneaabschürfung	Rötung der Kornea, Ödem
	Otitis media	gerötetes, vorgewölbtes Trommelfell
	Mundsoor, Mundschleimhautentzündung, Pharyngitis	Veränderung von Mundschleimhaut und Zunge (weißliche Zunge, Rötung, vesikuläre Läsionen)
kardiovaskulär	kongestives Herzversagen	Zyanose, Fütterprobleme, Tachypnoe
	supraventrikuläre Tachykardie	erhöhte Pulsfrequenz
	Endokarditis/Myokarditis	neues Herzgeräusch, Petechien, Splenomegalie
pulmonal	obere Atemwegsinfektion	Niesen, Husten, laufende Nase
	Fremdkörperaspiration durch Inhalation	Keuchen, Pfeifen, Lufthunger
	Pneumothorax	Atemnot, Tachypnoe und -kardie
	Lungenentzündung	Husten (oft produktiv), Fieber

Schreien auch deutlich schlechter abzuschneiden als ihre nicht schreienden Altersgenossen; ein Rückschluss auf langzeitige konstitutionelle Faktoren ist jedoch laut Papousek et al. aufgrund der allgemeinen relativen Unreife des Babys in den ersten Lebensmonaten noch nicht sicher möglich [7].

Regulationsstörungen im Säuglingsalter mit exzessivem Schreien: Dies definiert die außergewöhnliche Schwierigkeit eines Säuglings, sein Verhalten im Kontext der Selbstberuhigung und des Schreiens angemessen zu regulieren. Die Symptomatik des Schreiens zeigt sich hier meist in einer tageszeitlichen Abhängigkeit mit eher ruhigen Wach- und Schlafphasen am Vormittag und vermehrter Unruhe, Quengeln, Übermüdung, Überreiztheit und Schreien nachmittags oder abends, die sich oft auch durch großen Einsatz der Eltern/Betreuer nicht stillen lassen. Sie gehen daher oft mit einem Schlafdefizit (durch späten Beginn der Nachtruhe und Mangel an erholsamen Schlafphasen am Tag) einher. Säuglinge brauchen zur Regulation ihres Verhaltens die Interaktion und den direkten Austausch mit den Eltern/Betreuern. Eine Regulationsstörung ist daher oftmals ein komplexes Erscheinungsbild mit Auffälligkeiten auf kindlicher, elterlicher und interaktioneller Ebene: die kindliche Seite mit unstillbarem Schreien und Problemen der Schlaf-Wach-Regulation, die elterliche Seite mit Erschöpfung und psychosozialen Belastungen und das häufige Versagen und Eskalieren der Interaktion [7].

Mechanische Faktoren

Es gibt verschiedene Hinweise in der Literatur, dass mechanische Faktoren exzessives Säuglingsschreien begünstigen. Papousek et al. [7] bemerkten in ihren Studien unter pädiatrischen Befunden betroffener Säuglinge neben dem exzessiven Schreien leichte neurologische Auffälligkeiten in Form von Asymmetrien, Tonusregulationsstörungen, leichten zentralen Koordinationsstörungen mit Aufrichtungsmangel und gelegentlicher hypomobiler Funktionsstörung der Wirbelsäule, die sich in der Mehrzahl unter angeleitetem Handling der Eltern, kurzzeitiger Physiotherapie oder Manualtherapie spontan besserten. Biedermann [1] postuliert, dass unter korrekter Vordiagnostik eine manualtherapeutische Behandlung einer oberen Halswirbeldysfunktion und der aus dieser folgenden asymmetrischen Körper-/Kopfhaltung zu einer Besserung der Schreisymptomatik führen kann.

Lim [6] beschreibt den Einfluss eines perinatalen Traumas auf das muskuloskelettale System, das v. a. den Kopf, die Wirbelsäule, aber auch die Schultern, den Thorax und das Becken betreffen kann. Er geht auch auf Gewebedysfunktionen, besonders die Schädelbasis betreffend, ein, die dann eine potenzielle Irritation des N. vagus (auch via Nn. nervorum bzw. Vasa nervorum) und damit einhergehende viszerale Effekte erzeugen können, die exzessives Säuglingsschreien begünstigen könnten.

73.5 Diagnostisches Vorgehen

Das diagnostische Vorgehen sollte anhand obiger ursächlicher Erörterungen strukturiert werden. Grundsätzlich gilt es, festzustellen, ob das Baby mit exzessivem Schreien gleich zur weiteren medizinischen Untersuchung überwiesen werden muss oder von einem Osteopathen betreut werden kann und in welchem Rahmen diese Betreuung stattfinden sollte. Je genauer die osteopathische Diagnose ist, desto klarer werden der Behandlungsplan, die Behandlungsstrategie und das Behandlungsziel.

In der **Anamnese** sollte die Familie zunächst aufgefordert werden, das Schreien zu beschreiben: den Beginn des Schreiens (etwaige auslösende Faktoren) und den Verlauf seitdem, das Timing des Schreiens, die Schreidauer, Schreifrequenz, Schreiintensität und seine Modifizierbarkeit (Wodurch wird das Schreien ausgelöst, kann es behoben, verändert werden/ist es nicht zu verändern?) und welche Maßnahmen eventuell ergriffen wurden, um das Schreien zu beheben.

Mit dem Schreien verbundene Symptome sollten eruiert werden. Besonderes Augenmerk sollte hierbei auf folgende Anzeichen gelegt werden:

- Vorliegen einer akuten Krankheit mit abnormer Körpertemperatur (erhöht oder verringert), Verhaltensveränderungen (Lethargie, aber auch Hyperaktivität; akut neues Schreien und/oder Unruhe, schlechter oder fehlender Augenkontakt und Interaktion mit der Umgebung), Nahrungsverweigerung, vorgewölbte oder eingesunkene Fontanelle, Hyper- oder Hypoventilation, erhöhte Pulsfrequenz, Zyanose oder Anzeichen schlechter Durchblutung
- Anzeichen schlechter Gewichtszunahme oder schlechten Wachstums
- Vorgeschichte und Anzeichen von Trauma (auch geburtsvorgangsbedingt) wie Blutergüsse, Weichgewebeschwellungen, Bewegungseinschränkungen, Funktionsverlust/-reduktion
- Anzeichen für Verdauungsbeschwerden wie Blähungen, Flatus, Stuhlunregelmäßigkeiten (Verstopfung/Durchfall), Blut oder Schleim im Stuhl, Sich-Krümmen/Beineanziehen
- Anzeichen für einen gastroösophagealen Reflux wie Überstrecken nach oder während des Trinkens, Erbrechen, Winden des Körpers oder Grunzen im Liegen, trockener Husten, inadäquate Gewichtszunahme/Gewichtsverlust
- Anzeichen von sensorischer Überreizung des Babys wie leichter Erregbarkeit/häufigem Aufschrecken, schlechtem/zu wenig Schlaf, ständiger Suche nach Stimulation

Um das Schreien weiter diagnostisch abschätzen zu können, sollte sich der Osteopath neben der Vorgeschichte zur Schwangerschaft und Geburt einen klaren Überblick über das tägliche Leben des Babys und der Familie verschaffen:

- Nahrungsaufnahme:
  - Fütterstruktur mit Fütterfrequenz: Wann und wie wird die Nahrung aufgenommen (Flasche/Brust)? Welcher zeitliche Abstand liegt zwischen den Einheiten (wie oft wird gefüttert/gestillt)?
  - Nahrungsmenge per Füttereinheit: Um beim Stillen eine ungefähre Mengenangabe erörtern zu können: Wie lange dauert das Stillen, wie schnell ist der Milchfluss, wie effektiv trinkt das Kind?
  - Art der Milch: Brustmilch, Flaschennahrung
  - Fütterprobleme: Stillprobleme (schlechtes Ansaugen, schmerzhaftes Saugen, wunde Brustwarzen, Mastitis, wiederholtes Von-der-Brust-Kommen, Luftschlucken, Schmatzen/Klicken beim Saugen, geringe Gewichtszunahme), Schluckprobleme (Kap. 54)
- Schlafverhalten:
  - Wie viele Stunden Schlaf findet das Baby pro Tag/Nacht?
  - Welche Bedingungen oder Hilfsmittel sind notwendig, um das Baby zum Einschlafen zu bringen und es beim Schlafen zu belassen?
- Stuhlgang: Wie oft, welche Farbe und Konsistenz?
- Familiensituation und Gewohnheiten:
  - Tagesablauf, Betreuungspersonen für das Baby, Wohnraum, Schlafplatz
  - Wie geht die Familie mit dem schreienden Baby um?
  - Gibt es Hinweise auf Faktoren, die die Resonanz zwischen Betreuer und Kind stören könnten (fehlender/rigider Rhythmus, fehlende Ruhe)?
- Stress:
  - Gab/gibt es prä-, peri- und postnatale Belastungsfaktoren für das Baby und Eltern/Bezugspersonen?
  - Wie fühlen sich die Bezugspersonen? Gibt es Anzeichen psychischer Überlastung?
- Krankheiten: Vorerkrankungen, derzeitige oder chronische Erkrankungen das Babys und etwaige Medikation und Behandlung (bei stillenden Müttern auch der Mutter), Gesundheit der Mutter während der Schwangerschaft (und etwaige Medikamente/Therapien)
- Impfungen: Wann erfolgten diese? Gab es Reaktionen?
- Trauma: Gab es ein Trauma? Wie und wo fand das Trauma statt? Folgen, Art der Behandlung?

Auch bei der **osteopathischen Untersuchung** sollten die in Kap. 73.4 besprochenen Ursachen bedacht werden. Zunächst sollte besonders auf den derzeitigen Gesundheitszustand geachtet werden: Gibt es Auffälligkeiten der Atemfrequenz, Körpertemperatur (erhöht oder verringert), des Verhaltens (Lethargie/Hyperaktivität; geringer Augenkontakt und Interaktion mit der Umgebung), eine vorgewölbte oder eingesunkene Fontanelle, eine Veränderung der Pulsfrequenz? Wie ist die Farbe der Haut (blass, zyanotisch, marmoriert), wie ihr Zustand (Ausschlag, Rötungen)?

Hoffentlich gewährleisten die Anamnese und auch Untersuchung einen kleinen Einblick in die Mutter-/Betreuer-Kind-Interaktion: Haben sich Betreuer und Kind gut in die neue Lebenssituation eingefunden und resonieren sie gut miteinander, oder gibt es hier Anzeichen für einen Konflikt, Maladaptionen oder psychische Überlastung?

Neben einer generellen Untersuchung des Entwicklungsstands (Reflexstatus, Hüften) sowie des parietalen und viszeralen Systems sollte man auf folgende Aspekte besonderes Augenmerk legen:

- Gewebemobilität: Gibt es Einschränkungen der Mobilität, besonders den Schädel und die Schädelbasis sowie die Wirbelsäule, den Schultergürtel, das Becken und die Hüften betreffend? Wo liegt die Ursache dieser Mobilitätseinschränkung (d. h. in welcher Gebewebeschicht/Struktur)? Was kommt als ursächlicher Faktor für die Bewegungseinschränkung infrage?
- Gewebemotilität: Wie ist die Motilität einzelner Gewebeschichten? In diesem Rahmen sollte eventuell besonderes Augenmerk auf die reziproke Spannungsmembran, das ZNS, die Strukturen und Organe des Atemapparats und der Verdauung gelegt werden.
- Gewebequalität: Wie fühlen sich die Körpergewebe an? Hier sollte man besonders auf das Nervensystem (ZNS und autonomes Nervensystem) und deren Zielorgane, die Faszien (besonders die reziproke Spannungsmembran), den Thorax und die Verdauungsorgane achten.

Hierbei ist es wichtig, die ursächlichen Faktoren der Untersuchungsbefunde für die osteopathische Diagnose klar zu analysieren, da dies den Behandlungsplan und das weitere Vorgehen des osteopathischen Managements formt. Palpatorische Eindrücke können hier eine entscheidende Rolle für den Osteopathen spielen.

Findet man in der Untersuchung z. B. Bewegungseinschränkungen und Restriktionen, so sollte man eruieren, wie diese erworben wurden: Stammt eine befundete Schädelbasiskompression etwa aus der kindlichen Lage im mütterlichen Becken schon Wochen vor der Geburt, ist sie traumatisch während des Entbindungsprozesses entstanden oder wird die relative palpatorische Härte der Schädelbasis begünstigt durch die geringe Motilität des ZNS? Ähnliches gilt für eine Hypomobilität in Bereichen der Wirbelsäule: Sind diese primär durch lagebedingte Einflüsse in utero, während der Geburt, sekundär durch myofasziale Spannungen umliegender Bereiche oder sogar als Ausdruck viszerosomatischer Effekte entstanden? Warum hat das Baby schmerzhafte Blähungen? Liegt hier eine Lebensmittelintoleranz vor, ist die noch wenig ausgereifte Darmmotilität aufgrund einer autonomen Dysbalance negativ beeinflusst oder schluckt das Baby beim Trinken zu viel Luft, weil es vielleicht während der Geburt eine Weichgewebezerrung an der Schulter erlitten hat, die jetzt die Schlundmuskulatur und damit das Schlucken negativ beeinflusst?

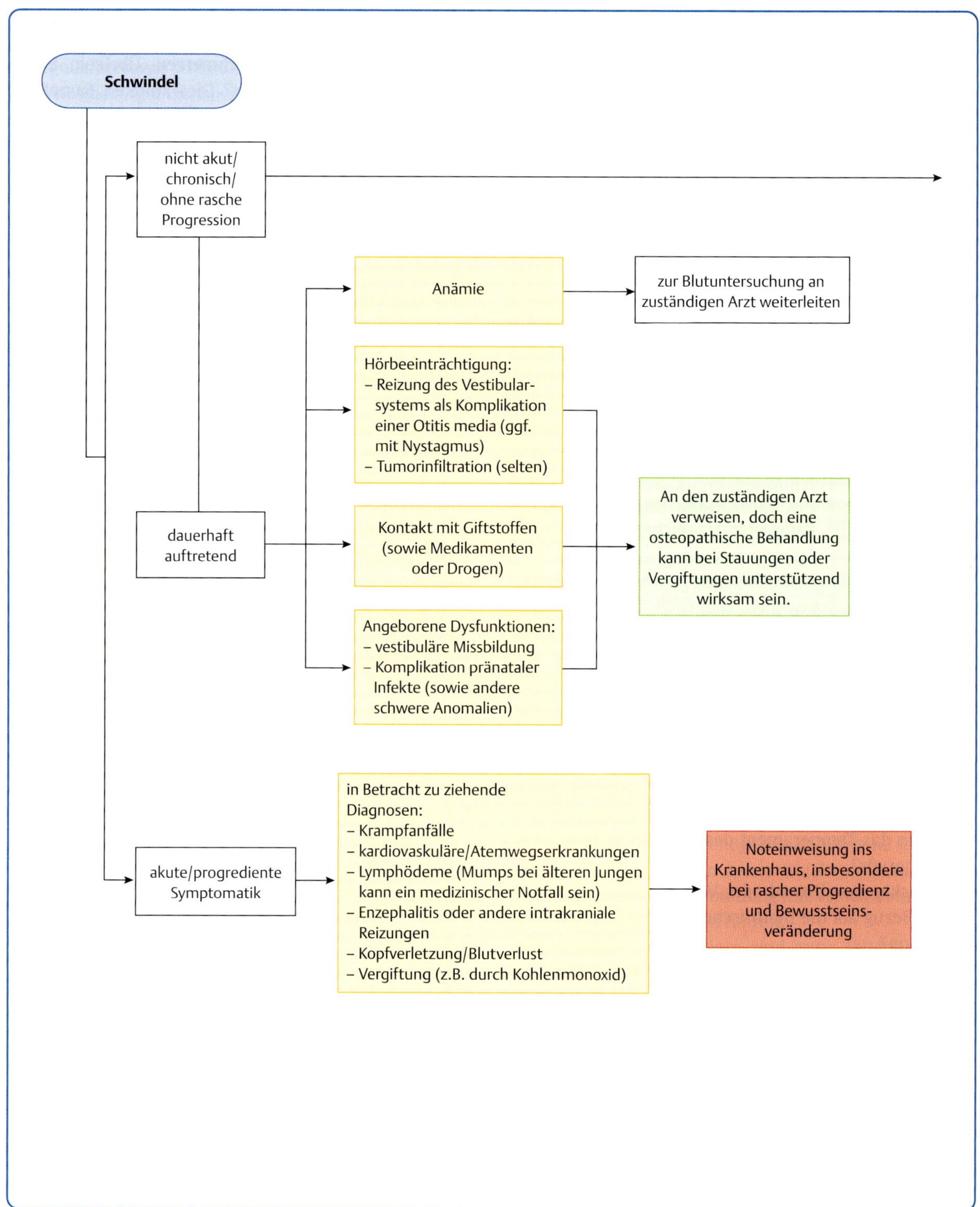

▶ **Abb. 74.1** Algorithmus Schwindel, Teil 1.

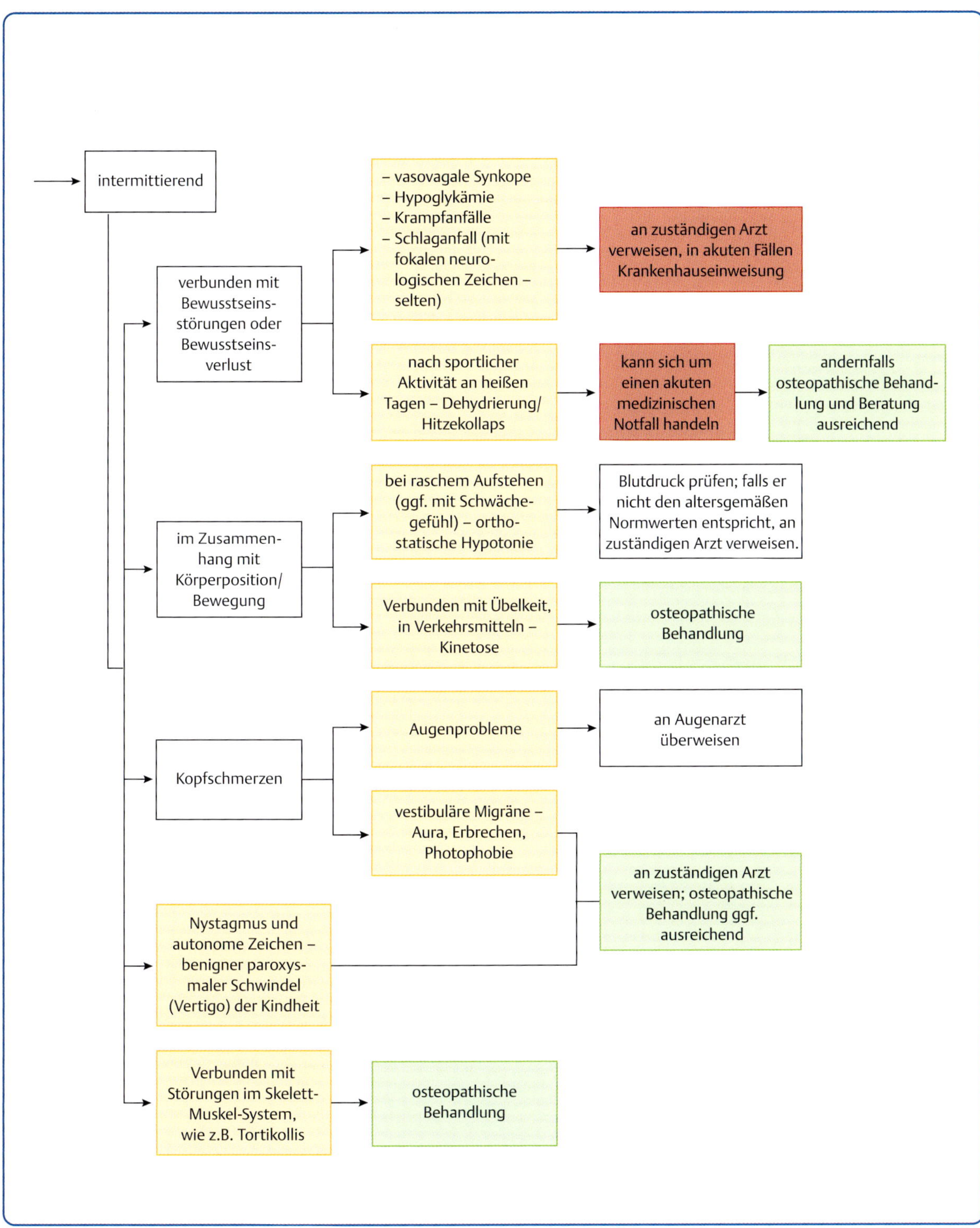
intermittierend
verbunden mit Bewusstseinsstörungen oder Bewusstseinsverlust
– vasovagale Synkope
– Hypoglykämie
– Krampfanfälle
– Schlaganfall (mit fokalen neurologischen Zeichen – selten)
an zuständigen Arzt verweisen, in akuten Fällen Krankenhauseinweisung
nach sportlicher Aktivität an heißen Tagen – Dehydrierung/ Hitzekollaps
kann sich um einen akuten medizinischen Notfall handeln
andernfalls osteopathische Behandlung und Beratung ausreichend
im Zusammenhang mit Körperposition/ Bewegung
bei raschem Aufstehen (ggf. mit Schwächegefühl) – orthostatische Hypotonie
Blutdruck prüfen; falls er nicht den altersgemäßen Normwerten entspricht, an zuständigen Arzt verweisen.
Verbunden mit Übelkeit, in Verkehrsmitteln – Kinetose
osteopathische Behandlung
Kopfschmerzen
Augenprobleme
an Augenarzt überweisen
vestibuläre Migräne – Aura, Erbrechen, Photophobie
an zuständigen Arzt verweisen; osteopathische Behandlung ggf. ausreichend
Nystagmus und autonome Zeichen – benigner paroxysmaler Schwindel (Vertigo) der Kindheit
Verbunden mit Störungen im Skelett-Muskel-System, wie z.B. Tortikollis
osteopathische Behandlung

Teil 2.

kann auf Anämie, Hypoglykämie, vasovagale Synkopen und Blutdruckschwankungen untersuchen. Anzeichen eines Nystagmus sowie chronischer Schwindel nach Unfallverletzungen bedürfen ebenfalls einer medizinischen Abklärung. Bei Verdacht auf angeborene Störungen ist eine medizinische Untersuchung angezeigt, auch wenn möglicherweise parallel osteopathisch behandelt werden kann.

Eine Weiterleitung an den zuständigen Arzt ist auch bei Migräne zu empfehlen, wobei das in der Regel zu einer medikamentösen Behandlung führen wird.

Eine Überweisung ist außerdem angebracht bei

- Anzeichen für Hörverlust, auch wenn dieser möglicherweise osteopathisch behandelt werden kann, falls er auf eine Stauung zurückgeht; Cholesteatome können fälschlicherweise als eine bei Kindern häufig auftretende Mittelohrentzündung diagnostiziert werden;
- Verdacht auf Krampfanfälle;
- allen Fällen von Schwindel oder Gleichgewichtsstörungen, bei denen keine genaue Ursache identifiziert werden kann; hier muss ein Hirntumor oder eine Störung des ZNS in Betracht gezogen werden;
- Verdacht auf Störungen der Augenfunktion: Überweisung an Augenarzt.

Bei allen akuten Krampfanfällen oder akuten kardiovaskulären oder respiratorischen Anzeichen (einschließlich eines fokalen neurologischen Defizits) zusätzlich zu den Schwindelgefühlen ist eine **Notaufnahme ins Krankenhaus** erforderlich, ebenso bei akutem Schwindel nach einer kürzlich erlittenen Kopfverletzung, insbesondere wenn der Schwindel von Bewusstseinsveränderungen begleitet ist. Blutverlust als Ursache für Schwindel erfordert ebenfalls eine sofortige Notaufnahme. Dies gilt ebenfalls bei Verdacht auf akute Vergiftung, z. B. durch Kohlenmonoxid, sowie akute Infektionen mit Verdacht auf Enzephalitis oder eine intrakraniale Reizung. Mumps mit starker Stauung bei älteren Kindern kann ebenfalls einen medizinischen Notfall darstellen, da die Gefahr einer dauerhaften Schädigung besteht. ► **Abb. 74.1**.

Literatur

[1] Batson G. Benign paroxysmal vertigo of childhood: a review of literature. Paediatr Child Health 2004; 9(1): 31–34

[2] Brodsky JR, Cusick BA, Zhou G. Evaluation and management of vestibular migraine in children: experience from a pediatric clinic. Eur J Paediatr Neurol 2016; 20: 85–92

[3] Li C, Hoffman H, Ward BK et al. Epidemiology of dizziness and balance problems in the United States: a population-based study. J Pediatr 2016; 171: 240–247

[4] Rine RM, Christy JB. Part I: Pediatric vestibular disorders. Vestibular Disorders Association; 2016. Im Internet: http://vestibular.org/sites/default/files/page_files/Documents/Pediatric%20Part%20I_Diag_Present_Incidence.pdf; Stand: 15.02.2018

[5] Rosman NP, Douglass LM, Sharif UM et al. The neurology of benign paroxysmal torticollis of infancy: report of 10 new cases and review of the literature. J Child Neurol 2009; 24(2): 155–160

75 Schwitzen, übermäßiges/Hyperhidrose

Peter Striebel

75.1 Wichtiges im Überblick

Schwitzen ist eine physiologische Funktion, die eng mit der Thermoregulation und der olfaktorische Kommunikation des Menschen verknüpft ist. Der therapeutische Konsultationsbedarf besteht immer durch einen individuellen Leidensdruck. Dieser kann, aber muss nicht mit der soziokulturellen Norm übereinstimmen.

Anamnese und Befund sollten eine Einschätzung erlauben, ob es sich um eine physiologische Schweißsekretion mit subjektiver Leidenssymptomatik, eine Schwitzkrankheit („sweating disease") oder das Begleitsymptom einer anderweitigen Erkrankung handelt.

Die Unterscheidung in einseitig lokale, symmetrische oder generalisierte Störungen der Schweißsekretion ermöglicht eine differenzierte Befundung der Irritation und eröffnet den Zugang zu parietalen, viszeralen und emotionalen Bezügen.

Modifizierende Faktoren (Lebensalter; körperliche Anstrengung; emotionale, thermische, gustatorische = durch Schmecken bedingte Irritationen, toxische Einflüsse) müssen berücksichtigt werden.

Krankheitsbilder, die durch veränderte Schweißbildung entstehen können (Mykosen, bakterielle Hauterkrankungen, Ekzeme, sozialer Rückzug, Depression), sollten als solche erkannt werden.

75.2 Definition

Schweiß ist eine normale Absonderung von wässrigem Sekret über ekkrine Drüsen der Haut. Perspiratio insensibilis ist die stete, nicht visuell bemerkbare Feuchtigkeitsbalance mit der Umgebung. Perspiratio sensibilis wird das darüber hinausgehende, sichtbare Schwitzen der Haut genannt.

Das in adaptiver Korrelation zur Thermoregulation stehende Schwitzen wird als **Normhidrose** bezeichnet. Davon abweichend gibt es folgende Formen:

- Hyperhidrose: vermehrte Absonderung von Schweiß
- Hypohidrose: verminderte Schweißabsonderung
- Anhidrose: Verlust der Schweißbildung
- Bromhidrose: Absonderung eines ekkrin und überwiegend apokrin entstandenen, übel riechenden Schweißes („Stinkschweiß")

Als Schwitzkrankheit wird die von der Wärmeregulation entkoppelte, übermäßige Schweißsekretion bezeichnet, die zu organischen, psychischen und soziokulturellen Symptomen führen kann.

75.3 Anatomie – Physiologie – Pathophysiologie

Anatomische und physiologische Untersuchungen der Schweißproduktion haben bis dato noch nicht zu einer einheitlichen Modellvorstellung geführt. Im Folgenden werden Schwerpunkte der bisherigen Forschung in einem Modell zusammengefasst, das insbesondere die kindliche Entwicklung berücksichtigt und der osteopathischen Exploration und Behandlung dienlich sein kann.

Als Ausstülpung der fetalen Epidermis und in die Tiefe bis an die Korium-Subkutis-Grenze reichend, entstehen ab dem 3.–4. Fetalmonat ekkrine Schweißdrüsen an Handflächen, Fingern und Fußsohlen. Ab dem 5. Fetalmonat entstehen sie im Bereich der Axillae und in der Folge über das gesamte Integument, wo sie zunehmend die apokrinen Schweißdrüsen verdrängen (s. u.). Nach der Geburt nehmen die ekkrinen Schweißdrüsen innerhalb weniger Stunden ihre thermoregulatorische Funktion auf, die sich bis in das 2. Lebensjahr weiterentwickelt. Neue Schweißdrüsen werden jedoch post partum nicht mehr gebildet.

Die Hauptfunktion der ekkrinen Schweißbildung besteht in der Wasser-, Elektrolyt- und Thermoregulation. Durch den Gehalt an Harnstoff und Laktat hat der Schweiß Einfluss auf die Stabilisierung und Wasserbindungsfähigkeit der Eiweiß-Lipid-Strukturen der Hornschicht und begünstigt die Verteilung des Hauttalgs. Im Bereich der Innenseite der Lippen, der Klitoris, der Labia minora und des äußeren Gehörgangs finden sich keine ekkrinen Schweißdrüsen. An Handflächen und Fußsohlen durchfeuchten sie das Stratum corneum und tragen damit zu einem elastischen, sicheren Kontaktempfinden bei. In den Axillae verdünnt ihr Sekret die durch apokrine Drüsen gebildeten Duftsubstanzen (olfaktorische Kommunikation). Alkohol und bestimmte Medikamente (Griseofulvin, Ketoconazol) können über ekkrine Schweißdrüsen ausgeschieden werden. Eine immunologische Funktion wird ihnen ebenfalls durch die Ausscheidung von Dermcidin und die Bildung des Säureschutzmantels der Haut zugesprochen.

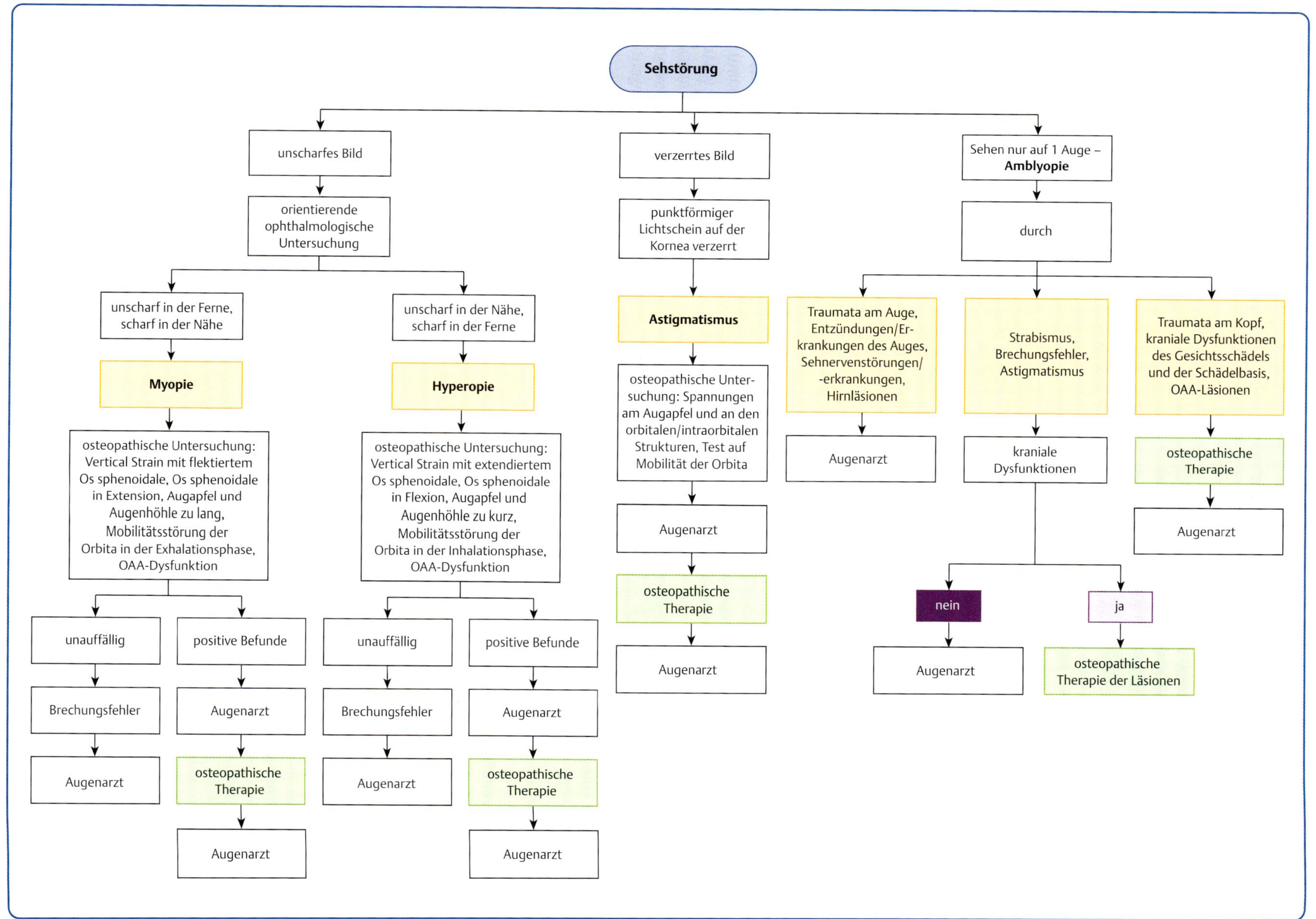

▶ **Abb. 76.3** Algorithmus Sehstörung.

77 Sprache, Probleme mit – Sprech- und Sprachprobleme

Nancy Nunn

77.1 Wichtiges im Überblick

Vertrautheit mit dem normalen Entwicklungsverlauf, insbesondere mit den sog. Meilensteinen der Entwicklung, ist erforderlich, um Verzögerungen einschätzen zu können. Bei verzögerter Sprachentwicklung besteht der Verdacht auf Pathologien im Nervensystem, wodurch in der Regel auch mentale Retardierung auftritt (Kap. 11), auf soziale Entwicklungsstörungen (Kap. 10) sowie auf Vernachlässigung oder Misshandlung. Manche neurologischen Ursachen von Entwicklungsverzögerungen können progressiv und lebensverkürzend sein.

Selbst wenn sprachliche Defizite von einer korrigierbaren Pathologie verursacht sind und die Ursachen beseitigt werden, können sie persistieren und ein Leben lang anhalten, wenn dabei kritische Zeitfenster der Entwicklung verpasst werden. Insbesondere Entwicklungsverzögerungen mit funktionaler Regression müssen auf eine schwerwiegende progressive Neuropathologie untersucht und abgeklärt werden. Daneben existieren auch nicht neurologische Ursachen, die ebenfalls ausgeschlossen werden müssen.

77.2 Definition

Der Begriff der Sprachentwicklung umfasst sowohl die Fähigkeit, Sprache zu verstehen (rezeptive Sprachentwicklung), als auch sich selbst mit Worten auszudrücken und zu sprechen (expressive Sprachentwicklung). Das Sprechen umfasst Artikulation, Stimme und Sprachfluss. Artikulation bezieht sich auf die Ausformung eines Lautes (korrekte Aussprache), Stimme auf die Bildung der Laute mithilfe der Stimmbänder und Sprachfluss auf den Rhythmus des Gesprochenen. Sprache ist insgesamt ein komplexes soziales und kognitives Phänomen und bezieht sich darauf, wie wir Worte und Gesten verwenden, um Ideen zu kommunizieren. Nach MacWinney ist Sprache als „ein symbolisches, von Regeln bestimmtes System, das sowohl abstrakt als auch konkret ist und es den Sprechenden erlaubt, ein weites Spektrum von Äußerungen hervorzubringen und zu verstehen" (zitiert in [3], S. 322; übersetzt aus dem Englischen).

Von **Entwicklungsverzögerung** spricht man, wenn ein Kind einen Meilenstein nicht im vorgesehenen Alter erreicht. Ist eine Verzögerung der Sprachentwicklung von Störungen in der motorischen, sozialen und kognitiven Entwicklung begleitet, spricht man von genereller Entwicklungsverzögerung.

77.3 Anatomie – Physiologie – Pathophysiologie

Sprache besteht aus Schallwellen, die dadurch entstehen, dass Luft aus den Lungen den Stimmapparat (mit Rachen- und Mundhöhle) passiert. Der Klang wird durch die dynamische Kontraktion/Entspannung des Kehlkopfes erzeugt und durch den gesamten Stimmapparat weiter modifiziert. Manche Laute werden auch mithilfe der Nasenhöhle erzeugt (insbesondere das „M"). Außerdem spielen sowohl die Zunge als auch die Zähne eine wichtige Rolle bei der Erzeugung mancher Laute (z. B. „T", „P", „F", „L"). Andere Laute werden mehr mithilfe des Rachenraumes und des posterioren Zungenbereichs geformt (z. B. „G", „H"). Das bedeutet, dass anatomische Abweichungen und Missbildungen bei der Lautbildung eine wichtige Rolle spielen können.

Bei Säuglingen ist der Rachenraum nicht sehr hoch [6], was bedeutet, dass der Kehlkopf sehr viel höher liegt als bei Erwachsenen. Die anatomische Anordnung der oberen Atemwege erlaubt beim Säugling also nicht das Hervorbringen aller Laute, die für das Sprechen nötig sind. Während des ersten Lebensjahres erfolgt ein signifikantes vertikales Wachstum des Rachens, sodass jetzt die Erzeugung eines breiten Lautspektrums möglich wird. Im Verlauf des Lebens sorgt das weitere Wachstum von Rachen, Kehlkopf und Lunge für eine ständige Veränderung der Tonhöhe und des Stimmvolumens.

Die an der Sprachentwicklung beteiligten neurologischen Bahnen sind komplex und umfassen die Integration aller Gehirnareale, die für Kognition und soziale Interaktion zuständig sind, mit den Zentren der Sprachproduktion sowie den motorischen Zentren von Gesicht, Zunge und Mund.

Entwicklung ist ein fortlaufender Prozess von der Empfängnis bis zu Reife [4]. Die Sprachentwicklung ergibt sich aus der Reifung des Nervensystems und hängt zudem von Reifungsprozessen in verschiedenen anderen Bereichen ab. Das bedeutet, dass die beobachtbaren Entwicklungsschritte jeweils auf anatomisch-physiologische Veränderungen im ZNS und peripheren Nervensystem zurückgehen, meist aufgrund zunehmender Organisation und Myelinisierung [8].

Säuglinge werden mit einem unreifen ZNS geboren, das größtenteils noch unmyelinisiert ist. Das betrifft auch die Teile des Gehirns, die für das Verstehen, Verarbeiten und Hervorbringen von Sprache erforderlich sind, ebenso wie die Bahnen, die für die Innervierung der benötigten Muskelgruppen zuständig sind. Erst mit der Myelinisierung entwickelt sich die beobachtbare Funktion.

Die Myelinisierung und die neurologische Organisation der an der Sprachentwicklung beteiligten Strukturen sind abhängig von der Reifung des Nervensystems sowie von den Erfahrungen und Interaktionen des Kindes. Die sprachliche Entwicklung wird dabei signifikant davon bestimmt, in welchem Maße das Kind mit Sprache konfrontiert ist, und zwar bereits in der präverbalen Phase. Die Entwicklung der Kommunikationsfähigkeit beginnt in der Regel bereits im Alter von 2 Monaten, wenn der erste direkte Austausch zwischen den Bezugspersonen und dem Säugling beginnt [7]. Sobald der Säugling anfängt, die ersten Laute hervorzubringen, entwickelt sich ein Austausch, zunächst als Dialog mit Lauten. Laut Schaffer basiert dies auf den „spontanen Burst-Pause-Mustern des Säuglings" und der Sensibilität der Mutter für diese Muster ([7], S. 227; übersetzt aus dem Englischen). Hill und Kuczaj postulieren, dass hier zum ersten Mal das abwechselnde Sprechen auftaucht, das ein wichtiges Merkmal der Kommunikation ist ([3], S. 324). Die Kinder lernen durch Imitation, was auf die Funktion von Spiegelneuronen zurückgeführt wird [9].

Verbale Kommunikation basiert auf einem gemeinsamen Verständnis von Symbolen, die etwas Bestimmtes repräsentieren ([1], [3]). Ab dem Ende des 1. Lebensjahres entwickelt sich bei Kindern die Fähigkeit, realen Objekten Symbole zuzuweisen. Sobald Kinder ein wirkliches Verständnis für die symbolische Verwendung von Wörtern entwickelt haben (in der Regel im Alter von 2–3 Jahren), beginnt die Entwicklung ihres Sprachvermögens, von Schaffer als „soziales Medium" bezeichnet ([7], S. 235).

77.4 Ursachen

Eine Störung der Sprachentwicklung kann auf eine oder mehrere der folgenden häufigen Ursachen zurückzuführen sein. Dabei sind auch die Ursachen für kognitive und soziale Entwicklungsverzögerungen mit zu beachten (Kap. 10, Kap. 11).

Fehlende soziale/sprachliche Interaktion/Mangel an Stimulation/Vernachlässigung: Die neuronalen Bahnen der Sprachentwicklung benötigen Stimulation für ihre Ausformung. Der Einfluss von Eltern, Betreuungspersonen und Schule ist in diesem Zusammenhang zu beachten. Auch Störungen wie Epilepsie, die den Bewusstseinszustand des Kindes verändern, können die für eine positive Sprachentwicklung notwendige Interaktion unterbrechen. Je nach Zeitpunkt der Deprivation führt eine spätere vermehrte Interaktion und Stimulation nicht immer zu einer signifikanten Verbesserung in der Entwicklung. Kinder von 2 taubstummen Eltern benötigen beispielsweise intensive Betreuung durch sprechfähige Begleiter, um die Entwicklung ihrer Sprachfähigkeit zu fördern.

Schädigung des Gehörs: Die Unfähigkeit, Klänge zu hören, bedeutet, dass das Kind nicht durch Nachahmung lernen kann und eine umfangreiche therapeutische Förderung benötigt, um seine Sprachfähigkeit zu entwickeln. Klangfarbe, Tonhöhe und Sprachrhythmus können dabei von der Norm abweichen.

Frühere oder aktuelle Angstzustände und emotionale Traumata wie Trennung von Bezugspersonen, Schuldzuweisungen, Verspottung oder Mobbing an der Schule: Frühkindlicher Stress und eine hohe Kortisolkonzentration beeinflussen erwiesenermaßen die Entwicklung von präfrontalem Kortex und Amygdala ([2], [5]). Trennung von den Bezugspersonen sowie elterliche Konflikte führen zu hohen Kortisolkonzentrationen bei Kindern [2]. Emotionale Traumata können zu Verzögerungen in der Sprachentwicklung führen, und auch elektiver Mutismus bei einem ansonsten normal entwickelten Kind sollte in diesem Kontext beachtet werden.

Störungen des autistischen Spektrums/semantisch-pragmatische Sprachstörungen und verwandte Dysfunktionen: Störungen des autistischen Spektrums beinhalten eine fehlende oder verzögerte Entwicklung der sozialen Kommunikation (einschließlich Sprache). Ihre Ätiologie ist komplex und multifaktoriell, häufig mit einer genetischen Komponente. In vielen Fällen ist die Ätiologie nicht bekannt. Zahlreiche Studien weisen auf neurophysiologische Veränderungen (z. B. fehlende Spiegelneurone oder abnorme Neurotransmitter) oder Störungen der Gehirnentwicklung hin.

Orofaziale/oromotorische Störungen: Dysfunktionen aufgrund der Gaumenstruktur (z. B. bei Gaumenspalte oder anderen knöchernen Strukturanomalien) sowie Muskeldysfunktionen im Bereich des Nasen-Rachen-Raumes sind abzuklären. Dazu zählen auch Muskeldystrophien sowie orale Dyspraxie, die in der Regel mit Kau- und Schluckproblemen verbunden ist.

Zerebralparese sowie andere neurologische Defizite: Bei Frühgeburt, Hypoxie (peri- oder postnatal), pränatalen Insulten (z. B. aufgrund von Infektionskrankheiten der Mutter) und genetischen Anomalien können die Organisation und die Myelinisierung des kindlichen Nervensystems gestört sein, und damit auch Bahnen, die für das Verstehen, Verarbeiten oder Hervorbringen von Sprache nötig sind. Neurologische und endokrine Pathologien treten selten als Ursache auf. In den meisten Fällen sind Entwicklungsverzögerungen im Bereich von Sprache und Motorik Teil eines Gesamtbildes mit weiteren Dysfunktionen. Jede Störung der kognitiven Entwicklung beeinträchtigt in der Regel auch die Sprachentwicklung.

Genetik: Entwicklungsverzögerungen können auch genetische Ursachen haben. In manchen Familien zeigen sich bei vielen Mitgliedern ähnliche harmlose Verzögerungen mit unbekannter Ursache. Genetische Syndrome, die auf chromosomale Veränderungen zurückzuführen sind, wie die tuberöse Sklerose, können zu Verzögerungen der Sprachentwicklung führen, andere wie das Rett-Syndrom, führen zu Entwicklungsstillstand oder sogar einem Verlust bereits erworbener sprachlicher Fähigkeiten. Die Veränderungen im Nervensystem können dabei auf strukturelle Defekte (z. B. Fehlen des Corpus callosum oder Migrationsstörungen wie Heterotopien) oder auf eine chemische Veränderung von Neurotransmittern zurückzuführen sein. Jede genetische Störung, die zu einer signifikanten mentalen Retardierung oder zu Lernstörungen führt, kann den Erwerb sprachlicher Fähigkeiten verhindern oder beeinträchtigen, selbst wenn der motorische Kortex der für das Sprechen nötigen Strukturen ausreichend myelinisiert ist. Das bedeutet, dass das Kind zwar in der Lage sein kann, Sprache hervorzubringen, doch dass ihm das Verständnis dafür fehlt, Wörter als spezifische Kommunikationssymbole zu verwenden.

77.5 Diagnostisches Vorgehen

Um Entwicklungsverzögerungen bei Kindern diagnostizieren zu können, muss man mit ihrer normalen Entwicklung vertraut sein. Das vorausgesetzt, muss der Osteopath die möglichen Ursachen in Betracht ziehen, um dann entscheiden zu können, ob eine osteopathische Behandlung ausreichend ist oder ob das Kind zur weiteren Abklärung an einen Spezialisten verwiesen werden sollte.

In der Regel ist es schwierig, die sprachliche Entwicklung im Rahmen einer ersten Konsultation zu beurteilen, besonders bei schüchternen oder ängstlichen Kindern oder wenn das Kind nicht bereit ist, zu kooperieren und seine Fähigkeiten „vorzuführen". Dabei ist zu berücksichtigen, dass das Kind in eine fremde Umgebung kommt und mit einem Fremden interagieren soll; dadurch kann sich das Verhalten des Kindes signifikant verändern. Detaillierte Informationen über die sprachlichen Fähigkeiten sowie die sozialen Interaktionen des Kindes zu Hause und in der Schule, mit Gleichaltrigen und mit Erwachsenen sollten eruiert werden.

Dabei sollte auch die Entwicklung der oralen Funktionen in Bezug auf Saug-, Schluck- und Kauprobleme abgefragt werden. Eine Vorgeschichte von Schwierigkeiten beim Saugen an der Brust, Würgen bei gröberen Nahrungsbestandteilen oder eine Unfähigkeit, die Nahrung beim Kauen im Mund zu behalten, können auf orale Dyspraxie hindeuten (Kap. 54).

Bei einigen der oben aufgeführten Ursachen ist die Entwicklungsverzögerung auf neurologische Schäden oder genetische Defekte zurückzuführen. Das diagnostische Vorgehen muss daher eine vollständige **Anamnese** beinhalten, um mögliche Faktoren und Anzeichen identifizieren zu können. Dazu zählen:

- pränatale Insulte: Gesundheit der Mutter, Funktion der Plazenta, Infektionen, Frühgeburt, geringes Geburtsgewicht, Stress während der Schwangerschaft
- Blutsverwandtschaft der Eltern, genetische Defekte in der Familiengeschichte
- signifikantes Geburtstrauma
- Infektionen innerhalb der Vorgeschichte des Kindes, die das Nervensystem geschädigt haben könnten
- signifikante Stressfaktoren (Ereignisse in der Vorgeschichte, aktuelle Situation), einschließlich der Familiensituation
- aktueller Gesundheitszustand: Gewichtszunahme, Ernährungszustand, Infektionen, Erkrankungen
- Entwicklungsverzögerungen in anderen Bereichen: motorisch, sozial, emotional, kognitiv

Die Beurteilung richtet sich nach dem Alter des Kindes. Eine normale Entwicklung lässt sich in der Regel bei Kindern leicht beobachten. Die vollständige **Untersuchung** umfasst auch folgende Faktoren:

- Bewusstseinsstand und Interaktion
- Seh- und Hörvermögen
- Untersuchung der Haut auf Ausschläge, die mit neurokutanen Syndromen (z. B. tuberöse Sklerose) in Verbindung stehen
- Prüfung der motorischen Funktion inklusive der Palpation und Untersuchung des Muskeltonus von Rumpf und Gliedmaßen, um das Überwiegen von Flexor- oder Extensortonus sowie die Präsenz oder abnorme Persistenz frühkindlicher Reflexe auszuschließen; bei Babys: Lagereaktionen in Rücken- und Bauchlage, sitzend und axillar hängend prüfen, um Anzeichen von Hyper- oder Hypotonie zu erfassen
- Prüfung des Sprechverhaltens und der Kommunikation (in Abhängigkeit vom Alter des Kindes), z. B. durch das Betrachten von Büchern oder Fragen zu Freizeitaktivitäten, Schule (falls zutreffend) oder Spielen
- Prüfung auf Anzeichen genetischer Syndrome wie Skelettanomalien, ungewöhnliche Form der Gesichtszüge (Augenabstand, relative Position von Augen und Ohren, Schädelform)
- Beurteilung der kognitiven Funktionen durch Interaktion und Befragung, Testen der Fähigkeit, Anweisungen zu befolgen

Darüber hinaus ist eine Untersuchung des allgemeinen Gesundheitszustands erforderlich:

- Gesichtsfarbe, Körpertemperatur
- Anzeichen von Fieber, Infektionen, Hautausschlägen

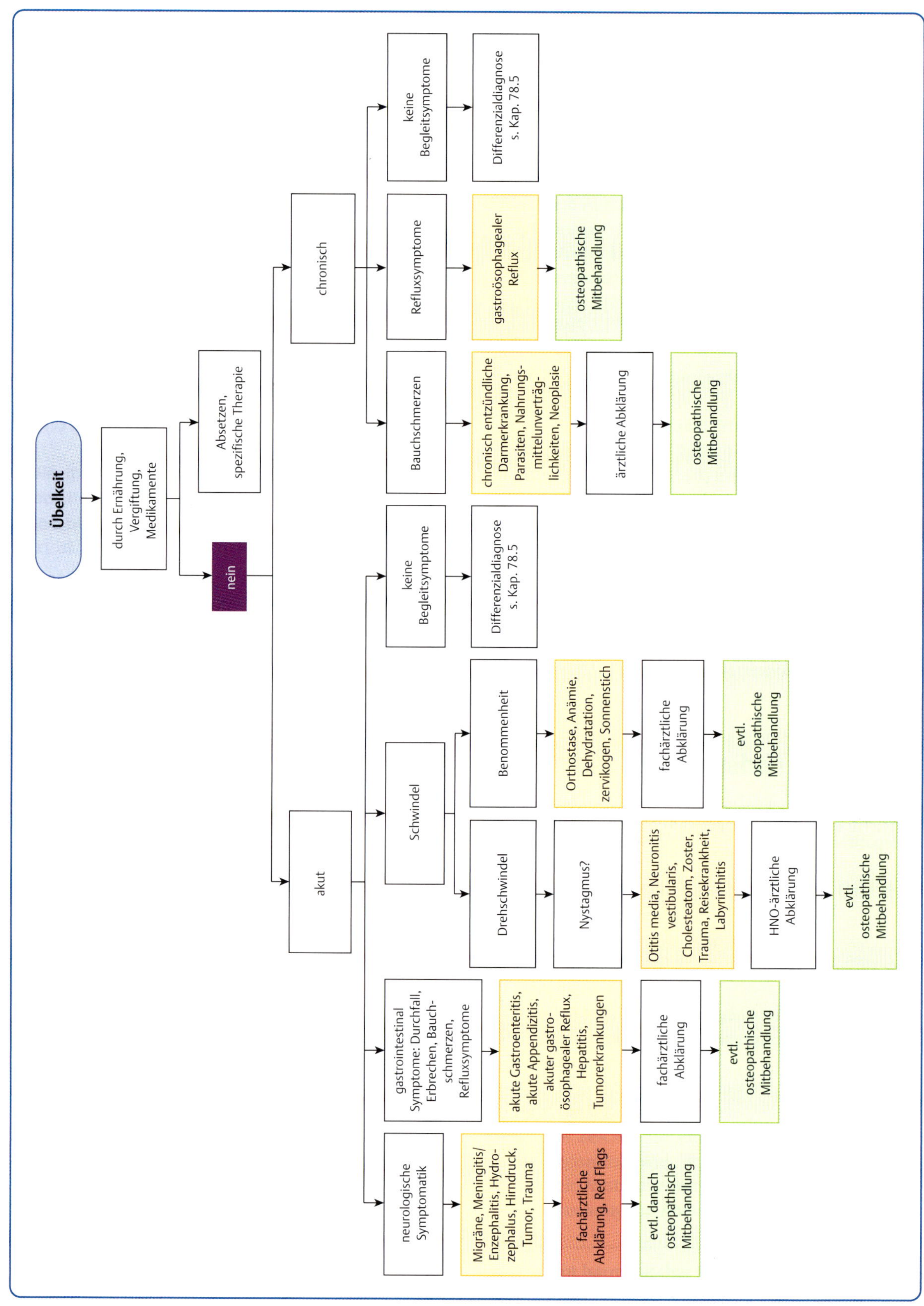

▶ **Abb. 78.1** Algorithmus Übelkeit.

79 Unruhe/Nervosität

Kok Weng Lim

79.1 Wichtiges im Überblick

Emotionale und Verhaltensstörungen manifestieren sich unterschiedlich, je nach Alter des Kindes, und reichen von andauerndem Schreien bei Babys über Wutanfälle bei Vorschulkindern bis zu Schulangst oder generellen Angstzuständen bei Kindern von 5–11 Jahren.

40 % der Kinder mit einer chronischen Störung haben darüber hinaus eine begleitende psychische Störung. Beispielsweise sind Erregungszustände ein wichtiges Begleitsymptom von Störungen des autistischen Formenkreises sowie von ADHS. Unruhe, Nervosität und Angstzustände finden sich bei ca. 4–8 % der Kinder und Jugendlichen. Angststörungen tauchen oft während der Kindheit und Adoleszenz auf. Ruhelosigkeit ist v. a. bei weiblichen Jugendlichen auch ein Verhaltensmerkmal bei Depression.

Aus osteopathischer Sicht gilt, dass Somatisieren als eine Form des Kommunizierens von emotionalem Stress in Form von physischem Schmerz und Missbehagen bei etwa 50 % der allgemeinen pädiatrischen Konsultationen eine Rolle spielt.

79.2 Definition

Übermäßige Erregung ist ein Zustand extremer **Unruhe**, bei dem sich der Patient aufgewühlt, nervös, angespannt, ängstlich, verwirrt oder reizbar fühlt. Hyperaktivität, Ruhelosigkeit, Nervosität und Akathisie können begleitend/überlappend auftreten und werden häufig als Synonyme für Erregungszustände verwendet. Motorische Unruhe, verstärkte Reaktion auf Stimuli, Reizbarkeit, unangemessene oder sinnlose verbale oder motorische Aktivität sind die Merkmale von Erregungszuständen. Vegetative Anzeichen existieren ebenfalls, z. B. verringerte Schlafdauer. Die Zustände können plötzlich auftreten oder chronisch sein. Sie können ein paar Minuten, Stunden oder auch Monate dauern. Der Verlauf ist nicht vorhersagbar, und über längere Zeiträume können die Symptome zudem fluktuieren.

Erregtheit an sich muss aber nicht generell als Anzeichen für ein gesundheitliches Problem betrachtet werden. Nervosität und Angst sind normale menschliche Gefühle. Sie können jedoch zum Problem werden und sich zu Angststörungen auswachsen, wenn sie den tatsächlichen Gegebenheiten nicht entsprechen und das Leben des Kindes im normalen Alltag beeinträchtigen. Gefühle von Angst und Schrecken, Nervosität und Sorgen können zu einer starken Belastung werden und zu Vermeidungsverhalten führen. Angst und Nervosität können außerdem zu körperlichen Symptomen führen, und mit diesen erscheinen die Kinder dann in der Praxis.

79.3 Anatomie – Physiologie – Pathophysiologie

Bei übermäßiger Erregung finden sich multiple pathophysiologische Abweichungen im dopaminergen, serotonergen, noradrenergen und GABAergen System (GABA = γ-Aminobuttersäure). Auch andere Neuromodulatoren und Neurotransmitter im Gehirn, z. B. Cholezystokinin, können involviert sein. Erregungs- und Angstzustände lassen sich im Allgemeinen durch Agenzien lindern, die die Dopamin- oder Noradrenalinkonzentration senken bzw. die Serotonin- oder GABA-Konzentration erhöhen. Bei der Rastlosigkeit, die mit Übererregtheit einhergeht, sind ähnliche Gehirnmechanismen beteiligt wie bei Bewegungsstörungen, z. B. Ballismus oder Chorea. Die exzessive motorische Aktivität ist vermutlich auf die Dominanz der direkten Bahn über die indirekte Bahn in der Basalganglienschleife zurückzuführen.

Angst, Aufregung und Stress erhöhen die Bildung von ACTH und Kortikosteron unter dem Einfluss von CRH, das vom Hypothalamus gebildet wird und die HHN-Achse aktiviert. CRH ist außerdem in den dopaminergen Bereichen im frontalen Kortex sowie im Locus coeruleus, Hippocampus und in der Amygdala aktiv und sorgt für eine gesteigerte emotionale Unberechenbarkeit.

Stress führt in der Regel zu einem verstärkten Gefühl von Angst, was mit einem erhöhten Norepinephrinumsatz im limbischen System (Hippocampus, Amygdala und Locus coeruleus) sowie in der Großhirnrinde einhergeht. Bei lang andauerndem Angstgefühl reagiert der Hippocampus aufgrund der Herabregulation seiner α2-adrenergen Rezeptoren weniger auf endogene zirkulierende Katecholamine. Dadurch ist die Feedbackschleife zur HHN-Achse beeinträchtigt, was zu einer ungebremsten Stressreaktion führt. Das wiederum bringt eine verstärkte Reagibilität des Locus coeruleus mit sich.

Übererregung des autonomen Nervensystems, Hypervigilanz und Panikattacken sind charakteristisch für eine noradrenerge Überfunktion. Akuter Stress erhöht die Dopaminausschüttung und den Metabolismus im medialen und dorsolateralen präfrontalen Kortex, und diese Bereiche scheinen für Stress besonders empfänglich zu sein.

Die präfrontalen dopaminergen Neurone regulieren die höheren Hirnfunktionen, u. a. die Aufmerksamkeit und das „Arbeitsgedächtnis“ sowie die Entwicklung von Stressbewältigungsmustern. Amphetamine und Kokain wirken besonders stark auf diese Rezeptoren und führen zu ähnlichen Auswirkungen wie Stress, nämlich Angst, Hypervigilanz und verstärkten Schreckreflexen.

79.4 Ursachen

Ein gewisses Maß an Angst und Aufregung ist Teil der normalen Entwicklung, doch übermäßige oder lang anhaltende Angst führt zu Anpassungsschwierigkeiten des Kindes und verhindert ein normales Funktionieren im Alltag. Das kann wiederum in eine Angststörung münden. Angststörungen und Übererregtheit tauchen oft familiär gehäuft auf. Dabei sind genetische und Umweltfaktoren beteiligt; außerdem können sie auch durch extreme Stresserfahrungen verursacht sein.

Bei Säuglingen drückt sich übermäßige Erregung in **exzessivem Schreien** aus (mehr als 3 h Dauer innerhalb von 24 h). Das Schreien kann auf physiologische Ursachen wie Koliken, Reflux, Allergien oder Unverträglichkeiten, Laktasemangel sowie Schmerz oder Stress aufgrund einer traumatischen Geburtserfahrung zurückzuführen sein. Es kann aber auch nicht physiologische Ursachen haben, z. B. eine Unfähigkeit des Kindes, sich zu beruhigen und einzuschlafen. Durch eine osteopathische Untersuchung in Verbindung mit einer Anamnese von Schwangerschaft und Geburt sowie eine klinische Untersuchung lassen sich die Ursachen meist gut eingrenzen (vgl. Kap. 73).

Zwischen 8 und 24 Monaten entwickeln Kinder Trennungsangst. Wutanfälle und Trotzverhalten haben ihren Höhepunkt im Alter zwischen 18 Monaten und 3 Jahren. Angst vor Monstern, Spinnen oder wilden Tieren tritt häufig bei 2- bis 4-Jährigen auf, Angst vor der Dunkelheit bei 4- bis 5-Jährigen. Angst vor Verletzungen und Tod taucht häufiger bei älteren Kindern und Jugendlichen auf. Ängstliche Kinder reagieren auf neue Situationen und Umgebungen mit Rückzug, Angst und Nervosität.

Trennungsangst tritt in der Regel bei Kleinkindern auf, nur sehr selten dauert sie bis nach der Pubertät an. Üblicherweise löst sie sich auf, sobald die Kinder ein Gefühl von Objektpermanenz entwickeln und realisieren, dass die Eltern zurückkehren werden. Häufig manifestiert sie sich in Form von Kindergarten- oder Schulangst. Manche Kinder können nicht alleine schlafen und entwickeln somatische Beschwerden (z. B. Kopf- oder Bauchschmerzen). Andere machen sich anhaltende und übermäßige Sorgen, dass die Eltern weggehen und nicht zurückkehren könnten, oder befürchten einen Verlust der Bezugsperson (z. B. durch Krankheit oder Tod). Der Zustand kann durch elterliche Ängste verschlimmert werden, und oft ist eine gleichzeitige Behandlung von Eltern und Kindern hilfreich.

Beim „Fremdeln“ handelt es sich um eine normale Entwicklungsphase, die bis zu 30 Monate andauern kann. Dauert es länger oder ist es während der gesamten Kindheit übermäßig ausgeprägt, spricht man von einer **sozialen Angststörung**, bei einem Andauern bis in die Adoleszenz von sozialer Phobie. Diese Kinder sind ängstlich und nervös, wenn sie neue Menschen kennenlernen oder sich in einer größeren Gruppe bewegen, und fühlen sich wie gelähmt vor Angst, wenn sie in der Klasse vor anderen sprechen sollen. Ihre sozialen Beziehungen sind dadurch beeinträchtigt und dysfunktional, wodurch sich die Phobie von bloßer Schüchternheit unterscheidet. Als erste Symptome können Wut- und Schreianfälle, Einfrieren, ausgeprägte Erregtheit, Klammern oder Rückzug in sozialen Situationen auftreten. Die Beschwerden haben oft einen somatischen Fokus, z. B. Kopf- oder Bauchschmerzen.

Eine **generalisierte Angststörung** tritt bei Teenagern häufiger als in präpubertären Altersstufen auf und ist durch unspezifische Ängste in Alltagssituationen und unterschiedlichste Befürchtungen gekennzeichnet. Die Betroffenen haben Probleme mit der Aufmerksamkeit und können erregt, nervös, hyperaktiv und ruhelos sein. Sie schlafen schlecht, schwitzen übermäßig und klagen über Müdigkeit und körperliche Beschwerden (Bauch- und Kopfschmerzen) sowie Muskelverspannungen.

Eine **Panikstörung** liegt vor, wenn Panikattacken mit einer Dauer von etwa 20 min auftreten. Dies kommt bei Teenagern häufiger vor als in präpubertären Altersstufen und kann sowohl in reiner Form wie auch in Kombination mit anderen Angststörungen wie sozialer Phobie auftreten. Panikattacken bei Kindern und Jugendlichen verlaufen häufig sehr dramatisch, mit lautem Schreien, Weinen, Hyperventilieren und extremer Erregung. Das Meiden bestimmter Situationen und Umgebungen, die die Attacken auslösen können, kann zu Agoraphobie führen und den normalen Alltag, z. B. den Schulbesuch oder Freizeitaktivitäten, extrem einschränken.

Phobien sind irrationale und übertriebene Ängste vor spezifischen Auslösern, die zu einer erheblichen Belastung sowie zu einem Vermeidungsverhalten führen können, das mit alltäglichen Tätigkeiten kollidiert.

Erregtheit in Verbindung mit Bewusstseinsveränderungen kann ein Anzeichen für **Delirium** sein. Delirium ist eine plötzliche schwere Verwirrtheit oder Desorientiertheit, die mit unorganisiertem Denken, schlechter Konzentrationsfähigkeit, emotionalen Veränderungen wie Erregung, Wut, Reizbarkeit oder Depression sowie Inkontinenz und abnormen Bewegungsmustern einhergeht. Die plötzliche und unvermittelte Veränderung der Gehirnfunktion kann auf körperliche oder mentale Krankheiten zurückzuführen sein, ebenso auf Alkohol- oder Drogenentzug, Elektrolytstörungen, Drogen- oder Arzneimittelmissbrauch, starke Infektionen wie Blasen-

oder Lungenentzündung, Anämie, Hypoxie oder Hyperkapnie sowie chirurgische Eingriffe.

Hyperthyreose, Kohlenmonoxidvergiftung und Vitamin-B-Mangel können ebenfalls Erregungszustände hervorrufen.

Auch psychische Störungen wie Angststörungen, Depression oder Schizophrenie können mit Erregungszuständen verbunden sein. Diese können zu einem erhöhten Suizidrisiko führen.

79.5 Diagnostisches Vorgehen

Es gibt keine Laboruntersuchungen zum Nachweis von übermäßiger Erregung, Angststörungen und Nervosität. Vielmehr ist hier die **klinische Beobachtung** und Beurteilung der Intensität und Dauer der Symptome maßgebend. Einstellung und Verhalten des Patienten sowie Einschränkungen des normalen Alltags sind dabei von Bedeutung.

- **Trennungsangst** sollte nur diagnostiziert werden, wenn diese bereits länger als 4 Wochen andauert und ausgeprägten Stress verursacht oder das alltägliche Funktionieren des Kindes so einschränkt, dass es nicht an altersgemäßen sozialen und schulischen Aktivitäten teilnehmen kann.
- Das Vorliegen einer **sozialen Angststörung** ist anzunehmen, wenn die Anzeichen bereits mindestens 6 Monate andauern und in ähnlichen Settings durchgängig auftauchen (wenn Kinder z. B. in allen Fächern Angst haben, sich zu Wort zu melden, nicht nur in einem bestimmten Fach). Die Ängste müssen dabei in Interaktionen mit Erwachsenen ebenso auftreten wie innerhalb ihrer Peergroup.
- Eine **generalisierte Angststörung** liegt vor, wenn Patienten ihre Ängste und Befürchtungen nicht mehr unter Kontrolle bekommen und das seit mindestens 6 Monaten an den meisten Tagen der Fall ist. Unruhe und Agitiertheit, Erschöpfung, schlechte Konzentrationsfähigkeit, Reizbarkeit, Schlafstörungen, Muskelschmerzen und sonstige somatische Beschwerden sind wichtige Kriterien. Die generalisierte Angststörung lässt sich leicht mit dem ADHS verwechseln, und beide können auch in Kombination auftreten.
- Bei **Panikattacken** sollte zunächst auf Beschwerden wie Asthma, Zwangsstörungen oder eine soziale Angststörungen untersucht werden, da die Attacken möglicherweise auf diese primären Probleme zurückzuführen sind. Bei echten Panikstörungen treten die Attacken häufig auf, mindestens einmal pro Woche. Die Patienten weisen ein verändertes Atemmuster auf, z. B. Hyperventilation oder flache Brustkorbatmung statt einer normalen Zwerchfellatmung, sowie möglicherweise periodisches Seufzen oder Gähnen.
- Bei starker Agitiertheit mit **Delirium** sollte eine neurologische Untersuchung durchgeführt werden, um die sensorischen, kognitiven und motorischen Funktionen zu testen. Außerdem sind möglicherweise neuropsychologische Untersuchungen erforderlich, unter Umständen auch eine Blut- und Urinuntersuchung sowie eine Lumbalpunktion zum Nachweis von Infektionsmarkern und Elektrolytstörungen. Darüber hinaus sind eventuell eine Röntgenaufnahme des Brustkorbs, ein CT- oder MRT-Scan des Kopfes, ein EEG oder ein Test des mentalen Zustands angezeigt.

Die **osteopathische Diagnosestellung** umfasst ein Palpieren der HHN-Achse in Bezug auf anhaltende Aktivierung. Die feine Schwingungsqualität eines erhöhten Sympathikotonus lässt sich im gesamten Körper wahrnehmen. Anzeichen erhöhter Sympathikusaktivität sind außerdem eine erhöhte Atem- oder Herzfrequenz.

Thorax und Frontallappen sollten ebenfalls palpiert werden, da sie sich bei Erregung und Nervosität komprimiert anfühlen können. Diaphragma und untere Rippen sind möglicherweise aufgrund abnormer Atemmuster stark angespannt. Beim Palpieren des Abdomens kann Anspannung spürbar sein. Somatische Dysfunktionen können typischerweise im Bereich von Hals und Schultern sowie im Subokzipitalbereich vorliegen.

Auch ein Palpieren des limbischen Systems und der Basalganglien kann hilfreich sein. Das limbische System sollte in Bezug auf das Ventrikelsystem untersucht werden, da es sich um Teile der Hirnventrikel „winden" kann. Beim Palpieren des limbischen Systems werden Tonus und Motilität geprüft. Kranium und SSB sollten auf Kompression und physiologisch gestörte Muster untersucht werden. Werden physiologisch abnorme Spannungsmuster diagnostiziert, so haben diese Auswirkungen auf die Funktionen von Hypothalamus und Hypophyse, die Neurotransmitter des Hirnstamms, das Kontrollsystem der Neuromodulatoren sowie die Retikulärformation.

Wichtig ist außerdem, das Os sphenoidale auf intraossäre Strains zu untersuchen. Es sollte eine synchrone Beziehung zwischen der Bewegung des Os sphenoidale, der Motilität der Hypophyse, der Membranresilienz des Diaphragma sellae sowie der Gehirnmembranen vorhanden sein, um ein normales Funktionieren der HHN-Achse zu ermöglichen. Der Tonus der Nebennieren lässt sich durch beidseitigen Kontakt mit den unteren Rippen überprüfen. Alle Abschnitte der HHN-Achse sollten palpiert und, soweit nötig, auch behandelt und normalisiert werden.

Alle diese Fälle können osteopathisch behandelt werden, in Verbindung mit Verhaltenstherapie, kognitiver Verhaltenstherapie, Entspannungstherapie und medizinischer Behandlung.

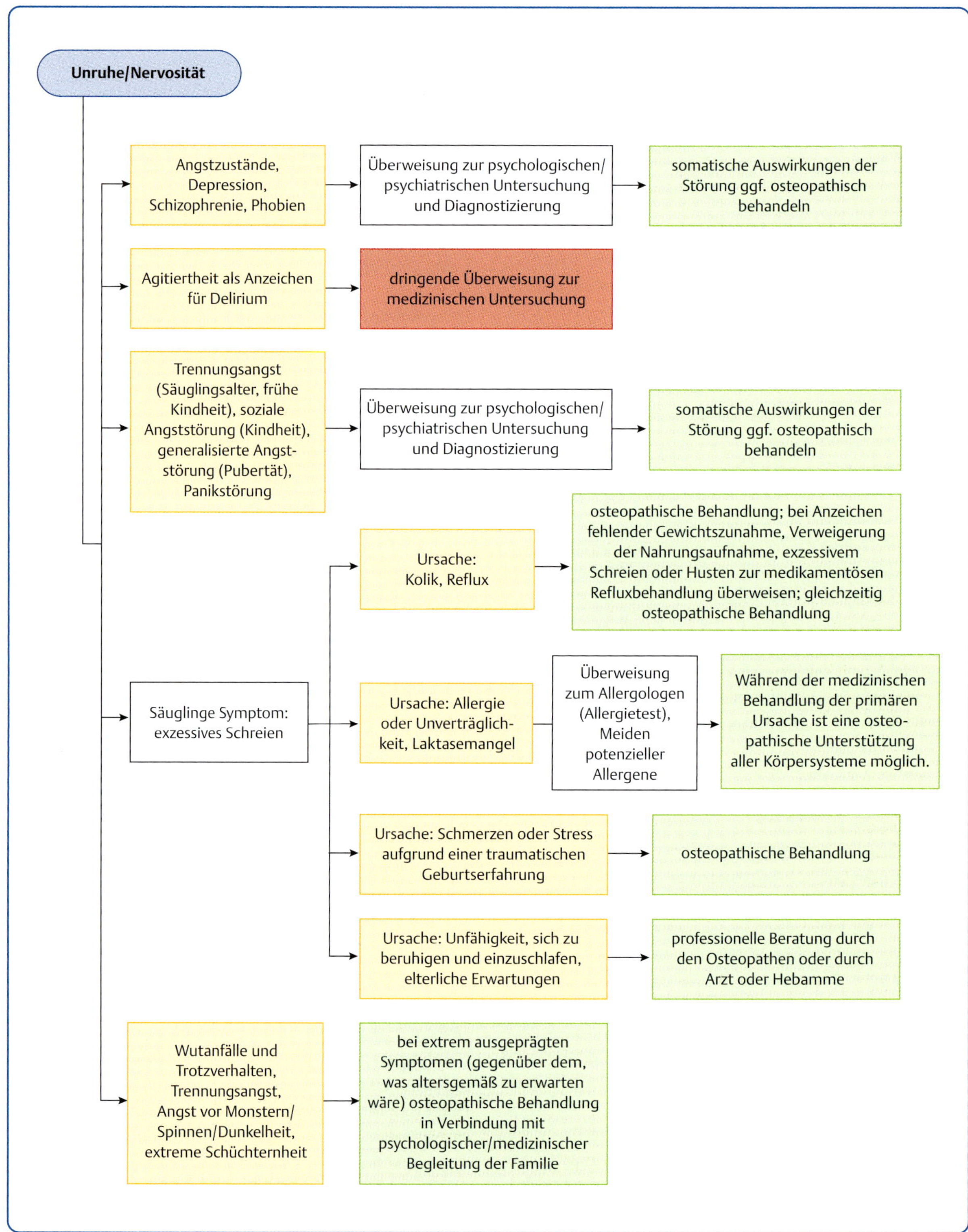

▶ **Abb. 79.1** Algorithmus Unruhe/Nervosität.

80 Veränderter Muskeltonus – Hypertonie und Hypotonie

Kok Weng Lim

80.1 Wichtiges im Überblick

Muskuläre Hypotonie und Hypertonie sind im Grunde nur Symptome. Ihre Ursachen können vielfältiger Natur sein.

Merkmale von Hypertonie können sein: Spastizität, Dystonie und Rigidität, wobei ein oder mehrere Symptome gleichzeitig vorliegen können. In der klinischen Praxis sind diese Begriffe nicht eindeutig definiert und werden unterschiedlich verwendet.

Bei einer hypoxisch-ischämischen Enzephalopathie kann eine Hypotonie für mehrere Wochen oder Monate einer Hypertonie vorausgehen. Hypotonie kann auch auf einen akuten spinalen Schock nach einer Verletzung des ZNS zurückzuführen sein.

Muskuläre Hypotonie ist die häufigste motorische Anomalie bei neurologischen Störungen. Sie ist ein wichtiges Symptom, das unbedingt ernst genommen werden sollte, da sie ein Anzeichen für viele systemische Erkrankungen sowie neurologische Störungen sein kann.

Klinische Anzeichen für Hypotonie beim Säugling sind die Froschstellung (auch: Froschschenkelhaltung) in Rückenlage, ein Zurückbleiben des Kopfes beim Hochziehen, herabhängende Extremitäten beim Hochhalten am Bauch und Abgleiten beim Hochziehen an den Achseln. Bei älteren Kindern mit Hypotonie zeigen sich Muskelatrophie, eine Beteiligung der mimischen Muskulatur (Facies myopathica), ein schwerfälliger Gang oder das Gowers-Manöver beim Aufstehen.

Das Ausmaß der ZNS-Motilität beim Palpieren ist ein wichtiges Indiz für zentrale oder periphere Ursachen der Muskelschwäche.

80.2 Definition

Der Muskeltonus entspricht der Ruhelänge der Muskeln vor der Kontraktion. Der Tonus ist definiert als Widerstand der Muskeln bei Zug:

- Bei **Hypotonie** ist die Ruhelänge der Muskeln überdurchschnittlich, und die Gelenke können eine Hyperextension aufweisen. Der Widerstand gegen passive Streckbewegungen ist verringert.
- Bei **Hypertonie** ist die Ruhelänge der Muskeln unterdurchschnittlich, und die Gelenke fühlen sich möglicherweise steif an. Spastik ist eine Hypertonie, bei der ein geschwindigkeitsabhängiger Widerstand gegen Zug auftritt.

Dystonie ist eine Bewegungsstörung, bei der anhaltende oder plötzliche, intermittierende unwillkürliche Muskelkontraktionen auftreten, die Zuckungen, repetitive Bewegungsmuster und/oder Haltungsanomalien verursachen. Die Symptome können generalisiert oder fokal sein und nur in einem einzelnen Körperteil auftreten. Es handelt sich dabei nicht um eine Störung des Muskeltonus an sich, auch wenn es aufgrund der Unfähigkeit, die Muskeln vollkommen zu entspannen, so erscheinen mag. Liegen Dystonie und Spastik gemeinsam vor, spricht man von dystonischer Hypertonie. Die Dystonie ist oft stärker ausgeprägt, wenn eine willkürliche Bewegung versucht wird, oder in bestimmten Körperhaltungen. Im Unterschied zur Hypertonie ist der Muskeltonus in Ruhestellung meist normal.

Von **Rigidität** spricht man bei einem Widerstand gegen Dehnungen jeglicher Geschwindigkeit, mit gleichzeitiger Kontraktion von Agonist und Antagonist, sodass auch bei der Umkehr der Dehnungsrichtung Widerstand auftritt und die Gliedmaßen nicht dazu tendieren, in eine bestimmte fixierte Haltung zurückzukehren [8]. Rigidität tritt bei Kindern nur selten auf; „Bleirohr"- oder „Zahnrad"-Rigidität (in Verbindung mit Tremor) sind typische Begleitsymptome von Parkinson bei Jugendlichen und Erwachsenen [10].

80.3 Anatomie – Physiologie – Pathophysiologie

„Hypertonie" und „Spastik" werden meist als austauschbare Begriffe verwendet. Ein abnorm erhöhter Skelettmuskeltonus kann auf Läsionen im Bereich der Pyramidenbahn oder der Basalganglien (extrapyramidale Störungen) zurückzuführen sein. Die häufigste Ursache sind ischämische Läsionen. Bei Neugeborenen können diese durch chronische intrauterine Anoxie oder Infektionen verursacht sein. Zu den akuten perinatalen Ursachen einer Spastik zählen Hirnhautentzündung oder Hämorrhagien. Muskelhypertonie ist keine so häufige Begleiterscheinung neonataler neurologischer Störungen wie Hypotonie. Bei Neugeborenen mit Hypertonie zeigt sich bei passiver Manipulation der Gliedmaßen ein Dehnungswiderstand, bei älteren Kindern findet sich manchmal das Taschenmesserphänomen.

Bei Hypotonie liegt ein verringerter Muskelwiderstand bei passiver Dehnung vor. Bei Muskelschwäche handelt es sich um reduzierte Muskelkraft. Bei Hypotonie ist es wichtig zu bestimmen, ob das Kind einen geringen Tonus mit oder ohne Muskelschwäche aufweist. Während bei schwachen Säuglingen immer eine Hypotonie vorliegt, kann Hypotonie auch bei normaler Muskelkraft auftreten [1]. Die Läsion kann anatomisch überall entlang des motorischen Systems lokalisiert sein, vom Gehirn und von der Wirbelsäule bis zur Peripherie, und hier von den Vorderhornzellen im Rückenmark bis hin zu den neuromuskulären Synapsen und Muskeln. Ist sie zentral verursacht, so ist die Hypotonie stärker ausgeprägt als die Muskelschwäche, wobei die Sehnenreflexe oft erhalten sind und eventuell hyperaktiv reagieren. Oft zeigen sich weitere Zeichen einer Beteiligung des ZNS, u. a. Krampfanfälle. Eine peripher verursachte Hypotonie ist in der Regel stark ausgeprägt und mit Muskelschwäche verbunden.

80.4 Ursachen

Muskuläre Hypotonie kann ganz unterschiedliche Ursachen haben. Sie kann auf eine Frühgeburt oder auf neurologische Läsionen zurückzuführen sein, wobei das zentrale oder das periphere Nervensystem betroffen sein können. Die Ursache kann auch nicht neurologischer Art sein. Frühgeborene mit einer Gestationsdauer von weniger als 37 Wochen weisen oft eine Hypotonie aufgrund der zu gering entwickelten Muskulatur auf.

Bei einer **neurologisch bedingten Hypotonie** können unterschiedliche anatomische Bereiche betroffen sein:

- zentral bedingte Hypotonie:
  - Gehirn:
    - Läsionen durch Hypoxie/Ischämie
    - Fehlbildungen des Gehirns
    - Chromosomenaberration
    - Hypoglykämie
    - Meningitis/Enzephalitis
    - Hypothyreose
    - angeborene Stoffwechselstörungen, z. B. Aminoazidopathie
  - Rückenmark:
    - Geburtstraumata im Bereich von HWS und Rückenmark
- peripher bedingte Hypotonie:
  - Vorderhornzellen:
    - spinale Muskelatrophie: Morbus Werdnig-Hoffmann
  - Nervenwurzeln (z. B. Verletzung des Plexus brachialis)
  - periphere Nerven (in der Regel traumatische Läsionen)
  - neuromuskuläre Synapsen:
    - (neonatale) Myasthenia gravis
  - Muskeln:
    - kongenitale Muskeldystrophie
    - myotone Dystrophie
    - kongenitale Myopathien

Zu den häufigsten neurologischen Störungen des ZNS zählen die Zerebralparese, Läsionen im Bereich von Gehirn und Rückenmark inklusive Blutungen und Infarkten sowie Infektionserkrankungen wie Meningitis und Enzephalitis, außerdem verschiedene genetische und angeborene Störungen wie das Down- und Prader-Willi-Syndrom sowie die kongenitale Hypothyreose. Zentral bedingte Muskelhypotonie kann auch sekundär nach Anästhesie, Medikamenteneinnahme, Sepsis, Atemnot oder Hypoglykämie auftreten.

Peripher bedingte Hypotonie kann auf genetische Störungen wie Muskeldystrophie, spinale Muskelatrophie und Morbus Charcot-Marie-Tooth zurückzuführen sein. Diese Störungen verursachen eine progredierende Muskelschwäche, einen zunehmenden Verlust von Bewegungsfähigkeit und damit zunehmende Einschränkungen im Alltag.

Bei Myasthenia gravis, einer Störung der neuromuskulären Synapsen, zeigt sich zwar bei Erwachsenen keine muskuläre Hypotonie, doch tritt diese häufig bei den Kindern betroffener Mütter auf, neben Ptosis, Fazialisschwäche, schwächlichem Schreien, Schwierigkeiten beim Füttern, Atembeschwerden sowie einer generellen Schwäche. Die vorübergehende neonatale Myasthenia gravis ist eine selbstlimitierende Störung aufgrund des Transfers mütterlicher Azetylcholinrezeptorantikörper über die Plazenta. Darauf sind 90 % der Fälle von Myasthenia gravis bei Säuglingen zurückzuführen. Daneben gibt es auch kongenitale myasthene Syndrome, die aber sehr selten auftreten. Zu ihren klinischen Merkmalen zählen Muskelhypotonie, Kontrakturen der Extremitäten sowie eine verzögerte motorische Entwicklung. Die Kinder besitzen schwache und kleine, unterentwickelte Muskeln, wobei die Symptome denen bei kongenitalen Myopathien, Muskeldystrophien oder metabolischen Myopathien ähneln können [12].

Weitere **nicht neurologische Ursachen** muskulärer Hypotonie sind Bindegewebsstörungen wie das Marfan- und das Ehlers-Danlos-Syndrom. Die Hauptmerkmale des Marfan-Syndroms manifestieren sich erst in der späteren Kindheit und Adoleszenz, doch die Hyperlaxizität der Gelenke und der hohe Gaumen machen sich schon früh bemerkbar [4]. Kinder von Müttern mit Ehlers-Danlos-Syndrom sollten als Hochrisikopatienten eingestuft werden. Bei Kindern, die selbst das klassische Ehlers-Danlos-Syndrom aufweisen, ist häufig das intrauterine Wachstum eingeschränkt und/oder es kommt zu Frühgeburten. Das generelle Erscheinungsbild dieser Kinder ähnelt dem bei einer klassischen asymmetrischen intrauterinen Wachstumsstörung, mit normalem frontookzipitalem Kopfumfang und einem verhältnismäßig kleinen Körper [3].

Muskuläre Hypotonie kann sich auch bei älteren Kindern mit den oben erwähnten Syndromen zeigen, ebenso bei MS und Motoneuronerkrankungen. Damit verbundene Symptome sind u. a. allgemeine Schwäche sowie Störungen des Gleichgewichts und der Mobilität.

80.5 Diagnostisches Vorgehen

Eine bei der Geburt vorliegende Hypotonie zeigt sich meist erst im Alter von 6 Monaten, wenn motorische Entwicklungsschritte erst mit Verzögerung erreicht werden. Bei älteren Kleinkindern zeigen sich Ungeschicklichkeiten, häufiges Hinfallen, Probleme beim Aufstehen aus hockender oder sitzender Position, hyperflexible Gelenke und, bei ebenfalls vorliegender Muskelschwäche, Probleme beim Greifen oder Heben von Objekten. Werden motorische Meilensteine mit Verzögerung erreicht, während die sozialen und kommunikativen Fähigkeiten dem Alter angemessen sind, handelt es sich wahrscheinlich um eine Störung der unteren Motoneuronen.

Bei Säuglingen ist das generelle Verhalten ein guter Indikator für die Integrität des Nervensystems. Saugen und Schlucken bereiten bei Hypotonie möglicherweise Probleme. Schwaches Schreien kann auf körperliches Unbehagen, einen geringen Tonus oder eine Diaphragmaschwäche hindeuten. Bei einem älteren Kind kann eine sehr leise Stimme ein Indiz für Hypotonie sein. Schreien in hoher oder ungewöhnlicher Tonlage kann mit Störungen des ZNS verbunden sein. Rasche Ermüdbarkeit beim Schreien kann auf kongenitale myasthene Syndrome hinweisen.

Das Gesicht des Kindes ist auf **Dysmorphien** zu prüfen, deren Anwesenheit auf ZNS-Läsionen als Erklärung für die Hypotonie hinweist. Bei Erkrankungen der Vorderhornzellen sind die äußeren Augenmuskeln in der Regel nicht betroffen. Ptose und Schwäche der äußeren Augenmuskeln deuten auf Störungen der neuromuskulären Synapsen hin. Beim Prader-Willi-Syndrom treten charakteristische Gesichtsmerkmale wie mandelförmige Augen und eine dünne Oberlippe auf. Bei dieser Erkrankung stehen die Schlaffheit bei der Geburt und die Gedeihstörungen während des ersten Lebensjahres im Kontrast zu einer raschen Gewichtszunahme im Alter zwischen 1 und 6 Jahren. Außerdem sind damit Entwicklungsverzögerungen, Lernstörungen und Hypogonadismus verbunden. Beim Down-Syndrom treten ebenfalls typische Gesichtszüge auf, mit abgeflachtem Gesicht, Epikanthusfalte, flacher Nasenwurzel und nach oben außen abgeschrägten Lidachsen.

Bei älteren Kindern mit Hypotonie können die Gesichtsmuskeln schwach ausgebildet oder atrophiert sein, was u. a. zu folgenden Merkmalen führen kann [7]:

- lang gezogenes Gesicht
- reduzierte Mimik
- Fazialisparese
- geöffneter, zeltartig geformter Mund
- Retrognathie
- fehlender Gaumenreflex
- kleine, gefurchte Zunge
- Probleme mit dem Heben des Kopfes in Rückenlage
- äußere Augenmuskeln häufig nicht betroffen

Dabei ist es wichtig, die **Haltung des Kindes** zu prüfen. Ein hoher Tonus führt zu einer überwiegenden Flexion oder Extension. Eine spastische Streckhaltung mit Hochwölbung des Rückens, Scherenstellung der Beine und Adduktion der Daumen quer über die Handflächen weist auf eine zerebrale Läsion hin.

Bei Hypotonie kommt es dagegen zur Froschstellung der Beine, wobei alle 4 Gliedmaßen flach auf der Unterlage liegen, mit wenig Widerstand gegen die Schwerkraft und reduzierter Bewegung. Die Kontrolle über die Halsmuskulatur ist schwach ausgeprägt oder fehlt ganz.

Die Hypotonie kann paralytisch oder nicht paralytisch sein (▶ **Tab. 80.1**). Bei einem Kind mit nicht paralytischer Hypotonie (z. B. aufgrund von Sauerstoffmangel im Gehirn) liegt eine normale Muskelstärke vor, und der Säugling kann die Extremitäten gegen die Schwerkraft bewegen, spontan oder nach Stimulation. Bei paralytischer Hypotonie ist eine Muskelschwäche vorhanden (Morbus Werdnig-Hoffmann), der Säugling zeigt wenig spontane Bewegung und ist nicht in der Lage, die Extremitäten in angehobener Position zu halten. Ein Mangel an spontanen Bewegungen deutet immer auf Schwäche hin.

Bei älteren Säuglingen oder Kindern zeigt sich eine mangelnde Fähigkeit, Gewicht auf die Beine oder Schultern zu verlagern. Das Gangbild ist oft abnorm und erscheint „watschelnd", mit einer übertriebenen lateralen Flexion des Rumpfes zur Seite der gewichttragenden Hüfte beim Gehen. Beim Aufstehen kann das Gowers-Manöver zu beobachten sein.

Der **Tonus in den Extremitäten** wird u. a. durch passives Bewegen der Gliedmaßen geprüft. Bei einem Vergleich der beiden Seiten sollte ein gleichmäßiger Widerstand vorliegen. Um den Tonus gut beurteilen zu können, sollte das Kind wach sein, aber nicht weinen oder schreien. Kontrakturen aufgrund einer Arthrogryposis multiplex congenita mit fixierten Gelenkpositionen und Bewegungseinschränkungen können für Hypertonie gehalten werden.

Die Prüfung von Sehnenreflexen ist möglicherweise einer der wichtigsten Tests; die Reflexe sind bei Hypotonie mit Störungen des unteren Motoneurons reduziert

▶ **Tab. 80.1** Ursachen muskulärer Hypotonie beim Neugeborenen.

paralytische muskuläre Hypotonie	nicht paralytische muskuläre Hypotonie
spinale Muskelatrophie	Hypoxie
kongenitale Muskeldystrophie	Down-Syndrom
kongenitale Myopathie	Prader-Willi-Syndrom
kongenitale myotone Dystrophie	kongenitale Hypothyreose
Myasthenia gravis	Störungen im Bereich von Skelett und Bindegewebe
	benigne kongenitale Hypotonie

oder fehlen ganz. Übersteigerte Reflexe treten bei Neugeborenen selten auf, können aber bei ZNS-Dysfunktion, zerebraler Irritabilität oder neonatalem Abstinenzsyndrom vorliegen [5]. Ein Klonus mit bis zu 10 Kontraktionen ist bei Neugeborenen normal, nicht jedoch eine Dauererregung.

Ein weiterer hilfreicher Test zum Prüfen des Muskeltonus von Rumpf und Nacken besteht darin, das Kind aus der Rückenlage ins Sitzen hochzuziehen (wobei natürlich darauf geachtet werden muss, dass der Halsbereich nicht überlastet wird). Bleibt der Kopf dabei stark zurück, weist das auf Hypotonie hin. Die Rumpfmuskulatur lässt sich auch dadurch prüfen, dass man den Säugling an den Achseln aus dem Sitzen ins Stehen hochzieht. Ein Kind mit normalem Muskeltonus kann diese Position für kurze Zeit halten. Gleitet einem das Kind von Anfang an aus den Händen, deutet das auf Hypotonie hin.

Bei Neugeborenen zeigt sich Hypotonie auch durch ein schlaffes Herabhängen des Körpers, wird es am Bauch von unten angehoben. Bei Hypertonie dagegen hält das Baby Kopf und Beine für längere Zeit auf gleicher Höhe mit dem Körper und fühlt sich steif an ([6], [11]).

Bei Kleinkindern ist die Fähigkeit zu deuten, zu greifen und zu heben ein wichtiger Indikator für Muskelschwäche. Schwäche in Verbindung mit fehlenden oder reduzierten Reflexen deutet auf eine Störung des unteren Motoneurons hin. Eine Untersuchung kann dann auch Faszikulation, Atrophie oder Hypertrophie der Muskeln ergeben.

Mütter von schlaffen Babys sollten auf klinische Anzeichen von Myotonie oder Muskelschwäche geprüft werden. Weist die Mutter eine rasche Ermüdung der Augenlider beim Blick nach oben und der Arme beim Ausstrecken nach vorn auf, besteht bei einem hypotonen Säugling ein Verdacht auf transitorische neonatale Myasthenie. Zeigt sich bei der Mutter eine Myotonie der distalen Extremitäten, Myotonie beim Greifen, Ptosis oder eine Unfähigkeit, die Augen zusammenzukneifen, kann dies auf eine nicht diagnostizierte myotone Dystrophie hindeuten, die in verstärkter Form, als kongenitale myotone Dystrophie, an das Kind weitergegeben wurde, eine frühe Form von myotoner Dystrophie, die sich sonst erst in der späten Kindheit und im Erwachsenenalter manifestiert. Klinische Anzeichen sind Muskelsteifigkeit und Muskelschwund, die bereits bei der Geburt oder kurz danach feststellbar sind. Neugeborene bis zum Alter von 28 Tagen weisen dabei Atemprobleme mit starker Sekretbildung auf.

Endokrine Störungen, insbesondere Hypothyreose, sind bei Säuglingen mit großer Zunge, Temperaturschwankungen, Problemen beim Füttern, Konstipation, belegter Stimme, trockener, fleckiger Haut, längerer Gelbsucht und verzögerter Skelettreifung zu vermuten.

Zu den **diagnostischen Tests** auf Tonusanomalien zählen Ultraschalluntersuchungen im frühen Säuglingsalter, CT- oder MRT-Scans sowie eine EEG bei Anzeichen für Krampfanfälle. Bei einer Hypotonie können elektromyografische Untersuchungen, Nervenleitungsmessungen, Muskelbiopsien und genetische Tests notwendig sein. Bei Verdacht auf ein myasthenes Syndrom sollte eine serologische Diagnostik erfolgen. Myasthene Syndrome treten selten auf und werden häufig falsch diagnostiziert; es gibt aber wirksame Behandlungsmöglichkeiten für die autoimmun bedingte Form sowie für einige Formen des kongenitalen myasthenen Syndroms.

Lässt sich für die Hypotonie keine zugrunde liegende Ursache finden, spricht man von **benigner kongenitaler Hypotonie** ([2], [9]). Diese ist durch schlaffe Muskeln, aber normale Muskelkraft charakterisiert. Ihre tatsächliche Häufigkeit ist unbekannt, aber geringer als ursprünglich angenommen, da oft doch noch eine andere Diagnose gestellt wird. Bis zu 30 % der diagnostizierten Kinder weisen eine entsprechende familiäre Vorgeschichte auf. Die anfangs verzögerte motorische Entwicklung bessert sich mit zunehmendem Alter, doch ist in allen Fällen die Behebung der funktionalen Probleme von größter Bedeutung.

Aus **osteopathischer Sicht** lassen sich hypoxisch-ischämische Insulte als Schock mit fühlbarer anoxischer Qualität im ZNS palpieren. Der erste Atemzug als osteopathisch fühlbare Gewebequalität ist in den unteren Extremitäten sowie im Thorax- und Diaphragmabereich möglicherweise nicht palpierbar, und die geringe Atemfrequenz und -tiefe sowie die nicht vollständige Diaphragmaexkursion beim Atmen lassen darauf schließen, dass der erste Atemzug nicht von ausreichender Tiefe und eine Intubation oder Reanimation bei der Geburt erforderlich waren. In diesem Fall fehlt es dem ZNS an Motiltität und Potency.

In allen Fällen von Hypotonie oder Hypertonie müssen die Ursache und Ätiologie festgestellt werden, bevor eine sinnvolle osteopathische Behandlung möglich ist. Das gilt insbesondere beim Vorliegen von Krampfanfällen.

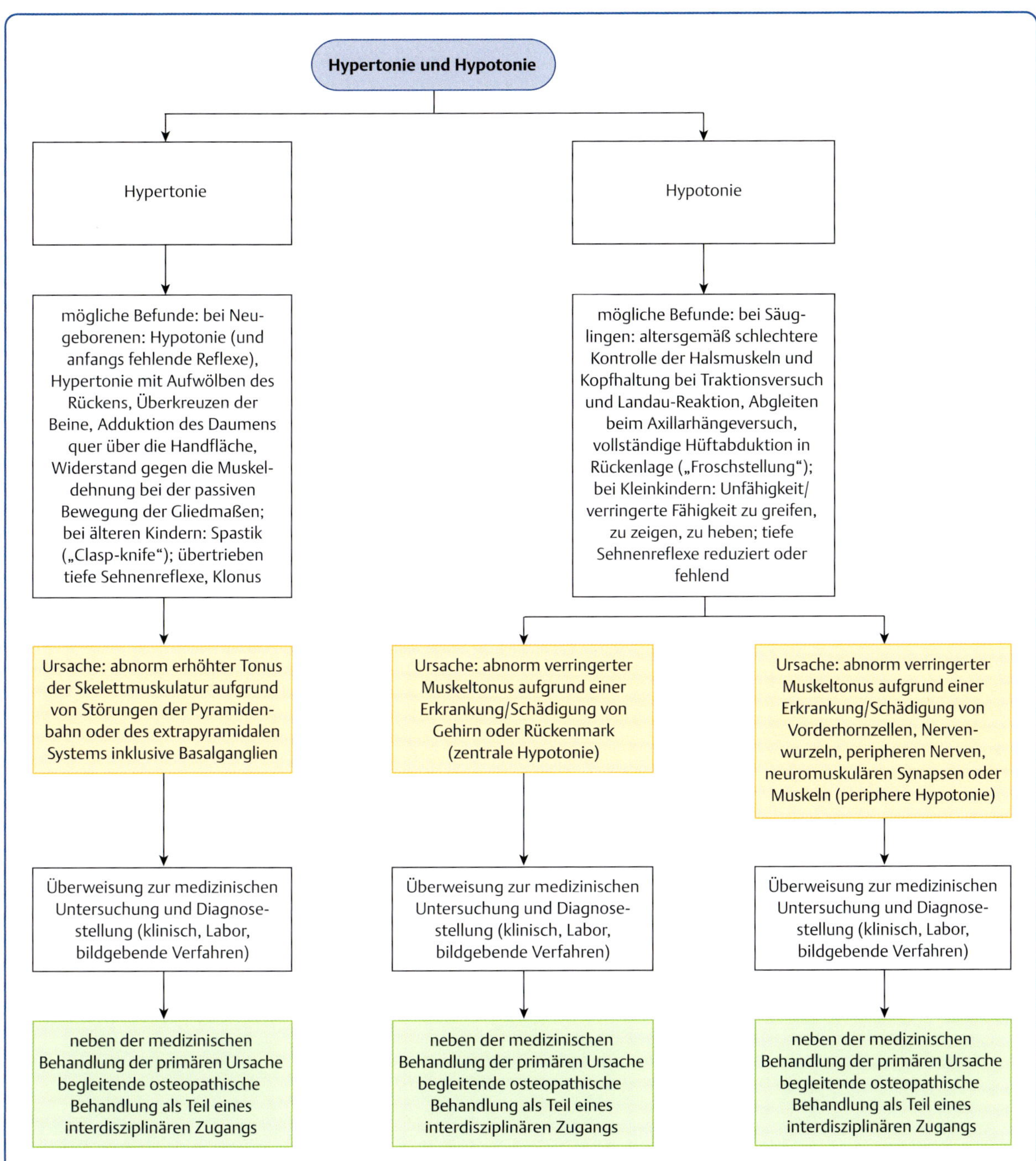

▸ **Abb. 80.1** Algorithmus veränderter Muskeltonus – Hypertonie und Hypotonie.

Literatur

[1] Crawford TO. Clinical evaluation of the floppy infant. Pediatr Ann 1992; 21: 348–354

[2] Harris SR. Congenital hypotonia: clinical and developmental assessment. Dev Med Child Neurol 2008; 50(12): 889–892

[3] Lawrence EJ. The clinical presentation of Ehlers-Danlos syndrome. Adv Neonatal Care 2005; 5(6): 301–314

[4] Loeys BL, De Backer J, Schüler H et al. Revised Ghent criteria for the diagnosis of Marfan syndrome (MFS) and related conditions. J Med Genet 2010; 47: 476–485

[5] McQueen K, Murphy-Oikonen J. Neonatal abstinence syndrome. N Engl J Med 2016; 375: 2468–2479

[6] NHS Quality improvement Scotland. Best Practice Statement May 2008: routine examination of the newborn. Im Internet: http://www.healthcareimprovementscotland.org/his/idoc.ashx?docid = d9b5e39f-724c-42be-aa18–216abf537d2a&version = -1; Stand: 15.02.2018

[7] North KN, Laing NG, Wallgren-Pettersson C. Nemeline myopathy: current concepts. J Med Genetics 1997; 34: 705–731

[8] Sanger TD, Delgado MR, Gaebler-Spira D et al. Classification ande definition of disorders causing hyertonia in childhood. Pediatrics 2003; 111(1): e89–e97

[9] Thompson CE. Benign congenital hypotonia is not a diagnosis. Dev Med Child Neurol 2002; 44(4): 283–284

[10] Thomsen TR, Rodnitzky RL. Juvenile Parkinsonism: epidemiology, diagnosis and treatment. CNS Drugs 2010; 24(6): 467–477

[11] UK National Screening Committee. Newborn and infant physical examination screening programme standards. Public Health England publications. 2016, Reviewed 2017. Im Internet: https://www.gov.uk/government/uploads/system/uploads/attachment_data/file/524424/NIPE_Programme_Standards_2016_to_2017.pdf; Stand: 15.02.2018

[12] VanderPluym J, Vajsar J, Jacob FD et al. Clinical characteristics of pediatric myasthenia: a surveillance study. Pediatrics 2013; 132(4): e939–e944

81 Verdauungsprobleme – Obstipation

Cristian Ciranna-Raab

81.1
Wichtiges im Überblick

Obstipation ist nicht als Krankheit zu verstehen, sondern als ein häufig vorkommendes Symptom, das vielfältige Ursachen haben kann. Es kann bei Säuglingen sowie Kindern oder Erwachsenen vorkommen, obwohl die Mechanismen unterschiedlich sind.

81.2
Definition

Obstipation bedeutet unvollständige Stuhlentleerung. Eine chronische Obstipation liegt bei einer Beschwerdedauer von mehr als 2 Monaten vor. Nach einem aktuellen internationalen Konsens (Rom-III-Kriterien [1]) sollen mindestens 2 der folgenden Symptome erfüllt sein:

- weniger als 3 Stuhlentleerungen pro Woche
- mehr als eine Episode pro Woche mit Stuhlschmieren
- Stuhlmassen im Rektum oder Abdomen tastbar
- gelegentliche Entleerung großer Stuhlmassen
- Rückhaltemanöver
- schmerzhafter oder harter Stuhlgang

81.3
Anatomie – Physiologie – Pathophysiologie

Die Darmbewegung (Peristaltik) befördert den Stuhl vom Colon ascendens bis zum Colon sigmoideum weiter in das Rektum. Eine Dehnung des Rektums durch die Stuhlmasse führt zu einem Entleerungsreiz. Die Peristaltik tritt mehrfach im Laufe des Tages auf und zeigt postprandial eine höhere Frequenz.

Grundsätzlich führen 5 Mechanismen zur Obstipation:

1. mechanische/anatomische Stenose des Kolons oder Rektums
2. Reduktion der Peristaltik
3. reduzierte Dehnungssensibilität des Rektums
4. Änderungen der nervalen Plexus, die die Kontraktion oder Entspannung des Anus regeln
5. ungenügende fäkale Masse

In chronischen Situationen verändert sich langfristig die Wand des Rektums, die über die Zeit ihren Tonus durch die Dehneffekte des sich anhäufenden Stuhls verliert. Man spricht hier von einem **Megakolon**. Eine Tonusveränderung führt weiterhin zu einer veränderten Peristaltik und deshalb zu einem langsameren Stuhlgang. Es entsteht eine Art Circulus vitiosus. Zudem kommen bei heranwachsenden Kinder auch psychologische Phänomene ins Spiel, die diesen Teufelskreis nicht erleichtern, z. B. die Angst vor der Defäkation.

Medikamentöse Abführmittel sind in der Pädiatrie kontraindiziert.

81.4
Ursachen

Die Peristaltik wird bei Neugeborenen und Säuglingen u. a. auch durch das Saugen ausgelöst. Allerdings sind die Stühle vor der Nahrungsumstellung noch relativ weich und verursachen selten ein Obstipationsphänomen. Wenn dies doch der Fall sein sollte, sollte man differenzialdiagnostisch im Säuglingsalter an eine angeborene anatomische Problematik denken. Nach der Umstellung wird der Stuhl oft härter, und dies kann zu einer stärkeren Dehnung des Analsphinkters und auch zu Schmerzen führen. Paradoxerweise reagieren Kinder dann mit einer Kontraktion des Beckenbodens, was zu einer komplizierten mechanischen/neurologischen Situation führen kann, denn im Normalfall sollte sich der Beckenboden während des Stuhlgangs entspannen.

Es können folgende Ursachen für eine Obstipation vorliegen:

- exogene Störfaktoren bei einer funktionellen Obstipation:
  - allgemeine Störfaktoren (z. B. Irritation beim Sauberwerden, Änderung von Tagesrhythmus oder Umgebung, Immobilisation nach Trauma u. a.)
  - anale oder perianale Läsionen
  - ernährungsbedingt (z. B. zu wenig Flüssigkeit, zu wenig Ballaststoffe, Nahrungsumstellung beim Säugling von Muttermilch auf Formelnahrung)
  - pharmakologisch (z. B. Narkotika, Antidepressiva, Antikonvulsiva, Anticholinergika, Antazida u. a.)
  - psychisch
- strukturelle Obstipation durch kolorektale Erkrankungen (angeboren oder erworben, alle selten bis sehr selten):
  - Morbus Hirschsprung (Aganglionose)
  - andere Innervationsstörungen (z. B. Hypo-, Hyperganglionose)
  - anorektale Fehlbildungen (z. B. nach anterior verlagerter Anus, Analstenose, Analatresie)

- chronische intestinale Pseudoobstruktion (sehr selten, im gesamten Gastrointestinaltrakt möglich, ätiologisch vielschichtig)
- stenosierende Prozesse (z. B. nach operativen Eingriffen)

- strukturelle Obstipation durch angeborene oder erworbene Allgemeinerkrankungen:
  - Hypothyreose
  - chronischer Flüssigkeitsverlust und Elektrolytdysbalancen (z. B. renal, medikamentös, endokrin bedingt)
  - zentrale Schädigung (z. B. Zerebralparese), Rückenmarksläsionen (z. B. Spina bifida) oder autonome Neuropathie (z. B. bei Diabetes mellitus) mit gastrointestinaler Motilitätsstörung
  - Myopathien mit Beteiligung der glatten Muskulatur, Kollagenosen
  - Motilitätsstörung bei verschiedenen Grundkrankheiten (z. B. Zöliakie, zystische Fibrose, Kuhmilchproteinunverträglichkeit, Anorexia nervosa)

81.5 Diagnostisches Vorgehen

In der osteopathischen Praxis stehen hier die **Anamnese** (insbesondere des Ess- und Trinkverhaltens, Konsistenz und Frequenz des Stuhls) und **klinische Befundung** (v. a. Palpation des Abdomens) im Vordergrund. Relevant ist eine Kenntnis des Stuhlverhaltens während des Stillens und Abstillens. Auch das Verhalten des Kindes währenddessen ist ausschlaggebend. Man sollte dann umfassend die Ernährungsanamnese klären, nach Schmerzen fragen und die Familienanamnese einschätzen können.

Bei der **Inspektion des Analbereichs** sollte man auf offensichtliche Veränderungen achten, z. B. auf Ekzeme oder dermatologische Reizungen. Eine rektale Tastuntersuchung ist in der osteopathischen Kinderpraxis nicht indiziert, zumal dieser Bereich, gerade bei chronischen Obstipationsproblemen, sehr behutsam behandelt werden sollte.

Die **Untersuchung** umfasst die allgemeine Untersuchung des Abdomens (Stuhl ist im Falle der Obstipation meistens gut palpierbar) und wichtige Zusammenhänge wie die Wirbelsäule (insbesondere dorsolumbale Segmente), das Becken und die unteren Rippengelenke (Beckenboden und Zwerchfell) sowie das kraniosakrale System (insbesondere sakrale Bereiche, die direkte Verbindungen mit dem neuropelvischen System darstellen).

Das Atmungssystem spielt eine fundamentale Rolle für die gastrointestinale Peristaltik und sollte deshalb besonders akkurat untersucht werden, da Druckverhältnisse im thorakalen sowie abdominellen Raum wichtig sind für eine korrekte Darmbewegung und Durchblutung. Zudem ist zu beachten, dass das respiratorische System bis zum 1. Lebensjahr eine veränderte Physiologie aufweist und über die noch unvollkommene Entwicklung der Muskulatur und der Knochen des Thorax keine komplette Atmungskontrolle erfolgt.

Bei Verdacht auf eine **nicht funktionelle Obstipation** sollte der Kinderarzt oder Gastroenterologe weitere Untersuchungen durchführen, z. B. Sonografie, Röntgen-Abdomen-Übersichtsaufnahme, Defäkografie, Bestimmung der Kolontransitzeit, Ganzwandbiopsien, MRT, damit angeborene Defekte oder neurologische Erkrankungen untersucht werden können.

Psychologische Probleme, allgemeines Unwohlbefinden, Kopfschmerzen, Dyspepsie und Mundgeruch sind ebenfalls typische Folgen einer kindlichen Obstipation, die deshalb auch als wichtige Begleitsymptome berücksichtigt werden sollten.

Osteopathisch betrachtet bleibt Obstipation, v. a. nachdem schwerwiegende Erkrankungen ärztlich ausgeschlossen wurden, eine gut zu behandelnde Symptomatik, da die Behandlung der Muskeln und/oder des Nervensystems (z. B. der reflektorischen somatischen Dysfunktion auf vertebraler Ebene) sowie der Druckverhältnisse im abdominellen Raum bei Obstipation hilfreich und sinnvoll ist. ▶ **Abb. 81.1**.

Literatur

[1] Drossman DA, Corazziari E, Delvaux M, Spiller RC, Talley NJ, Thompson WG, Whitehead WE. Rome III: The Functional Gastrointestinal Disorders. Diagnosis, pathophysiology and treatment. A multinational consensus. McLean, VA: Degnon Associates; 2006

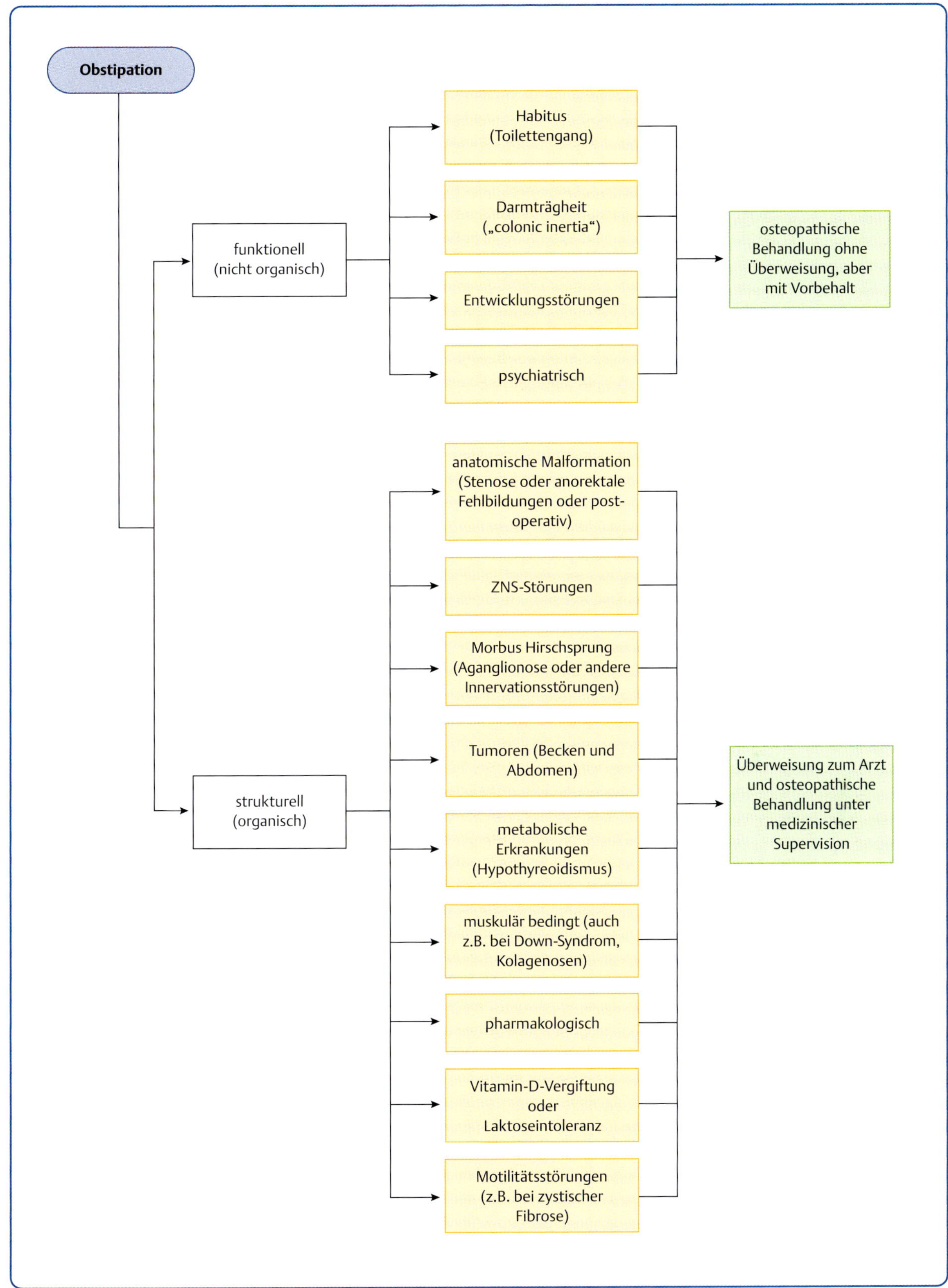

▶ **Abb. 81.1** Algorithmus Verdauungsprobleme – Obstipation.

82 Verhaltensänderung – niedrige Stimmung, zurückgezogen

Nancy Nunn

82.1 Wichtiges im Überblick

Niedergeschlagenheit ist die Beschreibung eines emotionalen Zustands, zu dem auch das Gefühl von „Traurigkeit" zählt. Zieht sich ein Kind zurück, so ist das oft auf Niedergeschlagenheit zurückzuführen, doch wenn man es auf sein Verhalten anspricht, kann die Stimmung in einen Wutausbruch (Kap. 86) oder in Gereiztheit umschlagen.

Anhaltendes Rückzugsverhalten ist dabei von mangelndem Interesse an sozialer Interaktion aufgrund einer Entwicklungsverzögerung (Kap. 10–Kap. 12) zu unterscheiden.

Dieses Kapitel bezieht sich auf Niedergeschlagenheit als langfristiges Gefühlsmuster, nicht auf eine akute Reaktion auf ein bestimmtes Ereignis. Langfristige Muster solcher Gefühle können zwar auf ein bestimmtes Ereignis zurückzuführen sein, doch dauern sie sehr viel länger an, als die Eltern/Bezugspersonen/Behandler für „normal" erachten würden. Sie können auch auf länger anhaltende oder wiederholte Ereignisse oder Situationen zurückzuführen sein, deren Bedeutung von der Familie möglicherweise nicht erkannt oder verstanden wird.

Vertrautheit mit den normalen Verhaltensreaktionen in den verschiedenen Altersklassen wird bei der Beurteilung vorausgesetzt. Dieser Text sollte daher in Verbindung mit den Kapiteln über die Entwicklung von Kognition (Kap. 11), Sozialverhalten (Kap. 10), Sprachentwicklung (Kap. 77) sowie Angst (Kap. 85) und Wut (Kap. 86) gelesen werden.

82.2 Definition

Verhalten beschreibt beobachtbare Vorgänge, die die Reaktion des Kindes auf innere und äußere Stimuli verkörpern. Das bedeutet, dass sensorische sowie neuroendokrine Bahnen daran beteiligt sind und miteinander interagieren müssen. Der Prozess umfasst normalerweise auch Emotionen und steht unmittelbar mit der Kognition und erlernten Reaktionsmustern in Verbindung. Da wir die Gefühle eines anderen nicht direkt fühlen können, können wir nur aus dem beobachtbaren Verhalten Rückschlüsse darauf ziehen. Verhalten lässt sich also als eine Form von Kommunikation betrachten, denn die Handlungen des Kindes können es dem Beobachter ermöglichen, seine Gefühle, Gedanken, Wünsche und Interpretationen zu verstehen.

Niedergeschlagenheit und **Traurigkeit** bedeuten hier eine Emotion, die dazu führt, dass sich das Kind von Alltagsaktivitäten zurückzieht. Solches Verhalten drückt meist eine tiefe Verunsicherung aus, die das Denken, das Verhalten und das Wohlbefinden des Kindes beeinflusst.

82.3 Anatomie – Physiologie – Pathophysiologie

Zustände von Traurigkeit und Niedergeschlagenheit werden von komplexen neuroendokrinen Bahnen reguliert. Eine längerfristige Aktivierung dieses Systems triggert in der Regel die HHN-Achse, die wiederum die Ausschüttung von Kortisol in der Nebennierenrinde verursacht.

Eine Verhaltensreaktion entsteht in der Regel als Kombination aus Motivation und Ausführung, wobei sich das erstere auf impulsgesteuerte Reaktionen bezieht und das zweite auf unsere Fähigkeit, solche Reaktionen aufgrund unserer Entscheidungsfähigkeit zu beeinflussen. Das bedeutet, dass es sich bei Verhalten normalerweise um das Ergebnis einer Interaktion zwischen dem limbischen System und dem Neokortex handelt. Da der Neokortex bei der Geburt nicht myelinisiert ist [14], ist das Verhalten eines Säuglings anfangs vollkommen impulsgesteuert. Mit zunehmender Entwicklung und damit Ausführungskontrolle erwarten wir von einem Kind eine Modifikation seines Verhaltens.

Eltern interpretieren zwar möglicherweise verstörtes Verhalten bei einem Säugling als Traurigkeit, doch tatsächlich erfordert dieses Gefühl ein gewisses Maß an Myelinisierung im Neokortex. Rückzugsverhalten, das vor dem Ende des 1. Lebensjahres auftritt, deutet möglicherweise auf eine reaktive Bindungsstörung hin.

Die an Verhaltensreaktionen beteiligten Gehirnareale sind komplex und umfassen die Wahrnehmung einer Situation (bewusst oder unbewusst), die Erregungssysteme (neuroendokrine Systeme), kognitive und Entscheidungsbahnen sowie motorische Bahnen. Verschiedene Faktoren können die Bildung von Bahnen innerhalb des Neokortex sowie zwischen Neokortex und limbischem System beeinflussen. Dazu zählen genetische Faktoren, Erfahrungen und Erlebnisse, Temperament und Persönlichkeit, kognitive Faktoren sowie soziale Normen, Werte und Vorstellungen innerhalb der Familie.

82.4 Ursachen

Zeigt ein Kind Niedergeschlagenheit oder Traurigkeit, kann das viele verschiedene Ursachen haben. Diese lassen sich grob in die folgenden Kategorien unterteilen:

- **Reaktive Traurigkeit** ist eine dem Alter des Kindes und der Situation entsprechende, angemessene Reaktion. Das bedeutet, dass es sich um eine normale Reaktion handelt. Dabei kann es sich um eine kritische Situation handeln wie den Verlust einer Bezugsperson, aber auch um harmlosere Verluste wie den eines Haustiers, eines Spielzeugs oder eines Kuscheltiers. Die Reaktion kann bei einem Kind sehr viel länger anhalten, als es in derselben Situation für einen Erwachsenen angemessen wäre.
- **Übermäßige reaktive Traurigkeit** ist eine ursprünglich angemessene Reaktion, die aber länger oder stärker andauert, als angesichts des Auslösers angemessen erscheint. Dies kann auf Entwicklungsverzögerungen, insbesondere auf kognitiver oder sozialer/emotionaler Ebene, Pathologien, negative Vorerfahrungen oder erlerntes Verhalten zurückzuführen sein.
- **Unerklärliche Traurigkeit**: Dabei kann es sich um eine reaktive Traurigkeit handeln, bei der der Auslöser von der Bezugsperson oder dem Behandler nicht erkannt oder identifiziert wurde. Es kann sich aber auch um einen pathologischen Zustand handeln (Persönlichkeitsstörung, genetisches Syndrom, neuropsychiatrische Störung), die Reaktion auf ein Arzneimittel, ein Anzeichen für Schulprobleme oder eine Reaktion auf beobachtete Gewalt innerhalb der Familie oder in den Medien.

Zu den möglichen Ursachen zählen:

Entwicklungsverzögerungen – kognitiv/sozial/sprachlich: In diesem Fall wäre das Verhalten vollkommen angemessen für ein jüngeres Kind in derselben Situation. Dabei müssen alle infrage kommenden Ursachen in Betracht gezogen werden. Hypoxische Episoden, Schädelfraktur, Infektionskrankheiten der Mutter, Fieber oder äußere Umweltfaktoren sind einige der häufigsten Traumata, die das sich entwickelnde Nervensystem des Säuglings im Zeitraum rund um die Geburt schädigen können (für weitere Informationen s. auch Kap. 10, Kap. 11 und Kap. 77). Auch eine Schädigung aufgrund nicht akzidenteller Verletzungen sollte in Betracht gezogen werden. Außerdem können genetische Ursachen, insbesondere im Zusammenhang mit genetischen Syndromen, vorliegen, da jede genetische Störung, die zu einer signifikanten mentalen Retardierung führt, auch in höherem Maß mit unreifem Verhalten verbunden sein kann.

Reaktion auf Misshandlung: Eine hohe Kortisolkonzentration und Stress in der ersten Lebensphase beeinflussen erwiesenermaßen die Entwicklung des präfrontalen Kortex und der Amygdala ([3], [7]). Diese Bereiche sind auch später an emotionalen Reaktionen und Gefühlen beteiligt. Kinder, die körperlich oder emotional misshandelt, vernachlässigt, schikaniert oder verletzt werden, weisen in der Regel ein erhöhtes Niveau des physiologischen Stresses auf, auch wenn ihre Verhaltensreaktion aus Rückzug bestehen kann, sodass sie niedergeschlagen und antriebslos wirken. Dauert die Vernachlässigung oder Misshandlung länger an, kann es zu einer neurologischen Entwicklungsverzögerung kommen. Rückzug, Niedergeschlagenheit und Traurigkeit können auch eine direkte Reaktion auf das erhöhte Stressniveau sein, dem das Kind ausgesetzt ist.

Träume/Albträume/Schlafstörungen: Mit der Entwicklung ihrer Vorstellungskraft haben Kinder zunehmend lebhafte Träume oder Albträume. Dazu kommt es v. a., solange das Kind kognitiv noch nicht so weit ist, den Unterschied zwischen Fantasie und Realität zu begreifen. Kinder können auch von Katastrophenszenarien träumen, durch die sie ihre Eltern verlieren, und entsprechende Ängste entwickeln. Bei Schlafstörungen (insbesondere Durchschlafproblemen) sind Kinder in der Regel tagsüber übermüdet, wodurch der Adrenalinspiegel erhöht und die Regulation der Gefühle erschwert ist.

Schulprobleme/Schulstress/Prüfungsangst: Manche Kinder zeigen deutliches Rückzugsverhalten angesichts von Leistungsdruck in der Schule oder zu Hause. Teilweise entziehen sie sich spezifischen Situationen, besonders wenn sie Angst haben, zu versagen, oder wenn Prüfungsergebnisse anstehen. Die kindliche Reaktion ist dabei sehr spezifisch und individuell, und verschiedene Kinder reagieren unterschiedlich auf dieselbe Art von Druck. Das hängt möglicherweise davon ab, welche Bedeutung sie ihrer Leistung oder ihren Prüfungsergebnissen zuschreiben [11]. Perfektionismus ist ein Charakterzug, der mit der Entwicklung psychischer Störungen in der Adoleszenz verbunden sein kann, z. B. von Depression und Essstörungen; ebenso ist er ein Risikofaktor für Suizid im späteren Erwachsenenalter [4].

Hörschäden: Rückzugsverhalten, bei dem das Kind traurig und antriebslos wirkt, kann auf schlechtes Hören zurückzuführen sein. Taubheit oder partielle Taubheit beeinträchtigt die Fähigkeit eines Kindes, sozial zu interagieren.

Chronische oder lebensbedrohliche Krankheiten, chirurgische Eingriffe, schmerzhafte Erkrankungen: Bei Kindern, die von ihrer kognitiven Entwicklung her ein Verständnis für ihre Sterblichkeit haben, ist eine emotionale Reaktion auf eine schwere Erkrankung normalerweise zu erwarten. Rückzug ist eine häufige Reaktion auf die in solchen Fällen auftauchende Angst und kann als Schutzverhalten interpretiert werden.

Soziale/familiäre Situation: Kinder übernehmen Verhaltens- und Reaktionsmuster von Erwachsenen und anderen Kindern und kopieren deren Verhalten ihnen selbst und anderen gegenüber. Familien weisen unterschiedliche Erziehungsstile, Werte und Glaubenssysteme auf, die das Verhalten in einem Haushalt maßgeblich bestimmen. Kinder, die von depressiven Eltern aufgezogen werden, sind einem Verhalten ausgesetzt, das es wahrscheinlicher macht, dass sie ebenfalls depressive, antriebslose Verhaltensweisen erlernen.

Psychiatrische und neuropsychiatrische Störungen: Ein Kind mit starkem Aufmerksamkeitsdefizit-Syndrom (ADS) kann innerhalb des Klassensettings zurückgezogen wirken (Kap. 83). Auch Kinder mit Störungen des autistischen Spektrums können sehr zurückgezogen wirken, wobei dies nicht mit ihrer Stimmung korreliert ist. Kinder mit Begleitstörungen wie ADHS oder Essstörungen entwickeln signifikant häufiger als andere depressives Verhalten ([5], [13]).

Genetik: Viele Studien weisen auf einen genetischen Einfluss bei Depression, Antriebslosigkeit und depressiven Zuständen hin ([8], [2]). Autoren wie Silberg et al. [12] vermuten einen Einfluss des Verhaltens depressiver Eltern auf ihre Kinder ebenso wie eine genetische Komponente.

Geschlecht: Es gibt recht viel Literatur über die Verbreitung von Niedergeschlagenheit und Depression bei erwachsenen Frauen. Nolen-Hoeksema und Girgus [6] erklärten zwar, dass die Geschlechtsunterschiede im Auftreten von Depression erst nach der Adoleszenz (ab einem Alter von 15 Jahren) feststellbar sind, doch in einer jüngeren Studie wurden Geschlechtsunterschiede bereits ab einem Alter von 13 Jahren gefunden [10].

Anämie: Müdigkeit ist ein typisches Symptom von Anämie und kann zu einem Verhalten führen, das als antriebslos und niedergeschlagen erscheint.

Hypothyreose: Antriebslosigkeit kann auch eine Folge der neuroendokrin verursachten Lethargie bei einem niedrigen Spiegel der Schilddrüsenhormone Thyroxin und Trijodthyronin sein.

Chronische Erschöpfung/postvirale Müdigkeit: Krankheiten, die einen Einfluss auf das Energieniveau des Körpers haben, können bei Kindern zu Rückzug, Antriebslosigkeit und ähnlichen Symptomen führen.

Medikamente: Die langfristige Einnahme bestimmter Medikamente (u. a. Antikonzeptiva und Kortikosteroide) beeinflusst erwiesenermaßen die Stimmung [9]. Depression und Antriebslosigkeit treten häufig bei Substanzmissbrauch auf; dieser kann sowohl Folge wie auch Ursache eines Stimmungstiefs sein.

82.5 Diagnostisches Vorgehen

Um Verhaltensprobleme bei Kindern diagnostizieren zu können, muss man mit ihrer normalen Entwicklung und den üblichen emotionalen Reaktionen während der Kindheit vertraut sein. Das vorausgesetzt, muss der Osteopath die möglichen Ursachen in Betracht ziehen, um dann entscheiden zu können, ob eine osteopathische Behandlung ausreichend ist oder das Kind zur genaueren Abklärung weiterverwiesen werden sollte.

Bei Fragen zur Familiensituation und den Reaktionen der Familie auf das problematische Verhalten des Kindes sollte auf eine nicht wertende Haltung geachtet werden. Ist das Kind alt genug, um für sich selbst zu sprechen, sollte sich der Osteopath ausreichend Zeit nehmen, um eine vertrauensvolle Beziehung aufzubauen, die es dem Kind ermöglicht, sich frei auszudrücken.

Mithilfe einer detaillierten **Anamnese** sollte die Wahrscheinlichkeit von Entwicklungsverzögerungen als Ursache für das Verhalten abgeklärt werden. Dabei müssen alle ätiologischen Faktoren in Bezug auf die neurologische Entwicklung in Betracht gezogen werden (vgl. Kap. 10, Kap. 11 und Kap. 77). Dazu zählen insbesondere folgende Faktoren:

- pränatale Störungen: Gesundheit der Mutter, Funktion der Plazenta, Infektionen, Frühgeburt, geringes Geburtsgewicht
- Blutsverwandtschaft der Eltern, genetische Defekte in der Familiengeschichte
- signifikantes Geburtstrauma
- Infektionen innerhalb der Vorgeschichte des Kindes, die zu Schädigungen geführt haben könnten
- aktueller Gesundheitszustand: Gewichtszunahme, Ernährungszustand, Infektionen, Erkrankungen
- Entwicklungsverzögerungen in anderen Bereichen: motorisch, sozial, sprachlich, kognitiv

Die Beurteilung richtet sich nach dem Alter des Kindes. Eine vollständige Untersuchung umfasst auch die Abklärung des aktuellen neurologischen Status des Kindes:

- Bewusstseinsstand und Interaktion
- Seh- und Hörvermögen
- Vorhandensein oder abnorme Persistenz primitiver Reflexe
- Beobachtung des Sprachverhaltens, der Kommunikation und Kognition (in Abhängigkeit vom Alter des Kindes; Kap. 11, Kap. 77)

Darüber hinaus ist eine **Untersuchung** des allgemeinen Gesundheitszustands erforderlich:

- Gesichtsfarbe, Körpertemperatur
- Anzeichen von Fieber, Infektionen, Hautausschlägen
- Anzeichen für unzureichende Gewichtszunahme oder kleine Statur
- Anzeichen von Vernachlässigung oder Misshandlung
- Hämatome, Narben oder andere Anzeichen von Verletzungen (inklusive Selbstverletzung)

Die **palpatorische Qualität** der Gewebe ergänzt diese Informationen, insbesondere bei Anzeichen einer Schädigung oder Funktionsveränderung des Nervengewebes. Kann die Ätiologie der Schädigung nicht ermittelt werden, so kann die Qualität des ZNS Hinweise auf eine mögliche Ätiologie geben. Trägheit, Stase und mangelnde Bewegung sind mit einer schlechteren Prognose verbunden. Außerdem lassen sich die somatischen Merkmale emotionaler Zustände prüfen. Eine starke Emotion wie Niedergeschlagenheit oder Traurigkeit kann zu einer Veränderung der Atemmechanik sowie zu bestimmten Mustern somatischer Anspannung in spezifischen Muskelgruppen (u. a. Sternum und Diaphragma) führen. Ein erhöhter Kortisolspiegel hat ebenfalls palpierbare Auswirkungen auf die Gewebequalität.

Eine **ärztliche Abklärung** sollte bei folgenden Anzeichen erfolgen:

- Entwicklungsregression
- sich verschlechternder allgemeiner Gesundheitszustand
- Anzeichen von Vernachlässigung oder Misshandlung
- selbstschädigendes oder zwanghaftes Verhalten
- psychotisches Verhalten
- Zusammenbruch des Familiensystems
- Verdacht auf eine mögliche schwere Gefährdung des Kindes
- Anzeichen für Anämie/Schilddrüsenfunktionsstörungen

Bei Kindern mit nicht abgeklärten Entwicklungsverzögerungen (in einzelnen Bereichen oder generell) oder genetischen Syndromen sollte die Ätiologie medizinisch abgeklärt werden. Kommt es zu keiner weiteren Regression oder Verschlechterung, kann ein betroffenes Kind auch osteopathisch behandelt werden.

Eine Verweisung an den Arzt sollte nicht nur aus Gründen der medizinischen Sicherheit erfolgen, sondern auch, um dem Kind Zugang zu weiteren therapeutischen Interventionen zu ermöglichen wie Ergotherapie, Logopädie, neurologischer Entwicklungstherapie, Physiotherapie, Ernährungsberatung, pädagogischer Beratung oder Betreuung und Familientherapie. ▶ **Abb. 82.1.**

Literatur

[1] Bee H, Boyd D. The developing child. 10th ed. Boston: Pearson Education; 2004

[2] Eley TC, Sugden K, Corsico A et al. Gene-environment interaction analysis of serotonin system markers with adolescent depression. Mol Psychiatry 2004; 9: 908–915

[3] Gerhardt S. Why love matters: how affection shapes a baby's brain. Hove: Brunner-Routledge; 2004

[4] Hewitt PL, Cailian CF, Flett GL et al. Perfectionism in children: associations with depression, anxiety, and anger. Pers Individ Dif 2002; 32(6): 1049–1061

[5] Humphreys KL, Katz SJ, Lee SS et al. The association of ADHD and depression: Mediation by peer problems and parent-child difficulties in two complementary samples. J Abnorm Psychol 2013; 122(3), 854–867

[6] Nolen-Hoeksema S, Girgus JS. The emergence of gender differences in depression during adolescence. Psychol Bull 1994; 115(3): 424–443

[7] Pechtel P, Pizzagalli DA. Effects of early life stress on cognitive and affective function: an integrated review of human literature. Psychopharmacology (Berl) 2011; 214: 55–70

[8] Rice F, Harold G, Thapar A. The genetic aetiology of childhood depression: a review. J Child Psychol Psychiatry 2002; 43: 65–79

[9] Rogers D, Pies R. General medical drugs associated with depression. Psychiatry (Edgmont) 2008; 5(12): 28–41

[10] Salk RH, Petersen JL, Abramson LY et al. The Contemporary Face of Gender Differences and Similarities in Depression Throughout Adolescence: Development and Chronicity. J Affect Disord 2016; 205: 28–35

[11] Segool NK, Carlson JS, Goforth AN et al. Heightened test anxiety among young children: elementary school students' anxious responses to high-stakes testing. Psychol Sch 2013, 50: 489–499

[12] Silberg JL, Maes H, Eaves LJ. Genetic and environmental influences on the transmission of parental depression to children's depression and conduct disturbance: an extended Children of Twins study. J Child Psychol Psychiatry 2010; 51: 734–744

[13] Stice E, Bearman SK. Body-image and eating disturbances prospectively predict increases in depressive symptoms in adolescent girls: a growth curve analysis. Dev Psychol 2001; 37(5): 597–607

[14] Volpe JJ. Neurology of the newborn. 5th ed. Philadelphia, USA: Elsevier Saunders; 2008

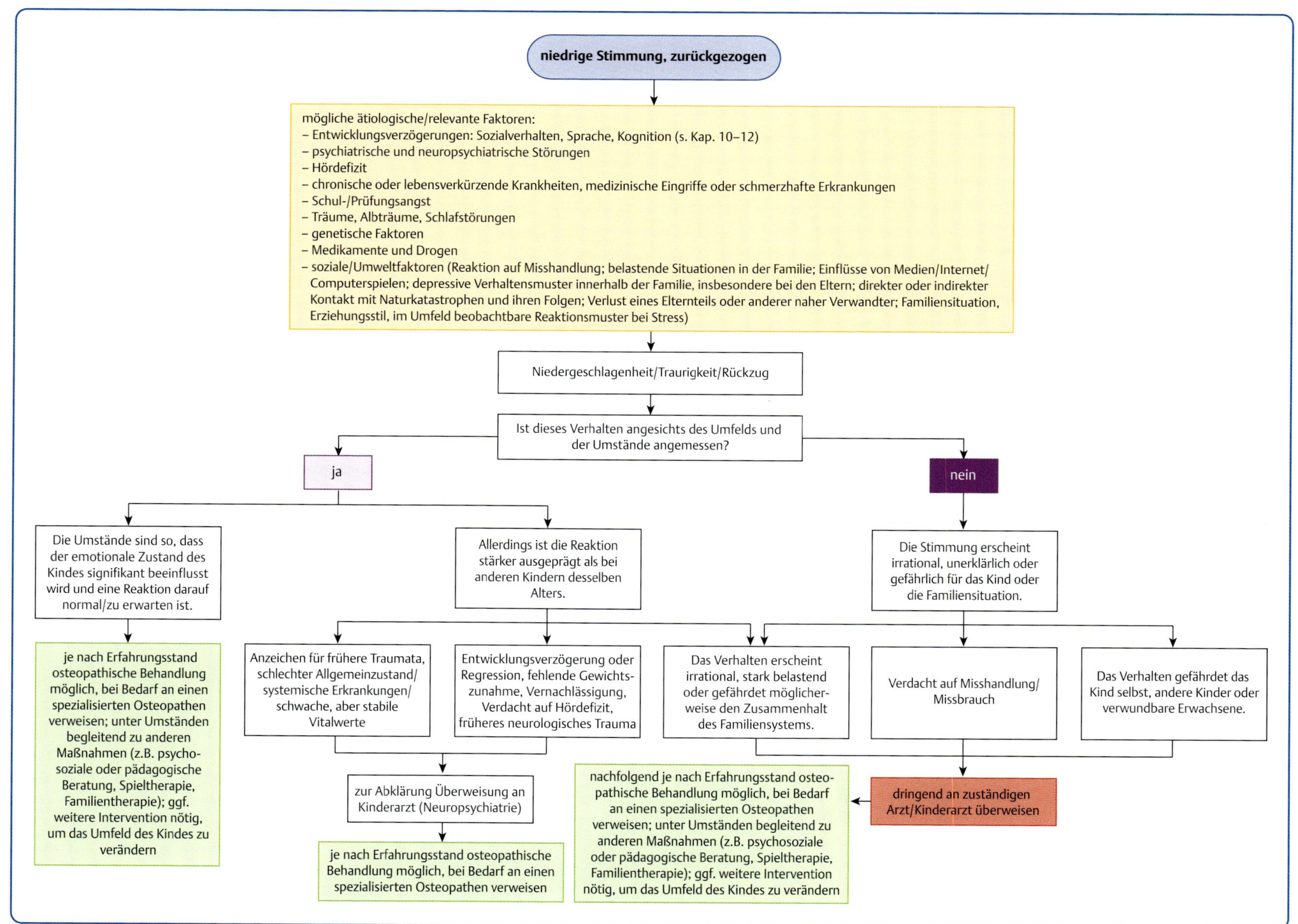

▶ **Abb. 82.1** Algorithmus Verhaltensänderung – niedrige Stimmung, zurückgezogen.

83 Verhaltensauffälligkeit – Aufmerksamkeitsdefizit

Aidan Spencer

83.1 Wichtiges im Überblick

Die Fähigkeit zu Aufmerksamkeit entwickelt sich stufenweise im Laufe der Kindheit und hängt sehr von einer entsprechenden Stimulation durch die Umwelt ab. Außerdem beruht sie auf der Gedächtnisfunktion sowie auf einer funktionierenden Wahrnehmung; verschiedene neuronale Bahnen sind daran beteiligt. Die Fähigkeit zu Aufmerksamkeit kann durch unterschiedliche angeborene, inhärente oder Umweltfaktoren negativ beeinflusst werden.

83.2 Definition

Ein **Aufmerksamkeitsdefizit** zeigt sich in Form von fehlendem Durchhaltevermögen bei kognitiv anspruchsvollen Aktivitäten sowie leichter Ablenkbarkeit und einer Tendenz, von einer Aktivität zur nächsten zu wechseln, ohne etwas abzuschließen (ICD-10; [17]). Ebenso wird dadurch die Selektion von Aktivitäten beeinflusst sowie die Fähigkeit, wichtige Umweltreize von unwichtigen, vernachlässigbaren zu unterscheiden.

Aufgrund der leichten Ablenkbarkeit ist es für das Kind schwierig, einen Fokus aufrechtzuerhalten, einen Ablauf zu planen oder mit Konzepten wie Reihenfolge oder Zeit zu arbeiten. Zeigt sich außerdem hyperaktives und impulsives Verhalten (Kap. 84), ist die Diagnose vermutlich ADHS. Eine Variante davon ist das ADS, bei dem Hyperaktivität eine geringere Rolle spielt.

83.3 Anatomie – Physiologie – Pathophysiologie

Die Fähigkeit zur Aufmerksamkeit ist in den höheren Zentren des ZNS angesiedelt. Sie geht aus von der Reflexebene beim Säugling und entwickelt sich von dort aus zu einer reifen, anwendbaren Fähigkeit. Ihre Entwicklung geht von einer angeborenen Veranlagung aus, wird durch die Umwelt gefördert und bedarf der Übungsmöglichkeiten; sie hängt ab von Gedächtnis, Sprachfertigkeit und visuell-räumlichem Vorstellungsvermögen. Die normale Entwicklung der Aufmerksamkeit folgt einem vorgegebenen Muster: Neugeborene reagieren bereits instinktiv mit Aufmerksamkeit auf gewisse Stimuli wie sich bewegende Objekte, Lichtquellen, menschliche Gesichter und länger anhaltende Geräusche. Säuglinge befinden sich im Erforschungsmodus und reagieren besonders auf neuartige Stimuli, weshalb sie sich leicht ablenken lassen – ein Merkmal, das jeder Kinderarzt zu seinem Vorteil ausnutzt! Bei Krabbelkindern wird das Erforschen der Umwelt systematischer, und sie fangen an, bestimmte Absichten zu verfolgen, selektiv auszuwählen, Ablenkungen auszuschließen und eine noch einfache Logik und Organisation in ihrem Forschungsverhalten zu zeigen.

Die Umgebung spielt nun eine entscheidende Rolle, und das Forschen wird durch Erfolgserlebnisse verstärkt. Angesichts der ungeheuren Mengen an Stimuli, denen wir laufend ausgesetzt sind, sind die Auswahl und Priorisierung einzelner Stimuli und das Ausblenden zahlreicher anderer essenzieller Aspekte des Erlernens von Aufmerksamkeit. Dies ist ein komplexer Prozess, bei dem Ziele in den höheren Gehirnzentren gebildet (top-down) und mit konkreten Erfahrungen (bottom-up) in Verbindung gebracht werden [11]. Längere Erfahrung mit einem bestimmten Stimulus sorgt dafür, dass dieser in Zukunft stärker ausgewählt wird. Kleine Kinder lieben vertraute Aktivitäten und lassen sich z. B. gerne wieder und wieder ein Buch vorlesen, das sie bereits gut kennen. Mit zunehmendem Alter verlängert sich dabei die Aufmerksamkeitsspanne, und der Fokus richtet sich zunehmend darauf, Informationen aufzunehmen und in einen Zusammenhang zu bringen. Ältere Kinder lesen Bücher oder schauen Filme, weil sie neugierig sind, was passieren wird.

Der Neurotransmitter Noradrenalin ist mit dem sympathischen Nervensystem verbunden und wird bei bedrohlichen äußeren Situationen (bottom-up) zusammen mit Adrenalin in relativ großer Menge als Teil der Kampf-Flucht-Reaktion im Nebennierenmark gebildet. Noradrenalin wird außerdem vom Locus coeruleus im Pons gebildet und sorgt für einen erhöhten Erregungszustand und eine fokussierte Aufmerksamkeit, fördert die Bildung von Gedanken und trägt zur Erinnerungsbildung bei.

Der Neurotransmitter Dopamin entfaltet seine Wirkungen im präfrontalen Kortex und ermöglicht (top-down) ausführende Funktionen wie durch Belohnung motiviertes Verhalten oder die Hemmung unerwünschter Verhaltensweisen oder Gedanken. Unwichtige sensorische Stimuli werden ausgeblendet, um einen über längere Zeit anhaltenden aufmerksamen Fokus zu ermöglichen. Unzureichender Dopamintransport führt zu Ablenkbarkeit und Beschäftigung mit Hintergrunddetails statt mit der aktuell anstehenden Aufgabe. In einer natürlichen Umgebung kann solch eine generelle Hypervigilanz möglicherweise einen Überlebensvorteil darstellen, da Gefahrenquellen in der Umwelt rascher wahrgenommen werden, wie am typischen Verhalten schreckhafter Beutetiere zu beobachten ist. Das in Stresssituationen vermehrt ausgeschüttete Noradrenalin verlangsamt den präfrontalen Kortex und hebt die Ausführungskontrolle sowie die Hemmung der Amygdala und ihrer emotionalen Reaktivität auf. Das führt möglicherweise zu sozial unangemessenen, reflexhaften Abwehrreaktionen gegen vermeintliche Bedrohungen mit verminderter Fähigkeit zu Aufmerksamkeit.

83.4 Ursachen

ADHS ist die häufigste Verhaltensstörung in der Kindheit. Als diagnostische Bezeichnung umfasst ADHS eine Vielzahl verschiedener Verhaltensweisen, u. a. mangelnde Aufmerksamkeit, doch die jeweils spezifischen Elemente sind höchst variabel und die Bezeichnung sagt nichts aus über die Ätiologie. Es werden viele unterschiedliche und teilweise überlappende Ursachen angenommen, u. a. eine angeborene genetische Prädisposition, ungünstige perinatale Ereignisse, traumatische Gehirnverletzungen, schlechte Sauerstoffversorgung, Schadstoffbelastung und Nahrungsmittelunverträglichkeiten. Dabei setzt sich die Aufmerksamkeitsschwäche eher bis ins Erwachsenenleben fort als das hyperaktive/impulsive Element der Störung. ADHS wird auch mit einer übermäßigen Wiederaufnahme und damit einer geringen Konzentration von Neurotransmittern wie Noradrenalin und Dopamin in Verbindung gebracht. Üblicherweise werden bei der Diagnose ADHS Psychostimulanzien verschrieben, die die Konzentration von Neurotransmittern im ZNS erhöhen und dadurch die Fokussierungsfähigkeit verbessern sollen. Diese Medikamente haben aber auch systemische adrenerge Wirkungen, die gesundheitsschädlich sein können.

ADHS wird bei Jungen 3 × häufiger diagnostiziert als bei Mädchen, wobei dies möglicherweise an geschlechtsspezifisch unterschiedlichen Ausprägungen liegt. Es wurde festgestellt, dass bei Mädchen häufiger ein ADS diagnostiziert wird, bei Jungen dagegen häufiger Hyperaktivität. Der Mangel an auffällig störendem Verhalten bei Mädchen führt zu einer geringeren Zahl von ADHS-Diagnosen; stattdessen werden bei ihnen häufiger Depressionen und Angststörungen festgestellt, die bei beiden Geschlechtern mit ADHS einhergehen können [14].

Genetische Ursachen: ADHS kann in bestimmten Familien gehäuft auftreten, und in den letzten Jahren wurden in diesem Zusammenhang einige spezifische genetische Anomalien gefunden, die den Transport und die Wiederaufnahme von Neurotransmittern negativ beeinflussen. Vermutlich ist dieses Syndrom aber durch eine komplexe Wechselwirkung von genetischen und Umweltfaktoren gekennzeichnet, wobei die Ausformung je nach Umweltbedingungen variiert und sich nicht definitiv eine einzelne Ursache identifizieren lässt [13].

Vernachlässigung/Misshandlung: Mangelnde Stimulation, z. B. aufgrund von Vernachlässigung durch die Eltern, untergräbt den inneren Antrieb des Kindes, seine Umwelt zu erforschen, wodurch die Entwicklung der Aufmerksamkeit beeinträchtigt wird. Eine starke Bindungsstörung kann sich in Form extremer Passivität manifestieren, weil das Kind aufgehört hat, eine Antwort auf seine Kontaktversuche zu erwarten. Aus dieser Sicht lässt sich die Vererbbarkeit in manchen Familien möglicherweise eher auf eine soziale als eine genetische Ursache zurückführen, wobei suboptimale Erziehungsmuster von Generation zu Generation weitergegeben werden. Misshandlung, wozu auch Vernachlässigung zählt, die aber auch körperliche oder sexuelle Gewalt umfassen kann, sollte immer dann in Betracht gezogen werden, wenn ein Kind extrem distanziert wirkt und sich nicht einfügen kann.

Schlafstörungen: Neben den insgesamt negativen Auswirkungen auf die Gesundheit hat Schlafmangel auch einen starken Einfluss auf viele Aspekte der kognitiven Leistungsfähigkeit, u. a. auch auf die Aufmerksamkeit. Das gilt ganz besonders für ein sich entwickelndes Gehirn. Vor allem unregelmäßige Schlafenszeiten werden mit mangelnder Aufmerksamkeit in Verbindung gebracht [10]. Bei Kindern mit ADHS wurden signifikant kürzere REM-Schlaf-Zeiten (REM = „rapid eye movement") und insgesamt weniger Schlaf als bei einer gesunden Kontrollgruppe festgestellt [5]. Dieselbe Forschergruppe stellte fest, dass eine verkürzte Schlafdauer bei gesunden Grundschulkindern zu Unaufmerksamkeit und einer verschlechterten kognitiven Funktionen führte, jedoch nicht zu Hyperaktivität [6].

Sauerstoffversorgung: Eine ausreichende Sauerstoffversorgung ist die Grundlage für die kognitive Entwicklung und damit auch für Aufmerksamkeit. Obstruktive Apnoe aufgrund einer Rachenmandelwucherung beeinträchtigt die Sauerstoffversorgung der Gewebe und führt außerdem zu schlechtem Schlaf, was ein weiterer Risikofaktor für Aufmerksamkeitsdefizite ist. Kinder mit Down-Syndrom leiden oft aufgrund von Problemen mit der Atmung unter schlechter Sauerstoffversorgung, und der Prozentsatz von ADHS-Diagnosen liegt bei ihnen über dem Durchschnitt. Perinatale Hypoxien, die eine Beatmungsunterstützung erforderlich machen, wurden ebenfalls mit der späteren Diagnose von ADHS in Verbindung gebracht [2].

Perinatale und neonatale Komplikationen: Bei Kindern mit der Diagnose ADHS wurde ein vermehrtes Auftreten von ungünstigen perinatalen Faktoren wie Frühgeburt, geringem Geburtsgewicht und Infektionen festgestellt, möglicherweise verbunden mit einer Schädigung des Gehirns. Dabei spielen länger anhaltende, chronische Stresszustände während der ersten Lebenszeit vermutlich eine größere Rolle als akute, kurzfristige Phänomene [2].

Kopfverletzungen: Schädel-Hirn-Traumata, v. a. in sehr früher Kindheit, werden ebenfalls mit ADHS in Verbindung gebracht. Aufgrund der Beeinträchtigung der Ausführungskontrolle in den höheren Gehirnzentren können Schädel-Hirn-Traumata auch bei Erwachsenen zu ADHS-ähnlichen Symptomen führen [9].

Ernährung: Bei manchen Nahrungsmitteln wird eine Rolle bei ADHS vermutet, insbesondere in Bezug auf Hyperaktivität (Kap. 84). Infolge übermäßigen Konsums einfacher Kohlenhydrate (wie raffinierter Zucker und Stärke), die häufig in Fertigprodukten enthalten sind, können extreme Schwankungen des Blutzuckerspiegels auftreten. Die dadurch verursachte Instabilität des Insulinsystems und vorübergehende Hypoglykämien sind nicht nur Risikofaktoren für spätere Fettleibigkeit und Diabetes mellitus Typ 2, sondern beeinträchtigen auch die Konzentrationsfähigkeit.

Schadstoffbelastung: Belastung mit Blei aus Autoabgasen wie bis vor Kurzem üblich wurde schon lange mit signifikanten kognitiven Beeinträchtigungen bei Kindern in Verbindung gebracht, u. a. auch mit Aufmerksamkeitsdefiziten. Andere Industriechemikalien, z. B. Lösungsmittel in Kunststoffprodukten oder Umweltgifte, die über die Nahrungskette in den Verdauungstrakt gelangen, wirken neurotoxisch auf das sich entwickelnde Gehirn und sind möglicherweise die Ursache für das zunehmende Auftreten neurologischer Entwicklungsstörungen, wozu auch ADHS gerechnet wird [4]. Auch manche Medikamente wie das antiepileptisch wirksame Phenobarbital können erwiesenermaßen die Aufmerksamkeit bei Kindern beeinträchtigen [8]. Außerdem werden Rauchen und Alkoholmissbrauch während der Schwangerschaft mit ADHS in Verbindung gebracht ([1], [12]). Es gibt jedoch bei diesen Studien zahlreiche weitere Störfaktoren, z. B. den sozioökonomischen Hintergrund [7].

Epilepsie: Anfälle mit Absenzen führen zu einem vorübergehenden Abschalten der mentalen Aktivität, wobei der Patient wegdriftet und bis zu 30 s lang vor sich hin starrt. Bei häufigem Auftreten wird dadurch die Fähigkeit beeinträchtigt, Informationen zu verarbeiten und zu lernen. Solche Störungen können fälschlicherweise als ADS diagnostiziert werden. Patienten mit Epilepsie weisen eine signifikant erhöhte Häufigkeit von Verhaltensstörungen auf, u. a. auch Aufmerksamkeitsdefizite [15].

Hörbeeinträchtigung: Ein Kind, das schlecht hört, z. B. aufgrund eines unentdeckten Paukenergusses („Leimohr"), kann in seine eigene Welt abdriften, statt sich in der Klasse am Unterricht zu beteiligen.

Videospiele: Verschiedentlich wurden Bedenken geäußert, dass Computerspiele zu stärkerer Ablenkbarkeit führen, wobei die schnelle Steuerung und die aufmerksamkeitsstarken Bilder eine Rolle spielen sollen [16]. Dabei muss jedoch auch in Erwägung gezogen werden, dass Kinder mit einer ADHS-Diagnose gerade bei Videospielen oder bei anderen Aktivitäten, die ihnen Spaß machen, manchmal über längere Zeiträume konzentriert bleiben können. Einige spezifische Fähigkeiten wie die visuelle Aufmerksamkeit und das rasche Verarbeiten visueller Informationen werden durch solche Spiele möglicherweise sogar gefördert [3].

Sozioökonomischer Status: Bei Kindern, die in einer benachteiligten sozioökonomischen Gruppe aufwachsen, ist das Risiko für Vernachlässigung und mangelnde Stimulation erhöht. Armut kann daher als verzerrender Faktor wirken. Auch Früherkennung und entsprechende Korrekturmaßnahmen stehen Kindern aus schwächeren sozialen Schichten oft weniger zur Verfügung.

83.5 Diagnostisches Vorgehen

Bevor Sie solch einen Fall annehmen, sollten Sie sichergehen, dass Sie sich in diesem Bereich kompetent und sicher fühlen und über eine entsprechende Ausbildung verfügen.

Bei der **Anamnese** sollten Sie zunächst die Merkmale, den Beginn und den Kontext des Verhaltens des betreffenden Kindes prüfen: Durch wen und wo wurde das Aufmerksamkeitsdefizit bemerkt – durch Eltern oder sonstige Betreuer, im Kindergarten oder in der Schule? Aufmerksamkeitsdefizite werden oft im Zusammenhang mit dem Schulbeginn festgestellt, wenn Kinder von entsprechend erfahrenen Lehrern im Vergleich mit Gleichaltrigen beurteilt werden. Bei Vorschulkindern ist die definitive Diagnose eines Aufmerksamkeitsdefizits praktisch nicht möglich, da kurze Aufmerksamkeitsspannen bei kleineren Kindern normal sind. Die Eltern oder Betreuer eines älteren Kindes mit einer kurzen Aufmerksamkeitsspanne erinnern sich möglicherweise, dass das Kind immer schon von einem Spielzeug zum nächsten wechselte und das typische Verhalten eines Kleinkindes auch beim Älterwerden beibehielt.

Klären Sie ab, ob das Problem in allen Situationen und dauerhaft auftritt. Oder ist das Kind konzentrierter bei Aktivitäten, die es gerne ausführt? Hängt das Verhalten davon ab, von wem es betreut wird? Bei situativ unterschiedlichem Verhalten ist das Defizit weniger schwerwiegend, als wenn es durchgängig auftritt, da das Kind dann offenbar Wahlmöglichkeiten hat. Wie kommt das Kind mit den Anforderungen in der Schule zurecht? Kann es die notwendige Aufmerksamkeit in der Klasse und für Hausaufgaben aufbringen? Kann es normale Beziehungen zu Gleichaltrigen aufbauen? Auch Spiele verlangen die Fähigkeit, grundlegende Regeln zu erkennen und zu befolgen, was für leicht ablenkbare Kinder eine große Herausforderung sein kann. Mangelnde Teilnahme an Gemeinschaftsspielen kann wiederum dazu führen, dass das Kind Probleme hat, Freunde zu finden. Bei einem Kind, das immer hyperaktiv und impulsiv reagiert, wie es für ADHS typisch ist, besteht das Risiko, dass es in der Schule und bei den Gleichaltrigen nicht gut integriert ist.

Klären Sie auch die Situation zu Hause vorsichtig ab. Fragen Sie nach Geschwistern und deren Verhalten sowie nach den Beziehungen untereinander und den sonstigen Einflüssen innerhalb der Familie, denen das Kind ausgesetzt war oder ist. Wie geht die Familie mit der leichten Ablenkbarkeit des Kindes um? Welchen emotionalen Charakter zeigt das Kind und wie verlief die frühe soziale Entwicklung? Steht das Aufmerksamkeitsdefizit möglicherweise mit einer tieferen psychoemotionalen, verhaltensmäßigen oder neuronalen Störung in Verbindung? Wie lange schläft das Kind und welche Qualität hat der Schlaf? Klären Sie die Essgewohnheiten ab. Gibt es irgendwelche Allergien oder Nahrungsmittelunverträglichkeiten? Besteht ein besonderes Verlangen nach bestimmten Nahrungsmitteln? Bekommt das Kind irgendwelche Medikamente? Wie ist die Gewichtszunahme? Stimulanzien können zu Gewichtsverlust führen, während „Frustessen" und eine kohlenhydratreiche Ernährung zu übermäßiger Gewichtszunahme führen können.

Die Fragen nach der Vorgeschichte sollten Details der mütterlichen Gesundheit während der Schwangerschaft sowie Zwischenfälle während der Geburt umfassen. Wie war das Kind als Neugeborenes, als Säugling, als Kleinkind? Gab es irgendwelche frühen Probleme mit der Atmung, z. B. Schlafapnoe? Erforschen Sie die frühe Entwicklung, insbesondere in Bezug auf die Grob- und Feinmotorik sowie Koordination. Ist das Kind ungeschickt und neigt es zu Unfällen? Frenetische Aktivität, Impulsivität und schwache Aufmerksamkeit erhöhen die Gefahr von Unfällen beim Spielen. Das gilt es abzuklären, ebenso wie Dyspraxie und andere Formen motorischer Entwicklungsverzögerung, die ein Aufmerksamkeitsdefizit begleiten oder zu offensichtlicher Ungeschicklichkeit führen können. Gab es in der Vorgeschichte ein Schädeltrauma oder eine Gehirnerschütterung? Gab es Probleme mit der Sprache oder dem Sprechen? Bei Kindern mit Aufmerksamkeitsdefiziten zeigen sich manchmal Probleme mit der Sprachverarbeitung, besonders nach dem Schulbeginn, auch wenn es keine Verzögerungen bei der frühen Sprachentwicklung gab. Wurden irgendwelche Hörstörungen diagnostiziert? Gab es schwere Erkrankungen oder hohes Fieber? Damit verbundene neuronale Irritationen oder Schädigungen können die Konzentrationsfähigkeit beeinträchtigen.

Bei der **Untersuchung** ist zu berücksichtigen, dass Kinder mit Aufmerksamkeitsdefiziten in Situationen mit einem direkten Gegenüber oft leistungsfähiger sind als in größeren Gruppen, wie das bei einer Schulklasse der Fall ist.

Machen Sie sich ein generelles Bild von dem betroffenen Kind – wie selbstbewusst, glücklich, ängstlich oder unruhig wirkt es? Wie ist sein emotionaler Zustand und welchen Eindruck haben Sie von den Beziehungen innerhalb der Familie?

Lassen Sie das Kind während der Anamnese mit Spielzeug spielen und prüfen Sie dabei das Niveau der motorischen Entwicklung in Bezug auf Gang, Haltungskontrolle und Koordination. Bei jüngeren Kindern lässt sich das ganz nebenbei bei ihrem Spiel beobachten. Bei Schulkindern kann auf gestörtes Gleichgewicht oder Dyspraxie getestet werden, indem man sie auf einem Bein stehen, hüpfen oder auf einer geraden Linie gehen lässt. Prüfen Sie die altersgemäße Fähigkeit des Kindes, Anweisungen zu befolgen und eine Abfolge von Handlungen durchzuführen.

Bei Verdacht auf Hörprobleme sollten eine Otoskopie sowie ein Weber- und ein Rinne-Versuch durchgeführt werden. Ebenso sollte auf Rachenmandelwucherungen untersucht werden, die die Drainage der Eustachischen Röhre blockieren und damit die Sauerstoffversorgung und den Schlaf beeinträchtigen können.

Prüfen Sie die Gesichtsfarbe des Kindes sowie die Hautfärbung der Extremitäten im Hinblick auf autonome Aktivierung, Durchblutung und Sauerstoffversorgung. Untersuchen Sie auf Hämatome oder andere Anzeichen von unfallbedingten und nicht akzidentellen Verletzungen.

Prüfen Sie die axiale Körperhaltung, Statur und allgemeine körperliche Entwicklung, sodass Sie in Verbindung mit den übrigen Befunden zu einer spezifischen osteopathischen Beurteilung kommen können. Strain-Muster, insbesondere solche mit Einfluss auf das ZNS, sollten ebenfalls berücksichtigt werden. Wie angenehm ist es, diesen Körper zu bewohnen? Durch Palpieren lassen sich weitere Befunde generieren: Hinweise auf die Ätiologie, Sympathikotonus, grundlegender emotionaler Zustand. Letzteres ist besonders wichtig bei Kindern, die sich schwer damit tun, auszudrücken, wie sie sich tatsächlich fühlen. Vergessene oder verdrängte Traumata können dabei ebenfalls entdeckt werden. Man erhält außerdem ein Gefühl für die Vitalität, die inhärente Beweglichkeit sowie das Energieniveau bzw. den Erschöpfungszustand des Kindes, was wiederum die Dosierung der Behandlung bestimmt.

Jeder Verdacht auf schwere Vernachlässigung, nicht akzidentelle Verletzungen oder andere Arten von Misshandlung erfordert die sofortige **Weiterleitung an einen Arzt oder Sozialdienst**. Anzeichen für ungeklärte kognitive Anomalien, Entwicklungsverzögerungen oder Krampfanfälle bedürfen der weiteren Abklärung. Bei Beeinträchtigungen des Gehörs sollte an einen HNO-Azt verwiesen werden.

Normalerweise sollten bei einem Kind mit Aufmerksamkeitsdefiziten Schule und Eltern im Kontakt stehen und zusammenarbeiten. Eine Weiterleitung sollte auch in Betracht gezogen werden, um dem Kind Zugang zu weiteren therapeutischen Interventionen zu ermöglichen, z. B. durch einen Erziehungspsychologen oder durch Ernährungsberatung, damit das Kind die Hilfe bekommt, die es benötigt, um sich in der Schule oder zu Hause gut entwickeln zu können.

Es ist unwahrscheinlich, dass Aufmerksamkeitsdefizite Anlass zu einer **Notaufnahme ins Krankenhaus** geben, außer es handelt sich um eine Situation mit generell beeinträchtigtem Bewusstseinszustand, z. B. nach einer Kopfverletzung. ► **Abb. 83.1**.

Literatur

[1] Aronson M, Hagberg B, Gillberg C. Attention deficits and autistic spectrum problems in children exposed to alcohol during gestation: a follow-up study. Dev Med Child Neurol 1997; 39: 583–587

[2] Ben Amor L, Grizenko N, Schwartz G et al. Perinatal complications in children with attention-deficit hyperactivity disorder and their unaffected siblings. J Psychiatry Neurosci 2005; 30 (2): 120–126

[3] Dye MWG, Green CS, Bavelier D. The development of attention skills in action video game players. Neuropsychologia 2009; 47: 1780–1789

[4] Grandjean P, Landrigan PJ. Neurobehavioural effects of developmental toxicity. Lancet Neurol 2014; 13(3): 330–338

[5] Gruber R, Xi T, Frenette S et al. Sleep disturbances in prepubertal children with attention deficit hyperactivity disorder: a home polysomnography study. Sleep 2009; 32(3):343–350

[6] Gruber R, Michaelsen S, Bergmame L et al. Short sleep duration is associated with teacher-reported inattention and cognitive problems in healthy school-aged children. Nat Sci Sleep 2012; 7(4): 33–40

[7] Hill SY, Lowers L, Locke-Wellman J et al. Maternal smoking and drinking and the risk for child and adolescent psychiatric disorders. J Stud Alcohol 2000; 61: 661–668

[8] Ijff DM, Aldenkamp AP. Cognitive side-effects of antiepileptic drugs in children. Handb Clin Neurol 2013; 111: 707–718

[9] Ilie G, Vingilis ER, Mann RE et al. The association between traumatic brain injury and ADHD in a Canadian adult sample. J Psychiatr Res 2015; 69: 174–179

[10] Kelly Y, Kelly J, Sacker A. Changes in bedtime schedules and behavioral difficulties in 7 year old children. Pediatrics 2013; 132(5): 1184–1193

[11] Mather M, Clewett D, Sakaki M et al. Norepinephrine ignites local hotspots of neuronal excitation: How arousal amplifies selectivity in perception and memory. Behav Brain Sci 2016; 39: e200

[12] Milberger S, Biederman J, Faraone SV et al. Further evidence of an association between maternal smoking during pregnancy and attention deficit hyperactivity disorder: findings from a high-risk sample of siblings. J Clin Child Psychol 1998; 27: 352–358

[13] Phelan TW. All about attention deficit disorder. Glen Ellyn, Illinois: Child Management Inc.; 2004

[14] Rabiner D. ADHD/ADD in Girls. 2006. Im Internet: http://www.helpforadd.com/add-in-girls/; Stand: 15.02.2018

[15] Schubert R. Attention deficit disorder and epilepsy. Pediatr Neurol 2005; 32(1): 1–10

[16] Swing EL, Gentile DA, Anderson CA et al. Television and video game exposure and the development of attention problems. Pediatrics 2010; 126(2): 214–221

[17] World Health Organization (WHO). The ICD-10 classification of mental behavioural disorders. Genf: WHO; 1992

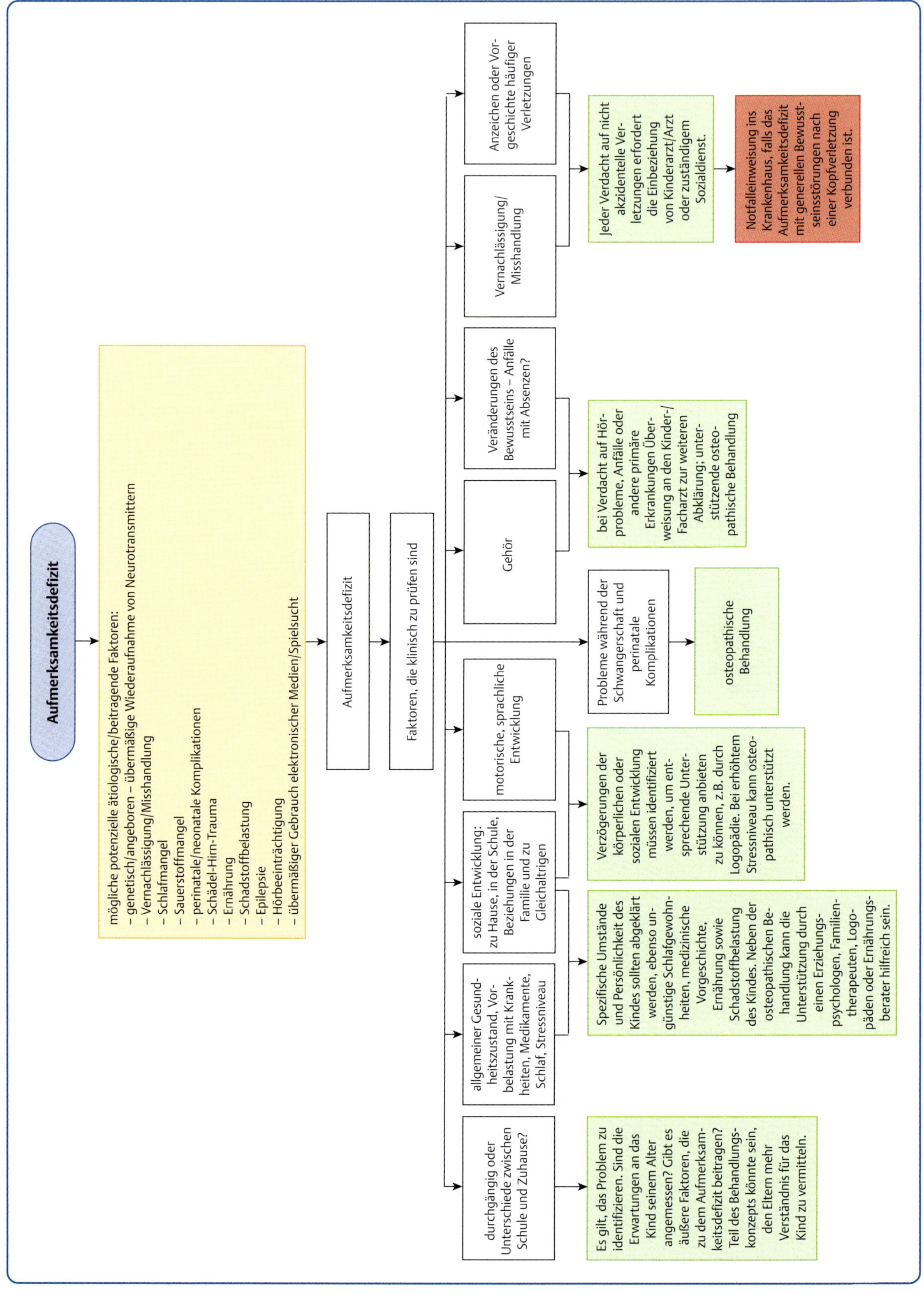

▸ **Abb. 83.1** Algorithmus Verhaltensauffälligkeit – Aufmerksamkeitsdefizit.

84 Verhaltensauffälligkeit – Hyperaktivität

Aidan Spencer

84.1 Wichtiges im Überblick

Hyperaktives Verhalten tritt bei Kindern sehr häufig auf, insbesondere bei Jungen. Es kann eine Prädisposition vorliegen, die durch verschiedene innere, angeborene oder äußere Ursachen verstärkt wird. Die Herausforderung für den Behandelnden besteht darin, den Kontext und den Charakter des Verhaltens zu erforschen, um unterscheiden zu können, ob es sich um eine Reaktion auf äußere Umstände oder eher um eine intrinsische Eigenschaft des Kindes handelt.

84.2 Definition

Hyperaktives Verhalten ist durch unorganisierte, ungeregelte und übermäßige Aktivität gekennzeichnet. Kinder mit solchen Verhaltensmerkmalen sind oft unbedacht und impulsiv und gefährden dadurch v. a. sich selbst. Sie kommen wegen ihrer Disziplinlosigkeit häufig in Schwierigkeiten, aber in der Regel, weil sie aus reiner Gedankenlosigkeit die Regeln missachten, nicht aufgrund bewusster Renitenz (ICD-10; [16]). Oft leiden sie auch unter Aufmerksamkeitsstörungen und wechseln von einer Aktivität zur nächsten, ohne etwas zu Ende zu bringen (Kap. 83). Die beschriebenen Verhaltensweisen führen möglicherweise zur Diagnose ADHS.

84.3 Anatomie – Physiologie – Pathophysiologie

Erfahrungen führen zur Ausformung spezifischer neuronaler Bahnen, je nach subjektiver Interpretation. Die Amygdala spielt eine wichtige Rolle bei der Bildung emotionaler Erinnerungen, wobei sie insbesondere mit der Konditionierung durch Angst assoziiert ist. Wahrgenommene Notsituationen, die eine rasche Reaktion erfordern, lösen eine primäre Reaktion im limbischen System aus. Die Amygdala kommuniziert mit dem Hypothalamus und aktiviert durch Adrenalinausschüttung eine Kampf-Flucht-Reaktion. Bei dieser Sofortreaktion gibt es kaum eine kognitive Analyse, die sie verzögern könnte. Unangemessenes unbewusstes Priming durch das limbische System wird durch den anterioren Gyrus cinguli unterdrückt, der eine Verbindung zum präfrontalen Kortex hat, der für die Ausführungskontrolle und bewusste Selbstwahrnehmung zuständig ist. Diese „höheren Zentren“ stellen also eine wirksame „Pausentaste“ zur Verfügung, indem sie emotionale Erfahrungen zeitlich ausdehnen und es dem Betreffenden ermöglichen, über das Geschehene zu reflektieren und Handlungsalternativen zu überdenken. Potenziell ungünstiges soziales Verhalten, z. B. spontane Aggression, wird dadurch gebremst.

Die hohe emotionale Labilität und Reaktivität jüngerer Kinder wird mit zunehmendem Alter durch zunehmende Ausführungskontrolle und die Fähigkeit zu Verhaltensmodifikationen gemäßigt. Dieser Prozess ist abhängig vom Funktionieren des dopaminergen Systems, das es dem Kind ermöglicht, emotionale Reaktionen zu kontrollieren, Handlungen auszuführen, um spezifische Ziele zu erreichen, und ein spontanes Verlangen – z. B. einem anderen Kind ein Objekt wegzunehmen, auf die Straße zu rennen oder einen Lehrer zu unterbrechen – zu unterdrücken. Eine niedrige Dopaminkonzentration im Gehirn verringert die Fähigkeit, solche impulsiven Handlungen zu modifizieren. Daneben gibt es noch weitere neuronale Bahnen, die das Verhalten regulieren, z. B. die Formatio reticularis, deren Myelinisierung noch bis ins 2. Lebensjahrzehnt andauert und die den Tagesrhythmus aufrechterhält und afferente Stimuli auf ihre Relevanz prüft.

Eine geringe Fähigkeit zu Aufmerksamkeit trägt ebenfalls zu hyperaktivem Verhalten bei (mehr dazu in Kap. 83).

84.4 Ursachen

ADHS ist die häufigste neurologisch bedingte Verhaltensstörung in der Kindheit. Als diagnostisches Etikett umfasst ADHS neben Hyperaktivität eine Vielzahl weiterer Verhaltensweisen, wobei deren spezifischer Anteil sehr variabel ist. Die Bezeichnung sagt außerdem nichts aus über die Ätiologie. Es werden viele unterschiedliche und teilweise überlappende Ursachen angenommen, u. a. eine angeborene genetische Prädisposition, ungünstige perinatale Ereignisse, traumatische Gehirnverletzungen, Schadstoffbelastung und Nahrungsmittelunverträglichkeiten. Auch ein gestörter Dopamintransport wird mit ADHS in Verbindung gebracht, weshalb Stimulanzien verschrieben werden, die die Dopaminkonzentration im Gehirn erhöhen. Diese Medikamente haben aber auch systemische adrenerge Wirkungen, die gesundheitsschädlich sein können. Hyperaktivität und Impulsivität setzen sich seltener bis ins Erwachsenenleben fort als eine Aufmerksamkeitsschwäche.

ADHS, insbesondere die stark hyperaktive Form, wird bei Jungen 3 × häufiger diagnostiziert als bei Mädchen, wobei dies möglicherweise an geschlechtsspezifisch unterschiedlichen Ausprägungen liegt. Es wurde festgestellt, dass bei Mädchen häufiger ein ADS diagnostiziert wird, bei Jungen dagegen häufiger Hyperaktivität. Der Mangel an auffällig störendem Verhalten bei Mädchen führt zu einer geringeren Zahl von ADHS-Diagnosen; stattdessen werden bei ihnen häufiger Depressionen und Angststörungen festgestellt, die bei beiden Geschlechtern mit ADHS einhergehen können [15]. Andererseits werden entsprechende Begleitsymptome, auch solche des autistischen Spektrums, bei hyperaktiven Kindern aufgrund ihres schwierigen Verhaltens möglicherweise übersehen. Eine verstärkte Testosteronausschüttung bei Jungen um die Zeit des üblichen Schuleintritts wurde als Erklärung für deren verstärkte Hyperaktivität vorgeschlagen; dies ist aber umstritten.

Genetische Ursachen: ADHS kann in bestimmten Familien gehäuft auftreten, und in den letzten Jahren wurden in diesem Zusammenhang einige spezifische genetische Anomalien gefunden, die den Transport und die Wiederaufnahme von Neurotransmittern negativ beeinflussen. Vermutlich ist dieses Syndrom aber durch eine komplexe Wechselwirkung von genetischer Prädisposition und Umweltfaktoren gekennzeichnet, wobei die Ausformung je nach Umweltbedingungen variiert und sich nicht definitiv eine einzelne Ursache identifizieren lässt [13].

Perinatale und neonatale Komplikationen: Bei Kindern mit der Diagnose ADHS wurde ein vermehrtes Auftreten von ungünstigen perinatalen Faktoren wie Frühgeburt, geringem Geburtsgewicht und Infektionen festgestellt, möglicherweise verbunden mit einer Schädigung des Gehirns. Dabei spielen länger anhaltende, chronische Stresszustände während der ersten Lebenszeit vermutlich eine größere Rolle als akute, kurzfristige Phänomene [2]. Perinatale Hypoxien, die eine Beatmungsunterstützung erforderlich machen, werden ebenfalls mit einer höheren Wahrscheinlichkeit für eine spätere Diagnose von ADHS in Verbindung gebracht [2]. Eine groß angelegte Langzeitstudie konnte nachweisen, dass Kinder mit schlafbezogenen Atmungsstörungen wie Apnoe während der Säuglingszeit später mit höherer Wahrscheinlichkeit Verhaltensstörungen, u. a. Hyperaktivität, aufwiesen, auch wenn sich das Atemmuster inzwischen normalisiert hatte. Das deutet darauf hin, dass Atemstörungen in früher Kindheit zu permanenten neurologischen Defiziten führen können [3].

Kopfverletzungen: Schädel-Hirn-Traumata in früher Kindheit werden häufig mit ADHS in Verbindung gebracht. Aufgrund der Beeinträchtigung der Ausführungskontrolle in den höheren Gehirnzentren können Schädel-Hirn-Traumata auch bei Erwachsenen zu ADHS-ähnlichen Symptomen führen [8]. Das ist von besonderer Bedeutung angesichts der Tatsache, dass Hyperaktivität oft von extremer Unbedachtheit begleitet ist, wodurch die Kinder stärker zu Unfällen und Verletzungen neigen.

Ernährung: Oft wird den Eltern, ihrem Verhalten und ihrem Erziehungsstil eine Teilverantwortung für das schwierige Verhalten eines Kindes zugeschrieben. Dass manche Nahrungsmittel mit Hyperaktivität in Verbindung gebracht werden, spricht daher besonders Eltern an, die nach einer äußeren, kontrollierbaren Ursache für das Verhalten ihres Kindes suchen und dadurch Entlastung erhoffen. Zucker verstärkt die Dopaminausschüttung, weshalb erhöhter Zuckerkonsum möglicherweise einen Versuch der Selbstmedikation darstellt. Hyperaktive Kinder haben oft ein starkes Verlangen nach Süßigkeiten, da diese zu einer Korrektur ihres Dopaminmangels führen können [9]. Über einen längeren Zeitraum hinweg führt der Zuckerkonsum aber zu einer reduzierten Anzahl von Dopaminrezeptoren und einer Desensibilisierung der Signalübertragungswege für Dopamin, wodurch sich das Verlangen nach Zucker weiter verstärkt und ein Teufelskreis entsteht. Das trägt zu der allgemeinen Auffassung bei, dass Zucker die Ursache für Hyperaktivität sei. Extreme Schwankungen des Blutzuckerspiegels bei Diabetikern können ein Risikofaktor für ADHS sein, weshalb der Glukosemetabolismus bei hyperaktiven Kindern in der Tat kontrolliert werden sollte [4], denn übermäßiger Zuckerkonsum hat natürlich auch insgesamt negative gesundheitliche Folgen. Bestimmte Zusatzstoffe in Lebensmitteln, z. B. künstliche Farbstoffe, werden schon seit längerer Zeit mit Hyperaktivität in Verbindung gebracht, auch wenn ihre Rolle weiterhin umstritten ist. Populäre Quellen legen nahe, dass gewisse Zusatzstoffe bei manchen Kindern die Hyperaktivität verstärken können [12]. Bei entsprechendem Verdacht sollte eine Ausschlussdiät durchgeführt werden. Die aktuellen EU-Richtlinien schreiben bei insgesamt 6 Farbstoffen die folgende Formulierung auf dem Etikett vor: „Kann Aktivität und Aufmerksamkeit bei Kindern beeinträchtigen." Die meisten Obstsorten sowie einige Gemüsearten enthalten Salizylate als natürliche Pestizide. Die Feingold-Diät, die bereits in den 1970er-Jahren als (später umstrittene) Behandlungsmethode bei Hyperaktivität vorgeschlagen wurde, sieht eine Vermeidung aller Salizylate und künstlichen Zusatzstoffe vor.

Schadstoffbelastung: Industriechemikalien, z. B. Lösungsmittel in Kunststoffprodukten oder Umweltgifte, die über die Nahrungskette in den Verdauungstrakt gelangen, wirken neurotoxisch auf das sich entwickelnde Gehirn und sind möglicherweise die Ursache für das zunehmende Auftreten neurologischer Entwicklungsstörungen, wozu auch ADHS gerechnet wird [5]. Außerdem werden Rauchen, Alkoholmissbrauch und die Einnahme bestimmter Medikamente während der Schwangerschaft mit ADHS in Verbindung gebracht ([1], [11]). Es gibt jedoch bei diesen Studien zahlreiche Störfaktoren, z. B. den sozioökonomischen Hintergrund [7]. Bei Sympathomimetika wie Salbutamol gegen Asthma wird Hyperaktivität als Nebenwirkung aufgelistet.

Schlafstörungen: Kindheit ist heute oft eine extrem stimulierende Zeitspanne, mit einem durchgetakteten Zeitplan, zahlreichen außerschulischen Aktivitäten, ausgedehntem Kontakt mit digitalen Technologien und, wie Untersuchungen nahelegen, zu wenig Schlaf. Vor allem der Gebrauch elektronischer Medien unmittelbar vor dem Zubettgehen hat negative Auswirkungen auf den Schlaf. Unregelmäßige Schlafenszeiten können dazu führen, dass Kinder sich nicht altersgemäß verhalten und eventuell fälschlicherweise eine ADHS-Diagnose gestellt wird [14]. Schlafmangel führt möglicherweise nicht zu unmittelbar erkennbarer Müdigkeit, vielmehr können erschöpfte Kinder hyperaktiv und unkonzentriert werden. Die mit der Amygdala verbundene Erinnerungsbildung nach Bedrohungen wird durch schlechten Schlaf weniger beeinträchtigt als die des Hippocampus, der angenehme Erfahrungen verarbeitet. Die durch bedrohliche Erinnerungsbilder geförderte Wachsamkeit trägt zu einem reizbaren, von Adrenalin bestimmten Verhalten bei. Schlafmangel unterbricht auch den Glukosestoffwechsel und hat eine besonders negative Wirkung auf den präfrontalen Kortex und die Ausführungskontrolle. Bei Kindern mit ADHS wurden signifikant kürzere REM-Schlaf-Zeiten und insgesamt weniger Schlaf als bei einer gesunden Kontrollgruppe festgestellt [6].

Hyperthyreose: Morbus Basedow tritt zwar in der Kindheit relativ selten auf, kann aber zu einer nicht zutreffenden Diagnose von Hyperaktivität führen, da sich die Veränderung im Verhalten oft vor den sonstigen körperlichen Anzeichen zeigt, die für die Erkrankung charakteristisch sind.

Soziale Rahmenbedingungen: Ein vernachlässigtes Kind kann sich aufspielen, um die gewünschte Aufmerksamkeit zu erhalten. Diese normale Reaktion auf eine abnorme Situation kann dazu führen, dass das Kind als hyperaktiv betrachtet und sein gesamtes Verhalten unter diesem Etikett gesehen wird. Gleichaltrige an der Schule bestätigen das Kind möglicherweise noch in seiner Rolle als Klassenclown, sodass das Verhalten sich verfestigt. Eine andere Möglichkeit besteht darin, dass ein intelligentes und unterfordertes Kind aus Langeweile ein Verhalten zeigt, das als Hyperaktivität interpretiert wird. Manche hyperaktiven Kinder haben eine hohe kognitive Intelligenz, und ihre hyperaktive Energie kann ihnen später großen Erfolg in bestimmten Bereichen ermöglichen. Das ist jedoch eher die Ausnahme als die Regel.

Auch wenn das Aufwachsen in einer unteren sozioökonomischen Schicht nicht unmittelbar eine Ursache für Hyperaktivität ist, sind die Risikofaktoren unter diesen Umständen oft erhöht, z. B. für eine Schadstoffbelastung oder eine schlechte mütterliche Gesundheit während der Schwangerschaft. Armut stellt daher einen möglichen Störfaktor dar, der andere Ursachen verbirgt. Auch ist eine Früherkennung und Behandlung bei Kindern aus unteren Schichten weniger wahrscheinlich.

Die moderne Kindheit ist dadurch gekennzeichnet, dass relativ wenig Zeit im Freien verbracht wird und dadurch eine Entfremdung von der Natur entsteht. Louv [10] hat für diesen Mangel den Begriff des „Natur-Defizit-Syndroms“ geprägt und darauf hingewiesen, dass sich viele Verhaltensprobleme, auch Hyperaktivität, durch ausreichend in der Natur verbrachte Zeit lindern lassen.

84.5 Diagnostisches Vorgehen

Bevor Sie solch einen Fall annehmen, sollten Sie sichergehen, dass Sie sich in diesem Bereich kompetent und sicher fühlen und über eine entsprechende Ausbildung verfügen. Dazu zählt ein gründliches Wissen über die altersgemäße Entwicklung kindlicher Verhaltensmuster sowie mögliche Anomalien.

Beachten Sie zudem, dass hyperaktive Kinder oft positiv auf neue Situationen reagieren und die direkte Aufmerksamkeit bei der klinischen Untersuchung genießen, im Gegensatz zur Situation in einer Schulklasse. Wenn das Kind während der Befragung der Eltern ruhig spielt, passt das vielleicht nicht zu dem beschriebenen Profil von Hyperaktivität. Dann lässt sich in Folgesitzungen, wenn der Reiz des Neuen vorbei ist, oft ein repräsentativeres Bild gewinnen.

Bei der **Anamnese** sollten Sie zunächst die Merkmale, den Beginn und den Kontext des Verhaltens des betreffenden Kindes prüfen. Durch wen und wo wurde das Aufmerksamkeitsdefizit bemerkt – durch Eltern oder sonstige Betreuer, im Kindergarten oder in der Schule? Besonders bei Erstlingskindern ist Eltern oft nicht bewusst, dass ihr Kind ungewöhnlich aktiv ist, und entsprechende Verhaltensauffälligkeiten werden dann oft erst im Zusammenhang mit dem Schulbeginn festgestellt, wenn Kinder im Vergleich mit Gleichaltrigen beurteilt werden. Die Eltern erinnern sich dann möglicherweise, dass ihr Kind schon immer schwierig zu handhaben war und eine gesteigerte und länger anhaltende Version des ungestümen Verhaltens zeigte, zu dem auch normale Kleinkinder oft neigen.

Klären Sie ab, ob das Problem ständig und dauerhaft auftritt. Oder ist das Kind in bestimmten Situationen und Umgebungen stärker aktiv? Hängt das Verhalten davon ab, von wem es betreut wird? Bei situativ unterschiedlichem Verhalten ist das Defizit weniger schwerwiegend, als wenn es durchgängig auftritt, da das Kind dann offenbar Wahlmöglichkeiten hat. Wie kommt das Kind mit den Anforderungen in der Schule zurecht, die für ein hyperaktives Kind oft eine große Herausforderung sind? Verhält sich ein Kind in der Schule angemessen, macht aber zu Hause großes Theater, ist die Wahrscheinlichkeit eines inhärenten Problems geringer; in diesem Fall könnten die Familienbeziehungen ein stärkerer Faktor sein. Hat das Kind Probleme, normale Beziehungen zu Gleichaltrigen aufzubauen? Auch Spiele verlangen die Fähigkeit, grundlegende Regeln zu erkennen und zu befolgen. Die Impulsivität eines hyperaktiven Kindes kann zu Unbeliebtheit und sozialer Isolation führen, was ein Gefühl von Entfremdung und ein schwaches Selbstbewusstsein nach sich ziehen kann. Dann freunden sich solche Kinder möglicherweise eher mit jüngeren oder mit älteren Kindern an. In letzterem Fall besteht unter Umständen ein Risiko für Kriminalität und Drogenmissbrauch. Dopaminerge Medikamente haben ähnliche physiologische Wirkungen wie aufputschende Drogen, z. B. Kokain, was zu einer entsprechenden Anfälligkeit führen kann.

Klären Sie auch die Situation zu Hause vorsichtig ab. Fragen Sie nach Geschwistern und deren Verhalten sowie nach den Beziehungen untereinander und den sonstigen Einflüssen innerhalb der Familie, denen das Kind ausgesetzt war oder ist. Wie geht die Familie mit der Hyperaktivität des Kindes um? Welchen emotionalen Charakter zeigt das Kind und wie verlief die frühe soziale Entwicklung? Steht die Hyperaktivität möglicherweise mit einer tieferen psychoemotionalen, verhaltensmäßigen oder neuronalen Störung in Verbindung? Fragen Sie nach den Schlafgewohnheiten des Kindes, nach Schlafplatz, Schlafdauer und -qualität, denn paradoxerweise kann der Hyperaktivität auch eine Übermüdung zugrunde liegen. Klären Sie die Essgewohnheiten ab. Gibt es irgendwelche Allergien oder Nahrungsmittelunverträglichkeiten, auch in der Familiengeschichte? Besteht ein besonderes Verlangen nach bestimmten Nahrungsmitteln? Bekommt das Kind irgendwelche Medikamente? Wie ist die Gewichtszunahme? Stimulanzien können zu Gewichtsverlust führen, während „Frustessen" und eine kohlenhydratreiche Ernährung zu übermäßiger Gewichtszunahme führen kann.

Die Fragen nach der Vorgeschichte sollten Details der mütterlichen Gesundheit während der Schwangerschaft sowie Zwischenfälle während der Geburt umfassen. Wie war das Kind als Neugeborenes, als Säugling, als Kleinkind? Gab es irgendwelche frühen Probleme mit der Atmung, z. B. Schlafapnoe? Erforschen Sie die frühe Entwicklung, insbesondere in Bezug auf die Grob- und Feinmotorik sowie Koordination. Ist das Kind ungeschickt und neigt es zu Unfällen? Frenetische Aktivität, Impulsivität und schwache Aufmerksamkeit erhöhen die Wahrscheinlichkeit von Unfällen beim Spielen. Das gilt es abzuklären, ebenso wie Dyspraxie und andere Formen motorischer Entwicklungsverzögerung, die Hyperaktivität begleiten und zu offensichtlicher Ungeschicklichkeit führen können. Bei manchen hyperaktiven Kindern wird berichtet, dass sie motorische Meilensteine ungewöhnlich früh erreicht haben, dass sie z. B. schon vor einem Alter von 12 Monaten laufen konnten und gleich ungeduldig loslegen wollten.

Gab es in der Vorgeschichte ein Schädeltrauma oder eine Gehirnerschütterung? Gab es Probleme mit der Sprache oder dem Sprechen? Bei Kindern mit Aufmerksamkeitsdefiziten zeigen sich manchmal Probleme mit der Sprachverarbeitung, besonders nach dem Schulbeginn, auch wenn es keine Verzögerungen bei der frühen Sprachentwicklung gab. Gab es schwere Erkrankungen mit hohem Fieber? Enzephalitis kann beispielsweise aufgrund neuronaler Irritationen oder Schädigungen zu Verhaltensänderungen führen.

Machen Sie sich bei der **Untersuchung** ein generelles Bild von dem betroffenen Kind: Wie selbstbewusst, glücklich, ängstlich oder unruhig wirkt es? Wie verhält sich das Kind Ihnen gegenüber? Ist es sozial enthemmt, ohne die Zurückhaltung, die man normalerweise bei einem Kind erwarten würde, das sich in einer unvertrauten Situation mit einem unbekannten Therapeuten wiederfindet? Wie verhalten sich die Eltern gegenüber dem Kind, v. a. wenn es schwieriges Verhalten zeigt? Bei hyperaktiven Kindern lassen sich höhere Raten von Familienkonflikten und mentalen Erkrankungen der Eltern nachweisen. Ärger und Vorwürfe vonseiten der Eltern können zu einer Eskalation schwieriger Situationen führen und alle Versuche unterminieren, zumindest die kritischsten Aspekte des kindlichen Verhaltens zu modifizieren.

Prüfen Sie das Niveau der motorischen Entwicklung in Bezug auf Gang, Haltungskontrolle und Koordination. Bei jüngeren Kindern lässt sich das ganz nebenbei bei ihrem Spiel beobachten. Bei Schulkindern kann auf gestörtes Gleichgewicht oder Dyspraxie getestet werden, indem man sie auf einem Bein stehen, hüpfen oder auf einer geraden Linie gehen lässt. Prüfen Sie die altersgemäße Fähigkeit des Kindes, Anweisungen zu befolgen und eine Abfolge von Handlungen durchzuführen.

Prüfen Sie die Gesichtsfarbe des Kindes sowie die Hautfärbung der Extremitäten im Hinblick auf adrenale Aktivierung, Durchblutung und Sauerstoffversorgung. Untersuchen Sie auf Struma oder Exophthalmus als Anzeichen einer Hyperthyreose. Prüfen Sie die Atemfrequenz und den Atemrhythmus sowie die Herzfrequenz. Achten Sie auf Hämatome oder andere Anzeichen von unfallbedingten und nicht akzidentellen Verletzungen.

Prüfen Sie die axiale Körperhaltung, Statur und allgemeine körperliche Entwicklung in Verbindung mit den übrigen Befunden, um zu einer spezifischen osteopathischen Beurteilung zu kommen. Durch Palpieren lassen sich Hinweise auf die Ätiologie erhalten. Nicht physiologische Strain-Muster, insbesondere solche mit Einfluss auf das ZNS, sollten ebenfalls berücksichtigt werden. Ein erhöhter Adrenalinspiegel zeigt sich möglicherweise in Zittrigkeit und exzessivem Schwitzen. Wenn die Nebennierenaktivierung den Punkt von Erschöpfung und Herunterregulierung erreicht hat, kommt es zu einer paraspinalen Anhidrose entlang der jeweiligen sympathisch abgeleiteten somatischen Zentren. Das wiederum kann auf eine suboptimale Haltungsentwicklung und eine damit verbundene chronische Irritation des Truncus sympathicus hinweisen. Solche „strukturellen" Faktoren sollten neben den mehr „eindrucksvolleren“, allgemeinen Befunden im Hinblick auf die Ausgeglichenheit und Rhythmizität des Körpers in Betracht gezogen werden. Durch Palpieren lässt sich auch ein Eindruck vom emotionalen Zustand gewinnen, was besonders hilfreich ist bei Kindern, die sich schwer damit tun, auszudrücken, wie sie sich tatsächlich fühlen. Vergessene oder verdrängte Traumata können dabei entdeckt werden. Man erhält außerdem ein Gefühl für die Vitalität, die inhärente Beweglichkeit sowie das Energieniveau bzw. den Erschöpfungszustand des Kindes, was wiederum die Intensität der Behandlung bestimmt.

Hyperaktives Verhalten eines Kindes kann ein signifikanter Stressfaktor für die Familie sein. Bei Verdacht auf Misshandlung oder Vernachlässigung ist eine sofortige **Weiterleitung an den Kinderarzt oder an Fachärzte** zur Überprüfung erforderlich. Anzeichen für ungeklärte kognitive Anomalien oder Entwicklungsverzögerungen bedürfen der weiteren Abklärung. Bei Anzeichen endokriner Störungen wie Hyperthyreose sollte das Kind zur Untersuchung an einen Spezialisten verwiesen werden.

Eine Weiterleitung sollte auch in Betracht gezogen werden, um dem Kind Zugang zu weiteren therapeutischen Interventionen zu ermöglichen, z. B. zur Untersuchung durch einen Erziehungspsychologen oder Familientherapeuten, damit das Kind und die Familie die Hilfe bekommen, die für eine gute Entwicklung in der Schule und zu Hause nötig ist.

Es ist unwahrscheinlich, dass Hyperaktivität Anlass zu einer **Notaufnahme ins Krankenhaus** gibt, außer bei einer ernsthaften Verletzung. ▶ **Abb. 84.1.**

Literatur

[1] Aronson M, Hagberg B, Gillberg C. Attention deficits and autistic spectrum problems in children exposed to alcohol during gestation: a follow-up study. Dev Med Child Neurol 1997; 39: 583–587

[2] Ben Amor L, Grizenko N, Schwartz G et al. Perinatal complications in children with attention-deficit hyperactivity disorder and their unaffected siblings. J Psychiatry Neurosci 2005; 30 (2): 120–126

[3] Bonuck K, Freeman K, Chervin RD et al. Sleep-disordered breathing in a population-based cohort: behavioral outcomes at 4 and 7 years. Pediatrics 2012; 129 (4): 857–865

[4] Chen HJ, Lee YJ, Yeh GC et al. Association of attention-deficit/hyperactivity disorder with diabetes: a population-based study. Pediat Res 2013; 73: 492–496

[5] Grandjean P, Landrigan PJ. Neurobehavioural effects of developmental toxicity. Lancet Neurol 2014; 13(3): 330–338

[6] Gruber R, Xi T, Frenette S et al. Sleep disturbances in prepubertal children with attention deficit hyperactivity disorder: a home polysomnography study. Sleep 2009; 32(3):343–350

[7] Hill SY, Lowers L, Locke-Wellman J et al. Maternal smoking and drinking and the risk for child and adolescent psychiatric disorders. J Stud Alcohol 2000; 61: 661–668

[8] Ilie G, Vingilis ER, Mann RE et al. The association between traumatic brain injury and ADHD in a Canadian adult sample. J Psychiatr Res 2015; 69: 174–179

[9] Johnson RJ, Gold MS, Johnson DR et al. Attention-deficit/hyperactivity disorder: is it time to reappraise the role of sugar consumption? Postgrad Med 2011; 123(5): 39–49

[10] Louv R. Last child in the woods: saving our children from nature-deficit disorder. North Carolina: Algonquin Books; 2008

[11] Milberger S, Biederman J, Faraone SV et al. Further evidence of an association between maternal smoking during pregnancy and attention deficit hyperactivity disorder: findings from a high-risk sample of siblings. J Clin Child Psychol 1998; 27: 352–358

[12] Millichap JG, Yee MM. The diet factor in attention-deficit/hyperactivity disorder. Pediatrics 2012; 129(2): 330–337

[13] Phelan TW. All about attention deficit disorder. Glen Ellyn, Illinois: Child Management Inc.; 2004

[14] Pressman RM, Imber SC (2011) Relationship of children's daytime behavior problems with bedtime routines/practices: a family context and the consideration of Faux-ADHD. Am J Fam Ther 2011; 39(5): 404–418

[15] Rabiner D. ADHD/ADD in Girls. 2006. Im Internet: http://www.helpforadd.com/add-in-girls/; Stand: 15.02.2018

[16] World Health Organization (WHO). The ICD-10 classification of mental behavioural disorders. Genf: WHO; 1992

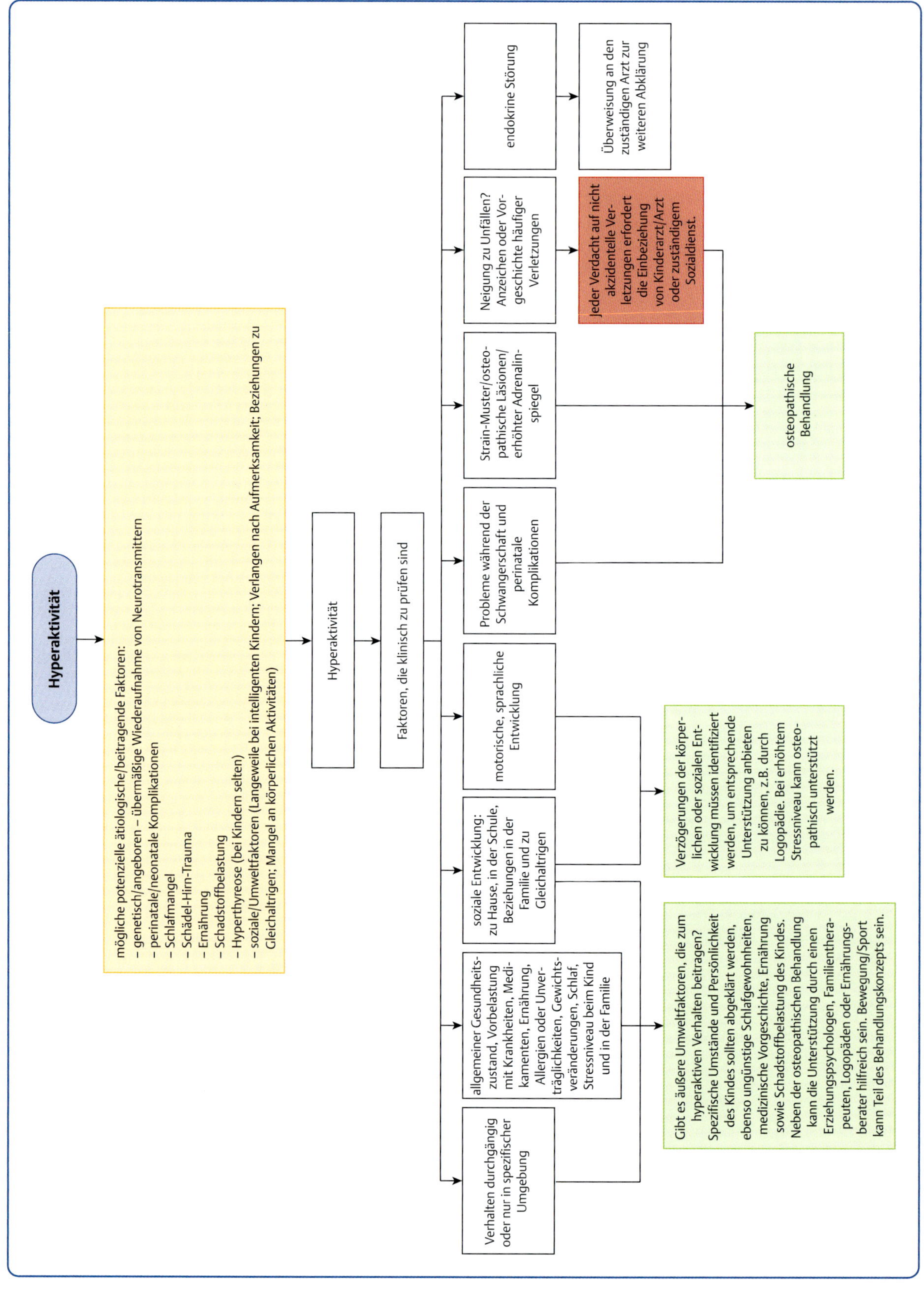

▶ **Abb. 84.1** Algorithmus Verhaltensauffälligkeit – Hyperaktivität.

85 Verhaltensveränderung – Angst

Nancy Nunn

85.1 Wichtiges im Überblick

Angst und Furcht sind Gefühle, die sich unterschiedlich ausdrücken können. Das Kind kann sich zurückziehen, doch Angst kann auch aggressives Verhalten hervorrufen. Kinder können außerdem mit Tränen, Zittern, Stottern, sozialem Rückzug oder scheinbar irrationalem Verhalten auf furchteinflößende Ereignisse oder Situationen reagieren.

Dieser Abschnitt befasst sich mit Angst als langfristigem Gefühlsmuster, weniger mit akuten Reaktionen auf spezifische Ereignisse. Langfristige Angstmuster können zwar auf spezifische Ereignisse zurückgehen, dauern aber länger an, als die Eltern/Bezugspersonen/Behandler als „normal" erachten würden. Sie können auch durch länger anhaltende oder wiederkehrende Ereignisse oder Situationen verursacht oder für die Familie nicht erklärbar sein.

Vertrautheit mit den normalen Verhaltensreaktionen in den verschiedenen Altersklassen wird hier vorausgesetzt. So ist es normal für Kinder, gewisse Ängste und Befürchtungen rund um Träume oder Vorstellungsbilder zu entwickeln, die ihnen bedrohlich erscheinen. Der Erwerb sprachlicher Ausdrucksmöglichkeiten, die kognitive Entwicklung sowie die Fähigkeit, Gefühle zu verbalisieren, sind die Hauptgründe, warum ängstliches Verhalten mit zunehmender Entwicklung zurückgeht. Dieses Kapitel sollte daher in Verbindung mit den Kapiteln über die Entwicklung von Kognition (Kap. 11), Sozialverhalten (Kap. 10) und Sprache (Kap. 77) betrachtet werden.

85.2 Definition

Verhalten bezeichnet beobachtbare Vorgänge, die die Reaktion des Kindes auf innere und äußere Stimuli verkörpern. Das bedeutet, dass sensorische sowie neuroendokrine Bahnen daran beteiligt sind und miteinander interagieren müssen. Der Prozess umfasst normalerweise auch Emotionen und steht unmittelbar mit der Kognition und erlernten Reaktionsmustern in Verbindung. Da wir die Gefühle eines anderen nicht direkt fühlen können, können wir nur aus dem beobachtbaren Verhalten Rückschlüsse darauf ziehen. Verhalten lässt sich also als eine Form von Kommunikation betrachten, denn die Handlungen des Kindes können es dem Beobachter ermöglichen, seine Gefühle, Gedanken, Wünsche und Interpretationen zu verstehen.

Der Begriff **Angst** bezieht sich hier auf ein Gefühl, das in der Regel eine tiefe Verunsicherung im Kind zum Ausdruck bringt, da es den Ausgang einer bestimmten Situation nicht vorhersehen kann.

85.3 Anatomie – Physiologie – Pathophysiologie

Angst und Furcht sind emotionale Zustände, die normalerweise mit einer Aktivierung des Sympathikus sowie der Adrenalin-/Noradrenalinproduktion (im Nebennierenmark) einhergehen. Eine längerfristige Anregung dieses Systems triggert die HHN-Achse, was zur Ausschüttung von Kortisol in der Nebennierenrinde führt.

Eine Verhaltensreaktion entsteht in der Regel als Kombination aus Motivation und Ausführung, wobei sich das Erstere auf impulsgesteuerte Reaktionen bezieht und das Zweite auf unsere Fähigkeit, solche Reaktionen aufgrund unserer Entscheidungsfähigkeit zu beeinflussen. Das bedeutet, dass es sich bei Verhalten normalerweise um das Ergebnis einer Interaktion zwischen dem limbischen System und dem Neokortex handelt. Da der Neokortex bei der Geburt nicht myelinisiert ist [5], ist das Verhalten eines Säuglings anfangs vollkommen impulsgesteuert. Mit zunehmender Entwicklung und damit Ausführungskontrolle erwarten wir von einem Kind eine Modifikation seines Verhaltens. Physiologische Angstreaktionen (in Form eines erhöhten Sympathikotonus sowie erhöhter Adrenalin-/Kortisolkonzentrationen) auf negative Stimuli oder wenn irgendwelche Bedürfnisse nicht gestillt werden, lassen sich schon sehr früh bei Säuglingen nachweisen [2]. Meist nimmt die Angst bei Kindern mit zunehmendem Wissen um ihre Umwelt und ihre Gefühle ab.

Die an Verhaltensreaktionen beteiligten Gehirnareale sind komplex und umfassen die Wahrnehmung einer Situation (bewusst oder unbewusst), die Erregungssysteme (neuroendokrine Systeme), kognitive und Entscheidungsbahnen sowie motorische Bahnen. Verschiedene Faktoren können die Bildung von Bahnen innerhalb des Neokortex sowie zwischen Neokortex und limbischem System beeinflussen. Dazu zählen genetische Faktoren, Erfahrungen und Erlebnisse, Temperament und Persönlichkeit, kognitive Faktoren sowie soziale Normen, Werte und Vorstellungen innerhalb der Familie.

85.4 Ursachen

Ängstliches oder furchtsames Verhalten bei einem Kind kann viele verschiedene Ursachen haben. Diese lassen sich grob in die folgenden Kategorien unterteilen:

- **Reaktive Angst** ist die Reaktion auf eine Situation, die für das jeweilige Alter des Kindes angemessen ist. Das bedeutet, dass es sich um eine normale physiologische Reaktion handelt.
- **Übermäßige reaktive Angst** ist eine ursprünglich angemessene Reaktion, die aber länger oder stärker andauert, als angesichts des Auslösers angemessen erscheint. Dies kann auf Entwicklungsverzögerungen, insbesondere auf kognitiver oder sozialer/emotionaler Ebene, Pathologien, negative Vorerfahrungen oder erlerntes Verhalten zurückzuführen sein.
- **Unerklärliche Angst**: Dabei kann es sich um eine reaktive Angst handeln, bei der der Auslöser von der Bezugsperson oder dem Behandler nicht erkannt oder identifiziert wurde. Es kann sich aber auch um einen pathologischen Zustand (Persönlichkeitsstörung, genetisches Syndrom, neuropsychiatrische Störung), die Reaktion auf ein Arzneimittel, ein Anzeichen für Schulprobleme, für Misshandlung/Missbrauch oder um eine Reaktion auf beobachtete Gewalt innerhalb der Familie oder in den Medien handeln.

Zu den möglichen Ursachen zählen:

Entwicklungsverzögerungen – kognitiv/sozial/sprachlich: In diesem Fall wäre das Verhalten vollkommen angemessen für ein jüngeres Kind in der gleichen Situation. Dabei müssen alle infrage kommenden Ursachen in Betracht gezogen werden. Hypoxische Episoden, Schädelfraktur, Infektionskrankheiten der Mutter, Fieber oder äußere Umweltfaktoren sind einige der häufigsten Traumata, die das sich entwickelnde Nervensystem des Säuglings im Zeitraum rund um die Geburt schädigen können (für weitere Informationen s. auch Kap. 10, Kap. 11 und Kap. 77). Auch eine Schädigung aufgrund nicht akzidenteller Verletzungen sollte in Betracht gezogen werden. Außerdem können genetische Ursachen, insbesondere im Zusammenhang mit genetischen Syndromen, vorliegen, da jede genetische Störung, die zu einer signifikanten mentalen Retardierung führt, auch in höherem Maß mit unreifem Verhalten wie Angst und Furcht verbunden sein kann.

Reaktion auf Misshandlung: Eine hohe Kortisolkonzentration und Stress in der ersten Lebensphase beeinflussen erwiesenermaßen die Entwicklung des präfrontalen Kortex und der Amygdala ([2], [3]). Kinder, die körperlich oder emotional misshandelt, vernachlässigt, schikaniert oder verletzt werden, weisen in der Regel ein erhöhtes Niveau des physiologischen Stresses auf, auch wenn der offene Ausdruck von Furcht oder Angst unterdrückt sein kann. Dauert die Misshandlung länger an, kann es zu einer neurologischen Entwicklungsverzögerung kommen.

Auch die Trennung von den Bezugspersonen oder Konflikte zwischen den Eltern führen zu einer hohen Kortisolkonzentration bei den betroffenen Kindern [2]. Ängstliches oder furchtsames Verhalten kann auch eine direkte Reaktion auf das erhöhte Stressniveau sein, dem das Kind ausgesetzt ist.

Konfrontation mit angsterregenden Situationen in Medien, aufgrund von Katastrophen oder durch den Tod eines Elternteils: Ängstliche oder furchtsame Reaktionen auf solche Situationen oder Ereignisse sind normal, wobei die Stärke der Reaktion von der kognitiven und emotionalen Entwicklung des Kindes abhängt.

Träume/Albträume/Schlafstörungen: Mit der Entwicklung ihrer Vorstellungskraft haben Kinder zunehmend lebhafte Träume oder Albträume. Ängstliche Reaktionen darauf können auftreten, solange das Kind kognitiv noch nicht so weit ist, den Unterschied zwischen Fantasie und Realität zu begreifen. Kinder können auch von Katastrophenszenarien träumen, durch die sie ihre Eltern verlieren, und entsprechende Ängste entwickeln. Bei Schlafstörungen (insbesondere Durchschlafproblemen) sind Kinder in der Regel tagsüber übermüdet, wodurch wiederum der Adrenalinspiegel erhöht und die Regulation der Gefühle erschwert ist.

Schulprobleme/Schulstress/Prüfungsangst: Manche Kinder leiden unter dem Leistungsdruck in der Schule, insbesondere vor oder bei Prüfungen sowie im Bereich von Sport oder Musik, wenn ein bestimmtes Leistungsniveau erwartet wird. Die kindliche Reaktion ist dabei sehr spezifisch und individuell, und verschiedene Kinder reagieren unterschiedlich auf dieselbe Art von Druck. Das ist möglicherweise darauf zurückzuführen, welche Bedeutung sie ihrer Leistung oder ihren Prüfungsergebnissen zuschreiben [4].

Hörschäden: Ängste im Zusammenhang mit offenen Plätzen und großen Gruppen können ein Merkmal von Hörschäden oder Gehörverlust sein.

Chronische oder lebensbedrohliche Krankheiten, chirurgische Eingriffe, schmerzhafte Erkrankungen: Bei Kindern, die von ihrer kognitiven Entwicklung her ein Verständnis ihrer Sterblichkeit haben, ist normalerweise eine emotionale Reaktion auf eine schwere Erkrankung zu erwarten. Auch Schmerz geht häufig mit Furcht einher.

Soziale/familiäre Situation: Kinder übernehmen Verhaltens- und Reaktionsmuster von Erwachsenen und anderen Kindern und kopieren deren Verhalten ihnen selbst und anderen gegenüber. Familien weisen unterschiedliche Erziehungsstile, Werte und Glaubenssysteme auf, die das Verhalten in einem Haushalt maßgeblich bestimmen.

Psychiatrische und neuropsychiatrische Störungen: Ängstliches und furchtsames Verhalten kann auf Störungen der neurologischen Funktionen hindeuten. Es kann sich dabei um Persönlichkeitsstörungen oder um Auswirkungen anderer Störungen wie ADHS, Autismus, Wahrnehmungsverarbeitungsstörungen oder zwanghafte Verhaltensstörungen handeln.

85.5 Diagnostisches Vorgehen

Um Verhaltensprobleme bei Kindern diagnostizieren zu können, muss man mit ihrer normalen Entwicklung vertraut sein. Das vorausgesetzt, muss der Osteopath die möglichen Ursachen in Betracht ziehen, um dann entscheiden zu können, ob eine osteopathische Behandlung ausreichend ist oder ob das Kind zur weiteren Abklärung an einen Arzt/Psychologen verwiesen werden sollte.

Bei Fragen zur Familiensituation und den Reaktionen der Familie auf das problematische Verhalten des Kindes sollte auf eine nicht wertende Haltung geachtet werden. Ist das Kind alt genug, um für sich selbst zu sprechen, sollte sich der Osteopath ausreichend Zeit nehmen, um eine vertrauensvolle Beziehung aufzubauen, die es dem Kind ermöglicht, sich frei auszudrücken.

Mithilfe einer detaillierten **Anamnese** sollte die Wahrscheinlichkeit von Entwicklungsverzögerungen als Ursache für das Verhalten abgeklärt werden. Dabei müssen alle ätiologischen Faktoren in Bezug auf die neurologische Entwicklung in Betracht gezogen werden (vgl. Kap. 10, Kap. 11 und Kap. 77). Dazu zählen insbesondere folgende Faktoren:

- pränatale Störungen: Gesundheit der Mutter, Funktion der Plazenta, Infektionen, Frühgeburt, geringes Geburtsgewicht
- Blutsverwandtschaft der Eltern, genetische Defekte in der Familiengeschichte
- signifikantes Geburtstrauma
- Infektionen innerhalb der Vorgeschichte des Kindes
- aktueller Gesundheitszustand: Gewichtszunahme, Ernährungszustand, Infektionen, Erkrankungen
- Entwicklungsverzögerungen in anderen Bereichen: motorisch, sozial, sprachlich, kognitiv

Die Beurteilung richtet sich nach dem Alter des Kindes. Eine vollständige **Untersuchung** umfasst auch die Abklärung des aktuellen neurologischen Status:

- Bewusstseinsstand und Interaktion
- Seh- und Hörvermögen
- Vorhandensein oder abnorme Persistenz primitiver Reflexe
- Beobachtung des Sprachverhaltens, der Kommunikation und Kognition (in Abhängigkeit vom Alter des Kindes; Kap. 11, Kap. 77)

Darüber hinaus ist eine Untersuchung des allgemeinen Gesundheitszustands erforderlich:

- Gesichtsfarbe, Körpertemperatur
- Anzeichen von Fieber, Infektionen, Hautausschlägen
- Anzeichen für unzureichende Gewichtszunahme oder kleine Statur
- Anzeichen von Vernachlässigung oder Misshandlung
- Hämatome, Narben oder andere Anzeichen von Verletzungen

Die **palpatorische Qualität** der Gewebe ergänzt diese Informationen, insbesondere bei Anzeichen einer Schädigung oder Funktionsveränderung des Nervengewebes. Kann die Ätiologie der Schädigung nicht ermittelt werden, so kann die Qualität des ZNS Hinweise auf eine mögliche Ätiologie geben. Trägheit, Stase und mangelnde Bewegung sind mit einer schlechteren Prognose verbunden. Außerdem lassen sich die somatischen Merkmale emotionaler Zustände prüfen. Eine starke Emotion wie Furcht oder Angst kann zu einer Veränderung der Atemmechanik, einem insgesamt höheren Muskeltonus sowie bestimmten Mustern somatischer Anspannung in spezifischen Muskelgruppen (z. B. Subokzipitalbereich und Diaphragma) führen. Ein chronisch erhöhter Sympathikotonus kann auch Symptome im Verdauungstrakt sowie in der Faszienqualität hervorrufen.

Eine **ärztliche Abklärung** sollte bei folgenden Anzeichen erfolgen:

- Entwicklungsregression
- sich verschlechterndem allgemeinem Gesundheitszustand
- Anzeichen von Vernachlässigung oder Misshandlung
- selbstschädigendem oder zwanghaftem Verhalten
- psychotischem Verhalten
- Auflösung oder Zusammenbruch des Familiensystems
- Verdacht auf eine mögliche schwere Gefährdung des Kindes

Bei Kindern mit nicht abgeklärten Entwicklungsverzögerungen (in einzelnen Bereichen oder generell) oder genetischen Syndromen sollte die Ätiologie medizinisch abgeklärt werden. Kommt es zu keiner weiteren Regression oder Verschlechterung, kann ein betroffenes Kind auch osteopathisch behandelt werden.

Eine Verweisung an den Arzt sollte nicht nur aus Gründen der medizinischen Sicherheit erfolgen, sondern auch, um dem Kind Zugang zu weiteren therapeutischen Interventionen zu ermöglichen wie Ergotherapie, Logopädie, Physiotherapie, Ernährungsberatung, pädagogischer Beratung oder Betreuung und Familientherapie.

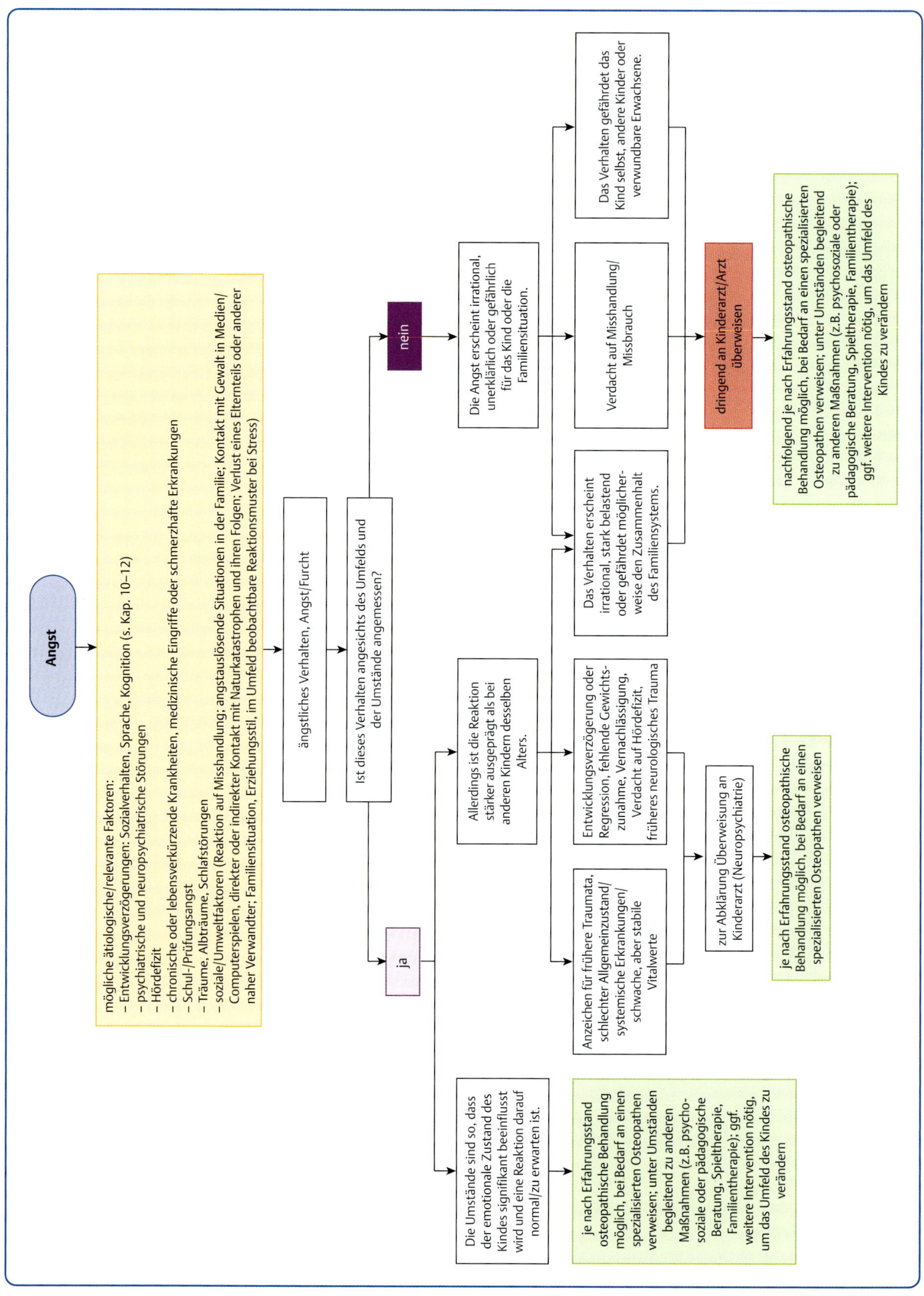

▶ **Abb. 85.1** Algorithmus Verhaltensveränderung – Angst.

Literatur

[1] Bee H, Boyd D. The developing child. 10th ed. Boston: Pearson Education; 2004

[2] Gerhardt S. Why love matters: how affection shapes a baby's brain. Hove: Brunner-Routledge; 2004

[3] Pechtel P, Pizzagalli DA. Effects of early life stress on cognitive and affective function: an integrated review of human literature. Psychopharmacology (Berl) 2011; 214: 55–70

[4] Segool NK, Carlson JS, Goforth AN et al. Heightened test anxiety among young children: elementary school students' anxious responses to high-stakes testing. Psychol Sch 2013, 50: 489–499

[5] Volpe JJ. Neurology of the newborn. 5th ed. Philadelphia, USA: Elsevier Saunders; 2008

86 Verhaltensveränderung – Wut

Nancy Nunn

86.1 Wichtiges im Überblick

Wut ist ein Gefühl, das auf unterschiedliche Art und Weise ausgedrückt werden kann. Ein wütendes Kind ist möglicherweise aggressiv gegen andere (selektiv oder unterschiedslos gegen alle) oder gegen sich selbst. Wut kann sich auch so ausdrücken, dass ein Kind sich zurückzieht.

Dieses Kapitel beschäftigt sich mit Wut als langfristigem Gefühlsmuster und weniger mit akuten Gefühlen als Reaktion auf ein Ereignis. Längerfristige Wutmuster sind möglicherweise auch auf spezifische Umstände oder Ereignisse zurückzuführen, dauern aber sehr viel länger an, als es in den Augen von Eltern/Betreuern/Behandlern „normal" wäre. Es kann sich dabei aber auch um eine Reaktion auf länger anhaltende Umstände oder eine Reihe von Ereignissen handeln oder aus Sicht der Familie unerklärlich sein.

Vertrautheit mit den angemessenen Verhaltensreaktionen in den verschiedenen Altersgruppen wird hier vorausgesetzt. Zum Beispiel ist es normal für ein wütendes Krabbelkind, zu schreien, mit Objekten zu werfen und/oder ein anderes Kind zu schlagen. Dasselbe Verhalten würde bei einem 10-Jährigen nicht mehr als „normal" betrachtet, außer es liegt eine schwere Provokation vor. Der Erwerb zunehmender verbaler und kognitiver Fähigkeiten ist der Grund, warum aggressives Verhalten mit dem Entwicklungsalter abnimmt. Dieses Kapitel sollte daher im Zusammenhang mit den Kapiteln über die kognitive (Kap. 11), soziale und emotionale (Kap. 10) sowie die Sprachentwicklung (Kap. 77) gesehen werden.

86.2 Definition

Verhalten bezeichnet beobachtbare Vorgänge, die die Reaktion des Kindes auf innere und äußere Stimuli verkörpern. Das bedeutet, dass sensorische sowie neuroendokrine Bahnen daran beteiligt sind und miteinander interagieren müssen. Der Prozess umfasst normalerweise auch Emotionen und steht unmittelbar mit der Kognition und erlernten Reaktionsmustern in Verbindung.

Da wir die Gefühle eines anderen nicht direkt fühlen können, können sind wir auf Rückschlüsse aufgrund unserer Beobachtungen angewiesen. Verhalten kann daher als eine Form von Kommunikation betrachtet werden, denn die Handlungen des Kindes können es dem Beobachter ermöglichen, seine Gefühle, Gedanken, Wünsche und Interpretationen zu verstehen.

Ärger und Wut sind üblicherweise der Ausdruck von Gefühlen von Unmut, Feindseligkeit oder Frustration. Bee und Boyd [1] definieren **Wut** als Verhalten, das die Absicht verfolgt, eine andere Person zu verletzen oder ein Objekt zu zerstören, doch manchmal richtet es sich auch gegen das Individuum selbst. Es geht hier um eine Gefühlsskala, die von leichtem Unmut und Entrüstung bis hin zu unkontrollierbarer Wut reicht.

86.3 Anatomie – Physiologie – Pathophysiologie

Wut ist ein emotionaler Zustand, der üblicherweise mit einer Anregung des sympathischen Nervensystems und der Adrenalin-/Noradrenalinbahnen (über das Nebennierenmark) verbunden ist. Eine langfristige Erregung dieses Systems triggert die HHN-Achse, wodurch in der Nebennierenrinde Kortisol ausgeschüttet wird.

Eine Verhaltensreaktion entsteht in der Regel als Kombination aus Motivation und Durchführung, wobei sich das Erstere auf impulsgesteuerte Reaktionen bezieht und das Zweite auf unsere Fähigkeit, eine solche Reaktion aufgrund unserer Entscheidungsfähigkeit zu beeinflussen. Das bedeutet, dass es sich bei Verhalten normalerweise um das Ergebnis einer Interaktion zwischen dem limbischen System und dem Neokortex des Kindes handelt. Da der Neokortex bei der Geburt nicht myelinisiert ist [7], ist das Verhalten eines Säuglings anfangs vollkommen impulsgesteuert. Mit zunehmender Entwicklung und damit Ausführungskontrolle erwarten wir von einem Kind eine Modifikation seines Verhaltens. Üblicherweise wird erwartet, dass aggressives Verhalten mit zunehmendem Alter abnimmt [1].

Die an Verhaltensreaktionen beteiligten Gehirnareale sind komplex und umfassen die Wahrnehmung einer Situation (bewusst oder unbewusst), die Erregungssysteme (neuroendokrine Systeme), kognitive und Entscheidungsbahnen und motorische Bahnen. Verschiedene Faktoren können die Bildung von Bahnen innerhalb des Neokortex sowie zwischen Neokortex und limbischem System beeinflussen. Dazu zählen genetische Faktoren, Erfahrungen und Erlebnisse, Temperament/Persönlichkeit, kognitive Faktoren und soziale Normen, Werte und Vorstellungen innerhalb der Familie.

86.4 Ursachen

Es gibt viele mögliche Ursachen für das aggressive Verhalten eines Kindes. Sie lassen sich grob in die folgenden Kategorien einteilen:

- **Reaktive Wut** ist eine angemessene Reaktion auf eine Situation in Abhängigkeit vom Entwicklungsalter des Kindes. Das impliziert, dass es sich um eine physiologische Reaktion handelt.
- **Unangemessene reaktive Wut** (exzessiv in Ausmaß oder Dauer) ist z. B. eine angemessene Reaktion, die aber länger anhält, als es angesichts des Ereignisses/der Situation gerechtfertigt wäre (in Abhängigkeit vom Entwicklungsstand des Kindes). Das kann auf eine Entwicklungsverzögerung zurückzuführen sein, insbesondere auf kognitiver oder sozialer/emotionaler Ebene. Es kann aber auch auf pathophysiologische Einschränkungen oder auf negative Erfahrungen und erlernte Verhaltensmuster zurückgehen.
- **Unerklärliche Wut:** Dabei kann es sich um eine Situation wie oben handeln, die aber von den Eltern/vom Behandler nicht wahrgenommen oder identifiziert wurde. Das Verhalten kann aber auch auf eine Pathologie (Persönlichkeitsstörung, genetisches Syndrom, neuropsychiatrische Störung), bestimmte Medikamente, Misshandlung/Missbrauch oder Gewalterfahrungen in der Familie oder in elektronischen Medien zurückzuführen sein.

Zu den möglichen Ursachen zählen:

Entwicklungsverzögerungen – kognitiv/sozial/sprachlich: In diesem Fall wäre das Verhalten angemessen für ein jüngeres Kind. Alle möglichen Ursachen sollten berücksichtigt werden. Hypoxische Episoden, Schädelfraktur, Infektionskrankheiten der Mutter, Fieber oder äußere Umweltfaktoren sind einige der häufigsten Traumata, die das sich entwickelnde Nervensystem des Säuglings im Zeitraum rund um die Geburt schädigen können (für weitere Informationen s. auch Kap. 10, Kap. 11 und Kap. 77). Auch eine Schädigung aufgrund nicht akzidenteller Verletzungen sollte in Betracht gezogen werden. Außerdem können genetische Ursachen, insbesondere im Zusammenhang mit genetischen Syndromen, vorliegen, da jede genetische Störung, die zu einer signifikanten mentalen Retardierung führt, auch mit Verzögerungen in der Verhaltensentwicklung einhergeht.

Reaktion auf Misshandlung: Eine hohe Kortisolkonzentration und Stress in der ersten Lebensphase beeinflussen erwiesenermaßen die Entwicklung des präfrontalen Kortex und der Amygdala ([4], [6]). Kinder, die körperlich oder emotional misshandelt, vernachlässigt, schikaniert oder verletzt werden, zeigen in der Regel ein stärker aggressives Verhalten. Handelt es sich um langfristige Misshandlung, kann es dadurch zu einer neurologischen Entwicklungsverzögerung kommen, die dann zu unreifen Verhaltensweisen führt. Sind Kinder Misshandlungen ausgesetzt, können sie auch bestimmte aggressive Verhaltensmuster übernehmen, die dem Alter des Kindes nicht angemessen erscheinen.

Auch die Trennung des Kindes von Bezugspersonen oder Konflikte zwischen den Eltern führen zu einer hohen Kortisolkonzentration [4]. Aggressives Verhalten kann auch eine direkte Reaktion auf das erhöhte Stresslevel sein, dem das Kind ausgesetzt ist.

Sonstige Ursachen für Ängste: Länger anhaltende Situationen oder Bedingungen in der kindlichen Umgebung, die Ängste hervorrufen, können ebenfalls für aggressive Episoden verantwortlich sein.

Soziale/Familiensituation: Kinder lernen Verhaltens- und Reaktionsmuster von den sie umgebenden Erwachsenen und Kindern sowie deren Verhalten untereinander und gegenüber dem Kind. Familien weisen unterschiedliche Erziehungsstile, Werte und Glaubenssysteme auf, die das Verhalten in einem Familienhaushalt stark beeinflussen können.

Kontakt mit Gewaltdarstellungen in Medien und Computerspielen: Ein höheres Aggressionsniveau unmittelbar nach dem Kontakt mit Gewaltdarstellungen in elektronischen Medien konnte nachgewiesen werden; dieses kann auch länger anhalten. Huesmann [5] geht davon aus, dass kurzfristige Effekte auf ein Priming des Nervensystems, eine stärkere Erregung und Nachahmung von Verhaltensweisen zurückzuführen sind, während langfristige Effekte das Ergebnis erlernten Verhaltens und einer Aktivierung bestimmter Gefühle bzw. einer Desensibilisierung gegenüber anderen Emotionen sind.

Psychiatrische und neuropsychiatrische Störungen: Aggressives Verhalten kann auf Veränderungen in der neurologischen Funktion hindeuten. Das kann bei psychopathischen Verhaltensstörungen, Persönlichkeitsstörungen oder Angstzuständen im Zusammenhang mit ADHS oder autistischen Störungen eine Rolle spielen.

Ernährung: Ein Einfluss der Ernährung auf die Entwicklung von Gehirn und Verhalten wurde beispielsweise von Benton [3] and Bellisle [2] festgestellt.

Schlaf: Schlafmangel oder schlechter Schlaf können zu Verhaltensstörungen beitragen.

Iatrogene Ursachen: Manche Medikamente, z. B. Bronchodilatatoren, führen zu einer Anregung des sympathischen Nervensystems und können dadurch zu aggressivem und auflehnendem Verhalten führen.

86.5 Diagnostisches Vorgehen

Um Verhaltensprobleme bei Kindern diagnostizieren zu können, muss man mit ihrer normalen Entwicklung vertraut sein. Das vorausgesetzt, muss der Osteopath die möglichen Ursachen in Betracht ziehen, um dann entscheiden zu können, ob eine osteopathische Behandlung ausreichend ist oder ob das Kind zur weiteren Abklärung an einen Spezialisten verwiesen werden sollte.

Bei der **Anamnese** der Familiensituation sollte besonderes Augenmerk darauf gelegt werden, die Reaktionen innerhalb der Familie so abzufragen, dass dies bei den Bezugspersonen nicht wertend ankommt. Bei Kindern mit aggressivem Verhalten liegt häufig eine zunehmende Eskalationsspirale vor, bei der das reaktive Verhalten der Bezugspersonen die Situation weiter verschärft.

Es braucht eine ausführliche Anamnese, um die Wahrscheinlichkeit neurologischer Entwicklungsverzögerungen als Ursache für das aggressive Verhalten einschätzen zu können und alle diesbezüglichen ätiologischen Faktoren einzubeziehen (vgl. Kap. 10, Kap. 11 und Kap. 77). Im Rahmen des diagnostischen Vorgehens muss die Vorgeschichte unbedingt umfassend eruiert werden, um folgende mögliche Faktoren zu identifizieren:

- pränatale Störungen: Gesundheit der Mutter, Plazentafunktion, Infektionen, Frühgeburt, geringes Geburtsgewicht
- Blutsverwandtschaft der Eltern, genetische Pathologien in der Familie
- schweres Geburtstrauma
- Vorgeschichte von potenziell schädigenden Infektionen
- aktueller Gesundheitszustand: Gewichtszunahme, Ernährung/Füttern, Infektionen, Krankheiten
- Anzeichen von Entwicklungsverzögerungen in anderen Bereichen: motorisch, sozial, kognitiv, sprachlich

Die Beurteilung richtet sich nach dem Alter des Kindes. Eine vollständige **Untersuchung** umfasst auch die Abklärung des aktuellen neurologischen Status:

- Bewusstseinsstand und Interaktion
- Seh- und Hörvermögen
- Vorhandensein oder abnorme Persistenz primitiver Reflexe
- Beobachtung des Sprachverhaltens, der Kommunikation und Kognition (in Abhängigkeit vom Alter des Kindes; Kap. 11, Kap. 77)

Zusätzlich sollte der generelle Gesundheitszustand des Kindes geprüft werden:

- Gesichtsfarbe, Körpertemperatur
- Anzeichen von Fieber, Infekten, Ausschlägen
- nicht angemessene Gewichtszunahme oder zu kleine Statur
- Anzeichen für Vernachlässigung oder Misshandlung
- Blutergüsse, Narben oder andere Anzeichen von Verletzungen

Die **palpatorische Qualität** der Gewebe ergänzt diese Informationen, insbesondere bei Anzeichen einer Schädigung oder Funktionsveränderung des Nervengewebes. Kann die Ätiologie der Schädigung nicht ermittelt werden, so kann die Qualität des ZNS Hinweise auf eine mögliche Ätiologie geben. Mangel Trägheit, Stase und mangelnde Bewegung sind mit einer schlechteren Prognose verbunden. Außerdem lassen sich die somatischen Merkmale emotionaler Zustände prüfen. Eine starke Emotion wie Wut kann zu einer Veränderung der Atemmechanik, einem insgesamt höheren Muskeltonus sowie bestimmten Mustern somatischer Anspannung in spezifischen Muskelgruppen (z. B. Subokzipitalbereich und Kiefer) führen.

Eine **ärztliche Abklärung** sollte bei folgenden Anzeichen erfolgen:

- Entwicklungsregression
- sich verschlechternder allgemeiner Gesundheitszustand
- Anzeichen von Vernachlässigung oder Misshandlung
- selbstschädigendes Verhalten
- irrationales oder extrem gewalttätiges Verhalten, das ein Risiko für das Kind oder andere Personen darstellt
- psychotisches Verhalten
- Auflösung oder Zusammenbruch des Familiensystems

Bei Kindern mit nicht abgeklärten Entwicklungsverzögerungen (in einzelnen Bereichen oder insgesamt) oder genetischen Syndromen sollte die Ätiologie medizinisch abgeklärt werden. Kommt es zu keiner weiteren Regression oder Verschlechterung, können diese Kinder auch osteopathisch behandelt werden.

Eine Überweisung an den Arzt sollte nicht nur aus Gründen der medizinischen Sicherheit erfolgen, sondern auch, um dem Kind Zugang zu weiteren therapeutischen Interventionen zu ermöglichen wie Ergotherapie, Logopädie, neurologischer Entwicklungstherapie, Physiotherapie, Ernährungsberatung, pädagogischer Beratung oder Betreuung und Familientherapie. ▶ **Abb. 86.1.**

Literatur

[1] Bee H, Boyd D. The developing child. 10th ed. Boston: Pearson Education; 2004

[2] Bellisle F. Effects of diet on behaviour and congition in children. Br J Nutr 2004; 92 (Suppl 2): S 227–S 232

[3] Benton D. The influence of children's diet on their cognition and behavior. Eur J Nutr 2008; 47 (Suppl 3): 25–37

[4] Gerhardt S. Why love matters: how affection shapes a baby's brain. Hove: Brunner-Routledge; 2004

[5] Huesmann LR. The impact of electronic media violence: scientific theory and research. J Adolesc Health 2007; 41 (Suppl 1): S 6–S 13

[6] Pechtel P, Pizzagalli DA. Effects of early life stress on cognitive and affective function: an integrated review of human literature. Psychopharmacology (Berl) 2011; 214: 55–70

[7] Volpe JJ. Neurology of the newborn. 5th ed. Philadelphia, USA: Elsevier Saunders; 2008

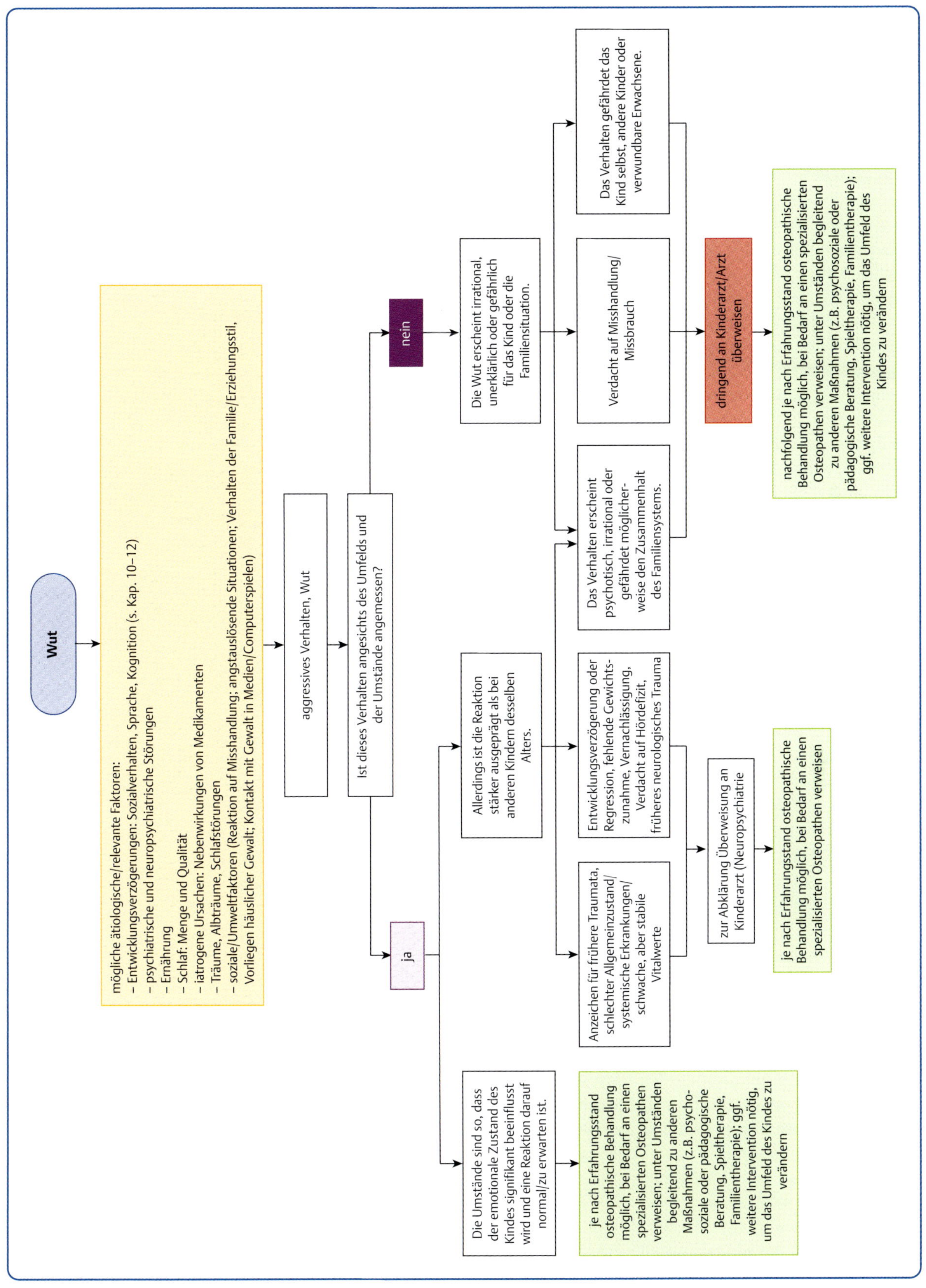

▶ **Abb. 86.1** Algorithmus Verhaltensveränderung – Wut.

87 Wachstum – Großwuchs, Hochwuchs

Peter Striebel

87.1 Wichtiges im Überblick

Die Therapie eines isolierten Hochwuchses ohne Begleitsymptome orientiert sich allein an der psychischen Belastung des Kindes. Meist liegt ein familiärer oder konstitutionell bedingter Großwuchs vor.

Fällt bei der Beobachtung des Wachstumsverlaufs eine ungewöhnliche Wachstumsbeschleunigung auf, ist die weitere Diagnostik einzuleiten. Eine weiterführende Diagnostik, Beratung und mögliche Behandlung sollte in pädiatrischen Zentren erfolgen.

Aufgrund der therapeutisch angewendeten hohen Hormondosen sollte mit der medikamentösen Behandlung nur in Ausnahmefällen vor der Pubertät begonnen werden. Allerdings ist ein frühzeitiger Therapiebeginn (bei Mädchen vor dem 13., bei Jungen vor dem 15. Lebensjahr) effektiver.

Osteopathisch werden Irritationen und Dissoziationen der endokrinen Organe sowie Auswirkungen auf die Haltung und das Verhalten begleitend diagnostiziert und behandelt.

87.2 Definition

Großwuchs liegt dann vor, wenn die Körperlänge im Vergleich zu einer gleichaltrigen Normpopulation, d. h. innerhalb einer vergleichbaren Bevölkerungsgruppe, über der 97. Perzentile liegt (Standard Deviation Score [SDS] über + 2,0; Kap. 90).

87.3 Anatomie – Physiologie – Pathophysiologie

Eine Beschreibung der individuellen Wachstumsverhältnisse kann unter dem Gesichtspunkt der **endokrin-metabolischen Dissoziation** versucht werden: Das individuelle Wachstum ist pränatal noch stark abhängig vom Insulinstoffwechsel, in der Kleinkindzeit von der Schilddrüsenfunktion, im Rahmen des pubertären Wachstums von den Geschlechtshormonen, die das Wachstum durch ihren Einfluss auf das ossäre Ausreifen der Wachstumsfugen letztendlich limitieren. Diese chronobiologische Abfolge dominierender endokrin-metabolischer Funktion zeigt vor dem Hintergrund der Hypothalamus-Hypophysen-Achse mit ihrem Somatropinstoffwechsel (Somatropin ist ein Wachstumshormon aus dem Hypophysenvorderlappen) eine individuelle Prägung. Die physiologische endokrin-metabolische Dissoziation mündet im Erwachsenenalter in eine Erhaltungsbalance, die sich im pathologischen Fall zu einer Seite verlagern kann (z. B. endokrin aktiver Tumor).

Die Entwicklung von Größe (Höhe) und Gewicht des Menschen unterliegt vielfältigen Einflüssen. Die in den letzten Jahrhunderten beobachtete Akzeleration wird u. a. mit Ernährungsfaktoren, Kultureigenheiten (Technik, Licht etc.) und Durchmischung der Bevölkerung (Fernehen etc.) in Verbindung gebracht. Das elitäre Gardemaß unter Soldatenkönig Friedrich Wilhelm I. (1709) lag bei 188 cm; im „Klub der Langen" werden derzeit Männer ab einer Körpergröße von mindestens 190 cm, Frauen ab mindestens 180 cm aufgenommen.

Meist fallen betroffene Jugendliche bereits in der Kindheit durch ihre überdurchschnittliche Körpergröße auf. Umgebungsabhängig können sie sich als isoliert empfinden, mit depressiver Stimmung oder Zukunftsängsten (z. B. Partnerwahl) reagieren; soziale Überforderung (rascher Kleidungs-/Schuhwechsel mit wirtschaftlicher Auswirkung auf die Familie) und Anpassung an kulturelle Gegebenheiten (z. B. Normgrößen von Sitzgelegenheiten, Gebrauchsgegenständen) führen unter Umständen zu motorischen Gewohnheiten, die zu orthopädischen Krankheitsbildern beitragen (Skoliose, Kyphose).

Eine Erhöhung von Somatropin durch ein **Adenom des Hypophysenvorderlappens** ist selten. Vor dem Schluss der Wachstumsfugen kommt es durch die Somatropinerhöhung zu einem verstärkten Gesamtkörperwachstum (Makrosomie, Gigantismus), nach dem Verschluss der Wachstumsfugen zu einer Akromegalie (disproportionales Wachstum nicht verknöcherter Zonen – z. B. an Nase, Fingern, Kinn, Schädelknochen; vermehrtes Wachstum von Weichteilen, z. B. auch Kardiomegalie).

Eine **Hyperthyreose** kann ebenfalls zu einem vermehrten Wachstum führen. Die genauen Mechanismen sind noch unzureichend erforscht. Der Insulin-like growth-factor 1 (IGF-1) aus der Leber scheint hierbei eine Rolle zu spielen. Er wird sowohl durch Somatropin als auch durch Schilddrüsenhormone stimuliert.

Die Arbeitsgemeinschaft pädiatrischer Endokrinologie zieht bei ausdrücklichem Wunsch der Betroffenen und ihrer Familien ab einer errechneten Endgrößenprognose von 202 cm bei Jungen, 185 cm bei Mädchen eine Therapie in Erwägung; die Akzeptanz der Betroffenen liegt bei Jungen meist um 204 cm, bei Mädchen um 187 cm errechneter Endkörpergröße. Die Abwägung von Wunschvorstellungen des Kindes und seiner Eltern, gesellschaftlicher Größentoleranz und Risiken möglicher Hormontherapien fordert eine sorgfältige Abklärung und individuelle Beratung, die spezialisierten Endokrinologen vorbehalten sein sollte. Die Genauigkeit der Prognose für die endgültige Körpergröße wird durch die hormonelle Diagnostik und radiologischer Bestimmung des Skelettalters in ihrer Genauigkeit deutlich verbessert. Ein Therapiebeginn im Skelettalter von 11–12,9 Jahren kann bei Jungen eine Reduktion der errechneten Körpergröße von mehr als 10 cm, bei Mädchen von 8–9 cm bewirken.

Die Therapie erfolgt mittels supraphysiologischer Gabe von Sexualhormonen, was zu einem beschleunigtem Schluss der Wachstumsfugen führt. In jedem Fall stellt die hoch dosierte intramuskuläre Testosterontherapie für Jungen und die orale Östrogen-Gestagen-Therapie für Mädchen einen intensiven Eingriff in das hormonelle Gleichgewicht des wachsenden Organismus dar. Die Spätfolgen (Spermatogenese und erniedrigte Testosteronwerte männlicher Erwachsener, verminderte Fertilität bei Frauen) werden noch kontrovers diskutiert, die meisten Behandelten sind jedoch mit den Ergebnissen der Therapie zufrieden.

87.4 Ursachen

Für den Großwuchs kommen folgende Ursachen infrage:

- familiäre Disposition (Vergleich mit den letzten 3 Generationen)
- genetische Syndrome:
  - Klinefelter-Syndrom, Superman-Syndrom, Marfan-Syndrom, Homozysteinurie, Akromegalie und hypophysärer Hochwuchs weisen ein permanent vermehrtes Wachstum auf.
  - Bei der Pubertas praecox vera, Pseudopubertas praecox und dem adrenogenitalen Syndrom tritt ein schubweise vermehrtes Wachstum auf.
  - Das Sotos- und Exomphalos-Makroglossie-Gigantismus-Syndrom zeigen ein beschleunigtes Wachstum bei normaler Endgröße.
- endokrine Ursachen: hypohysärer Hochwuchs bei Hypophysenadenom, Hyperthyreose, Adiposogigantismus
- metabolische Ursachen: Wachstumsakzeleration und Zunahme der Körpergröße korrelieren mit der Ernährung.

87.5 Diagnostisches Vorgehen

Das diagnostische Vorgehen umfasst folgende Befunderhebung:

- Anamnese: Körperhöhe und Wachstumsverlauf der Eltern und naher Verwandter; familiäre Erkrankungen mit Auswirkung auf den Wachstumsverlauf
- Beschwerden des Kindes (Kopfschmerzen, Sehstörungen, sekundäre Auswirkungen der Körperhöhe auf das seelische und motorische Verhalten)
- Ausgangsbefund: Größe und Gewicht in Beziehung zu Perzentilenkurven einer vergleichbaren Bevölkerungsgruppe
- Proportionsbefundung: Kopfumfang, Spannweite der Arme, Sitzgröße, Länge der unteren Extremität; Proportion der Akren (Nase, Hände, Füße), Proportion der Finger
- Anhalt für Syndrome (muskuläre Auffälligkeiten, Herzgeräusche, Nabelbruch, Nagelveränderungen, Zahnveränderungen, Stellung der Augenachsen, Makroglossie etc.)
- Befundung der endokrinen Organe und deren Zusammenspiel (Hypophyse, Schilddrüse, Nebennieren, Gonaden)
- Palpation mit Frageinduktion der endokrin-metabolischen Dissoziation im individuellen Fall (Beziehung zum Leberstoffwechsel, endokriner Pankreasfunktion, Frage nach Proportion und Funktionstoleranz von Organsystemen)

Anhand der Anamnese, der gemessenen Proportionen, klinischen Untersuchung und ggf. der Bestimmung des Knochenalters mittels Röntgen der linken Hand kann im Vergleich mit Perzentilenkurven und der errechneten Zielgröße aufgrund der Größe der Eltern ein physiologisches von einem pathologischen Wachstum unterschieden werden.

Bei Verdacht auf eine Erkrankung mit Großwuchs erfolgt die weitere Diagnostik (Hormonlabor, Urinuntersuchung: Brand-Probe auf Homozysteinurie, ophthalmoskopische Untersuchung, ggf. MRT von Schädel und LWS) in einem entsprechenden medizinischen Zentrum. ▶ **Abb. 87.1.**

Literatur

[1] Eiholzer U. Klein- und Großwuchs in der pädiatrischen Praxis. Schweiz Med Forum 2001; 38: 938–943

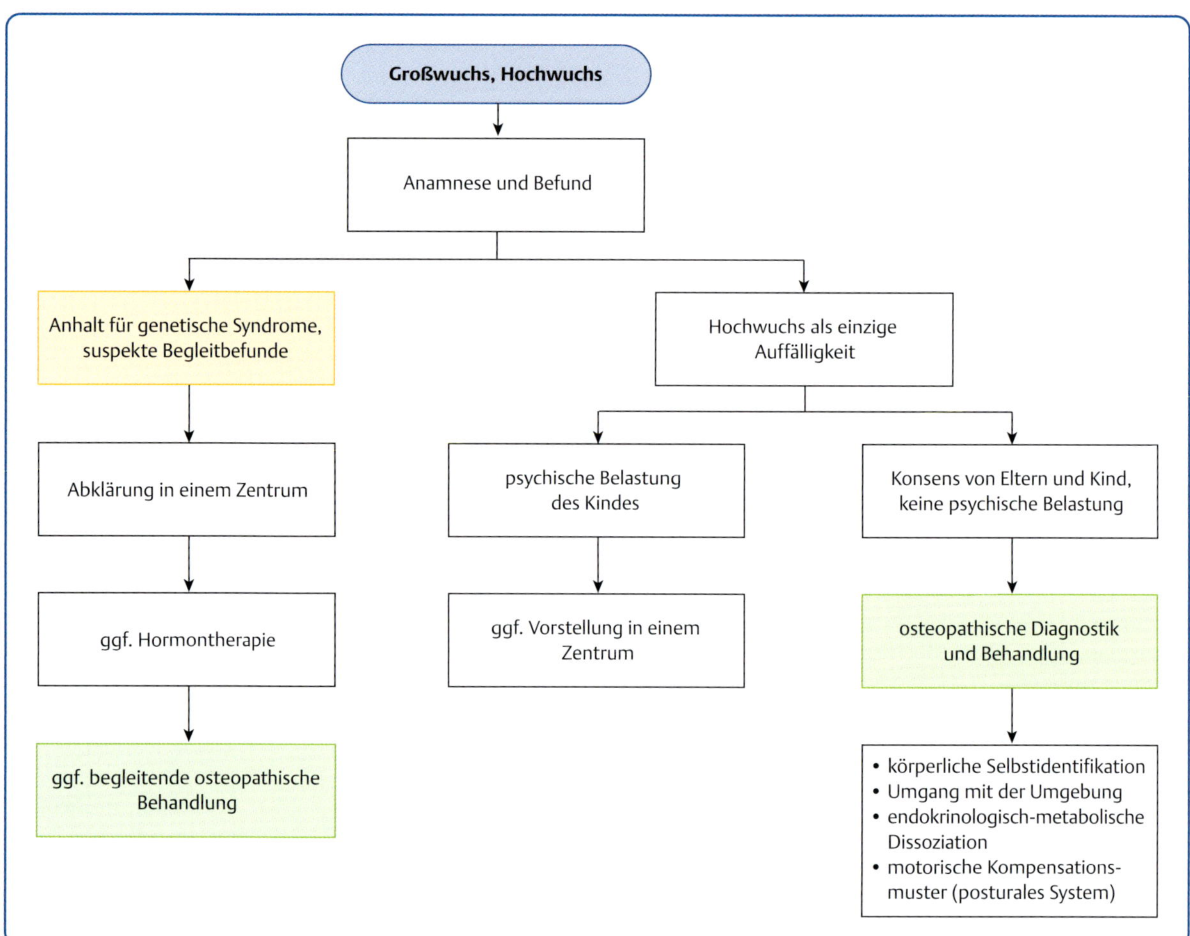

▶ **Abb. 87.1** Algorithmus Wachstum – Großwuchs, Hochwuchs.

88 Wachstum – Kleinwuchs

Peter Striebel

88.1 Wichtiges im Überblick

Kleinwuchs steht meistens in einem Zusammenhang mit familiären, physiologisch-konstitutionellen Faktoren. Eine phänotypisch unauffällige Körperhöhe des Kindes kann in großgewachsenen Familien einen abklärungsbedürftigen Kleinwuchs kaschieren.

Die osteopathische Untersuchung des Kindes stellt visuelle und palpatorische Fragen an die Eigenheiten des Gesamtkörper- und proportionalen Wachstums, des integrativen Wachstumsverhalten der sich spezialisierenden Körpersysteme und Organe sowie deren chronobiologische Reifung. Auffälligkeiten in diesem Bereich sollte mit osteopathischen und gelegentlich apparativen Mitteln nachgegangen werden.

Die Kenntnis phylogenetischer, Bevölkerungs- und familientypischer Wachstumsmuster sind Voraussetzung für die Einschätzung des individuellen Wachstumsverhaltens.

88.2 Definition

Kleinwuchs liegt dann vor, wenn die Körperhöhe im Vergleich zu einer vergleichbaren Bevölkerungsgruppe unter der 3. Perzentile liegt (SDS unter –2,0; Kap. 90).

Bei einem Kleinwuchs mit verzögerter Knochenreifung spricht man vom **Spätentwickler**. Dieser besteht in einem vorübergehenden Kleinwuchs, der in der Regel mit einer Intelligenzentwicklung gemäß chronobiologischem Alter einhergeht. Die körperliche Entwicklung, Pubertät und Adoleszenz treten verzögert auf, die Endgröße liegt im Bereich der Norm.

Dagegen handelt es sich beim Kleinwuchs ohne Knochenaltersverzögerung meist um den **familiären Kleinwuchs**. Die Entwicklung der Intelligenz, Pubertät und Adoleszenz folgen der chronobiologischen Norm einer vergleichbaren Bevölkerungsgruppe.

SHOX ist ein Akronym und steht für „short stature homeobox". Circa 17 % der kleinwüchsigen Kinder sind von Veränderungen im SHOX-Gen betroffen, wobei sich Deformierungen und Disproportionen oft erst im späteren Alter ausbilden.

88.3 Anatomie – Physiologie – Pathophysiologie

Das embryologische Wachstum ist durch die Gestaltmetamorphose und Organdifferenzierung gekennzeichnet. Während des fetalen Wachstums reifen die Organe, und ein rasches Größenwachstum des gesamten Organismus findet statt. Die folgende Zeit bis zum 3. Lebensjahr ist gekennzeichnet durch ein sich einpendelndes Wachstum: Hypotrophe Neugeborene (SGA = „small for gestational age") machen ein Aufholwachstum durch, hypertrophe Neugeborene zeigen oft zurückhaltendes Wachstum. Um das 3. Lebensjahr hat sich das Kind in Wachstumseigentümlichkeiten eingeschleust, die durch die familiäre Disposition geprägt sind (familiäre Zielkurve im Perzentilenverlauf). In der folgenden präpubertären Wachstumsphase findet ein langsames Wachstum statt, das in enger Beziehung zur Wirksamkeit des in der Hypophyse gebildeten Wachstumshormons und in der Leber und lokal im Gewebe gebildeten IGF-1 steht. Zeitlich sehr variabel findet dann die pubertäre Reifung mit raschem Wachstum statt, die in Beziehung zur Wirkung der Sexualhormone steht.

Ein **intrauteriner Kleinwuchs** wird sonografisch meist bereits während der Schwangerschaft diagnostiziert. Genetische Defekte, plazentare Insuffizienz, Infektionen, Stress der Mutter, Mangelernährung sowie Drogenkonsum können damit in Zusammenhang stehen. Das Neugeborene ist hypotroph (SGA; SDS < 2 für das bestehende Reifealter). Können ätiologische Faktoren eruiert werden, ist es möglich spezifische, auch osteopathische Unterstützungen im Rahmen des Aufholwachstums zu entwickeln.

Sind außer dem Körperhöhenwachstum noch weitere morphologische Auffälligkeiten (Gesichtsmorphologie, Disproportionen, Herzvitien, Nageldysplasien o. Ä.) vorhanden, sollten chromosomale Veränderungen in Betracht gezogen und abgeklärt werden. Insbesondere bei Mädchen mit nichtfamiliärem Kleinwuchs ist an ein **Ullrich-Turner-Syndrom** zu denken (Inzidenz 1:2000).

Disproportionen können ein Hinweis auf eine der über 200 bekannten Skelettdysplasien sein, die ebenfalls chromosomale Zusammenhänge aufweisen.

Ein später Eintritt der Pubertät kann zu einem konstitutionell verzögerten Wachstum führen, das als Kleinwuchs im Verhältnis zu Gleichaltrigen imponiert. Die Reifezeichen des Organismus (sekundäre Geschlechtsmerkmale) sollten in der Diagnostik von präpubertären

Wachstumsauffälligkeiten einbezogen und ein Hypogonadismus ausgeschlossen werden.

Seltener als der familiäre Kleinwuchs kann ein endokriner, proportionierter Kleinwuchs vor dem Hintergrund eines Mangels an Wachstumshormon beobachtet werden. Meistens bleibt die Ätiologie offen. Die Hypophyse kann jedoch im Rahmen genetischer Veränderungen, durch Infektionen oder Traumata geschädigt sein. Die seriöse Diagnostik eines Wachstumshormonmangels erfolgt über einen mehrmonatigen Beobachtungsverlauf mit Erfassung des Wachstums, der Bestimmung des Knochenalters, einer Abklärung weiterer endokrinologischer Parameter (z. B. Hypothyreose, Sexualhormone, Diabetes mellitus, Hyperkortisolismus), der Erfassung der Ernährung, des Gewichts (Adipositas) und der Leberfunktion. Einzelbestimmungen von Wachstumshormon sind aufgrund der Streubreite und pulsatilen Hormonausschüttung wenig aussagekräftig. Bei Verdacht auf hypophysäre Veränderungen sollte eine Schädel-MRT mit Kontrastmittel durchgeführt werden.

Cave

Bei der Einschätzung eines verminderten Wachstums ist es wichtig, Wachstum als Ausdruck aller Organtätigkeiten zu verstehen. Ein vermindertes Wachstum kann der erste und über längere Zeit einzige Ausdruck einer konsumierenden Erkrankung sein. Chronische Entzündungen, Herzvitien, Asthma bronchiale, Darmerkrankungen mit Malabsorption, Niereninsuffizienz unterschiedlicher Genese können durch ein vermindertes Wachstum besser kompensiert werden.

88.4 Ursachen

Folgende Ursachen kommen als Ursache für Kleinwuchs infrage:

- familiärer, konstitutioneller Minderwuchs
- genetische Syndrome: Turner-Syndrom, Achondrodysplasie, Down-Syndrom, Noonan-Syndrom, SHOX-Protein-Mangel, Léri-Weill-Dyschondrosteosis etc.
- hypotrophes Neugeborenes (SGA) bei intrauteriner Mangelsituation
- Skelettdysplasien bei gestörtem Knochenstoffwechsel
- Nahrungsmangel bei Hungersnot, Maldigestion, Malabsorption
- konsumierende organische Erkrankungen: Nierenerkrankungen, Herzfehler, Morbus Crohn, Mukoviszidose, Anämie etc.
- endokrine Ursachen: Mangel an Wachstumshormon, Diabetes mellitus, Hypothyreose, verfrühter Schluss der Epiphysenfugen bei Pubertas praecox
- kraniale Dysfunktionen (angeboren, traumatisch) mit Irritation der Hypophyse
- chronischer Disstress (Dysfunktion des autonomen Nervensystems, kraniozervikale Dysfunktion)
- endokrin-hepatisch-genitale Dysfunktion mit Irritation des Stoffwechsels der Sexualhormone

88.5 Diagnostisches Vorgehen

Das diagnostische Vorgehen umfasst folgende Befunderhebung:

- Anamnese unter Berücksichtigung von Geburtsverlauf, SGA-Anzeichen, der elterlichen Wachstumsmuster (verzögerte Pubertät, Menarche der Mutter, Zeitraum des pubertären Wachstumsschubs beim Vater) und ggf. der Wachstumsmuster von Geschwistern
- Errechnen der familiären Zielgröße
- Vergleich des Wachstumsverlaufs mit einer passenden Bevölkerungsgruppe
- Ganzkörperstatus (Minoranomalien, Disproportionen im Körperbau, Hinweise auf Syndrome, organische Erkrankungen, Insuffizienzen), Messung der Körperhöhe, Sitzhöhe und Spannweite der Arme
- ggf. Bestimmung des biologischen Alters (Handröntgenbild)
- Einteilung in Kleinwuchs mit oder ohne Verzögerung der Knochenreifung zur Differenzierung von primären und sekundären Wachstumsstörungen.

Das globale und lokale Listening können mithilfe offener Fragen orientiert werden:

- In welchen Reifungsphasen befinden sich die differenzierten Organsysteme? (Beispiele: Abschluss der Form, inhärenter Gewebestoffwechsel, Reifungs- und Wachstumspotenz im Bereich der Epiphysenfugen; Funktionsreife des Leberstoffwechsels in Beziehung zu den Sexualhormonen; Individualisierung der Herzvariabilität)
- Wie drückt sich das Zusammenspiel der Organsysteme im „rhythmic balanced interchange" aus? (Beispiel: Zusammenwirken von primärem und sekundärem Atem)
- Können eventuell bestehende Einseitigkeiten des Organwirkens kompensiert werden? Welche Wege der Kompensation sind für diesen Organismus typisch? (Beispiel: Inhibitionstests)

▶ Abb. 88.1

Literatur

[1] Commentz J-C. Kleinwuchs – Wann ist welche Diagnostik angezeigt? Pädiatrie hautnah 2010; 22(5): 368–370

[2] Eiholzer U. Klein- und Großwuchs in der pädiatrischen Praxis. Schweiz Med Forum 2001; 38: 938–943

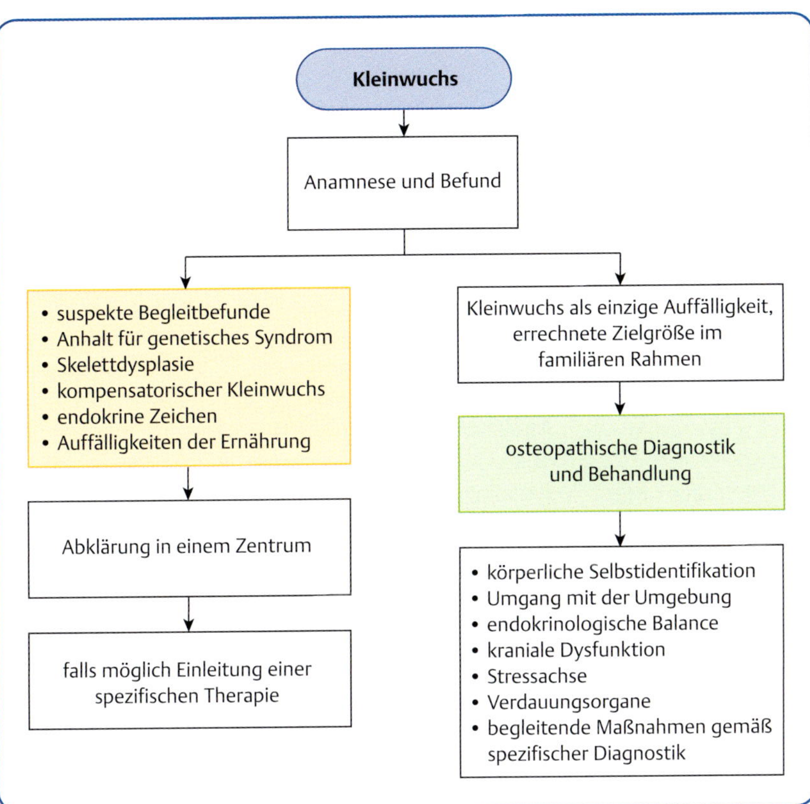

▶ **Abb. 88.1** Algorithmus Wachstum – Kleinwuchs.

89 Wachstumsschmerzen

Sontka Tamm

89.1 Wichtiges im Überblick

Wachstumsschmerzen sind ein häufig auftretendes Symptom vom Kleinkind- bis zum Grundschulalter. Die Ursache ist nicht bekannt. Vermutet wird, dass das Wachstum dafür verantwortlich ist. Der Schmerz tritt in der Regel nachts (meist einseitig) im Bereich des Schienbeins auf, wobei die Seiten wechseln können.

Kinderorthopädisch wird der Wachstumsschmerz nach Ausschluss anderer Ursachen nicht behandelt. Aus osteopathischer Sicht finden sich Muster im Bereich der Wachstumsfuge, aber auch im Bereich des kraniosakralen Systems, hier in Form von wachstumsbedingten Expansionskräften des Rückenmarks und der peripheren Nerven (Nervendehnungsschmerzen).

89.2 Definition

Als **Wachstumsschmerzen** bezeichnet man spontan und sporadisch im Kleinkindalter meist nachts an den unteren Extremitäten auftretende Schmerzen, die überwiegend im Bereich des Kniegelenks lokalisiert sind. Beide Seiten sind abwechselnd betroffen.

89.3 Anatomie – Physiologie – Pathophysiologie

Das Längenwachstum der Extremitätenknochen findet in der Wachstumsfuge (Epiphysenfuge) statt. Sie ist lokalisiert an den Übergängen von Epiphyse (Knochenenden) zur Metaphyse. Die Epiphysenfuge wird histologisch in 4 Zonen unterteilt:

1. Zone der ruhenden Zellen (Germinativzone)
2. Schicht der Knorpelzellsäulen
3. Schicht der hypertrophierenden Zellen
4. Zone der primären Verkalkung und Ossifikation

Das Wachstum der Extremitätenknochen findet statt in Form des enchondralen Wachstums, d. h. aus einer knorpeligen Vorstufe.

Da das Längenwachstum insbesondere in der Nacht stattfindet (u. a. durch das Wachstumshormon Melatonin), ist es nachvollziehbar, dass der Schmerz in den Wachstumsfugen überwiegend in der Nacht auftritt, auch wenn dies nicht wissenschaftlich belegt ist.

Geklärt ist bislang auch nicht das Phänomen, dass sog. Wachstumsschmerzen nur im Schienbein lokalisiert sind, obwohl alle Röhrenknochen anatomisch sowohl proximal als auch distal die gleichen Wachstumsfugen aufweisen. Eine Entlastung des Schmerzes kann durch Kühlung des Schienbeins oder durch Bewegung erzielt werden. Auch die Embryostellung lindert die Beschwerden.

Aus osteopathischer Sicht sei hier darauf hingewiesen, dass das embryologische Wachstum im ZNS nach dem Verdrängungsprinzip funktioniert. Das Gehirn wächst in den Schädel hinein und bestimmt somit die Form des Schädels. Das gleiche Prinzip findet sich im Rückenmark wieder. Während die Kopfentwicklung der Rumpfbildung dramatisch vorauseilt, werden die Extremitäten erst relativ spät angelegt. Ihre endgültige Ausgestaltung erfahren sie erst viele Jahre nach der Geburt. Um zu verhindern, dass sich wie beim Schädel ein Exoskelett bildet, exprimiert das Ektoderm der Extremitätenanlage einen antichondrogenen Faktor, sodass Knorpel nur im Inneren der Gliedmaßen entsteht. Zunächst entstehen die funktionsbestimmenden Endorgane und dann die zugehörigen Gliedmaßenanteile, die sich durch ein appositionelles Längenwachstum in Richtung Peripherie vorschieben. Die Dermatome zeigen die embryonalen Verschiebungen der Muskelanlagen und Nervensegmente.

Wichtig ist der sorgfältige Ausschluss anderer Erkrankungen, z. B. maligner Tumoren, die sich bevorzugt im Bereich der Metaphyse ansiedeln (Osteosarkom, Chondrosarkom), oder von Wachstumsstörungen im Bereich der Schienbeinapophyse (Morbus Osgood-Schlatter).

89.4 Ursachen

Die ▸ **Tab. 89.1** gibt Auskunft über mögliche Ursachen von Schmerzzuständen im Bereich der Schienbeinwachstumsfuge.

89.5 Diagnostisches Vorgehen

Nach Ausschluss anderer Pathologien im Bereich des Kniegelenks (Überprüfung auf Entzündung, Schwellung, Überwärmung, Druckschmerz, strukturelles/funktionelles Defizit angrenzender Gelenke [Hüftgelenk!]) erfolgt die **osteopathische Behandlung** nach Befund (▸ **Tab. 89.2**). ▸ **Abb. 89.1**.

► **Tab. 89.1** Ursachen für Wachstumsschmerzen.

mögliche Ursache	osteopathische Befunde	klinische Befunde mit weiterer Abklärung
viszeral	obere Thoraxapertur, Thoraxorgane, Skoliosen, Head'sche Zonen, Abdomen, Bauchorgane	strukturelle Störungen der thorakalen Organe mit/ohne strukturelle Skoliosen
ZNS	Störungen des PRM, der intra- und extrakraniellen Membranen, der Schädelknochen, des Rückenmarks, des Gehirns, der Innervation der Dura mater und des hinteren Längsbandes bei Bandscheibenprotrusion, Reizung des Ramus posterior/Ramus meningeus	spastische Parese, MS, Tumoren, Meningitis, Migräne, intraspinale Veränderungen (Arnold-Chiari-Malformation, Syrinx), Bandscheibenvorfall, Myelopathie, neurologische Erkrankungen
peripheres Nervensystem	Spinalnerven, spiralförmiger Verlauf der Dermatome im Bereich der Beine, Irritation des Plexus lumbalis/sacralis	Tumoren (Neurinom, Neuroblastom, Metastase), Bandscheibenvorfall, Neuritis, Plexusparese, Herpes zoster
autonomes Nervensystem	Dysregulation von Sympathikus – Grenzstrang (Rotation bei Skoliosen) oder Parasympathikus – Sutura occipitomastoidea: N. vagus, N. accessorius, HWS (C 3–C 5): N. phrenicus, Plexus sacralis, ZNS: Hypothalamus	Tumoren, Störung der Schweißsekretion (sympathisch), Metastasen
endokrines System	ZNS: Hypothalamus/Hypophyse, Erfolgsorgane, Gewebequalität, (Nor-)Adrenalin, Kortisol (ACTH), Thyroxin, Parathormon (Knochen), Wachstum (GH), Serotonin, Sexualhormone, ADH, Stress	Tumoren im ZNS (Hypothalamus, Hypophyse), peripher in Erfolgsorganen, messbare Über- und Unterfunktionen der hormonellen Drüsen/Drüsenorgane
muskulär/ossär/artikulär, parietale Strukturen	Überlastung, Distorsion, Stauchung, Bänderzerrung, Laktatazidose, Verletzungen, endokrin, neuronal, entzündlich, Skoliose, fortschreitendes Extremitätenwachstum mit intraossären Spannungen (Verdrängungsprinzip), Wachstumsfuge	**Säugling (0–2 Jahre):** Trauma, Fraktur, Infektion (Fieber), Säuglingsskoliose **Kleinkind/Kind/Jugendlicher:** Trauma, Fraktur, Fehlbildungen von Wirbeln (Block-, Keilwirbel), Fehlstellungen, Skoliose, Spondylolyse, -listhese, juvenile idiopathische Arthritis, Tumor, Osteomyelitis
vaskulär	venös-lymphatischer Stau ohne messbare Störungen der Organfunktionen, vasovagale Reaktion, Parasympathikus/Sympathikus (Adrenalin), periphere Hypotonie	Thrombose, Embolie, Tumor, Gefäßverschluss

► **Tab. 89.2** Mögliche übergeordnete Läsionen bei Wachstumsschmerzen.

Bereich der übergeordneten Läsion	Therapie
parietales System	Behandlung der Strukturen der Extremitäten, des Kopfes, der HWS und der absteigenden Wirbelsäule (ossär, faszial, muskulär, ligamentär) und angrenzender Ursache-Folge-Ketten
viszerales System	Behandlung des Organsystems
kraniosakrales System	Behandlung der irritierten Struktur, der Fluktuation des PRM, der ausdehnenden Kraft des Gehirns und des Nervensystems sowie der biodynamischen Kräfte
embryologisches System	entlang der Wachstumsachsen
neurovegetatives System	Korrektur des peripheren Systems (Sympathikus/Parasympathikus, Grenzstrang), Korrektur des zentral-vegetativen und des hormonellen (endokrinen) Systems (Hypothalamus/Hypophyse), Plexus brachialis/lumbalis/sacralis mit angrenzenden Strukturen
vaskuläres System	Korrektur der Gefäßachsen (arteriell/venös, auch intraspinal), des Lymphsystems (Cisterna chyli), des Zwerchfells
Querstrukturennetz oder im Bereich anderer mathematischer Achsen/Meridiane	Querstrukturen in Korrespondenz mit sämtlichen Diaphragmen

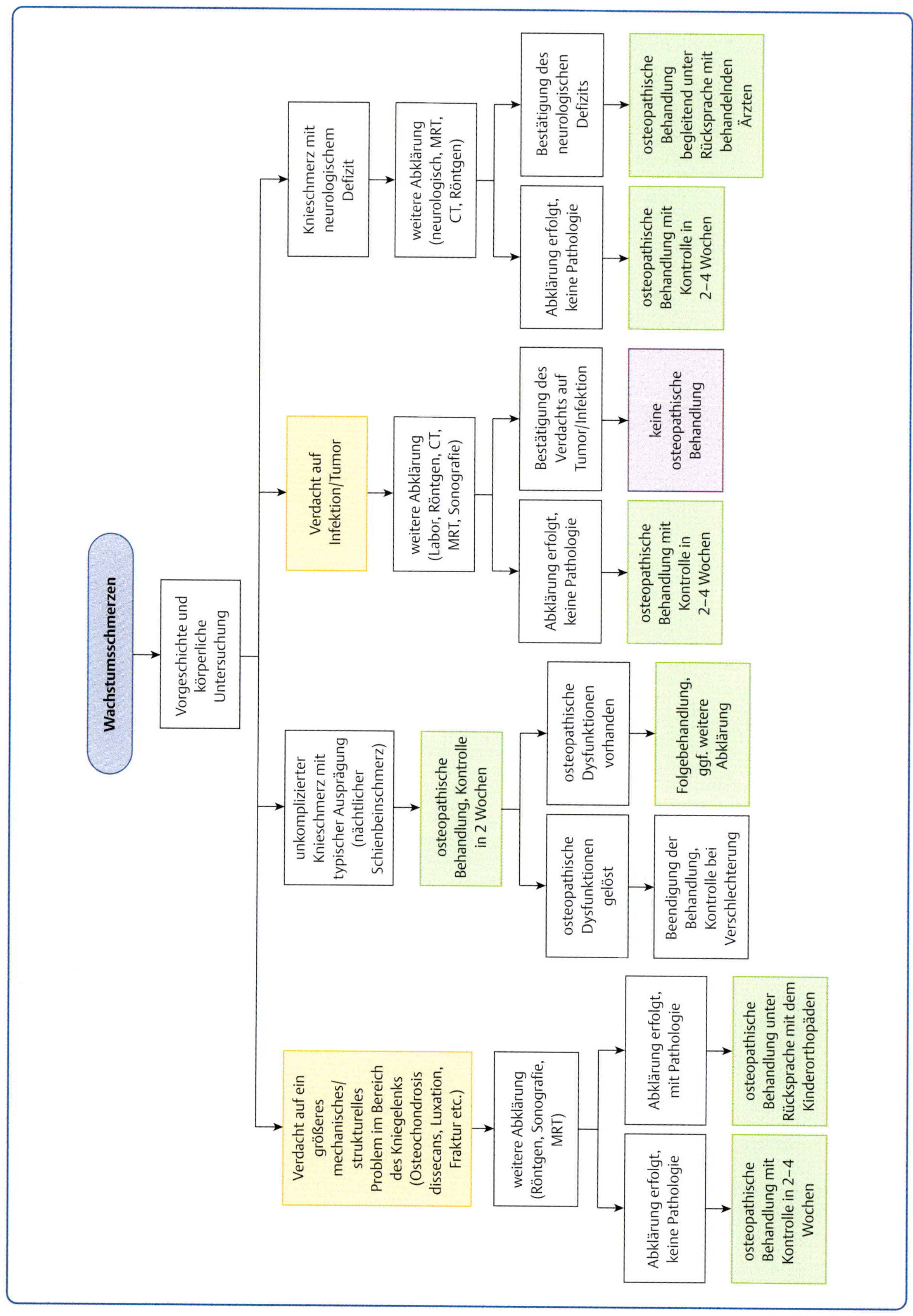

▶ **Abb. 89.1** Algorithmus Wachstumsschmerzen.

Literatur

[1] Anderson P, Hall C, Evans R, Hayward R et al. The feet in Apert's syndrome. J Pediatr Orthop 1999; 19: 504–507

[2] Aronsson DD, Loder RT, Breur GJ et al. Slipped capital femoral epiphysis: current concepts. J Am Acad Orthop Surg 2006; 14 (12): 666–679

[3] Bacino CA, Hecht JT. Etiopathogenesis of equinovarus foot malformations. Eur J Med Genet 2014; 57(8): 473–479

[4] Banskota B, Banskota AK, Regmi R et al. The Ponseti method in the treatment of children with idiopathic clubfoot presenting between five and ten years of age. Bone Joint J 2013; 95-B(12): 1721–1725

[5] Barral J-P. Lehrbuch der visceralen Osteopathie, Bd. 2. 2. Aufl. Urban & Fischer/Elsevier; 2005

[6] Barral J-P, Croibier A. Manipulation kranialer Nerven. München: Urban & Fischer/Elsevier; 2008

[7] Barral J-P, Mercier P. Lehrbuch der visceralen Osteopathie, Bd. 1. 2. Aufl. Urban & Fischer/Elsevier; 2005

[8] Blechschmidt T, Blechschmidt E. Wie beginnt das menschliche Leben. Stein am Rhein: Christina; 2002

[9] Blauth W. Über die Behandlung angeborener Fußfehlbildungen. Z Orthop 1989; 127(1): 3–14

[10] Carreiro JE. An osteopathic approach to children. 2nd ed. Edinburgh: Churchill Livingstone; 2009

[11] Frymann V. Die gesammelten Schriften von Viola M. Frymann. Pähl: Jolandos; 2007

[12] Garten H. Lehrbuch Applied Kinesiology. München: Elsevier; 2004

[13] Hefti F. Kinderorthopädie in der Praxis. 2. Aufl. Berlin, Heidelberg: Springer; 2006

[14] Hinkelthein E., Zalpour C. Diagnose- und Therapiekonzepte in der Osteopathie. (2005). Springer-Verlag

[15] Hutchinson B. Pediatric metatarsus adductus and skewfoot deformity. Clin Podiatr Med Surg 2010; 27(1): 93–104

[16] Johnson C. Back to back: postnatal osteopathic care. Pract Midwife 2013; 16(5): 26–27

[17] Kahle W, Leonhardt H, Platzer W. Taschenatlas der Anatomie, Bd. 1–3. 9. Aufl. Stuttgart: Thieme; 2005

[18] Kuchera ML, Kuchera WA. Osteopathic principles in practice. 2nd ed. Columbus Ohio: Greyden Press; 1993

[19] Kuchera ML, Kuchera WA. Osteopathic considerations in systemic dysfunction. 2nd ed. Columbus Ohio: Greyden Press; 1994

[20] von Lanz T, Wachsmuth W. Praktische Anatomie, Bd. 4. Teil I: Bein und Statik. Berlin, Heidelberg: Springer; 1972

[21] Liem T, Schleupen A, Altmeyer P, Zweedijk R, Hrsg. Osteopathische Behandlung von Kindern. Stuttgart: Hippokrates; 2010

[22] Liem T. Praxis der Kraniosakralen Osteopathie: Lehrbuch. 3. Aufl. Stuttgart: Haug; 2010

[23] Liem T. Kraniosakrale Osteopathie: Ein praktisches Lehrbuch. 7. Aufl. Stuttgart: Haug; 2018

[24] Matzen P. Praktische Orthopädie. 3. Aufl. Stuttgart: J. A. Barth/Thieme; 2002

[25] Möckel E, Mitha N. Handbuch der pädiatrischen Osteopathie. 2. Aufl. München: Elsevier; 2009

[26] Mosca VS. Calcaneal lengthening for valgus deformity of the hindfoot. Results in children who had severe, symptomatic flatfoot and skewfoot. J Bone Joint Surg Am 1995; 77(4): 500–512

[27] Paoletti S. Fascien. München: Urban & Fischer; 2001

[28] Pasciak M, Stoll TM, Hefti F (1996) Relation of femoral to tibial torsion in children measured by ultrasound. J Pediatr Orthop (Br) 5: 268–272

[29] Posadzki P, Lee MS, Ernst E. Osteopathic manipulative treatment for pediatric conditions: a systematic review. Pediatrics 2013; 132(1): 140–152

[30] Rethlefsen SA, Kay RM. Transverse plane gait problems in children with cerebral palsy. J Pediatr Orthop 2013; 33(4): 422–430

[31] Rohen JW, Lütjen-Drecoll E. Funktionelle Embryologie. 3. Aufl. Stuttgart: Schattauer; 2006

[32] Rohen JW. Funktionelle Anatomie des Menschen. 7. Aufl. Stuttgart: Schattauer; 1992

[33] Spindler B, Baumgärtner W, Hartung J. Pathological and histopathological findings in the joints of fattening turkeys. Dtsch Tierarztl Wochenschr 2006; 113(3): 84–88

[34] Still AT. Das große Still-Kompendium. Kandern: Narayana; 2012

[35] Tönnis D. Skewfoot. Orthopäde 1986; 15(3): 174–183

[36] Waldeyer A, Mayet A. Anatomie des Menschen, Bd. 1 und 2. 16. Aufl. Berlin: De Gruyter; 1992

[37] Williams C, Tinley PD, Curtin M et al. Foot and ankle characteristics of children with an idiopathic toe-walking gait. J Am Podiatr Med Assoc 2013; 103(5): 374–379

[38] Wirth C-J. Praxis der Orthopädie, Bd. 1 und 2. 3. Aufl. Stuttgart: Thieme; 2001

[39] Yoon G, Chernos J, Sibbald B et al. Association between congenital foot anomalies and gestational age at amniocentesis. Prenat Diagn 2001; 21: 1137–1141

90 Wachstumsstörungen/-verzögerung

Peter Striebel

90.1 Wichtiges im Überblick

Wachstum ist ein räumlich-zeitlicher Prozess, der im Rahmen der osteopathischen Forschung an verschiedenen Modellen untersucht wird. Die Flexibilität, verschiedene Modelle auf die naturwissenschaftlich gewonnenen Fakten im Rahmen der osteopathischen Palpation anzuwenden, führt zu einer Vielfalt von osteopathischen Techniken, die mit den Wachstumsprozessen in erfahrbarer Beziehung stehen. In Kap. 90.3 werden deshalb 3 grundlegende Modelle erläutert, die die Erfahrung im Rahmen der sensiblen Palpation modifizieren können. Details einer weiterführenden Diagnostik sind zum Großwuchs in Kap. 87 und Kleinwuchs in Kap. 88 ausgeführt.

Können die Anamnese und der klinische Befund keine klare Antwort auf die bestehenden Fragen ergeben, sollte die weitere Abklärung mittels Röntgenbild (z. B. der linken Hand – Bestimmung des Knochenalters nach Tanner; Diagnostik lokaler knöcherner Wachstumsstörungen) und ggf. Blutlabor (endokrinologischer Status, Stoffwechselerkrankungen) sowie erweiterter apparativer Diagnostik (Ophthalmoskopie, MRT Schädel, LWS, Sonografie) durchgeführt werden.

90.2 Definition

Generalisierte **Wachstumsstörungen** sind Auffälligkeiten der Körpergröße, der Wachstumsgeschwindigkeit, der Körperproportionen und der morphodynamischen Integration von Körpersystemen und Organen. Lokale Wachstumsstörungen betreffen einzelne Organe (z. B. Tonsillenhyperplasie) oder Organbereiche (z. B. Exostosen).

Eine primäre Wachstumsstörung ist bereits bei Geburt vorhanden. Als sekundäre Wachstumsstörungen werden postnatal entstehende Wachstumsauffälligkeiten bezeichnet. Sie zeigen meist eine Dissoziation von Knochenreife im Verhältnis zum erwarteten Gesamtkörperwachstum.

Als Maß für das Wachstum von Kindern werden verschiedene Instrumente herangezogen:

- **Perzentilenkurven** stellen altersabhängig die Mittelwerte und Standardabweichungen von Größe und Gewicht einer vergleichbaren Bevölkerungsgruppe dar.
- **Growth Tracks** beschreiben das individuelle Wachstumsverhalten im Verhältnis zu Mittelwert und Standardabweichung einer vergleichbaren Bevölkerungsgruppe. Der individuelle Abstand der Körpergröße zum Mittelwert einer Vergleichsgruppe wird durch die Standardabweichung geteilt (SDS). Die Körpergrößen von 95 % aller Kinder einer Altersgruppe variieren dann zwischen + 2 und –2 SDS. Das langjährige Wachstumsverhalten eines Kindes kann stets die gleiche Beziehung zur Standardabweichung aufweisen (= horizontaler Verlauf der Growth Track). Bei Verzögerung des Wachstums im Verhältnis zur vergleichbaren Altersgruppe fällt die Kurve, bei beschleunigtem Wachstum steigt die Kurve an. Rasche und exzessive Veränderungen der Kurve können einen Hinweis auf eine weiter abzuklärende Erkrankung geben.
- Die **Zielgröße** ist ein Maß, das + /– 8,5 cm von der wahrscheinlichen Endgröße abweicht, und wird mit folgender Formel berechnet:
  (Größe des Vaters [cm] + Größe der Mutter [cm]) : 2

90.3 Anatomie – Physiologie – Pathophysiologie

Vor dem geschichtlichen Hintergrund der letzten Jahrhunderte lassen sich verschiedene Wachstumsmodelle beschreiben, die in der Diagnostik berücksichtigt werden können. Die Modelle unterscheiden sich in ihrer Auffassung von Raum und Zeit. Dies führt zu spezifischen Erfahrungen bei der sensiblen Palpation, die zu eigenen diagnostischen und therapeutischen Schritten führen. Die folgenden Modelle seien kurz geschildert:

- **gegenständliches Wachstumsmodell:** Wachstum wird als beobachtbarer Gegenstand einem standardisierten räumlichen (Größe in cm) und zeitlichen (Monate etc.) Messverfahren unterworfen. Das Wachstumsverhalten wird dann als intraindividuelles Muster mit der Norm einer vergleichbaren Bevölkerungsgruppe eingeschätzt (Perzentilenkurven, gegenständlich relationales Verfahren). Oberhalb der 97. und unterhalb der 3. Perzentile wird das Wachstum als auffällig eingestuft. Aufgrund dieser Auffälligkeit erfolgt dann die weitere Abklärung von Parametern, die das Wachstum beeinflussen (Ernährung, endokrinologische Einflüsse, genetische Faktoren, organische Erkrankungen).
- **inhärentes Wachstumsmodell:** Wachstum wird als den Raum und die Zeit vollziehende Wesenseigenschaft betrachtet. Die körperliche Erscheinung des Menschen wird zwar gegenständlich in Raum und Zeit beobachtet, der eigentliche Prozess aber so aufgefasst, dass Raum und Zeit durch den sich verwirklichenden

Menschen im Wachstum wesenhaft gebildet werden. Unbelebte Stoffe haben Raum und Zeit außerhalb ihrer selbst und bewegen sich im Raum-Zeit-Kontinuum, belebte Wesen jedoch verwirklichen in ihrer Gestaltbildung ihre eigene, innewohnende (inhärente) räumlich-zeitliche Organisation.

- **kommunikatives Wachstumsmodell:** Wachstum wird als ein Prozess verstanden, an dem 2 Menschen gegenständlich beobachtend und inhärent handelnd beteiligt sind. Die gemeinsame Kommunikation ist körperlicher, seelischer und mental handelnder Art. Sie verwirklicht ein interpersonales Wachstum in allen 3 Bereichen. Ein Bild des zwischen beiden Menschen stehenden virtuellen Menschen entsteht (vgl. z. B. interpersonale Neurobiologie).

In der Osteopathie führt das gegenständliche Modell zu anatomisch-biomechanischen Einsichten und konkreten Korrekturtechniken. Das Modell des inhärenten Wachstums führt zu Listening- und der Wahrnehmung folgenden biodynamischen Verhaltensweisen. Das kommunikative Wachstumsmodell führt zu funktionellen Ansätzen mit wachsendem Bewusstsein der interpersonalen Kommunikation. Situationsabhängig können diese Modelle differenzialdiagnostisch berücksichtigt werden.

Es kann statt eines äußeren, theoretisch definierten Zeitmaßstabes die Entwicklungspotenz und das biologische Entwicklungsalter eines individuellen Knochens als Bezugssystem der inhärenten Körperreifung genommen werden. Die anderen Körpersysteme und Gewebe werden zu diesem Knochen in Beziehung gesetzt, um deren Eigenart der Integration zu beschreiben. Prinzipiell kann jeder Körperteil oder jedes Körpersystem zur Grundlage genommen werden, um weitere Untersuchungen hinsichtlich der Synchronizität, Rhythmusvariabilität und räumlich-strukturellen Verwirklichung vorzunehmen.

Die Morphologie von Organen und Körpersegmenten kann in ihrer Verschiedenheit des Miteinander-Wachsens als physiologische **Disproportion** beschrieben werden (z. B. führt die inhärente Wachstumszeit des Rückenmarks in Proportion zur inhärenten Wachstumszeit der Wirbelkörper zum Formschluss des Rückenmarks in Höhe des 2. Lendenwirbels; physiologischer Proportionsunterschied = Disproportion). Funktionelle Bewegungsspielräume körperlicher und soziokultureller Art sind **Dysfunktionen** innerhalb bestimmter Toleranzgrenzen (z. B. vorübergehende sympathische Übererregung mit entsprechender vorübergehender Verhaltensäußerung). Die embryologische Organdifferenzierung, die geburtsbedingte Körperisolation und die Reifung in ein eigenständiges Denken und Verhalten können als **Dissoziation** charakterisiert werden (z. B. vorübergehende einseitiges muskuläres Training, vorübergehende Denkisolation). Wichtig ist, dass die Vorsilbe „Dis-/Dys-“ in der charakterisierenden Phänomenologie keine wertende, sondern lediglich eine Relationen, Schwerpunkte und Variabilitäten beschreibende Funktion hat. Das Phänomen des „rhythmic balanced interchange“ beschreibt das durch Rhythmus mögliche Zusammenspiel und die integrativen Eigenschaften von Disproportion, Dysfunktion und Dissoziation. Eine Störung bzw. einseitige Überbeanspruchung des Kompensationsvermögens im Rahmen des „rhythmic balanced interchange“ führt zu Desintegration und unter Umständen lebensbedrohlichen Einseitigkeiten.

90.4 Ursachen

Im Folgenden wird auf Wege des differenzialdiagnostischen Denkens hingewiesen, die die Einordnung von Befunden und Krankheitsbildern in das osteopathische Handeln ermöglichen können:

- **psychosoziale Wachstumsstörungen** bei harmonischem Körperwachstum: Früh-, Spätentwickler, konstitutionelle Besonderheiten des Wachstums, die aufgrund eigener oder fremder Beurteilung zu einem Leidensdruck führen; Sicherung der Diagnose durch Bestimmung des Knochenalters und Verfolgung des Growth Track, Einschätzung der soziokulturellen Prägung der Umgebung
- **genetische Faktoren** und damit zusammenhängende Syndrome: z. B. Osteogenesis imperfecta, multiple hereditäre Exostosenerkrankung, Achondrodysplasie etc.
- **unharmonische Reifungsdissoziation** von Körpersystemen oder Gewebearten generalisierter (z. B. orthostatische Probleme bei schnellem Körperwachstum) oder lokaler (z. B. Kraniosynostose mit Hirndruckzeichen, Wachstumsschmerzen) Art: Toleranzüberschreitende Dissoziation von Wachstumsgeschwindigkeiten und Proportionen führt zu eingeschränkter funktioneller und biomechanischer Integration von Geweben.
- **primäre Störungen der endokrinologischen Funktion:** Motilität des endokrinen Organs, Sollwertirritation an einer Stelle innerhalb des Regelkreises aufgrund einer eingeschränkten Integration des inhärenten organischen Reifungsprozesses, lokale Gewebshormondysfunktion
- **sekundäre Störungen der endokrinen Funktion** durch direkte anatomisch-mechanische Irritation des endokrinen Organs: Kompression durch Lagebeziehung des Organs, verminderte Mobilität, Ernährungsstörung des Organs durch Irritation der Blutzirkulation, Stauung durch verminderte Drainage, Entkopplung durch Einschränkung der neurohämatolymphatischen Integration
- **kompensatorisches Verhalten von Wachstumsvorgängen** aufgrund der Erkrankung einzelner Organe oder Körpersysteme: z. B. Schrumpfnieren → Niereninsuffizienz → Kleinwuchs als Anpassung an die verminderte renale Funktion; Beziehung zwischen Puls und

Blutdruck, Herzrhythmus und pulmonalem Atemrhythmus etc.
- Die Irritationen mit generellen Wachstumsauffälligkeiten können ätiologisch auch auf **lokale Wachstumsstörungen** von Geweben und Verhaltensmustern angewandt werden.

90.5 Diagnostisches Vorgehen

Liegt eine **generalisierte Wachstumsstörung** vor, umfasst das diagnostische Vorgehen folgende Punkte:
- Anamnese mit Berücksichtigung des konstitutionellen Wachstums der Eltern und Großeltern
- Einblick in durchgeführte Kindervorsorge (Perzentilenkurven) und – falls vorhanden – bereits vorliegende Diagnostik (Blutlabor, Knochenalter anhand des Handröntgenbildes)
- globales Listening mit Einschätzung der derzeitigen Wachstumsintensität, der inhärenten Wachstumspotenz (Gewebeatmung) und Knochenreife
- lokales Listening auffälliger Bereiche
- Abgleich der erhobenen Daten (Fremd- und Eigenbefunde), bei Unklarheiten Sicherung der Einschätzung durch Röntgen der linken Hand und radiologische Bestimmung des Knochenalters

Folgende Fragen sollten beantwortet und mit Eltern und Kind besprochen werden:
- intraindividuelle Entwicklung:
  - Wie verhält sich die Knochenreife zur Reife des gesamten Körpers (Wachstumsintensität und Wachstumspotenz der Knochen im Verhältnis zu den anderen Geweben)?
  - Welche disproportionalen (z. B. Extremitäten-Rumpf-Proportion), dysfunktionellen (z. B. Wachstumsakzeleration, -verlangsamung anhand von Lebensalter und Knochenalter) oder dissoziativen (Le-

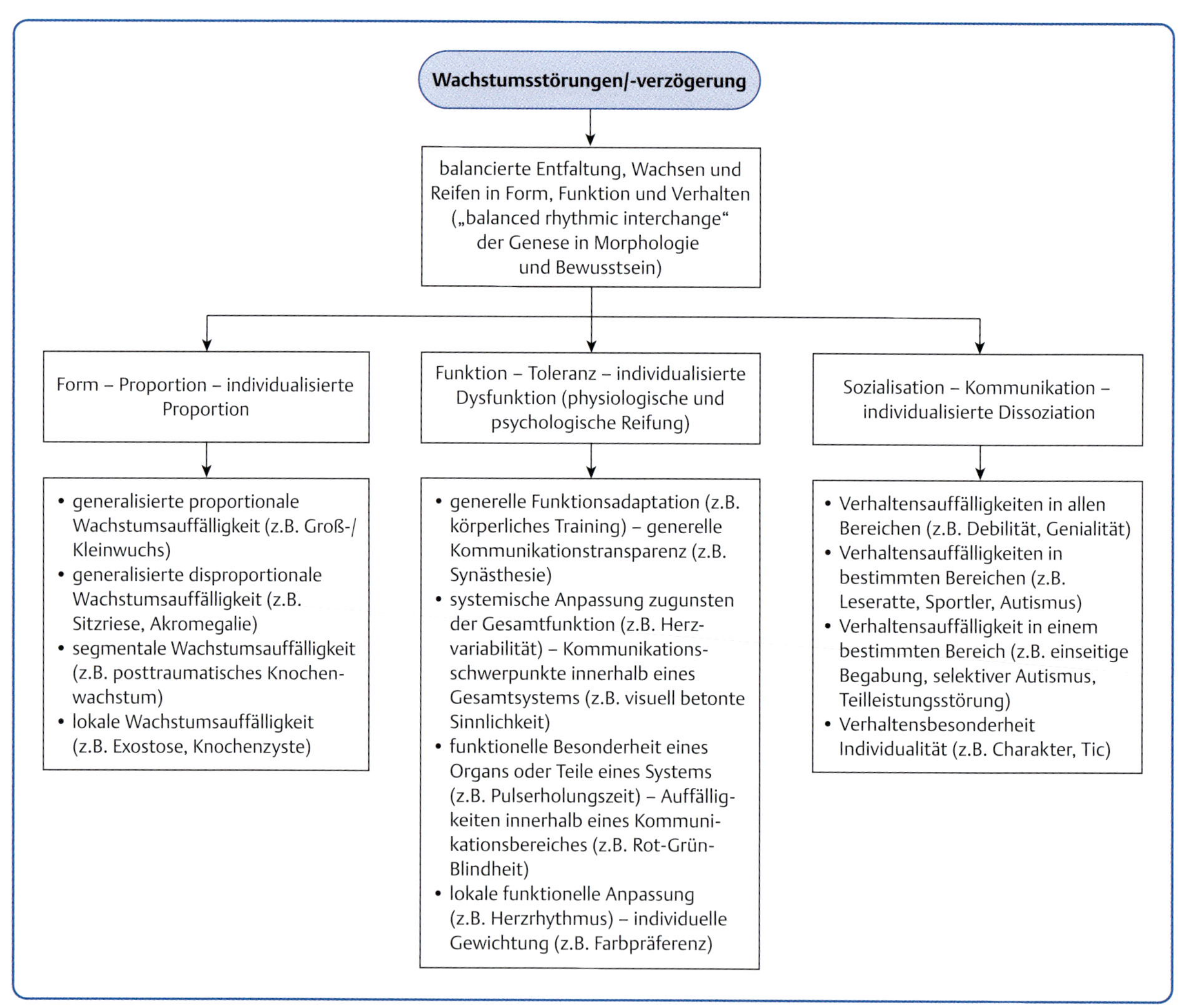

► **Abb. 90.1** Wachstum und seine Auffälligkeiten.

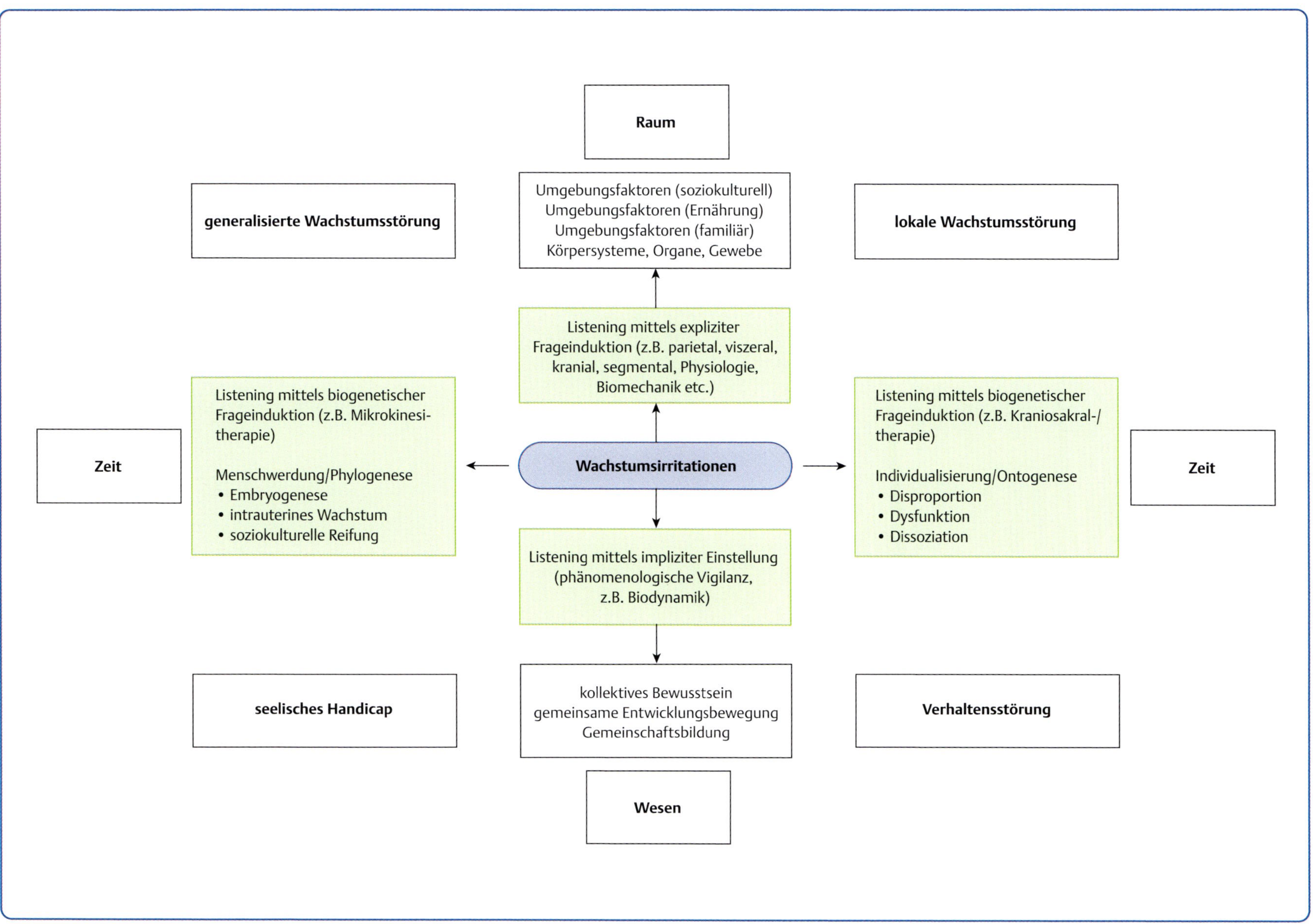

▶ **Abb. 90.2** Algorithmus Wachstumsstörungen/-verzögerung.

bensalter, körperlich-seelische Reifezeichen) Eigenschaften liegen vor?
- interindividueller Vergleich: In welchem Verhältnis steht die Knochenreife zum Lebensalter des Kindes und den Wachstumsparametern einer gleichaltrigen, vergleichbaren Bevölkerungsgruppe (Früh-, Spätentwickler)?
- Besteht ein harmonisches Körperwachstum mit psychosozial belastenden Vorurteilen (eigenes und gesellschaftlich normiertes Körperschema)?
- Kann eine vorliegenden Wachstumsauffälligkeit das Symptom einer anderen Erkrankung sein (z. B. Kleinwuchs bei Herz- oder Niereninsuffizienz, Großwuchs bei Vermehrung endokriner Wachstumsfaktoren aufgrund eines Hypophysenadenoms)?

Bei **lokalen Wachstumsstörungen** müssen karzinogene Prozesse ausgeschlossen werden. Der palpatorische Kontakt wird mittels Frageinduktion konkretisiert:
- Wie verhält sich die Potenz, eine konkrete Gestalt zu formen?
- Wie verwirklicht sich das funktionelle Zusammenspiel mit dem Gesamtorganismus?
- Welche Beziehungen bestehen zur körperlichen Umgebung (körpereigener Stoffwechsel – chemische Noxen, körpereigene Rhythmen und Rhythmen der äußeren Natur/Technik, Traumata etc.)?

Beispielsweise kann bei Melorheostose, bei den meisten Arten der Exostosenbildung, aber auch bei disproportionalem Knochenwachstum eine Dysbalance zwischen der differenzierten Reifung in die Form, der funktionellen Anpassung und dem chronobiologischen Stoffwechsel als inhärentes Wirken ertastet und von äußeren Einflüssen unterschieden werden.

90.6 Algorithmus

Die Einschätzung von generellen und lokalen Wachstumsprozessen umfasst eine große Vielfalt, die in einem klassischen Algorithmus nicht zu fassen ist. Eine Orientierung kann durch die Darstellungen in ▶ **Abb. 90.1** und ▶ **Abb. 90.2** gegeben sein.

Literatur

[1] Jealous J. The treatment of children – the meeting place No.1. Hörbuch. Ken Navarro/Roberto Vally; 2012

[2] Largo R. Kinderjahre: Die Individualität des Kindes als erzieherische Herausforderung. 28. Aufl. München: Piper; 2000

[3] Largo R. Babyjahre: Entwicklung und Erziehung in den ersten vier Jahren. 12. Aufl. München: Piper; 2013

[4] Siegel DJ. Mindsight – die neue Wissenschaft der persönlichen Transformation. München: Goldmann; 2012

[5] Steiner R. Der Entstehungsmoment der Naturwissenschaft in der Weltgeschichte. Rudolf Steiner Gesamtausgabe Bibliographie-Nr. 326. 3. Aufl. Dornach, CH: Steinerverlag; 1977

91 Wasserlassen, abnormes – Dysurie

Peter Striebel

91.1 Wichtiges im Überblick

Eine erschwerte Miktion ohne subjektive Beschwerdesymptomatik kann lange verborgen bleiben und die Gefahr einer irreversiblen Harnblasen- und retrograden Nierenschädigung mit sich bringen. Im Rahmen der Vorsorgeuntersuchung von Säuglingen und Kleinkindern ist deshalb die Frage nach dem Miktionsverhalten und der Stärke des Harnstrahls obligat.

Bei einem auffällig schwachen Harnstrahl, unklaren abdominopelvinen Beschwerden, seltener oder gehäufter Miktion trotz eines normalen Trinkverhaltens (Altersvergleich) sollte eine Untersuchung des Urins und die sonografische Kontrolle der Harnblase (Restharn) und Nieren erfolgen.

Dysurie kann infolge einer schmerzhaften Erfahrung auftreten (z. B. Entzündung, Trauma). Im Kindergarten und in der Schule ist es häufig die Hemmung, auf eine fremde Toilette zu gehen (soziokulturelle Dissoziationsstörung). Beide Formen sind einem die Gewebeatmung beachtenden osteopathischen Vorgehen gut zugänglich.

91.2 Definition

Dysurie ist die Bezeichnung für eine gewollte Miktion, die erschwert ist und auch mit Schmerzen einhergehen kann.

Bei der **Strangurie** handelt es sich um eine schmerzhafte, nicht unterdrückbare Miktion. Die **Algurie** ist die schmerzhafte Miktion.

91.3 Anatomie – Physiologie – Pathophysiologie

Die organgestaltende und substanzbildende Dissoziation in der **embryologischen Entwicklung** führt in der 4.–7. SSW zur Formung der Harnblase, ab der 10.–12. SSW zur pränatalen Vorstufe der Urinbildung durch die Nachnieren; Glomeruli werden bis in die 35. SSW gebildet. Die pränatale flüssige Substanzsonderung durch die Nieren wird über die Harnblase, die Amnionhöhle und den geöffneten Tractus endodermalis (Tractus gastrointestinalis und Tractus pulmonalis) mit den hämatogenen und lymphatischen Substanzströmungen des Fetus ausbalanciert. Strukturelle Ausreifungsprozesse (z. B. Verschluss des Allantoisgangs) beenden die urologisch-metamorphen Bildungsprozesse. Individuelle Disproportionen der Organbildung (z. B. persistierende Urethralklappen) werden funktionell ausbalanciert (z. B. durch erhöhten Blasendruck zur Entleerung des Urins) und können während des weiteren Wachstums prä- oder postnatal jederzeit zu grenzwertigen Kompensationsmustern struktureller oder funktioneller Art führen (obstruktive Uropathie, „lower urinary tract obstruction").

Während der Embryonalzeit können Dekompensationsmuster der nephrovesikoamniotischen Dissoziation zu einer Verminderung des Fruchtwassers, zu Lungenhypoplasie und Niereninsuffizienz führen. Infravesikale Obstruktionen können strukturelle Veränderungen der Harnblase (z. B. Megazystis) mit und ohne vesikorenalen Reflux (ggf. mit Schädigung der Nieren) induzieren. Die individuell reifenden Eigenschaften der Organgestalt, Organfunktion und des bewusst werdenden, organbezogenen Verhaltens können unbewusst bleibende Organveränderungen (z. B. Restharn mit vesikorenalem Reflux), Sekundärsymptome (z. B. Restharn mit rezidivierenden Harnwegsinfekten), unspezifische Bewusstseinsäußerungen (z. B. Unruhe, Trinkschwäche) oder offensichtliche Symptome (z. B. Blasenschmerzen, Harnverhalt, Miktionsverhaltung) mit sich bringen.

Der explizit nicht erinnerliche, organisch-dissoziative Wille zur gesonderten Substanz- und Organbildung erwacht beim Menschen erst nach mehrjähriger Reifungszeit zum **bewussten, kulturbildenden Miktionsverhalten** (organisch-kulturelle Maturationsdehiszenz als chronobiologisches Phänomen der menschlichen Entwicklung).

Das biografisch sich entwickelnde Kind kann also die dysurische, funktionell-plastizierende Organbildung körperlich-seelisch verschlafen (unbemerkter Harnstau) oder indirekt durch körperlich-seelische Symptome träumend zum Ausdruck bringen (Harnwegsinfekte, Gedeihstörung, Unruhe, unspezifische Schmerzäußerungen). Bei entsprechender Reife ist eine waches Formulieren (Pressen, Schmerzen bei Miktion) und Manipulieren (Miktionsverhaltung) möglich.

In der osteopathischen Annäherung entsprechen diese Prozesse der **impliziten Fragehaltung** (globales Listening hält als willentliche Aufmerksamkeit einen Raum, in dem sich inhärente Bilder entfalten können: intuitives Imaginieren der Organbildung), der **kommunikativen Frageatmung** (globales Listening in interpersonellen Rhythmen und Bilder, träumendes Bewusstsein) und der **expliziten Frageinduktion** (globales Listening unter Verwendung anatomischer Vorstellungsimpulse und weitere Vorstellungsentfaltung aufgrund der empfindend wahrgenommenen Reaktion des Organismus; klares Gegenstandsbewusstsein).

Die Spannweite von chronobiologisch harmonischer Miktionsentwicklung über asymptomatische, spontan ausreifende Dysurie bis hin zu körperlich-seelisch destruierenden Dysuriemetamorphosen kann weiterverfolgt werden bis in die Frage der mineralischen Entwicklung des Knochensystems durch körperlich-seelische Arbeit und deren Beziehung zur individuellen Substanzbildung im Urin. Im Knochen kristallisiert sich die mineralisch-gegenständliche Arbeitsbegegnung mit der Erde (Kultur und Knochenstruktur), im Urin das mineralische Endprodukt desselben sich organisch entwickelnden Wesens als substanzbildende Absonderung (individuelle Stoffwechselprägung).

Beispiel hierzu: Die explizite Frageinduktion bei Berührung der Region des Urachus kann beinhalten, dass die räumliche Gestaltung der Allantois beim Menschen seine Bildungsgeste nicht wie bei den meisten Säugetieren zwischen Chorion und Amnion fortführt, sondern im extraembryonalen Mesoderm des Haftstils verbleibt. Dies geht einher mit der Konzentration des gesamten Stoffwechsels auf die Plazentagefäße (vgl. im Studium hierzu die Allantoisverhältnisse beim Vogel mit den Auswirkungen auf den Luft- und Knochenstoffwechsel und reflektiere auf dieser Grundlage den postnatalen Atmungstypus des Menschen in seiner Beziehung zu Nieren und Harnblase, zu Innenohr und Pharynx; Reflexion der fetoplazentaren Konzentration beim Menschen in Beziehung zu seiner langsamen postnatalen Körperreifung, seinem soziokulturellen Entwicklungsverhalten zwischen Hören, Trinken, Miktionieren in der Schul- und Arbeitswelt).

Für eine weitere Reflexion kann andeutend das Schema in ▸ **Abb. 91.1** hilfreich sein.

Zur **Entwicklung der Miktion** können die Darstellungen zur Harninkontinenz (Kap. 25), Enuresis (Kap. 92) und Pollakisurie (Kap. 93) herangezogen werden, zu den Grundlagen der räumlich-zeitlichen Entwicklung das Kap. 90.

Die **immunologische Kompetenz** des Urothels hinsichtlich sekretorischer Substanzen (Glykosaminoglykane, sekretorisches IgA etc.) ermöglicht eine immunologische Kennung des Urins ohne Entzündungsreaktion der Harnblase. Wird die immunologische Toleranzgrenze durch mikrobiologische/toxische Faktoren im Urin oder durch metabolische Faktoren der Blutzirkulation über ein bestimmtes Maß beansprucht, agiert das immunologisch-lymphatische System mit Entzündung. Veränderungen des lymphatischen Systems können auch direkt die grenzbildende Funktion des Urothels irritieren (z. B. bei systemischen Infekten, Tumorerkrankungen). Die lymphatischen Wege von und zur Harnblase führen zu den Nodi lymphatici iliaci interni und externi, Nodi lymphatici iliaci communes und dann zu den Nodi lymphatici lumbales. Letztere sind die Lymphstationen des gesamten Urogenitaltrakts (Nieren, Harnblase, innere und äußere Geschlechtsorgane). Die urogenitalen Organe distal der Harnblase (Urethra, männliche und weibliche Geschlechtsorgane) drainieren in die Nodi lymphatici inguinales und sacrales.

Die **neurologische Kompetenz** des Urothels (Kap. 93) ist verbunden mit dem vegetativen und somatischen Nervensystem (Kap. 25, Kap. 92).

Zur osteopathischen Beachtung sei hier ein kurzer Überblick über wichtige Regionen für die Diagnostik und Behandlung des unteren Harntrakts gegeben:

- Urachus (Lig. umbilicale medianum): Die Behandlung dieser Struktur ist insbesondere nach laparaskopischer Verletzung (z. B. Appendektomie) mit nachfolgender Irritation der Miktion wichtig.
- Die beidseitige A. umbilicalis (sauerstoffarmes Blut aus der A. iliaca interna zum Nabel) obliteriert zwischen Blase und Nabel (Lig. umbilicale mediale) und persistiert als A. vesicalis superior (sauerstoffreiches Blut zur oberen und mittleren Harnblase). Nach kaudal besteht bei Jungen über die A. ductus deferentis eine Beziehung zum Leistenkanal.
- Lig. inguinale, Canalis inguinalis mit Lacuna musculorum und Lacuna vasorum (N. ilioinguinalis, N. genitofemoralis, Lig. teres uteri mit Begleitgefäßen, Funiculus spermaticus mit Begleitgefäßen)
- Bei jüngeren Kindern sind vorwiegend die Beziehungen der Harnblase zum Peritoneum (Adhäsionen), Sigma (Obstipation) und Zäkum/Appendix vermiformis (immunologisch-mikroökologische Entwicklung) zu beachten. Uterus, Ovarien, Hoden und Nebenhoden spielen früh bei anatomischen Entwicklungsvarietäten und später durch die pubertäre Reifung eine Rolle.
- Foramen infrapiriforme (N. pudendus, A./V. pudenda interna)
- Foramen ischiadicum minus (N. pudendus, A./V. pudenda interna)
- Fossa ischioanalis (Canalis pudendalis, Beziehungen zwischen Diaphragma urogenitale, M. levator ani, M. obturatorius internus und M. gluteus maximus etc.)

91.4 Ursachen

Die osteopathische Exploration kann durch folgende Einteilung erleichtert werden, wobei zu beachten ist, dass alle Formen miteinander assoziiert sein können (z. B. gehäufte Infekte bei anatomischer Teilobstruktion mit Miktionsangst und Sphinkter-Detrusor-Dyssynergie):

- reifungsassoziierte Harnblasenentleerungsstörungen:
  - Enuresis (monosymptomatisch, nichtmonosymptomatisch)
  - somatoforme Störungen – z. B. Miktionsverhalt in ungewohnter Umgebung

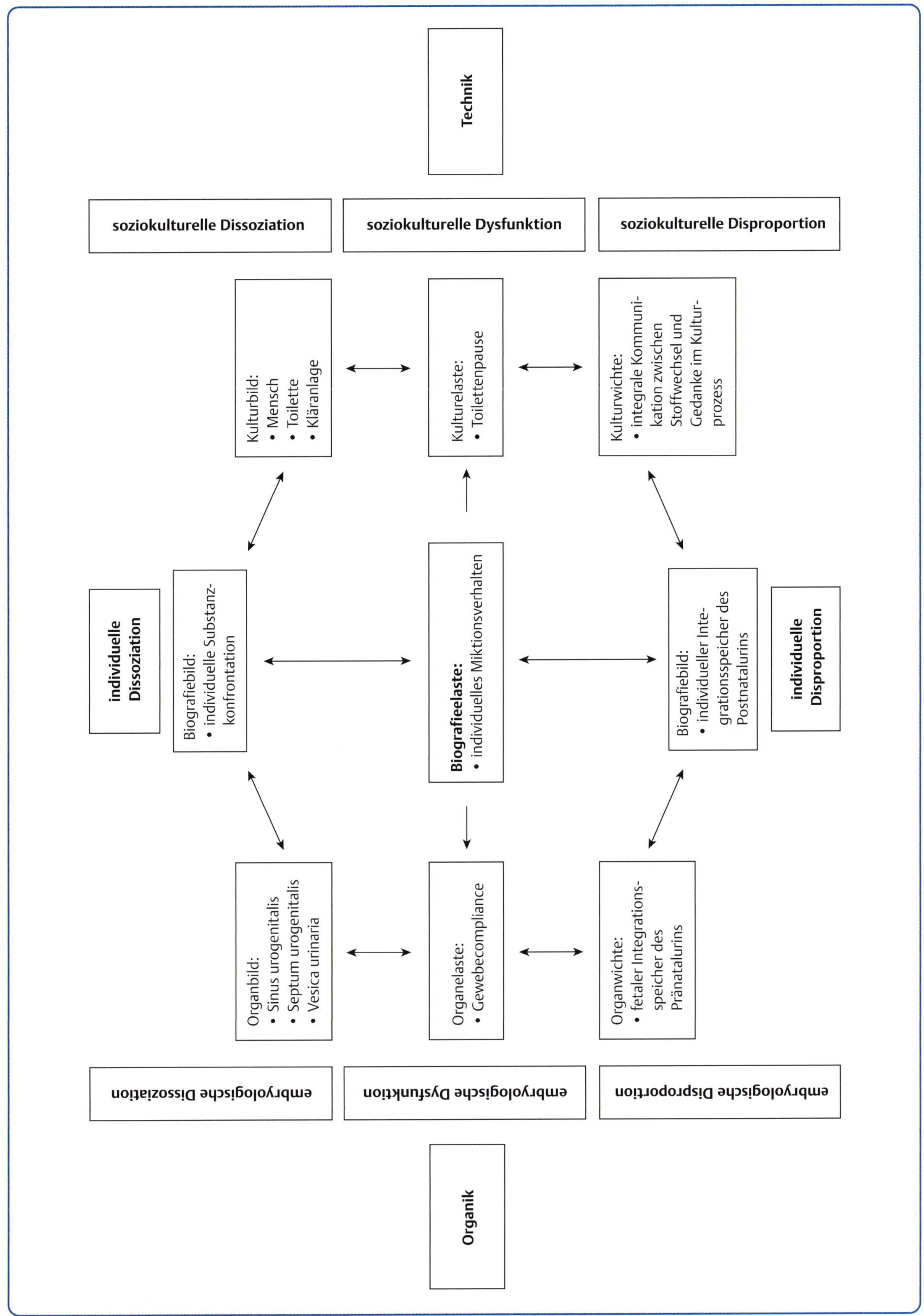

▶ **Abb. 91.1** Schema zur Dysurie.

- funktionelle Harnblasenentleerungsstörungen:
  - neurogene Störungen (Sphinkter-Detrusor-Dyssynergie, neurologische Schädigungen)
  - posttraumatische Störungen (Angst vor Schmerzen – z. B. Brennen bei entzündlichen Irritationen)
- obstruktive Harnblasenentleerungsstörungen:
  - anatomisch (Urethralklappen, Harnröhrenprolaps, Urethralkarunkel, Phimose, Blasenhalsstenose, Tumoren wie Rhabdomyosarkom, Narben)
  - Urolithiasis, Fremdkörper
- Entzündungen:
  - immunologische Reifung, Harnwegsinfekte (Urethritis, Zystitis)
  - Entzündung urogenitaler Organe (z. B. Epididymoorchitis, vaginale Entzündung)
  - durch chemische Reizung der ableitenden Harnwege (z. B. Hyperkaliämie)

91.5 Diagnostisches Vorgehen

Ein mögliches Konzept besteht in folgenden Maßnahmen:

- je nach Alter des Kindes Betonung der Fremd- oder Eigenanamnese, strukturiertes Vorgehen beim älteren Kind (Inspektion, osteopathische Untersuchung mit Übergang in die osteopathische Behandlung); je kleiner das Kind, umso spielerischer der Zugang (Anamnese während des Mit- oder Parallelspiels, sensible Palpation mit Übergängen zur Inspektion etc.)
- Erfassung der soziokulturellen Dissoziationsreife von Eltern und Kind in Beziehung zum Alter und zum kulturellen Hintergrund als 1. Fulkrum der kommunikativen und palpatorischen Annäherung
- globales Listening (Ruhen im 1. Fulkrum und Registrieren des palpatorischen Ersteindrucks); Nutzung dieses Ersteindrucks als 2. Fulkrum
- globales oder lokales Listening (Ruhen im 1. und 2. Fulkrum) mit Frageinduktion der gesamten individuellen Dissoziation:
  - organisch-morphologische Proportionen
  - funktionelle Integration von Organelastizitäten/-compliance
  - somatoforme Verhaltensschwerpunkte
  - kommunikative Toleranz dieser Faktoren in der Auseinandersetzung mit der Umgebung (in der Beziehung zu den Eltern, im Gespräch, im Spiel, während der Untersuchung) – zur Erfassung: s. Schema in Kap. 91.3
- Behandlung oder Erstellung eines Behandlungsplans unter Berücksichtigung der morphologischen, physiologischen und psychologischen Zusammenhänge. Jede Form der Dysurie im Kindesalter sollte mit nichtinvasiven Methoden fachärztlich abgeklärt werden (Urinlabor, Sonografie).

▸ Abb. 91.2

Literatur

[1] Persson de Geeter C. Die überaktive Blase im Kindesalter. Urologe 2004; 43: 807–812

[2] Schultz-Lampel D. Die überaktive Blase im Kindesalter. Urologe 2006; 45: 841–846

[3] Stein R, Beetz R, Thüroff JW. Kinderurologie in Klinik und Praxis. 3. Aufl. Stuttgart: Thieme; 2011

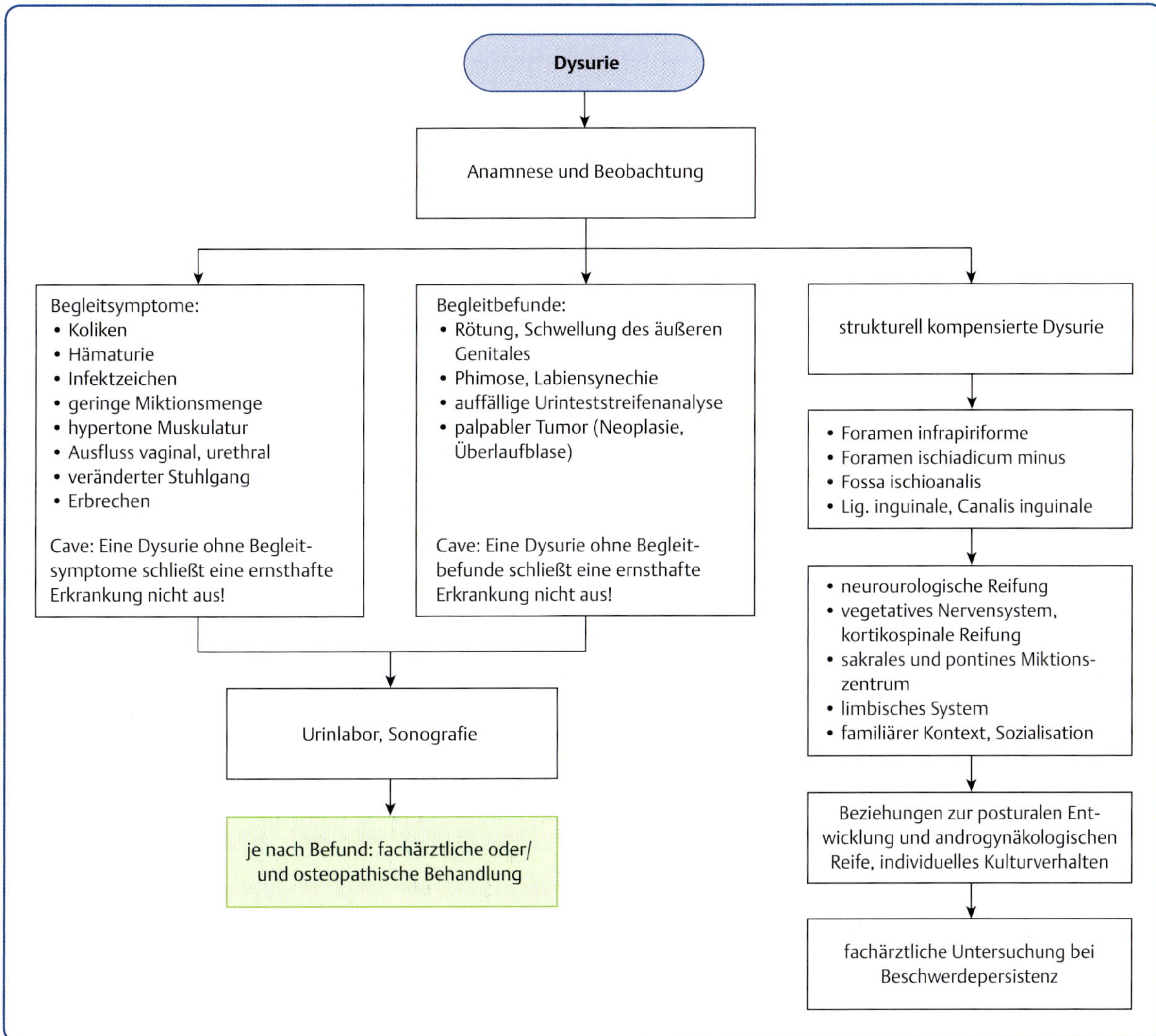

▸ **Abb. 91.2** Algorithmus Wasserlassen, abnormes – Dysurie.

92 Wasserlassen, abnormes – Einnässen/Enuresis

Peter Striebel

92.1 Wichtiges im Überblick

Enuresis ist ein sehr verbreitetes Symptom, das in den meisten Fällen auf strukturellen, funktionellen und psychischen Faktoren beruht, die osteopathisch auf vielfältige Weise angegangen und in ihrem Reifungsprozess begleitet werden können.

> **Cave**
> **Kinder mit monosymptomatischer Enuresis können bei Müdigkeit oder im Rahmen von Erkrankungen eine Tagessymptomatik entwickeln. Sie haben also eine willentlich beherrschbare, nichtmonosymptomatische Enuresis (Kap. 25.2).**

Die wissenschaftlichen Arbeiten zur Anatomie und Physiologie des Urogenitalsystems sind im Rahmen dieses Buches zu vorläufigen Modellen zusammengefasst. Die funktionelle Reifung in Beziehung zu Wachen und Schlafen wird schwerpunktmäßig zur Enuresis (Kap. 92), anatomische Vorstellungen werden zur Harninkontinenz (Kap. 25), neurourologische Zusammenhänge zur Dysurie (Kap. 91) und histologische Besonderheiten zur Pollakisurie (Kap. 93) dargestellt.

92.2 Definition

Jegliches **Einnässen** im Schlaf wird **Enuresis** genannt. Es wird bis in das 5. Lebensjahr als physiologisch betrachtet, auch wenn sog. Spätentwickler (33 % der 5-Jährigen, 10 % der 7-Jährigen, 3–4 % der 18-Jährigen) häufig sind (**physiologische Harninkontinenz**). Die primäre Enuresis bezeichnet ein seit der Geburt persistierendes, nächtliches Einnässen. Die sekundäre Enuresis beschreibt das erneute nächtliche Einnässen, nachdem die Blasenfunktion bereits über mindestens 6 Monate kontrolliert werden konnte.

Daneben werden folgende Formen unterschieden:

- Von **monosymptomatischer Enuresis** wird gesprochen, wenn ein Kind nach dem 5. Lebensjahr mindestens 2 × pro Monat nachts einnässt, ohne tagsüber eine Symptomatik zu entwickeln.
- Die **nichtmonosymptomatische Enuresis** ist durch zusätzliche Symptome gekennzeichnet (z. B. Störung der Darmentleerung, Pollakisurie, Dysurie, Harninkontinenz, Harnwegsinfekt, Blasendysfunktion; Kap. 25).
- Bei der **intermittierend nichtmonosymptomatischen Enuresis** kommt es unter Belastung (Infekt, Ermüdung, Ablenkung) immer wieder zu einer zusätzlichen Tagessymptomatik (Kap. 25).

Zur diagnostischen Auswertung von Miktionsprotokollen ist es wichtig, die **altersabhängige Blasenkapazität** einzuschätzen: erwartete Blasenkapazität (ml) = Alter × 30 + 30 ml.

92.3 Anatomie – Physiologie – Pathophysiologie

Die Reifung der Blasenfunktion erfolgt in den ersten Lebensjahren und kann individuell stark variieren. Die wissenschaftlich noch lückenhaften Forschungsergebnisse können mithilfe der nachfolgenden Betrachtung geordnet werden. Auf dieser Grundlage kann der Osteopath sein Verhalten bewusst und im Sinne der Kindesentwicklung integrativ reflektieren und studieren. Anatomisch-physiologische Details finden sich zur Harninkontinenz (Anatomie; Kap. 25), Dysurie und Pollakisurie (Neurourologie; Kap. 91, Kap. 93).

Das Zusammenspiel willkürlicher und reflexhafter Vorgänge zum Erlangen der Harnkontinenz ist komplex. Mit steigender Blasenfüllung nimmt der Tonus der quergestreiften Sphinkter- und Beckenbodenmuskulatur reflexhaft zu und ist dennoch willkürlichen Bewusstseinsvorgängen zugänglich. Andererseits entspannt sich der M. detrusor vesicae unter Zunahme der Blasenfüllung unwillkürlich, kann jedoch im Rahmen der willkürlich eingeleiteten Miktion durch einen Bewusstseinsprozess zur Kontraktion umgestimmt werden.

Vorgeburtlich entwickelt sich eine mit dem Stammhirn verbundene Reflexmiktion, die mehrere morphodynamische Faktoren zyklisch ausbalanciert:

- Urinproduktion
- elastische Ausdehnung des Flüssigkeitsraumes der Blase
- kontraktile Entwicklung der beteiligten Muskulatur (M. detrusor vesicae, M. sphincter vesicae, M. sphincter urethrae, Beckenmuskulatur).

Nach der Geburt findet sich während der ersten Lebensmonate eine von der Tageszeit und dem Schlafverhalten unabhängige, häufige Miktion (ca. 20 × pro Tag). Über Jahre hinweg entwickelt das Kind eine zyklische Kommunikation mit der Umgebung. Der äußere Tag-Nacht-Rhythmus kommuniziert mit Schlafen und Wachen, mit Verhaltenssequenzen der Mutter und der Familie, mit Ernährungs-Verdauungs-Zyklen etc. Die rhythmisch-substanziellen Dynamiken des Blutes werden durch die Urinproduktion ausbalanciert und die Urinabgabe im Rahmen der Miktion durch soziokulturelle Entwicklungsschritte geordnet.

Naturgegebene Rhythmen und körperlich veranlagte Entwicklungsprozesse werden mit einer soziokulturellen, pädagogischen Verhaltensweise verbunden, deren gezielter Dogmatismus (z. B. Sauberkeitserziehung) und verschlafene Freiheitsförderung (z. B. pädagogisch-soziale Unterforderung) beschleunigend, verlangsamend und harmonisierend eingreifen können oder durch Überschreiten der entwicklungstoleranten Eigenschaften des Kindes pathophysiologische Einseitigkeiten (z. B. Desintegration bei zwanghaftem Verhalten) und Reaktionen (Dekompensation) erzwingen. Innerhalb dieser Gegebenheiten entfaltet das Kind die Selbstwahrnehmung (z. B. Gefühl für Harndrang), die Selbstbeherrschung (z. B. Miktionsverhaltung) und die Verhaltenskommunikation mit der Umgebung.

Medizinisch-pädagogisch ist es wünschenswert, die Entwicklung des Kindes intraindividuell zu untersuchen. Zur gesellschaftlichen Integrationsförderung können diese Ergebnisse dann interindividuell verglichen werden.

Betonte Entwicklungsabschnitte sind z. B. um den 6. Lebensmonat herum die Verlängerung der Miktionsintervalle, die mit einer die Reflextätigkeit hemmenden Reifung von Nervenbahnen des ZNS einhergeht. Zwischen dem 18. und 30. Lebensmonat kommt es meist zu einer bewussten Wahrnehmung der Blasenfüllung. Im 3. Lebensjahr hat sich die Miktionsmenge auf ca. das 4-Fache erhöht, und die Miktionsfrequenz ist auf etwa 11 × pro Tag abgesunken. In diesem Alter ist auch die quergestreifte Muskulatur des Harnröhrensphinkters so weit ausgereift, dass ein willkürliches Zurückhalten der Miktion möglich wird (Miktionsverhalt als Mittel der Selbstwahrnehmung und der familiären Kommunikation = Dissoziation von Organentwicklung und Verhalten; Urinspeicherintervalle als Kennzeichen einer bewusst werdenden, funktionell-strukturellen Elastizität der Detrusor-Sphinkter-Koordination = Toleranz der Umstimmungsphase zwischen Urinspeicherung und Urinentleerung als bewusst werdende Dysfunktionsfähigkeit). Die Blasenkapazität und -funktion in Relation zur Miktionsfrequenz erreicht bei den meisten Kindern ca. im 5. Lebensjahr ihre Entwicklungsreife (ca. 8 Miktionen am Tag; Kap. 93).

92.4 Ursachen

Die monosymptomatische Enuresis ist eine heterogene, oft multifaktoriell bedingte Störung der Miktion. Erbliche, anatomisch-physiologische, psychische und soziokulturelle Faktoren werden begründet angenommen. Die monokausale Reflexion muss deshalb einer multifaktoriellen Charakterisierung weichen:

- Reifung anatomischer Strukturen (neurologisch, sensomotorisch)
- Reifung und Irritationen des Zusammenspiels der Funktionen (unwillkürliche und willkürliche Blasenfunktionen)
- Reifung des Schlaf-Wach-Rhythmus (Schlaftiefe, Weckbarkeit, zeitlicher Verlauf der Schlafphasen)
- Irritation des Schlafes und der Vigilanz, z. B. durch eine Obstruktion der oberen Atemwege (Tonsillenhyperplasie)
- Reifung und Irritationen der Balancierung und zyklischen Ordnung des Wasser- und Elektrolythaushalts (Trinkverhalten, Urinproduktion; Kap. 43)
- Abendliche Trinkgewohnheiten, nächtlicher ADH-Mangel sowie Erkrankungen mit symptomatischer Polyurie können die nächtliche Blasenkapazität überfordern.
- Eine überaktive Blase kann oft tagsüber kontrolliert werden, aber für eine therapieresistente Enuresis verantwortlich sein.
- Enuresis kann unter Umständen das einzige Symptom eines Harnwegsinfekts sein.
- Sekundäre Enuresis steht oft im Zusammenhang mit familiären und soziokulturellen Belastungen.
- Bei der parietalen Untersuchung sollte die Möglichkeit okkulter dysraphischer Störungen (Spina bifida occulta, Tethered-Cord-Syndrom, Sakralagenesie) einbezogen werden, auch wenn diese seltener auftreten. Bei auffälliger Symptomatik sollte eine neuroradiologische Abklärung (MRT) der gesamten Wirbelsäule durchgeführt werden. Lokalisation, Ausmaß und körperliche Ausreifung stehen in Beziehung zu vielfältigen, sich im Verlauf verändernden Auffälligkeiten. Symptomatisch kann wie folgt unterschieden werden:
  - Typ 1: Detrusor- und Sphinkterunteraktivität
  - Typ 2: Detrusorunteraktivität und Sphinkterüberaktivität
  - Typ 3: Detrusorüberaktivität und Sphinkterunteraktivität
  - Typ 4: Detrusor- und Sphinkterüberaktivität (Detrusor-Sphinkter-Dyssynergie)

92.5 Diagnostisches Vorgehen

Anamnestische und klinische Befunde werden als individuelle Entwicklungsbewegungen in ihrem zeitlichen Charakter erfasst (integrative Balance inhärenter Wachstums- und gegenständlicher räumlich-zeitlicher Prozesse der soziokulturellen Begegnung; Kap. 90).

Die **Eigen- oder Fremdanamnese** wird ggf. durch ein Miktionsprotokoll ergänzt. Die in Kap. 93.4 aufgeführten Zusammenhänge werden anamnestisch und klinisch eruiert.

Die spezielle **urologische Untersuchung** beinhaltet die Inspektion des Genitales (Hodenhochstand ⇄ allgemeine Entwicklung urogenital, Phimose/Labiensynechie ⇄ eventuell Harnblasenentleerungsstörung), Inspektion und osteopathische Palpation der lumbosakralen Region/der kraniosakralen Bewegung (Hinweise auf dysraphische Störungen, mechanische/fluidale Irritationen mit Auswirkung auf die neurologische Reifung), Sensibilität im Reithosenareal (S 2–S 5, sakrales Miktionszentrum), Reflexstatus der unteren Extremität, Bulbospongiosusreflex, Analreflex, Analsphinktertonus (Ausmaß der neurologischen Irritation).

Sind diese Basisbefunde unauffällig und wurde ein Harnwegsinfekt (Urin-Teststreifen) ausgeschlossen, kann von einer monosymptomatischen Enuresis ausgegangen werden. Finden sich Auffälligkeiten, so wird die Urinlaboruntersuchung wiederholt und durch eine sonografische Untersuchung ergänzt (Kap. 25.5).

Empfehlenswert ist aus Sicht des Autors folgendes **Vorgehen**:

- Die Anamnese ermöglicht in den meisten Fällen bereits eine klare Diagnose.
- Durchführung einer Teststreifenanalyse des Urins
- globales Listening, explizite Frageinduktion hinsichtlich der Reifungsvorgänge des ZNS und entsprechende Integration
- lokales Listening: Becken, Beziehung zur thorakoabdominalen Atmung, kraniosakrale Synchronisation
- Inspektion des Genitales und Reflexprüfung
- ggf. lokales Listening und Behandlung auffälliger Einzelstrukturen
- Bei unklaren Befunden oder Persistenz der Beschwerden erfolgt die mikroskopische Untersuchung des Urins und eine urologische Sonografie.

▶ Abb. 92.1

Literatur

[1] Liem T. Behandlung der Enuresis nocturna in der Osteopathie. Osteopathische Medizin 2008; 3: 12–17

[2] Stein R, Beetz R, Thüroff JW. Kinderurologie in Klinik und Praxis. 3. Aufl. Stuttgart: Thieme; 2011

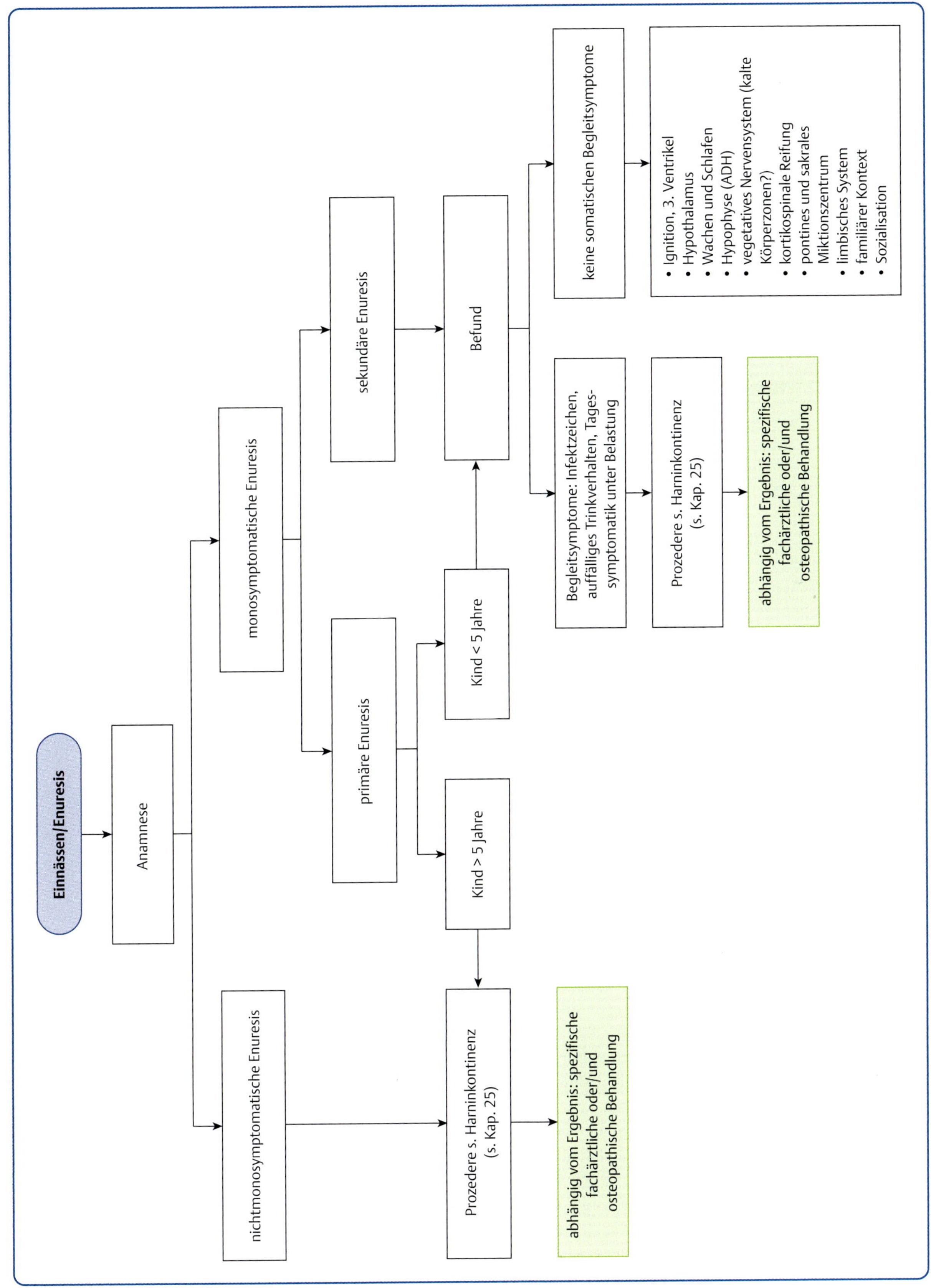

▶ **Abb. 92.1** Algorithmus Wasserlassen, abnormes – Einnässen/Enuresis.

93 Wasserlassen, abnormes – Pollakisurie

Peter Striebel

93.1 Wichtiges im Überblick

Die Pollakisurie ist eine Dysfunktion der Harnblase während der Füllungs- und Umstimmungsphase und kann nach Klärung ihrer Ätiologie stets osteopathisch behandelt werden. Sie gilt als Leitsymptom für einen Harnwegsinfekt oder eine überaktive Blase. Nach Infektionen der Harnblase persistiert häufig eine Blasendysfunktion, deren Behandlung im Rahmen der Rezidivprophylaxe wichtig ist.

93.2 Definition

Häufige Miktion kleiner Harnmengen wird als **Pollakisurie** (griech. „pollakis" = häufig, „ouron" = Harn) bezeichnet. Die Gesamtmenge des Urins ist dabei nicht gesteigert (Differenzialdiagnose: zusätzliche Steigerung der Urinmenge → Polyurie; Kap. 43). Nach Ausreifung der Harnblasenfunktion wird eine Miktion von mehr als 8 × am Tag als Pollakisurie bezeichnet (je nach Literatur zusätzlich 2 × pro Nacht).

Bei einer sog. **überaktiven Blase** tritt die Pollakisurie eventuell zusätzlich mit imperativem Harndrang und Dranginkontinenz auf.

93.3 Anatomie – Physiologie – Pathophysiologie

Das Verhältnis zwischen dem altersabhängigen Flüssigkeitsumsatz, der Strukturbildung mit Größenzunahme der Harnblase und deren Organfunktion ist um das 5. Lebensjahr ausgereift. Die Speicherkapazität für den gebildeten Urin führt zu einer Miktionsfrequenz, die bis 8 × täglich als normal betrachtet wird. Das Maß zwischen Flüssigkeitsumsatz, Urinbildung und weiterer Kapazitäts-Funktions-Entwicklung der Harnblase bleibt nach dieser Reifungszeit im Rahmen des Körperwachstums recht konstant. Das Phänomen der Proportionsreife der Harnblase mit Speichervariabilität unter bewussten und sozialisierenden Einflüssen kann in seiner integrativen Beziehungsdynamik als Disproportions-, Dysfunktions- und Dissoziationsfähigkeit morphodynamisch beschrieben werden (Kap. 25, Kap. 92).

Zur Schulung der palpierenden Achtsamkeit ist es hilfreich, sich den derzeitigen Forschungsstand im Hinblick auf das Urothel ins Bewusstsein zu rufen. Auch wenn das Urothel nicht direkt palpierbar ist, verändert doch die Kenntnis seiner Eigenart und Funktion den Eindruck bei der Palpation (Perzeptionsänderung unter expliziter Wissensinduktion): Das Urothel ist ein mehrreihiges Übergangsepithel, das aus haubenartigen Deckzellen, keulenförmigen Intermediärzellen, zylinderförmigen Basalzellen und einer Basalmembran besteht. Die Zellen weisen eine unterschiedliche Regenerationszeit auf (ca. 33 Tage bei Deckzellen, 64 Tage bei Intermediär- und Basalzellen) und passen sich in Form und Vernetzung den unterschiedlichen Füllungszuständen der Harnblase an. Die oberflächliche Schicht erfüllt eine Schutzfunktion: Apikale Zellvesikel der Deckzellen („umbrella cells") verschmelzen mit der urinseitigen Zellmembran und vergrößern dadurch die Oberfläche, Tight Junctions und die Glykosaminoglykanschicht dichten die urinseitige Oberfläche ab. Eine Sonderung von Urinflüssigkeit und Organmatrix der Harnblase wird so durch das Urothel gewährleistet. Die kollagenen und elastischen Fasern der Harnblase stehen in balancierter Relation zur dynamischen Strukturtoleranz des Urothels. Den extrazellulären Raum der Urothelschichten gestalten die hämatogenen, lymphatischen und neurogenen Substanzströme. Das Urothel selbst produziert Neurotransmitter, besitzt membranständige Neurorezeptoren und ist in seinen basalen Anteilen reich an Neurorezeptoren. Damit reguliert es aktiv die Art und Konzentration des interstitiellen Neurotransmittergehalts (inhärente Organogenese mit neurokommunikativer Regulation). Seine Stoffwechseltätigkeit findet in stetem Austausch mit der extrazellulären Matrix, dem Lymph- und kapillären Blutstrom statt.

Die Substanz- und Funktionsbeziehungen zwischen Urin und Urothelialraum (zellulär und interstitiell) sind Ausdruck der Sonderungsprozesse, die durch die Niere (Kap. 24) begonnen, durch die Harnblase nun phasisch geordnet und dem sich entwickelnden Verhalten angepasst werden (Kap. 43).

Der Substanzstrom des interzellulären Raumes lässt sich zu den anatomischen Strukturen weiterverfolgen (vgl. Kap. 25, Kap. 91 und Kap. 92):

- Die neurogene Matrix steht über den Plexus vesicalis in Verbindung mit den Nn. splanchnici pelvici (parasympathische Fasern, S 2–S 4; Dehnungsrezeptoren der Harnblasenwand, Harnblasenentleerung), den Nn. hypogastrici (sympathische Fasern, Th 11–L 2; Harnkontinenz), den Nn. pudendi (M. sphincter urethrae externus, Sakralmark; Kap. 25) und den zugehörigen Wegen in Rückenmark und Zerebrum.

- Die hämatogen-kapilläre Matrix steht in Beziehung zu den Aa. und Vv. vesicales (Hauptversorgung über die A. vesicalis superior = nichtobliterierter Anteil der A. umbilicalis und die A. vesicalis inferior aus der A. iliaca interna/bei Mädchen aus der A. vaginalis).
- Die lymphatische Matrix steht in Beziehung zu den Nodi lymphatici iliaci interni, externi und communes.

Die zellulären Grenzschichten des Urothels bestimmen also im zeitlichen Verlauf die Aktionen der Speicher- und Kontinenzmuskulatur mit (Spannungsausgleich, Retention, Entleerung).

Der Körper, der sich zeitlich-räumlich realisiert (Kap. 90), balanciert in der Reifung der Harnblase die Proportion seiner Urinbildung mit den Eigenheiten des individuellen, miktionsfreien Verhaltens aus. Die Substanztrennung von Urin und hämatoneurolymphatischer Organmatrix wird durch urotheliale Eigenschaften aufrechterhalten und u. a. an dieser Grenzstruktur in Abhängigkeit von der Urinkonzentration zeitlich geordnet (Proportion von Raum im Verhältnis zur Zeit).

Pathophysiologisch kann die Pollakisurie als eine Auffälligkeit der räumlich-zeitlichen Verwirklichung des Individuums in seiner strukturellen Organbildung (Disproportion), dem funktionell-organischen Bewegungsspielraum (Dysfunktion) und verhaltenstypischen Eigenart (Dissoziation) beschrieben werden. Die Toleranzgrenzen sind subjektiv (ab wann stört die Miktionshäufigkeit das Kind) und werden gesellschaftlich festgelegt (ab wann stört die Miktionshäufigkeit z. B. den Schulunterricht).

93.4 Ursachen

Folgende Ursachen für eine Pollakisurie kommen in Betracht:

- **entzündlicher Reizzustand** der Harnblase und/oder der ableitenden Harnwege durch mechanische (Urolithiasis; Fremdkörper), toxische (Harnblasenreizstoffe in Nahrungsmitteln und Getränken), mikrobiologisch-infektiöse (bakterielle und virale Infekte) Einflüsse
- **Harnblasendysfunktion:** Die urodynamische Untersuchung zeigt einen hyperaktiven M. detrusor vesicae im Verlauf der Füllungsphase, seltener auch eine Detrusor-Sphinkter-Dyskoordination.
- **Harnblasendisproportion** = geringes Harnblasenvolumen (verminderte Dehnbarkeit, Schrumpfblase, Kompression der Harnblase)
- **psychogene Pollakisurie**, Harnblasendissoziation: Diese gilt als somatoforme, autonome Funktionsstörung. Zu beachten sind Aspekte der Sozialisierung sowie des familiären und schulischen Umfelds.

Dysfunktion, Disproportion, Dissoziation beschreiben phänomenologisch den physiologisch-dynamischen Entwicklungsspielraum. Dieser wird in der Osteopathie primär beschrieben („das Gesunde suchen"). Die einseitig sich isolierende Überbetonung eines dieser 3 Prozesse führt zu Auffälligkeiten, die als krankhaft interpretiert werden und zu einer Pathologisierung der Begrifflichkeit führen können.

Eine sorgfältige Anamnese hinsichtlich weiterer Symptome erlaubt meist die grundlegende Unterscheidung zwischen Harnwegsinfekt und anderweitiger Harnblasendysfunktion:

- Pollakisurie – zusätzliche Symptome bei einem **Harnwegsinfekt**:
  - Neugeborene können durch ein blassgraues Hautkolorit, Ikterus, Trinkschwäche und Berührungsempfindlichkeit auffallen.
  - Säuglinge zeigen unter Umständen nur Erschöpfung, können jedoch auch hohes Fieber haben.
  - Kleinkinder nässen häufig erneut ein, klagen über Unterbauchschmerzen, Brennen bei Miktion.
  - Ältere Kinder haben imperativen Harndrang und unter Umständen eine Dranginkontinenz. Unterbauchschmerzen und Brennen bei Miktion sind möglich.
- Pollakisurie – in Kombination mit nachgewiesener **Hämaturie**:
  - Meist handelt es sich um einen hämorrhagischen Infekt der unteren Harnwege (bakteriell, Adenoviren).
  - Es kann sich jedoch auch um eine Urolithiasis, Hyperkalzurie, Urethritis posterior oder die seltene eosinophile Zystitis (vorwiegend Knaben) handeln.
- Pollakisurie – bei vereinseitigter **Harnblasendysfunktion**:
  - Anamnese, Miktionsprotokoll und Basisdiagnostik (Urinlabor, Sonografie) sind zureichend, um eine osteopathische Behandlung durchzuführen. Eine urodynamische Untersuchung ist invasiv und sollte, falls möglich, vermieden werden.
  - In der Anamnese werden unter Umständen Haltemanöver, imperativer Harndrang oder Verzögerung der Miktion, gelegentlich unterbrochene Miktion oder Abschwächung des Harnstrahls geschildert.
  - s. auch: nichtmonosymptomatische Enuresis nocturna (Kap. 25.2)
- Bei Mädchen sollte stets auch an **kindergynäkologische Probleme** gedacht werden.
- Knaben können aufgrund einer **Harnwegsobstruktion** mit (eventuell schleichend beginnender) Epididymoorchitis ebenfalls eine Pollakisurie entwickeln.

Cave

Eine Überlaufinkontinenz ist bei Kindern sehr selten, darf jedoch keinesfalls übersehen und mit einer Pollakisurie verwechselt werden! Palpatorisch ist eventuell ein prallelastischer Tumor im Unterbauch festzustellen.

93.5 Diagnostisches Vorgehen

Ein mögliches Konzept besteht in folgenden Maßnahmen:

- Anamnese unter den Gesichtspunkten der möglichen Ätiologie (Kap. 93.4)
- Inspektion:
  - mit Einschätzung der familiären Zusammenhänge und des soziokulturellen Verhaltens
  - Zeichen von Infektanfälligkeit und immunologischen Reizzuständen (pastöses Gesicht, Mundatmung – vergrößerte Tonsillen, auffällige Müdigkeit, kaltschweißige Extremitäten)
  - Konfiguration des Rumpfes (Proportion, Stellung im Raum, Tonus, Wirbelsäule, Becken, abdominelle Konfiguration), Gangbild, Atmung, Kopfhaltung
- globales Listening
- funktionelle Wirbelsäulenuntersuchung
- lokales Listening: Abdomen, Becken, Kranium

Die Reflexion der erhobenen anamnestischen und klinischen Befunde vor dem Hintergrund der möglichen Ursachen entscheidet über das weitere Vorgehen.

▶ **Abb. 93.1**

Literatur

[1] Persson de Geeter C. Die überaktive Blase im Kindesalter. Urologe 2004; 43: 807–812

[2] Schultz-Lampel D. Die überaktive Blase im Kindesalter. Urologe 2006; 45: 841–846

[3] Stein R, Beetz R, Thüroff JW. Kinderurologie in Klinik und Praxis. 3. Aufl. Stuttgart: Thieme; 2011

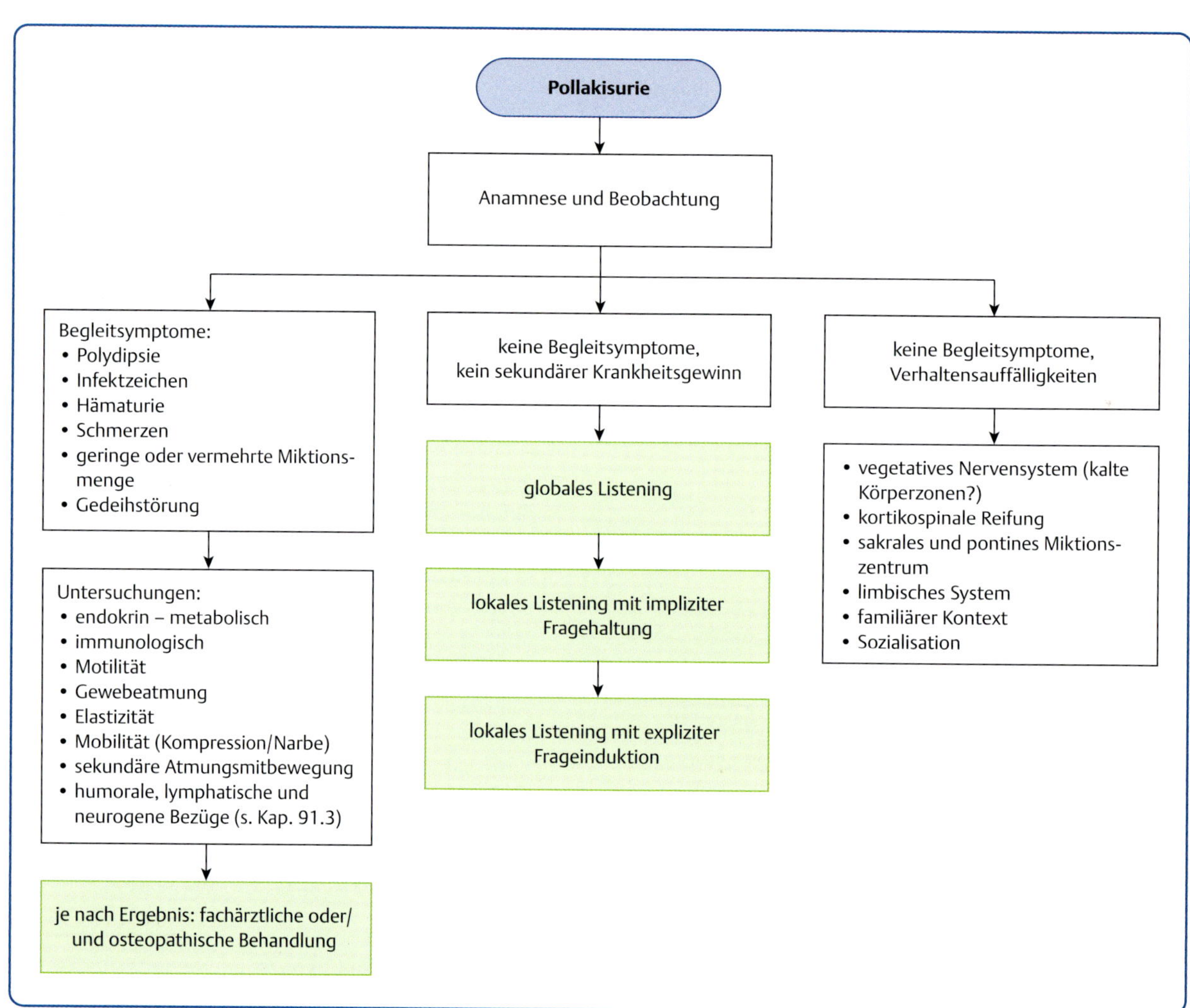

▶ **Abb. 93.1** Algorithmus Wasserlassen, abnormes – Pollakisurie.

94 Zahnfehlstellung

Kerstin Herre

94.1 Wichtiges im Überblick

Um einen reibungslosen Ablauf der lebenserhaltenden Funktionen des Kauens und Schluckens zu gewährleisten, ist eine möglichst optimale Positionierung von Ober- und Unterkieferzähnen nötig.

Zahnfehlstellungen können, wie im Folgenden ausgeführt, Ursache, genauso aber auch Folge von bestehenden Dysfunktionen in der Gesichts- und Schädelregion sein, die es zu finden und zu behandeln gilt.

94.2 Definition

Zahnfehlstellungen bzw. dentoalveoläre Abweichungen sind abnorme Stellungen von Einzelzähnen oder Zahngruppen.

94.3 Anatomie – Physiologie – Pathophysiologie

Der Zahn kann in die 3 Abschnitte Zahnkrone, Zahnhals und Zahnwurzel eingeteilt werden.

Der Zahnschmelz ist die härteste Substanz im menschlichen Körper und bildet als **Zahnkrone** die oberflächlichste Schicht des Zahns. Er dient zum Schutz des darunterliegenden Zahnbeins. Die zahnschmelzbildenden Zellen werden nach Durchtritt der Zähne rasch abgebaut, daher können Zahnschmelzschäden (z.B. durch Karies) vom Körper nicht selbst repariert werden. Der größte Teil des Zahns besteht aus Zahnbein. Wegen des hohen Anteils anorganischer Verbindungen ist es härter als ein Knochen. Im Unterschied zum Zahnschmelz kann es ein Leben lang nachgebildet werden. Im Inneren des Zahns (Zahnhöhle) befinden sich Blut- und Nervengefäße, die mit gallertartigem Zahnmark (Pulpa) ausgefüllt ist.

Die Grenze zwischen dem sichtbaren oberen und im Zahnfleisch eingebetteten unteren Teil bezeichnet man als **Zahnhals**. Der Zahnzement ist die im Kieferknochen befindliche, vom Zahnhals bis Wurzelspitze laufende Schutzschicht des Zahnbeins. Hier finden sich Bandzüge, die den Zahn fest im Zahnfach (Alveole) verankern.

Von der Zahnhöhle aus führt der **Zahnwurzelkanal**, der an der Wurzelspitze eine Öffnung besitzt, den Canalis radicis dentis. Hier kommt es zum Ein- und Austritt der entsprechenden Blut-, Nerven- und Lymphgefäße. Die zugehörigen Nervengefäße entspringen als Nn. alveolares inferior und superior den beiden Trigeminusästen, d.h. dem N. mandibularis (Unterkiefer) und N. maxillaris (Oberkiefer). Gefäßäste der A. maxillaris (abgehend aus der A. carotis externa) und der V. maxillaris/V. facialis übernehmen mit ihren Rami aleolares inferiores und superiores die vaskuläre Blutversorgung. Über die Nodi lymphatici submentales und submandibulares wird die Lymphe in Richtung der Venenwinkel (über den Ductus lymphaticus dexter und Ductus thoracicus) drainiert.

Der **Zahnhalteapparat** setzt sich auf der einen Seite zusammen aus dem Zahnfleisch und der Alveolenwand, auf der anderen Seite aus der Wurzelhaut und dem Zahnzement (▶ Abb. 94.1). Verbunden sind sie über die kollagenhaltigen Sharpey-Fasern, die es durch ihren schräg abwärts gerichteten Faserverlauf ermöglichen, den Knochen bei Kaudruck auf Zug und nicht auf Druck zu beanspruchen [12]. Diese besondere Form der Syndesmose bezeichnet man auch als **Gomphosis**. Laut Liem könnte sich eine manuelle Einflussnahme mit Korrektur von Fehlspannungen positiv auf die propriozeptive Informations- und Schmerzweiterleitung sowie auf die vaskuläre Versorgung auswirken [8].

In der 6. embryonalen Woche beginnt mit der Ausbildung eines Epithelbandes als Zahnleiste die **Odontogenese** (Zahnbildung). Bis zur Geburt sind alle Milchzahnkeime der Schneide- und Eckzähne sowie des ersten Prämolars und des ersten Molars angelegt.

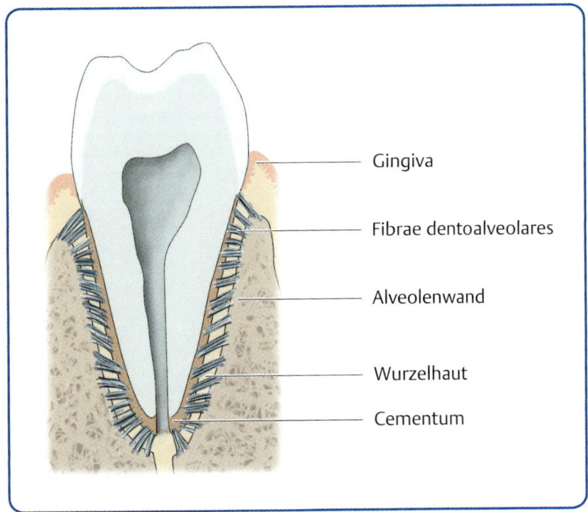

▶ **Abb. 94.1** Verlauf der Kollagenfasern in der Wurzelhaut und im Zahnfleisch (Längsschnitt). (Schünke M, Schulte E, Schumacher U. Prometheus. LernAtlas der Anatomie. Kopf, Hals und Neuroanatomie. Illustrationen von M. Voll und K. Wesker. 4. Aufl. Stuttgart: Thieme; 2015: 57, Da)

Die Zeiten des späteren Zahndurchbruchs sind sehr variabel [6], es lassen sich jedoch 3 Phasen der **postnatalen Gebissentwicklung** unterscheiden:

- **Milchgebissperiode:** Zwischen dem 4. und 12. Lebensmonat bricht zunächst einer der unteren beiden Schneidezähne durch die Kieferkammschleimhaut. Bis zum 3. Lebensjahr folgen die übrigen Milchzähne (insgesamt 20). Mit dem Durchbruch des 1. Milchmolars spricht man von der 1. physiologischen Bisshebung oder Okklusionsfähigkeit, und es kommt zur Lagefixation von Ober- und Unterkiefer in sagittaler und transversaler Richtung (▸ **Abb. 94.2b**).
- **Wechselgebissperiode:** Zwischen dem 5. und 10. Lebensjahr beginnt mit dem Wechsel der Schneidezähne und dem Durchbruch des ersten Molars die Wechselgebissphase, die meist bis zum 13. Lebensjahr abgeschlossen ist. Die Durchbruchszeiten der bleibenden Zähne sind deutlicheren Schwankungen unterzogen als die der Milchzähne.
- Das **bleibende Gebiss** besteht aus 32 Zähnen (8 Schneide-, 4 Eckzähne, 8 Prämolaren und 12 Molaren; ▸ **Abb. 94.2a**).

Es können folgende Abweichungen von der normalen Zahnentwicklung vorliegen:

- **Anzahl der Zähne:** Man unterscheidet eine Hypodontie (Unterzahl) ausgelöst durch Aplasie, Trauma oder Karies vom Zustand der Hyperodontie (Überzahl), z. B. durch Überschussbildung der Zahnleiste oder kurzzeitig durch Störungen während des Zahnwechsels (z. B. bei Milchzahnpersistenz). Zugrunde liegen meist erblich bedingte Fehlentwicklungen.
- **Zahngröße/Zahnform:** Eine Vielzahl von Formveränderungen ist möglich und meist Ausdruck einer multifaktoriellen, polygenetischen Vererbung [6]. So lassen sich Mikro- und Makrodontie sowie Zahnkeimpaarung, Verschmelzung, Invaginationen oder abnorme Höckerbildungen, Taurodontismus und Dilazera-

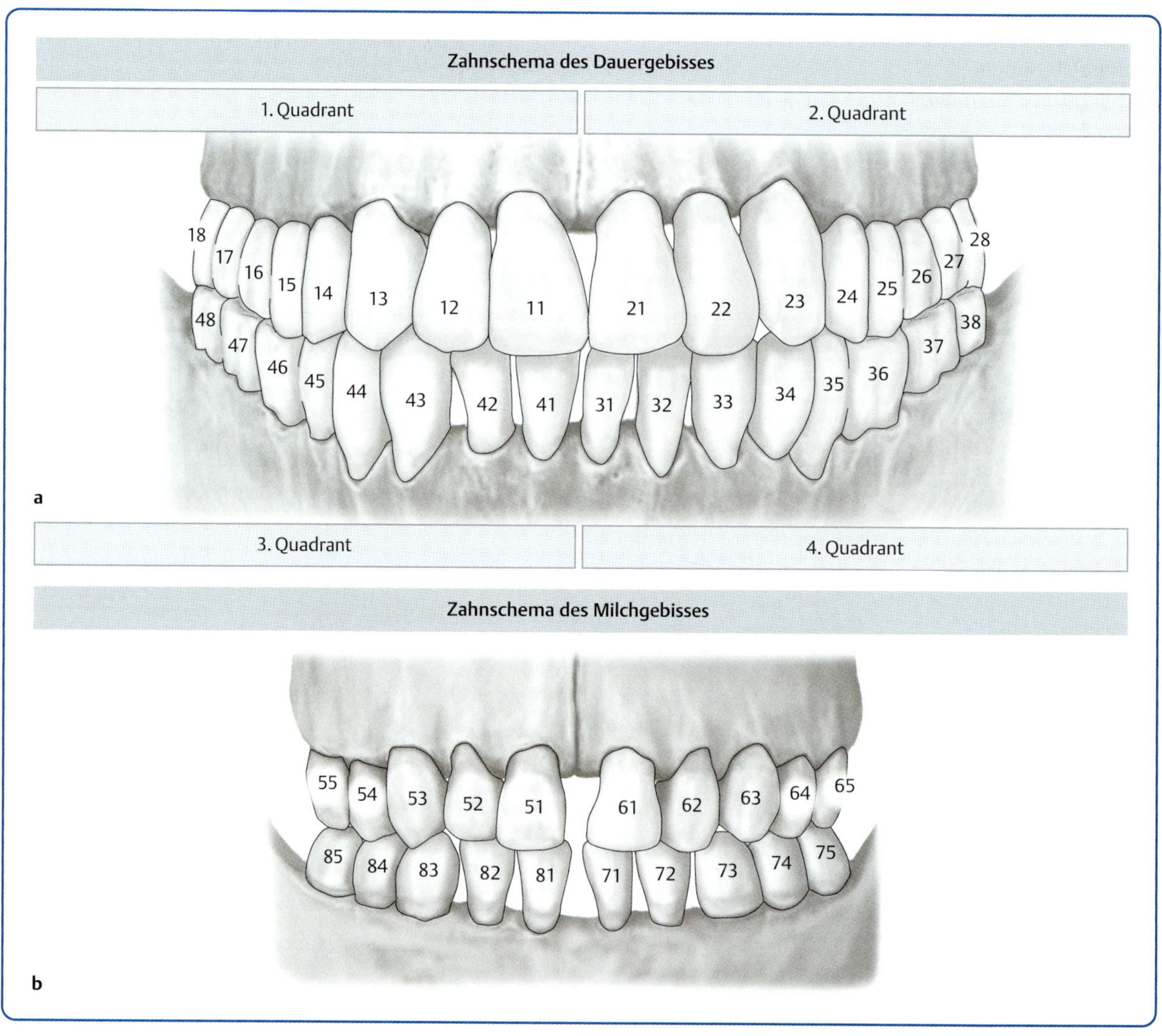

▸ **Abb. 94.2** Zahnschema (Zahnformel) **a** des Dauergebisses, **b** des Milchgebisses. (Schünke M, Schulte E, Schumacher U. Prometheus. LernAtlas der Anatomie. Kopf, Hals und Neuroanatomie. Illustrationen von M. Voll und K. Wesker. 4. Aufl. Stuttgart: Thieme; 2015: 50, D und 59, D)

tion (Wurzelverbiegungen) unterscheiden. Die absolute Zahngröße ist allerdings weniger entscheidend als das Verhältnis zwischen Zahn- und Kiefergröße [7].

- **Zahnentwicklung und Durchbruch:** Von **Dentitio tarda** (verspätete Zahnung) spricht man, wenn die ersten Milchzähne erst nach dem 13. Lebensmonat durchbrechen. Bei einer **Dentitio praecox** (verfrühte Zahnung) kommt es schon vor dem 4. Lebensmonat zum ersten Milchzahndurchbruch. Beide Formen sind ebenfalls meist erblich bedingt.

Daneben gibt es **Abweichungen der Zahnstellung**, die durch falsche Keimanlagen oder exogene Einflüsse ausgelöst werden und Fehlstellungen einzelner Zähne oder ganzer Zahngruppen nach sich ziehen können:

- transversale Abweichungen:
  - z. B. eine Lückenbildung zwischen den Schneidezähnen, das sog. **Diastema**, ausgelöst durch Lutsch-/Saughabits
  - Dysfunktionen der Zungenmuskulatur (z. B. Zungenpressen)
  - Engstände oder Rotationen einzelner Zähne
- sagittale Abweichungen:
  - mit Protrusion (Overjet) oder Retrusion der Schneidezähne (bei Deckbiss; Kap. 49)
- vertikale Abweichungen:
  - im Sinne von Infraokklusion, d. h., ein oder mehrere Zähne erreichen nicht das Okklusionsniveau, bzw. einer Supraokklusion, d. h. einer Verlängerung eines oder mehrerer Zähne [7]

94.4 Ursachen

Hereditäre Dysfunktionen: Viele Zahnfehlstellungen scheinen erblich bedingt zu sein. So treten beispielsweise falsche Keimanlagen, Platzmangel oder Platzüberschuss im Zahnbogen auch in der vorherigen Generation in Erscheinung.

Generalisierte Dysfunktionen: Um abzugrenzen, ob es sich bei einer Zahnfehlstellung um einen generalisierten Prozess handelt oder nur einzelne Zähne betroffen sind, ist in der Anamnese abzuklären, ob eine der folgenden Erkrankungen/Ursachen zugrunde liegt:

- angeborene oder erworbene allgemeine Entwicklungsverzögerung (z. B. Trisomie 21)
- Wachstumsstörungen
- endokrine Erkrankungen
- bestimmte Medikamenteneinnahmen
- Ernährungsfehler oder Mangelernährung
- Okklusionsstörungen (Kap. 49)
- Traumata

Resorptionsstörungen im Bereich der Milchzahnwurzeln verhindern einen zeitgerechten Wechsel zum normalen Gebiss. Sie können einzelne Zähne betreffen oder auch generalisiert auftreten.

Auch hormonelle Störungen können eine verzögerte Zahnentwicklung zur Folge haben, z. B. bei folgenden Erkrankungen:

- Hyperthyreose
- Hypoparathyreoidismus
- Rachitis
- Niereninsuffizienzen
- Mangel an Wachstumshormonen

Angeborene Fehlentwicklungen: Bei einer Lippen-Kiefer-Gaumen-Spalte ergeben sich beispielsweise aufgrund der Kontinuitätsunterbrechungen im Gaumen oft Dysfunktionen beim Durchbruch und bei der Position der Zähne (Kap. 49).

Myofasziale Einflüsse: Die Zahnstellung ist in besonderem Maße von dem nach außen gerichteten Druck der Zungenmuskulatur und dem nach innen wirkenden Druck der Wangenmuskulatur (M. buccinator, M. orbicularis oris) beeinflussbar (▶ **Abb. 94.3**). Ein hier bestehendes Ungleichgewicht, z. B. durch Saug-/Lutschhabitats (Kap. 49, Kap. 54) oder eine falsche Positionierung der Zunge kann Zahnfehlstellungen begünstigen. Auch andere orofaziale Dyskinesien können die Zahnstellung beeinflussen (Kap. 49). Über myofasziale Dysbalancen als Folge aufsteigender Dysfunktionen durch skoliotische Abweichungen in der Wirbelsäule oder des Becken-Bein-Komplexes können Zahnfehlstellungen ebenfalls begünstigt werden.

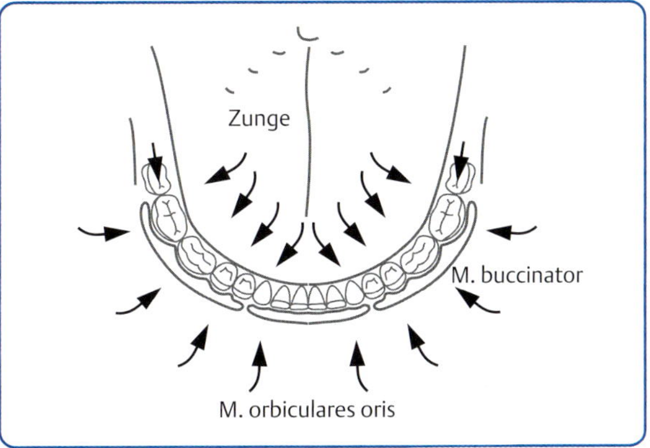

▶ **Abb. 94.3** Muskulärer Einfluss auf die Zahnentwicklung. (Liem T. Praxis der Kraniosakralen Osteopathie: Lehrbuch. 3. Aufl. Stuttgart: Haug; 2010: 391, Abb. 14.10)

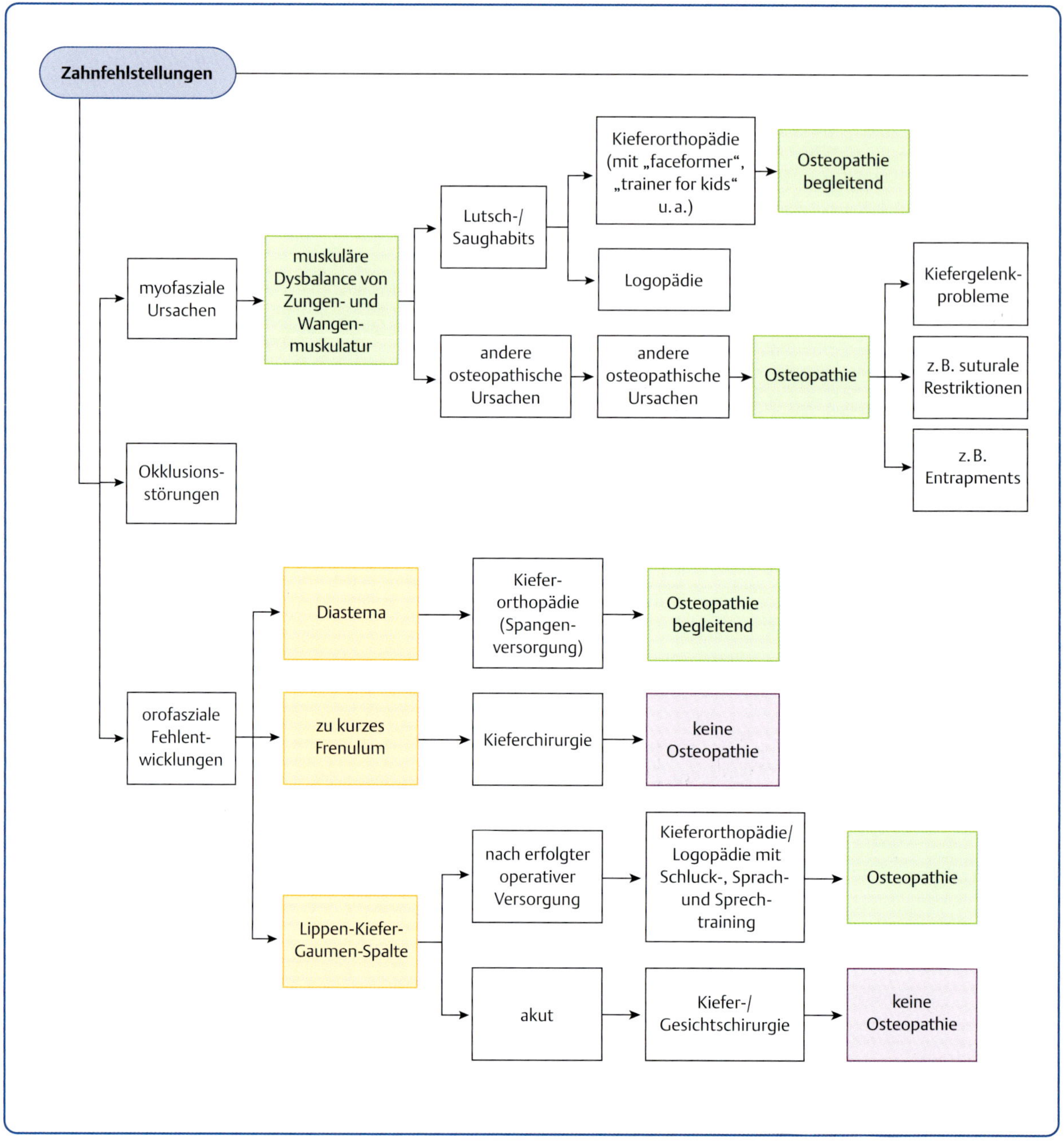

▶ **Abb. 94.4** Algorithmus Zahnfehlstellung, Teil 1.

94.5 Diagnostisches Vorgehen

Bei der **Anamnese** sind in Bezug auf die Ursachenfindung von Zahnfehlstellungen Fragestellungen zur Erkennung der oben aufgeführten Dysfunktionen wichtig.

Neben der **globalen osteopathischen Untersuchung** aller 3 Systeme (viszeral, kranial und parietal) zur Diagnosefindung mit allen im Einzelfall angebrachten klinischen Tests sind folgende Aspekte genauer zu betrachten:

Kraniale Dysfunktionen:

- In der osteopathischen Untersuchung bei Zahnfehlstellungen sollte ein besonderer Fokus auf den mandibulären, maxillären und palatinalen Knochen und den beteiligten Suturen inklusive der alveolären Fortsätze und des Zahnhalteapparats (**Gomphosis**) liegen.
- Des Weiteren sind die Überprüfung von Ungleichgewichten in den myofaszialen Ketten der supra- und infrahyoidalen Muskulatur und die regelrechte Funktionsweise der Zunge und der Wangenmuskulatur von Bedeutung. So könnte z.B. eine anteriore Fixation der Zunge die Position der Unterkieferfrontzähne beein-

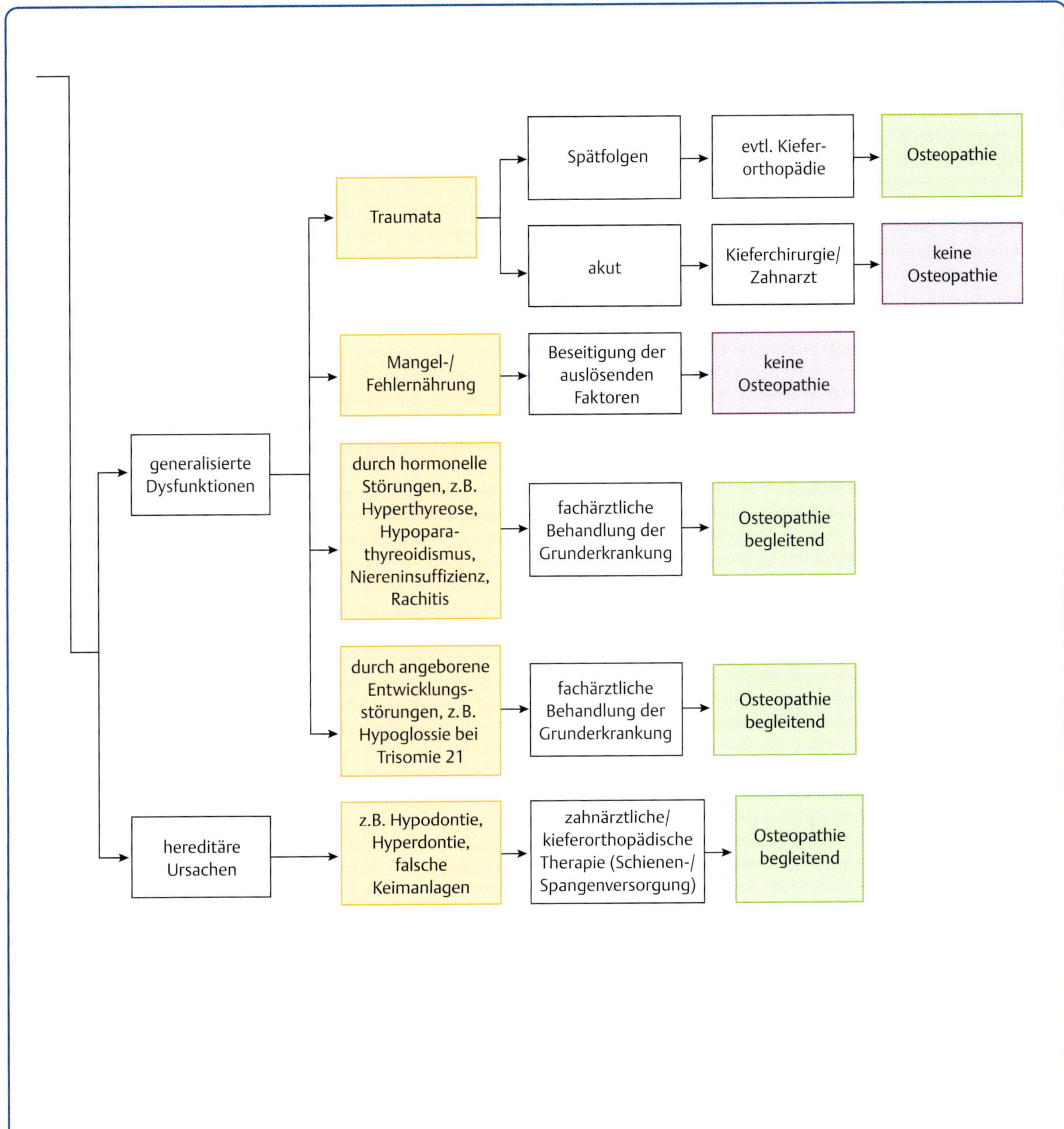

Teil 2.

flussen, gleichzeitig könnte die entstehende Zugspannung des M. hyoglossus und M. genioglossus das Hyoid in seiner Funktion beeinflussen und Zugveränderungen in kraniale oder kaudale Richtung weiterleiten [8].

- Ebenfalls wichtig ist die genaue Untersuchung der Kiefergelenkbeweglichkeit (Kap. 37) und etwaiger Okklusionsstörungen (Kap. 49).
- Nervale Dysfunktionen, besonders den N. trigeminus betreffend, gilt es aufzufinden und zu behandeln. So können sich Dysfunktionen über Segmentverschaltungen dieses Hirnnervs bis auf Höhe des 2. Rückenmarksegments auswirken [8].

Orofaziale Dysfunktionen:

- Ein zu kurzes Lippen- oder Zungenbändchen könnte die Stellung des herauswachsenden Zahnes ebenso beeinflussen wie das oben genannte **Diastema**.
- Das Testen zur Erkennung von Schluck-/Saugstörungen sowie der Schlucktest zum Ausschluss eines persistierenden viszeralen Schluckmusters (Kap. 49, Kap. 54) sind ebenso wichtig wie ein Überblick über den aktuellen Okklusionsstatus und den Stand der Dentition.
- Bei Auffälligkeiten sollte eine zahnärztliche und/oder kieferorthopädische Abklärung erfolgen und ggf. das Kind gemeinsam behandelt werden.

Literatur

[1] Bahnemann F. Der Bionator in der Kieferorthopädie. Grundlagen und Praxis. Heidelberg: Haug; 1993

[2] Bumann A, Lotzmann U. Funktionsdiagnostik und Therapieprinzipien. Bd. 12. Stuttgart: Thieme; 2000

[3] Carreiro JE. Pädiatrie aus osteopathischer Sicht: Anatomie, Physiologie und Krankheitsbilder. München: Elsevier; 2004: 187ff.

[4] Castillo-Morales R. Die Orofaziale Regulationstherapie. 2. Aufl. München: Pflaum; 1998

[5] Drews U. Taschenatlas der Embryologie. Stuttgart: Thieme; 1993

[6] Harzer W. Kieferorthopädie. Stuttgart: Thieme; 2011

[7] Kahl-Nieke B. Einführung in die Kieferorthopädie. 3. Aufl. Köln: Deutscher Zahnärzte Verlag; 2010

[8] Liem T. Praxis der Kraniosakralen Osteopathie: Lehrbuch. 3. Aufl. Stuttgart: Haug; 2010

[9] Liem T. Kraniosakrale Osteopathie: Ein praktisches Lehrbuch. 7. Aufl. Stuttgart: Haug; 2018

[10] Liem T, Schleupen A, Altmeyer P, Zweedijk R, Hrsg. Osteopathische Behandlung von Kindern. Stuttgart: Hippokrates; 2010

[11] Möckel E, Mitha N. Handbuch der pädiatrischen Osteopathie. 2. Aufl. München: Elsevier; 2009: 463ff.

[12] Rohen JW. Morphologie des menschlichen Organismus. 2. Aufl. Stuttgart: Verlag Freies Geistesleben; 2002

[13] Rohen JW, Lütjen-Drecoll E. Funktionelle Embryologie. 2. Aufl. Stuttgart: Schattauer; 2003: 121ff.

[14] Schünke M, Schulte E, Schumacher U. Prometheus. LernAtlas der Anatomie. Kopf, Hals und Neuroanatomie. Illustrationen von M. Voll und K. Wesker. 4. Aufl. Stuttgart: Thieme; 2015

[15] Springer L, Schrey-Dern D, Hrsg. Orofaziale Dysfunktionen im Kindesalter. Grundlagen, Klinik, Ätiologie, Diagnostik und Therapie. Stuttgart: Thieme; 2003

[16] Van Caille P. Kursunterlagen Osteopathie in der KFO, Teil I und II. Hamburg: OSD Hamburg; 2014

95 Abkürzungsverzeichnis

A., Aa.	*Arteria, Arteriae*
ACE-Hemmer	*Angiotensin-Converting-Enzym-Hemmer*
ACTH	*adrenokortikotropes Hormon*
ADH	*antidiuretisches Hormon*
ADHS	*Aufmerksamkeitsdefizit-/Hyperaktivitätssyndrom*
ADS	*Aufmerksamkeitsdefizit-Syndrom*
AIDS	*Acquired Immune Deficiency Syndrome*
ARDS	*Acute Respiratory Distress Syndrome*
AV	*atrioventrikulär*
BERA	*„brainstem evoked response audiometry"*
BLT	*Balanced Ligamentous Tension*
BMI	*Body-Mass-Index*
BWS	*Brustwirbelsäule*
CCD-Winkel	*Centrum-Collum-Diaphysen-Winkel*
CMD	*kraniomandibuläre Dysfunktion*
CRH	*Kortikotropin-Releasing-Hormon*
CT	*Computertomografie*
CV-1 bis CV-4	*1.–4. Ventrikel*
ECF	*Epiphyseolysis capitis femoris*
EEG	*Elektroenzephalografie*
EKG	*Elektrokardiografie*
GABA	*γ-Aminobuttersäure*
GH	*Wachstumshormon, „growth hormone"*
HHN-Achse	*Hypothalamus-Hypophysen-Nebennierenrinden-Achse*
HIV	*Humanes Immundefizienz-Virus*
HNO	*Hals-Nasen-Ohren*
HWS	*Halswirbelsäule*
ICR	*Interkostalraum*
Ig	*Immunglobulin*
IGF	*„Insulin-like growth factor"*
KISS	*Kopfgelenkinduzierte Symmetriestörung*
KUSS	*Kindliche Unbehagens- und Schmerz-Skala*
Lig., Ligg.	*Ligamentum, Ligamenta*
LWS	*Lendenwirbelsäule*
M., Mm.	*Musculus, Musculi*
MET	*Muskel-Energie-Technik*
MIC	*maximale Interkuspidation*
MRT	*Magnetresonanztomografie*
MS	*Multiple Sklerose*
MVC	*mittleres korpuskuläres Erythrozytenvolumen*
N., Nn.	*Nervus, Nervi*
NOMAS	*Neonatal Oral-Motor Assessment Scale*
OAA-Komplex	*Okziput-Atlas-Axis-Komplex*
ORTI	*„ossifying renal tumor of infancy"*
OSG	*oberes Sprunggelenk*
PRM	*primärer respiratorischer Mechanismus*
Proc.	*Processus*
RAAS	*Renin-Angiotensin-Aldosteron-System*
REM	*„rapid eye movement"*
RDS	*Respiratory Distress Syndrome*
SDS	*Standard Deviation Score*
SGA	*„small for gestational age"*
SHOX	*„short stature homeobox"*
SSB	*Synchondrosis sphenobasilaris/spheno-ocipitalis*
SSW	*Schwangerschaftswoche*
TEOAE	*transitorisch evozierte otoakustische Emissionen*
TH2-Zelle	*Typ-2-T-Helferzelle*
TINU-Syndrom	*tubulointerstitielle Nephritis mit Uveitis*
USG	*unteres Sprunggelenk*
V., Vv.	*Vena, Venae*
VAS	*visuelle Analogskala*
WHO	*World Health Organization*
ZNS	*Zentralnervensystem*

Sachverzeichnis

C

D

H

Q

R

S